Rica Étienne
Dr Sylvain Mimoun

Le Sexe pour les nuls

FIRST
ÉDITIONS

Le Sexe pour les Nuls

ISBN : 978-2-412-05829-9
Dépôt légal : avril 2021
Imprimé en Italie

Illustrations de parties : Stéphane Martinez
Schémas et mise en pages : Fabrice Del Rio Ruiz
Correction : Ségolène Estrangin et Anne-Lise Martin
Index : Muriel Mekies

Éditions First, un département d'Édi8
92, avenue de France
75013 Paris
France
Tél. : 01 44 16 09 00
E-mail : firstinfo@efirst.com
Site Internet : www.editionsfirst.fr

À propos des auteurs

Rica Étienne est journaliste spécialisée en santé, psychologie et sexologie. Auteure d'une quinzaine d'ouvrages, elle a cosigné avec le Dr Sylvain Mimoun *Ados, amour et sexualité* et la trilogie *Sexe et sentiments* chez Albin Michel. Avec le Dr Jean-Marc Bohbot, le *Microbiote vaginal, la révolution rose* (2017), et avec le Dr Marc Galiano *Mon sexe & moi* (2020), chez Marabout.

Elle a reçu le premier Trophée Signatures Santé dans la rubrique « Prévention », trophée qui récompense les journalistes. Elle est coprésidente de l'Association des journalistes médicaux (AJMed).

Elle a également publié un roman policier primé en 2015, *La mort existe-t-elle ?* (chez Les Nouveaux Auteurs) et *Le Bureau des chagrins d'amour* (chez Prisma).

Le **Dr Sylvain Mimoun** est gynécologue, andrologue (le gynéco des hommes) et sexologue. Il a été le premier en France à avoir enseigné la psychosomatique à la faculté de médecine Lariboisière-Saint-Louis.

Auteur d'une vingtaine d'ouvrages, il a notamment publié : *Restons fermes !* (avec Pascale Orfèvre Parachini, Eyrolles, 2019) ; *L'Égoïsme partagé. Le secret des couples heureux* (avec François Ducroux, Eyrolles, 2018) ; *L'Antiguide de sexualité* (Bréal, 2012) ; *Comment résoudre ses problèmes sexuels grâce à l'hypnose* (avec Victor Simon, L'Esprit du temps, 2009), ou *Des maux pour le dire. Les troubles psychosomatiques en gynécologie*, 1990, réédité chez J'ai lu en 1998 puis en 2003.

Épigraphe

« Le seul moyen de se débarrasser d’une tentation est d’y céder. Essayez de lui résister, et votre âme aspire maladivement aux choses qu’elle s’est défendues. »

Oscar Wilde

Remerciements de Rica Étienne

J'ai envie de remercier ici les femmes, mes sœurs en humanité. Cet ouvrage a été rédigé après #MeToo, il en est nécessairement imprégné.

Merci aussi à tous ces scientifiques, ces auteurs, ces amis, consultés pour mon enquête et la rédaction de ce livre. Un merci tout particulier :

- à mon cher agent Laura Zuili (apparemment le féminin d'agent n'existe pas) et à mon éditrice Aline Sibony, avec lesquelles les liens dépassent largement la sphère du travail ;
- à Pierre Filliard, vice-procureur du tribunal judiciaire d'Annecy pour tous ses éclaircissements sur le sexe légal et le sexe illicite ; sur les contours de la sexualité et de la loi concernant les mineurs ;
- à Jean-Marc Bohbot, infectiologue, pour ses lumières sur les infections sexuellement transmissibles, comment les éviter et les soigner ;
- à Pierre-Henri Gouyon et André Langaney, spécialistes de l'Évolution, tous deux professeurs impertinents qui ont enseigné ou enseignent encore dans les institutions les plus respectables (Muséum national d'histoire naturelle, Sciences Po, École normale sup…). Ils ont décrypté ici les modèles mathématiques de la sexualité et la fonction du plaisir chez les non-humains ;
- à Harry Ifergan, psychologue et psychanalyste, pour m'avoir entraînée le premier sur les chemins de sa discipline ; merci aussi pour sa relecture subtile et bienveillante des dix concepts de la psychanalyse en lien avec la sexualité ;
- à Marie-Christine Deprund, amie et psychanalyste, pour nos discussions sur Freud ;
- à Corinne Klomp, mon Jiminy Cricket, ma féministe en chef, avec laquelle les débats ont parfois été animés ;
- à Florence Arnold Richez, de l'association Safe (spécialisée dans la réduction des risques liés à l'usage de drogues), pour ses lumières sur le *chemsex* et l'influence des drogues sur les performances sexuelles ;
- à Françoise Clavairolle, anthropologue, humaniste et érudite ;
- aux auteurs que j'ai lus, aux conférenciers que j'ai écoutés, aux réalisateurs de documentaires, de podcasts et de blogs qui m'ont permis d'enrichir ce texte de l'« air du temps » ; ils sont cités en fin d'ouvrage ;
- à mes trois fils, qui ont dû supporter une mère « pas exactement comme les autres », parlant de pénis, de vagin ou de sexualité comme si c'était le sujet le plus banal du monde, sans prendre même le soin de baisser le ton pour marquer la confidence, le tabou ou le défendu, une mère qui considérait au fond le sujet du sexe comme faisant partie de la vie ;

- à mon mari, l'homme que j'admire le plus au monde avec Alexandre Dumas ;
- merci enfin à Sylvain Mimoun, qui, au fil de nos ouvrages, m'a enseigné la manière d'interpréter le sexe et les sentiments à travers le filtre de la psychosomatique. Comment le corps influence l'esprit (un corps qui fonctionne bien rend heureux et confiant en soi), et comment l'angoisse ou la frustration peuvent générer les blocages du corps. J'ai adoré cet enseignement.

Remerciements de Sylvain Mimoun

Je veux remercier ici mes patients, hommes, femmes ou adolescents, qui par leurs questionnements m'en ont sans doute plus appris que tous les traités de médecine.

Merci à mon grand maître Michel Sapir, psychiatre et psychanalyste, qui a inventé la « relaxation psychanalytique ». Cette méthode m'a aidé tout au long de ma pratique à percevoir sans recours à la technique et de manière quasi spontanée le ressenti de mes patients.

Sans ce ressenti, pas de solution. Avec ce ressenti, la découverte du point de départ de la souffrance.

Dans le domaine de la sexualité, mes patients m'ont appris qu'à l'origine de tous les symptômes (perte d'érection, anorgasmie, difficulté à aller vers l'autre…) il y avait un blocage. Et derrière ce blocage, on retrouvait pratiquement toujours le manque de confiance en soi, avec au minimum le doute, au pire l'expression intense de ce doute par un symptôme qui empêche de fonctionner. Dans les deux cas, comment être généreux avec l'autre si on ne sait l'être avec soi-même ?

Ces dernières années, j'ai souvent reçu en analyse des patients qui essayaient de rester dans le même moule et le même raisonnement, allant chercher dans l'enfance et ses traumas des raisons à leur inhibition actuelle. Ma pratique avec eux et mon expérience personnelle m'ont appris qu'il était plus utile de travailler dans l'« ici et maintenant », en recherchant le point de départ du changement. Avec cela, déjà, on peut beaucoup.

Le fait que mes patients avancent plus ou moins facilement en fonction des difficultés rencontrées au cours de la thérapie m'a aidé et m'aide encore à trouver de nouveaux chemins, à forcer certains passages pour les aider à dépasser leurs limites.

Du fait de mon optimisme personnel et de mon expérience professionnelle, j'ai souvent pensé que l'on pouvait se sortir de presque toutes les impasses, reprendre sa route ou se diriger vers de nouvelles clairières.

Paroles et vœux pieux, me direz-vous ? Non, des expériences puisées dans la vraie vie ! J'ai eu la chance d'accompagner un patient qui souffrait d'une impuissance radicale due à une chirurgie d'un cancer dans la zone génitale. D'un côté, la médecine me faisait redouter des lésions anatomiques irréversibles, de l'autre je refusais que ce patient de moins de 50 ans soit réduit à l'impuissance pure et simple. Je lui ai parlé d'un implant de la verge, avec une technique dernier cri et ultra-physiologique comme celle décrite dans cet ouvrage, cette solution pouvait lui ouvrir des portes, lui changer la vie peut-être. Il a accepté. Peu à peu, il a laissé parler sa psychologie personnelle pour apprivoiser chaque étape de ce parcours chirurgical et en dépasser la technicité. Cet homme a retrouvé son désir et ses fonctions sexuelles. Il m'a enseigné que ce qui compte, que ce soit dans le domaine de la médecine sexuelle ou de la médecine tout court, c'est d'avoir une bouée de sauvetage, pour lui, la chirurgie, mais, parfois, c'est ailleurs qu'il faudra chercher.

Pas plus tard qu'hier, j'ai reçu en consultation une femme qui était très inhibée et souffrait d'une véritable phobie du contact. Son rêve, c'était de « faire l'amour comme tout le monde ». Pendant un an, consultation après consultation, pas après pas, elle a appris à dépasser chaque obstacle pour parvenir à la libération. D'abord ne plus avoir peur du contact, y compris de l'introduction d'un spéculum ; elle a appris que son corps l'autorisait à agir autrement que ses peurs la poussaient à le faire. Armée de ses nouvelles potentialités, perçues par elle de l'intérieur, elle a retrouvé une forme de confiance en elle, elle a pu accepter des baisers, elle n'a plus été obligée de prendre des anxiolytiques avant de voir son amoureux. Elle a pu avoir un premier rapport sexuel avec pénétration. Bref, elle a apprivoisé la vie. Je ne suis plus inquiet pour elle, pourtant, je me souviens de la première consultation, j'ai douté de mon mantra « Tout est possible », je me suis dit qu'avec elle il risquait d'être mis à mal. Avec le temps pourtant, cette femme m'a prouvé le contraire.

Tout ce que vivent mes patients m'aide dans ma vie intime. Je suis particulièrement reconnaissant à l'un d'eux, je l'appellerai Edgar. À 99 ans, il voulait toujours faire l'amour et ne voyait vraiment pas ce qui l'en empêcherait. Ce merveilleux quasi-centenaire m'a aidé à repousser les limites. Quel cadeau il m'a fait !

Merci aussi à Rica Étienne, avec qui j'ai vécu l'aventure de ce livre et de bien des précédents, si elle n'existait pas, il faudrait l'inventer.

Sylvain Mimoun

Paris, le 18 décembre 2020

Sommaire

Introduction

Partie 1 La sexualité avant le sexe

Partie 2 Le sexe pur et dur

Partie 3 Tribulations et petites défaites du sexe

Partie 5 Grossesse, enfants et couple

Partie 6 Les trois révolutions de l'amour

Partie 7 La partie des X

Conclusion

Annexes

Sources et références

Introduction

Le sexe, ce n'est pas que du savoir-faire ou de la mécanique des fluides, et encore moins de la tuyauterie. Son horizon est bien plus vaste. La science, l'histoire et la culture marchent ensemble dans cette grande affaire. Sans en avoir conscience, nous sommes le fruit d'une histoire. Lorsque nous nous embrassons, lorsque nous échangeons des paroles et des caresses, lorsque nous fantasmons des situations érotiques, lorsque nous utilisons la « position du missionnaire » en face à face et non plus par la croupe comme des bêtes, nous sommes l'aboutissement d'un nombre incroyable de transformations évolutives. L'histoire de notre sexualité n'a pas débuté avec notre adolescence et nos premiers émois sexuels, elle n'a même pas démarré avec ceux qui nous ont conçus, elle s'inscrit bien au-delà, dans une aventure vieille de millions d'années.

Au commencement des temps, la reproduction se limite à une division cellulaire par simple scission en deux, automatique, sans désir et sans amour. Petit à petit, les êtres vont se complexifier, les cellules réunies vont former des organes pluricellulaires qui, au fil des époques successives, vont développer des organes spécialisés, lesquels vont constituer des êtres de plus en plus complexes. L'instinct sexuel va apparaître, garant de la survie de l'espèce. Avec l'Homme, va naître *en plus* le sentiment amoureux.

À côté de ce souffle puissant qui traverse le temps et les générations – ce souffle longitudinal qui prend ses racines dans un passé immémorial –, il existe aussi – ici et maintenant – une alchimie transversale, une sorte de bouillonnement qui traverse les cultures humaines et les religions, qui irrigue nos sociétés et façonne notre manière de nous aimer *aujourd'hui*. Car oui, nous sommes le résultat d'une culture, nos tabous et nos plaisirs ne sont pas forcément ceux de nos voisins. L'érotisme et les différentes sensualités ne sont pas universels. Ici et là, les baisers ont une signification différente, les fantasmes changent, les interdits aussi, on le découvrira dans cet ouvrage. La société et l'époque dans lesquelles nous vivons interfèrent profondément dans notre manière de désirer et d'aimer. Elles interfèrent même dans l'identité sexuelle, vous le verrez !

Existe-t-il pour autant des invariants, une musique de fond universelle dans notre façon d'aimer, une musique entendue chez tous les hommes aux quatre coins de la planète et à toutes les époques ? Cette question, le philosophe Francis Woolf, spécialiste de la question amoureuse, se l'est posée aussi. Et pour lui, si l'on se réfère aux littératures traditionnelles indiennes, chinoises, arabes, occidentales, on s'aperçoit que oui, il existe bien un point commun à toutes les cultures et à tous les hommes : *les histoires d'amour ont toujours existé.*

Et dans la métamorphose des siècles, l'un des moments les plus intenses du risque pour toutes les générations a été de prononcer les mots « Je t'aime », estime de son côté la psychanalyste et philosophe Anne Dufourmantelle.

Reste la question essentielle, celle à se poser pour commencer à explorer la planète Éros, celle qui fait que vous avez acheté ce livre ou qu'on vous l'a offert : *que représente le sexe dans la vie d'un homme ou d'une femme, dans votre vie à vous, quel statut lui accordez-vous, que peut-il vous apporter ou, au contraire, vous retirer lorsqu'il devient défaillant ou vient à manquer ? L'amour et le sexe devraient-ils forcément aller ensemble ?*

Vous trouverez bien évidemment la réponse dans cet ouvrage !

À propos de ce livre

Ce livre est destiné à toutes les femmes et à tous les hommes, jeunes ou moins jeunes, les hétéros, les homos, les bi, les trans, en couple ou non, en solo, en rupture ou en « recomposition », amateurs d'érotisme éclairé, de pornographie joyeuse, adeptes des « coups d'un soir » ou des « grands soirs », avec ou sans problème sexuel, et même avec ou sans sexualité...

Il est également destiné aux personnes désorientées comme des papillons sous la lumière du monde d'aujourd'hui, où tous les repères volent en éclats. Car oui, l'irruption massive du porno, les séries romantiques à gogo qui formatent l'idée de l'amour, les *sextos*, les *dickpics*[1], les *sextapes*, les sites de rencontre, et, à une autre échelle, l'après-#MeToo... et puis aussi les nouveaux traitements ou techniques médicales, tout cela bouleverse radicalement la donne et influence nos comportements amoureux, notre rapport à l'autre et au plaisir. Tout ça fait miroiter des promesses, ouvre des horizons inconnus, ébranle nos certitudes, crée des tentations, fabrique de nouvelles normes, des fantasmes différents et finit par susciter des doutes et des inquiétudes.

1. Photographies de pénis.

Tous ces phénomènes émergents demandent de vraies réponses. Et dans ce livre destiné en réalité aux pas si nuls que ça, les curieux et les amoureux trouveront mille façons de regarder le sexe autrement, avec des explications, des conseils, des anecdotes, des mises en garde, des bizarreries... Saviez-vous par exemple que l'orgasme pouvait rendre triste (*Post coitum animal triste*), qu'il pouvait tourner en boucle sur lui-même (syndrome d'excitation génitale persistante), que l'homme peut s'entraîner à jouir sans éjaculer pour prolonger son plaisir (pratique tantrique) ? que la femme a un petit pénis d'une dizaine de centimètres enfoui en elle qui constitue les racines de son clitoris ? qu'il existe non pas deux sexes (masculin et féminin), mais bien davantage ? qu'on peut être asexuel, c'est-à-dire n'avoir aucune attirance pour la sexualité ?

Comme une statue autour de laquelle vous allez tourner, nous vous proposerons différents angles d'observation. D'en haut, de côté ou de face, de près ou de loin, ici et maintenant, ailleurs et hier, *le sexe vous parlera autrement*.

Comment ce livre est organisé

Plus d'une vingtaine de chapitres constituent ce livre, regroupés en sept parties, suivies d'annexes. La sexualité est un plat qui se déguste avec ou sans modération.

Pour les intellos, la première partie, sur l'invention de la sexualité, la sixième et la septième partie, sur les révolutions sexuelles, Freud ou la loi, sont sans doute les plus roboratives.

Pour les obsédés sexuels, c'est la deuxième partie, celle du sexe pur et dur, qui sera la plus épicée.

Ceux qui ont des difficultés passagères ou des doutes se tourneront vers la troisième partie, celle des tribulations du sexe devenu fade ou insipide.

Pour les amateurs d'histoire, la quatrième partie est là, qui nous révèle des secrets d'alcôve historiques et la manière dont le sexe est devenu un scandale délicieux.

Les touche-à-tout apprécieront la partie des X, en fin d'ouvrage, emblématique de cette collection, on y trouvera une farandole de notions à déguster aussi instructives que savoureuses.

Première partie : La sexualité avant le sexe

Franchement, avez-vous jamais imaginé un jour que les mâles n'étaient pas vraiment nécessaires (dans les espèces animales en tout cas), que l'on pouvait perdre sa faculté de se reproduire sexuellement et que le plaisir est une disposition à manier avec précaution si l'on veut que les espèces survivent ?

Cette partie où il est question d'animaux amoureux, d'anatomie comparée des pénis et de fidélité génétique saura à coup sûr vous surprendre !

Deuxième partie : Le sexe pur et dur

Savez-vous quel est le meilleur moment pour faire l'amour ? Quelles sont les zones les plus érogènes de l'homme et de la femme ? À quoi fantasme chacun pour de vrai ? Connaissez-vous l'incroyable diversité des déviations sexuelles et savez-vous pourquoi un individu peut s'écarter de la sacro-sainte « norme » ? Ignorez-vous que la masturbation peut devenir un conditionnement qui rend éjaculateur précoce ? que les joujoux sexuels pour adultes sont une source de plaisir à manier avec précaution ? que des drogues censées améliorer le sexe sont au contraire de vrais « tue-l'amour » ? Vous trouverez les réponses à ces questions dans cette partie.

Troisième partie : Tribulations et petites défaites du sexe

En réalité, la sexualité est loin d'être un long fleuve tranquille. C'est un parcours d'obstacles, d'apprentissages, de trahisons du corps, de doutes, d'inquiétudes, de guérisons et de petites victoires. À 20 ans comme à 80.

Il sera question ici du sexe en déroute mais aussi des solutions les plus récentes et des conseils les plus éprouvés pour retrouver le plaisir et une sexualité épanouie. Toute une vie d'expérience clinique et de consultations en cabinet est mise ici à votre service.

Quatrième partie : Le couple au fil des époques et du temps

Si le paradis terrestre avait vraiment existé en matière sexuelle, ce serait au temps de la préhistoire. Parce que après, ça se gâte franchement. En tout cas au

Moyen Âge, une ceinture de chasteté est mise non pas sur les femmes (ces ceintures n'auraient jamais été vraiment utilisées) mais sur la sexualité entière des hommes et des femmes comme une chape de plomb. Circulez, il n'y a plus rien à voir ! Fini le plaisir, maintenant vous êtes priés de procréer sans vous attarder en galipettes inutiles. C'est que l'homme est fragile et sa semence doit être protégée ! Quant à la femme, c'est une Messaline et il vaut mieux se protéger de ses ardeurs.

En attendant la libération sexuelle, le couple va survivre à tous les interdits et tabous qu'on lui oppose. Comment ? Quels sont les secrets de l'attachement ? Comment certains couples s'y prennent-ils pour durer plus que les autres ? Qu'est-ce qui mène irrémédiablement à la rupture (oui, cela a été étudié aussi !) ? Vous saurez même comment rompre avec élégance, mais franchement, nous préférons que vous trouviez des petits accommodements raisonnables, car les couples s'inventent et se recréent, à chacun de trouver sa formule magique, ici, nous vous proposons des options inattendues mais efficaces.

Cinquième partie : Grossesse, enfants et couple

Ne parlons pas la langue de bois, la venue d'un enfant et la constitution d'une famille donne une dimension extraordinaire au couple mais elle le transforme profondément aussi. Le couple doit s'y préparer pour que le meilleur l'emporte sur le pire. À la question *Peut-on être parents et avoir une vie sexuelle comme avant ?* La réponse est *non ! Mais, on peut avoir une vie sexuelle, et on peut être heureux. Très.*

Une fois l'enfant présent, lui aussi deviendra un être sexué, à sa manière. Nous vous livrerons des clés pour mieux le guider face à ses questionnements. L'adolescence sera une autre partie de plaisir... De nombreuses situations seront totalement inédites pour vous, là encore nous vous aiderons en décryptant les situations les plus emblématiques que tout parent d'ado traverse.

Sixième partie : Les trois révolutions de l'amour

En 1968, les femmes – et les hommes qui militaient avec elles – revendiquaient une contraception partagée et, par la suite, le droit à l'avortement, finalement, le droit de dissocier sexualité et procréation.

Avec #MeToo, les femmes affirment avoir un corps qui leur appartient et qui doit être respecté. Les réflexions et gestes déplacés, le harcèlement, les attouchements, le viol, voire les violences conjugales, tout le monde savait que cela existait, mais tout le monde ne mesurait pas à quel point. Désormais, la parole libérée a mis les points sur les « i », pour les femmes comme pour les hommes.

Le sexe 2.0 et le porno ont également radicalement modifié les comportements sexuels et les rencontres amoureuses : en ce sens, on peut parler de « révolution sexuelle numérique ». Les sites de rencontre ont suscité le désir, l'attente, l'assouvissement et le plaisir mais ont distillé dans le même temps un poison insidieux, celui de la nouveauté, essayer encore et encore pour trouver mieux… c'est le « syndrome de la boîte de chocolats » ; le porno, lui aussi, a renouvelé l'écran noir de nos fantasmes, mais il a entraîné la frustration et la déception avec le doute sur soi (« suis-je normal ? ») ou sur ses capacités (« suis-je capable de faire pareil ? »). Du positif donc et du négatif dans tous ces changements. Comme toujours, chacun doit s'évertuer à trouver le meilleur équilibre pour lui, pas forcément le même que celui de son voisin !

Septième partie : La partie des X

Vous vouliez tout savoir sur le sexe ? À ce stade de l'ouvrage, c'est fait ou presque. Restent les idées reçues, les idées fausses, celles qu'il faut absolument oublier sur le sexe. Et puis aussi, un focus sur Freud que l'on traitait en son temps de véritable obsédé sexuel et sur sa théorie fondée sur les névroses infantiles. En quoi cela vous concerne-t-il ? Vous apprendrez peut-être ici quelques petites choses intéressantes sur votre sexualité, votre mode d'accès au plaisir et même votre culpabilité à prendre du plaisir…

Enfin, dans cette dernière partie, un indispensable focus sur la loi et le sexe, ce qui est permis en amour et ce qui ne l'est pas. Combien en coûte-t-il de contrevenir à la règle ? Vous verrez, tout est dit, tout est écrit grâce au décryptage d'un professionnel de la question.

Annexes : Sources et références

Les icônes utilisées dans ce livre

Anecdote — Une anecdote sur le sujet ou le récit d'une expérience vécue.

DIN PRO — On vous annonce un piège à éviter ou une information qui mérite toute votre attention.

À retenir — Cette icône indique un point essentiel qu'il est utile de garder à l'esprit.

Essayez ça ! — Des conseils pratiques ou idées de voies à explorer.

C'est dit, c'est écrit — Cette icône met en lumière des citations intéressantes.

Polémique — Des dérapages ou idées qui ont fait polémique.

Un peu d'histoire — On remonte le temps !

Par où commencer ?

Le sexe, c'est comme l'adolescence, tout le monde est passé par là, donc tout le monde a un avis là-dessus. Avec *Le Sexe pour les Nuls*, vous reconsidérerez les « travaux pratiques » autrement, vous aurez des conversations éclairées sur les hommes, les femmes, le sexe, l'amour, le couple, le consentement, la loi, le plaisir, l'orgasme, la performance, etc., bref, tous les bouleversements les plus récents de la question.

Pour trouver facilement toutes ces informations, vous avez naturellement le sommaire en début d'ouvrage et l'index thématique à la fin de l'ouvrage.

Sinon, les différentes parties vous permettent de passer de l'une à l'autre sans vous soucier d'un ordre quelconque. Allez là où ça vous chante, vous êtes libre de voyager ou de vous arrêter, en espérant que vous ne fassiez pas trop l'école buissonnière en nous remisant sur une étagère.

Notre seul mot d'ordre ici a été de vous révéler à vous ce qui a fait notre étonnement à nous, car ce livre nous a transformés nous aussi. En allant débusquer l'information partout, nous sommes souvent sortis de notre zone de confort, mais nous sommes sortis de cette expérience plus curieux encore et plus instruits, *comme vous*, nous l'espérons.

Partie 1

La sexualité avant le sexe

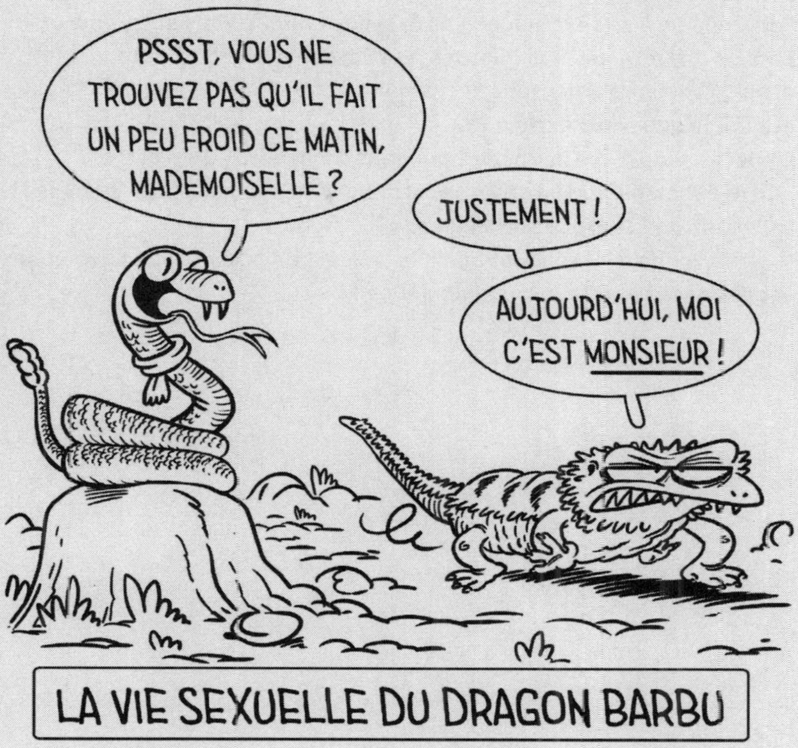
PSSST, VOUS NE TROUVEZ PAS QU'IL FAIT UN PEU FROID CE MATIN, MADEMOISELLE ?
JUSTEMENT !
AUJOURD'HUI, MOI C'EST MONSIEUR !
LA VIE SEXUELLE DU DRAGON BARBU

Dans cette partie...

Vous allez assister en direct à la naissance de la sexualité au fond de l'océan, puis à son évolution dans le règne animal. Vous surprendrez les secrets d'alcôve des bestioles les plus inventives jusqu'à l'homme, et dans ce bestiaire amoureux, les punaises comme les orangs-outangs auront de quoi vous surpendre.

Le décor de la pièce de théâtre qui nous occupe ici – à savoir le sexe – est planté ensuite avec la formule magique pour faire un bébé, l'alchimie de la sexualité et celle des hormones.

Ici, le fil rouge, c'est l'irruption de la sexualité sur le plan de l'Évolution et ses bases historiques et biologiques !

DANS CE CHAPITRE

Les organismes se reproduisent comme des clones

•

Un + un = un autre, c'est ça la sexualité !

•

Le sexe coûte cher et il est contre-productif

•

Le plaisir, un facteur majeur d'évolution

Chapitre 1

Qu'y avait-il avant le sexe ?

Avant régnait la division (cellulaire)

Imaginez la terre des premiers âges, un continent unique, la Pangée, et un océan qui l'entoure, la Panthalassa. Le ciel bombarde la surface de la planète d'ultra-violets et de radiations cosmiques en tout genre, les plantes n'existent pas encore. La vie se réfugie dans les profondeurs océanes. Simple et modeste, elle se limite à des êtres composés d'une seule cellule, des bactéries, des virus ou des algues microscopiques.

Voilà trois milliards et demi d'années, la division cellulaire est alors le mode de reproduction par excellence. Un mode efficace, qui aujourd'hui encore permet aux bactéries de se multiplier comme des clones à un rythme stupéfiant, produisant des armées d'individus semblables et... immortels, avec le même patrimoine génétique qui se transmet de génération en génération. Une cellule mère se scinde en deux cellules filles, qui se séparent à nouveau et recommencent un cycle interminable. Au bout de vingt-quatre heures, une seule cellule peut théoriquement produire 300 000 milliards de copies dans un environnement favorable. Cependant, la reproduction strictement conforme, la division pure et simple, n'a jamais dû exister complètement et il y a toujours eu des erreurs de copie (mutations) et des échanges d'information génétique. Pour réparer l'ADN du milieu, particulièrement exposé aux ultraviolets solaires, donc aux mutations, il fallait une machinerie cellulaire capable de réparer à tout moment l'ADN, de recouper et de recoller les brins, spéculent les spécialistes.

Figure 1
La division cellulaire.

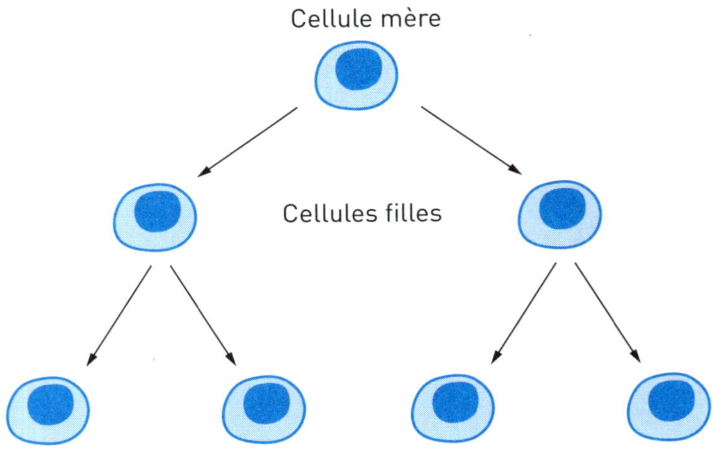

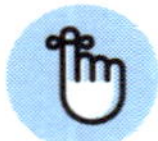
À retenir

Chez les bactéries, les virus, les algues unicellulaires, le patrimoine génétique est recopié de génération en génération quasiment à l'identique, et les « erreurs de recopiage » ou mutations, dont le taux est faible, sont toutefois compensées par un nombre extraordinaire d'individus. D'où une certaine diversité et par là, une compétition et une sélection débutantes.

Certaines bactéries, celles capables de conjugaison bactérienne, sont allées encore plus loin dans l'ébauche du sexe. La cellule émet un « pilus », sorte de petit pénis, qui permet à un brin d'ADN, le plasmide, de circuler d'une bactérie à l'autre. La conjugaison bactérienne permet ainsi un échange d'information génétique entre deux bactéries (l'une donneuse, l'autre receveuse) qui se sont « reconnues » grâce au pilus.

C'est déjà une ébauche de sexe, le compte à rebours vers la sexualité, la vraie, est déclenché…

L'invention de la sexualité

Les choses en seraient restées là si un jour, voilà deux milliards d'années environ, nous ne sommes pas à quelques millions d'années près, la reproduction sexuée, la vraie, n'était venue briser cet équilibre monotone de la vie. Deux cellules se sont rapprochées l'une de l'autre, ont établi un contact entre leurs membranes, mis en commun leur patrimoine génétique et ont fusionné. L'événement est alors sans précédent. *Elles créent un être nouveau, unique et différent.* Une cellule n'en forme plus deux, mais deux en forment une AUTRE. La fécondation est inventée. Elle va brillamment franchir le crible de la sélection naturelle et s'imposer comme le moyen de reproduction par excellence pour la plupart des espèces animales et végétales, 95 % d'entre elles vont l'adopter, peut-être davantage. Arriver à un tel résultat suppose des avantages évolutifs importants. Pour faire de l'organisation et de la complication, il faut une grande variabilité génétique que seule la sexualité permet. Or, si les êtres se compliquent et se diversifient, la population change, et si elle change, elle évolue. On assiste donc avec ce nouveau mode de reproduction au véritable commencement de l'évolution des espèces. Sans elles, l'océan serait encore peuplé d'amas de cellules indifférenciées et nous ne serions pas là. Dommage, pas vrai ?

Polémique

Petite remarque en passant, certains généticiens se plaisent à penser que les « organismes », vous et nous, sont des artifices contingents inventés par les gènes pour leur reproduction. Nous ne serions que de modestes enveloppes à leur service, et les gènes utilisent tous les moyens pour parvenir à leurs fins.

Le mâle est-il vraiment nécessaire ?

Donc le sexe permet de faire de la diversité, qui elle-même permet l'évolution des espèces. C'est l'explication classique, mais elle ne « tient pas la route », en tout cas pas toute seule. Les modèles mathématiques de spécialistes comme celui de Pierre-Henri Gouyon (du Muséum national d'histoire naturelle, à Paris) sont formels : la reproduction sexuée est une machinerie indéniablement plus compliquée et moins efficace, à court terme, que la reproduction asexuée. Si au lieu d'avoir fusionné son ovule avec un spermatozoïde, la femelle l'avait fusionné avec une autre de ses propres cellules, elle aurait été certaine de transmettre *toute* son information génétique, et pas seulement la moitié – si on part du principe que l'important est de transmettre tous ses gènes ! De plus, la fécondation, avec la réunion de l'information génétique du père et de la mère, s'accompagne d'un mélange d'ADN qui occasionne la perte du « plan initial », qui, lui, a déjà fait ses preuves, pour en produire un autre, totalement nouveau et peut-être moins fiable ! Il existe donc une pression de sélection très forte sur l'information génétique elle-même pour empêcher la femelle de se faire *parasiter* par le mâle. Oui, nous savons, « parasiter », le mot est un peu fort, mais bon nombre d'évolutionnistes l'utilisent justement. Ils emploient même l'expression du « fardeau des mâles ».

Attention !

Une expression qui perd cependant du sens chez les insectes, où la plupart des pauvres mâles se font littéralement consommer après l'accouplement ou disparaissent une fois qu'ils ont livré leurs précieux spermatozoïdes.

Dans de nombreuses espèces, y compris la nôtre, les cellules sexuelles mâles et femelles (appelées des « gamètes ») sont de taille très inégale. Les spermatozoïdes se résument à un noyau relié à un flagelle qui leur permet de se déplacer, les ovules à une énorme cellule, bourrée de réserves et d'énergie dont disposera l'œuf après la fusion. Le gamète mâle se contente d'introduire son information génétique dans le gamète femelle. Résultat, l'ovule réalise à lui seul tout l'apport énergétique nécessaire à la reproduction. Ensuite, c'est souvent la femelle qui va porter le poids physiologique de la production des œufs, de la ponte ou de la croissance des embryons, voire du nourrissage des enfants chez les mammifères. Toutes ces raisons font que la reproduction sexuée est beaucoup plus contraignante que la reproduction asexuée sans fécondation et, en plus, il faut déployer une véritable débauche d'énergie pour se reconnaître, se séduire et s'accoupler. Sans parler des maladies sexuellement transmissibles, le sexe est invasif, ne l'oublions pas ! Alors pourquoi la sélection sexuelle, qui favorise *a priori* les organismes les plus performants, n'a-t-elle pas éliminé le système de reproduction le plus compliqué, le plus risqué et le plus hasardeux ? Quelle force parvient donc à contrecarrer l'avantage évolutif d'une reproduction par simple division cellulaire ?

En observant les pucerons, on peut trouver un début de réponse à cette question. Ces insectes font tout à la fois du sexe (avec un mâle et une femelle) et de la parthénogenèse (avec juste une femelle, sans fécondation ni intervention du mâle). La reproduction sexuée produit des œufs, tandis que la reproduction asexuée fournit de jeunes pucerons comme par bouturage. Les petits se développent à l'intérieur de l'utérus maternel et sont autonomes à la naissance. Si d'aventure les hivers sont trop rigoureux, les jeunes pucerons meurent de froid, mais les œufs survivent jusqu'au retour de températures plus clémentes. Ainsi l'espèce se perpétue de toute façon, les deux modes de reproduction coexistent mais ne sont pas équivalents. Chez les éponges, même phénomène observé dans l'eau, la colonisation du territoire s'avère bien plus performante et rapide avec la simple division cellulaire, mais la reproduction sexuée revient quand le territoire est complètement saturé et qu'il faut sélectionner des individus dotés de caractéristiques génétiques plus profitables.

À retenir

Morale de l'histoire, la reproduction asexuée permet la survie à court terme en lâchant dans la nature un grand nombre de descendants semblables, tandis que la reproduction sexuée présente un avantage évolutif à long terme en sélectionnant soit les individus les plus adaptés à l'environnement compétitif, soit la période la plus propice pour naître.

Attention !

Si le mâle n'apparaît pas indispensable dans bon nombre d'espèces animales (voir ce qui est dit avant), il va sans dire que dans l'espèce humaine le mâle est tout à fait essentiel. Il transmet à la femelle non seulement ses spermatozoïdes, mais sa différence, il apporte l'altérité avec l'amour, le sexe et les sentiments. Imaginons un seul instant l'espèce humaine avec seulement des femmes, il manquerait tout simplement... les hommes et, avec eux, la richesse de la diversité et de la différence.

On peut passer du sexe au *no-sex*...

Des espèces, peu nombreuses il est vrai, comme certains poissons, lézards ou plantes, ont perdu la possibilité de reproduction sexuée tout récemment dans leur histoire évolutive. Chez les poissons *Poecilopsis*, les femelles ne savent pas induire le développement de l'œuf sans la présence d'un mâle. Mais dès que le spermatozoïde est intégré dans l'œuf, ses chromosomes sont éjectés. Il y a donc reproduction asexuée et la parade n'est qu'une relique du mode ancestral de reproduction. Cela dit, comme les femelles ne produisent que des femelles par la force des choses, elles sont obligées d'utiliser les mâles d'espèces voisines pour déclencher leur comportement de reproduction. Chez certains lézards, les femelles ont elles aussi besoin d'une parade pour ovuler. Vu qu'elles sont devenues totalement parthénogénétiques et ne fabriquent que des clones, elles se débrouillent entre elles et accomplissent cette parade entre femelles.

Une autre manière de devenir *no-sex* chez les espèces hermaphrodites (simultanément mâle et femelle), c'est de se féconder soi-même.

À retenir

On peut déduire de tout cela que, chez ces espèces, le sexe persiste sous forme de caractère ancestral et que les systèmes de réplications demeurent suffisamment fiables pour qu'une information génétique puisse se recopier pendant plusieurs générations sans trop de problèmes.

... On peut aussi tenter de changer de sexe

À côté de ça, un certain nombre d'animaux changent de sexe au cours de leur vie, c'est le cas de 10 % des poissons, et de certains amphibiens et reptiles qui sont soumis aux conditions de température extérieure. Selon qu'il fait froid ou chaud, les œufs adopteront un sexe ou l'autre et le conserveront dans la plupart des cas. Il arrive toutefois – mais c'est exceptionnel – que le changement survienne longtemps après l'éclosion, quand l'individu est déjà bien installé dans son sexe. Une étude publiée en 2015 dans la revue *Nature* l'a montré chez les dragons barbus d'Australie, une espèce de lézard sauvage à l'allure dinosaurienne et à la tête improbable, hérissée de piques. Au-delà de 32 °C, les mâles génétiques (au vu de leurs chromosomes sexuels) se transforment en femelles avec des organes génitaux femelles et la capacité de pondre à leur tour des œufs.

Le rapprochement des sexes

Voilà environ 350 millions d'années, la vie s'est répandue sur Terre grâce à de nombreuses adaptations évolutives. Les pionniers qui sont sortis de l'eau ont dû inventer le moyen de protéger leurs cellules reproductrices, celles-ci ne pouvant survivre à l'extérieur dans un milieu sec. La chose a été préparée bien avant dans l'océan, comme l'attestent des fossiles de poissons et d'amphibiens. Cette sortie de l'eau a eu des conséquences extraordinaires sur la sexualité et les comportements. Plus question de lâcher dans la nature sa semence qui sera récupérée au petit bonheur la chance par la femelle, pénis et vagins vont être inventés et ils vont devoir se rapprocher pour que le sperme soit déposé bien à l'abri dans les voies génitales de la femelle. Ces organes deviennent donc plus systématiques chez les animaux (mais pas tous, la plupart des oiseaux se contentent d'accoler leurs cloaques pour la fécondation). Enfin, le rapprochement des sexes inclut l'invention de toute une série d'artifices pour séduire l'autre et unir les cellules sexuelles (voir le chapitre suivant, « Les animaux amoureux », p. 19).

Et pour parachever le travail, les animaux dits « amniotiques » comme les oiseaux, les lézards, les crocodiles, les tortues, les serpents et les mammifères vont s'affranchir de l'océan originel en le copiant. L'humidité est indispensable au développement de l'embryon, qu'à cela ne tienne, puisqu'ils sont sortis de l'océan, ils vont inventer l'œuf ! Les oiseaux pondent des œufs dotés d'une coquille à l'intérieur de laquelle se trouve l'amnios, où se développe l'embryon ; chez les mammifères, l'embryon puis le fœtus se développent dans la poche placentaire maternelle emplie de liquide amniotique, protégés des chocs et alimentés selon leurs besoins.

Et le plaisir dans tout ça ?

Chez l'humain comme chez de nombreuses autres espèces animales, l'orgasme est un moment de plaisir et de satisfaction mais aussi d'abandon et de lâcher-prise. Autrement dit, un moment de grande vulnérabilité physiologique. Voilà pourquoi sans doute les orgasmes sont souvent brefs ou peu fréquents, sauf chez les espèces dont les représentants ou les œufs sont si nombreux que la menace est écartée.

Pour le spécialiste de l'évolution et de la génétique des populations André Langaney, l'histoire de la vie a rarement permis aux animaux de multiplier les orgasmes ou de les faire durer. Les jouisseurs n'ont aucune raison de faire quoi que ce soit d'autre qu'entretenir leur bien-être. En particulier, toute activité altruiste, de maintien ou de vigilance leur est indifférente dans les cas extrêmes, ce qui les expose à leurs ennemis, à la faim, ou à la répression sociale, estime le généticien. Certaines espèces de moustiques et de papillons connaîtront un unique accouplement, compensé chez les derniers par un rapprochement qui pourra durer toute une journée. Beaucoup d'oiseaux ne s'accouplent que quelques fractions de seconde. Certains grands mammifères ne s'accouplent qu'une fois par an et les gorilles encore moins ! Les espèces qui multiplient leurs performances sexuelles comme les bonobos, les humains, les babouins ou les lions sont relativement rares.

Le plaisir, une exception qui confirme la règle

Chez tous les singes (gibbons, chimpanzés, orang-outang...), la femelle est infidèle, et dans une perspective évolutionniste, on peut imaginer que cela sert à quelque chose, optimiser la variabilité génétique. Mais comme le fait remarquer le paléo-anthropologue Pascal Picq dans *Le Sexe, l'Homme et l'Évolution* (éditions Odile Jacob, 2009) : « Les femelles, courant parfois des risques graves d'agression, n'agissent pas ainsi pour le devenir de l'espèce, mais parce qu'elles sont motivées par le plaisir. C'est tout à fait évident d'un point de vue comportemental : participation active pendant la copulation, mimiques faciales, cris, ahanements, recherche du regard du partenaire, sans oublier la masturbation. »

Le spécialiste de l'évolution Pierre-Henri Gouyon estime que le plaisir sexuel résulte de la sélection naturelle, qui a toujours favorisé les individus qui se reproduisaient

»

Le plaisir, une exception qui confirme la règle *(suite)*

le mieux. Il n'y a donc pas à opposer plaisir et reproduction, c'est la sélection pour la reproduction qui a conduit à développer les structures qui donnent du plaisir pour se reproduire.

Dans la nature, le plaisir peut s'avérer dangereux et ceux qui s'adonnent à de trop longs ou trop fréquents ébats sont condamnés. La recherche du plaisir sexuel ne serait qu'une particularité d'espèces isolées et de l'*Homo sapiens*.

Une expérience des plus fameuses sur des rongeurs nous éclaire sur les dangers potentiels du plaisir, y compris chez les mammifères. Nous sommes en 1954, deux chercheurs canadiens, James Olds et Peter Milne, vont brancher directement des électrodes sur le septum de petits rats, à savoir sur la zone du cerveau vouée au plaisir. Les électrodes sont reliées à une pédale que les rats peuvent actionner à volonté. Résultat : ils ne font plus rien d'autre que d'actionner la « pédale du plaisir » et de s'envoyer en l'air par l'électricité. Nourriture, sexe et même instinct maternel, tout s'efface devant la malédiction de la récompense. Ils vont jusqu'à s'administrer 1 000 décharges à la minute (plusieurs dizaines de milliers par heure). Ce qui sera fatal pour certains d'entre eux ! Tous les mammifères, et l'homme aussi, possèdent cette même aire septale, qui fait partie des centres cérébraux du plaisir.

L'humain peut appuyer sur la « pédale du plaisir » sans électrode, il lui suffit de se masturber pour assouvir son besoin de récompense. Lorsqu'il se masturbe de manière répétée et incontrôlée, on parle d'une maladie appelée « syndrome d'excitation génitale persistante ».

Contrairement à ce que l'on peut imaginer, ce n'est pas un pur bonheur mais une souffrance intolérable qui peut pousser au suicide. L'Américaine Gretchen Molannen a ainsi mis fin à ses jours. Au pire stade de sa maladie, elle pouvait enregistrer jusqu'à 50 orgasmes dans la journée, ce qui la laissait épuisée, chaque centimètre de son corps la faisant souffrir. La jeune femme n'y a pas survécu et un journal a publié ensuite le témoignage qu'elle lui avait confié.

DANS CE CHAPITRE

Les stratégies pour séduire

Les périodes amoureuses

Les pénis et vagins dans la nature

L'os du pénis

Le gène de la fidélité

Les parfums de l'amour

Chapitre 2

Les animaux amoureux

En observant les moyens déployés dans le grand *Kama-sutra* du vivant, pour plaire, séduire, prolonger le désir ou parvenir à ses fins, on ne doute plus que « quelque part » le comportement humain puise encore une partie de sa source dans un répertoire animal ancestral. Même s'il est entendu que l'homme est capable de dépasser son instinct et de sublimer son désir, il demeure l'héritier d'une histoire, vieille de plusieurs dizaines de millions d'années.

Du poulpe au chimpanzé, en passant par l'éléphant, tout le monde s'aime dans la nature. Et c'est toujours la même aventure, une cellule femelle rencontre une cellule mâle pour donner naissance à un nouvel individu porteur des gènes de ses deux parents. Seuls les moyens pour y parvenir sont d'une variété ébouriffante.

Dans l'eau, tout est limpide, les mâles et les femelles ne sont même pas obligés de se rencontrer, méduses, oursins, certains poissons libèrent leurs ovules et des substances chimiques du type des phéromones attirent les spermatozoïdes. Quand les mâles se trouvent nez à nez avec les femelles, pas besoin d'accouplement le plus souvent, les ovules, libérés dans l'eau à profusion, sont fécondés par les spermatozoïdes à proximité. (Quelques animaux aquatiques comme les baleines pratiquent toutefois la copulation avec un pénis qui défie l'entendement avec ses 2 à 3 mètres de long.)

Hors de l'eau, tout se complique. Mâles et femelles doivent se trouver, parfois à des kilomètres à la ronde, se séduire et copuler. Cela signifie que l'Évolution a dû mettre au point des stratégies de rencontre, de séduction et d'accouplement. Le pénis introduira désormais ses spermatozoïdes à l'intérieur du vagin de la femelle, dans son corps, ce qui limitera au passage un gâchis des ressources. De là vont se mettre en place des stratégies de protection de l'œuf issu de ces accouplements.

La finalité est bien là, s'accoupler pour assurer la descendance et la transmission de ses gènes.

Vous avez dit « gâchis des ressources » ?

100 % de la physiologie du mâle est un gâchis de ressources : sur des millions de spermatozoïdes produits par ses glandes sexuelles, un seul fécondera l'ovule. Et pour ce résultat, le mâle déploiera une énergie colossale afin de séduire la femelle.

Préliminaires, danses nuptiales et petits cadeaux

Pour que les mâles ou les femelles parviennent à leurs fins, tous les chemins mènent à l'autre et toutes les stratégies sont valables, y compris les plus rocambolesques, lisez plutôt.

La stratégie de l'offrande. La pisaure est une petite araignée de nos campagnes qui se plaît dans les prairies humides et ne tisse pas de toile. La femelle sécrète un léger fil qui la suit, imprégné de molécules odorantes, les phéromones. Ces dernières attirent le mâle, qui fera céder sa dulcinée en lui offrant une proie emballée dans un cocon de soie. Certains moucherons poussent la bagatelle – et même le bouchon – un peu plus loin, les mâles emballent leur offrande dans un paquet-cadeau, mais ce dernier est vide ! Les oiseaux pratiquent aussi beaucoup l'offrande nuptiale avant l'accouplement.

Anecdote

Le fou de Bassan, une folle histoire d'amour ! Tout se passe dans une petite île en Nouvelle-Zélande, abandonnée par les fous de Bassan. Pour faire revenir les volatiles au bercail, les ornithologues ont eu l'idée d'y installer des leurres,

80 oiseaux de béton, accompagnés de leurs chants enregistrés. Et cela a marché, Nigel est arrivé et l'oiseau a tissé des liens avec ses congénères artificiels. Il a piaillé, vocalisé et fait le beau. Quelques mois plus tard, Nigel est revenu avec des offrandes, algues et brindilles, qu'il a déposées devant l'élue au cœur de béton. C'est dans ce cocon d'amour que Nigel a été retrouvé mort le 31 janvier 2018.

La stratégie de la ruse. À l'est de l'Afrique, dans les eaux limpides du lac Nyassa, les *Haplochromis*, sorte de petites perches, commencent les rituels de la séduction. Le mâle, très coloré, danse et la femelle, attentive à sa parade, pond en retour une multitude de petits œufs qu'elle va recueillir méticuleusement dans sa bouche. Le séducteur vient alors exhiber la nageoire qu'il possède sous le ventre, ornée de petites taches rondes qui ressemblent comme deux gouttes d'eau aux œufs pondus précédemment. L'innocente n'y voit que du bleu, ouvre un large bec et récolte en retour du sperme. Cette ruse permet au mâle de féconder les œufs dans la bouche même de sa femelle. Les œufs demeureront sur place deux semaines environ, le temps de l'incubation, sans que la mère songe à se nourrir.

La stratégie du traquenard. Le collembole est un petit insecte qui vit sous les feuilles mortes de nos forêts. Il dispose pour la femelle un « jardin d'amour » dont les palissades sont des capsules rigides de sperme, appelées « spermatophores ». Tout l'art du séducteur va tenir à faire pénétrer la femelle dans ce dédale de capsules fertiles. Parfois, le Casanova n'y va pas de main morte et soulève lui-même la belle. Une fois dans la place, la prisonnière n'a d'autre issue que d'en repartir fécondée.

Le pollinisateur du figuier ne fait guère mieux. La larve femelle est emprisonnée dans la fleur de la figue. La pauvrette ne possède pas de mandibule pour en sortir, le mâle oui ! Le moment venu, le sauveur perforera la coque de ses cisailles, introduira son long et très mobile pénis à l'intérieur, fécondant la femelle *in situ*. C'est seulement alors qu'il élargira le trou pour permettre à la captive de prendre la clé des champs.

La stratégie du coucou ou la compétition, ce que Darwin appelait la « sélection sexuelle ». Le polyxène en est un exemple parfait. Ce cousin du mille-pattes qui vit sous l'écorce du platane possède l'étrange pouvoir de féconder sa partenaire sans jamais l'approcher. Son stratagème consiste à fabriquer une petite toile aux fils odorants, au centre de laquelle il dépose une goutte de sperme. La femelle attirée par le parfum suit consciencieusement le fil jusqu'à tomber nez à nez avec le précieux élixir, qu'elle introduit alors dans ses voies génitales. Cependant, il arrive qu'attiré par la même odeur, un concurrent se présente. Sans autre formalité, il avalera le sperme et déposera le sien à sa place. Les polyxènes pratiquent sans le savoir deux schémas types du comportement sexuel : l'attraction et la compétition.

Chez les mammifères marins, les otaries sont plus expéditives. Lorsque la saison des amours approche, les mâles foncent les premiers sur les lieux de la mise bas. À peine débarqués sur la plage, ils se lancent dans une série de combats dont l'enjeu est le territoire. Quand les femelles arrivent à leur tour, tout est déjà joué. Les plus forts se sont arrogé le bord de mer, les plus faibles sont refoulés vers la banlieue de la plage. Les « pachas » raflent l'essentiel du harem (jusqu'à 80 épouses pour certains) qu'ils s'épuisent à rassembler pour les féconder.

Polémique

Chez l'homme, le goût du territoire et de l'uniforme qui l'accompagne serait une marque d'autorité à la limite du signe sexuel. Certains naturalistes y ont vu un résidu de l'instinct de parade nuptiale. Ne voit-on pas les uniformes s'exhiber à la parade ? Ils esthétisent le corps, lui confèrent du prestige et de la prestance, ce n'est plus un homme (ou une femme) que l'on voit, c'est une armée, une force en puissance, une vitalité érotique souvent, et pourquoi pas une machine à fantasmes ? D'accord avec ça ?

La stratégie de la beauté et du bien-être. Quand les mâles ne se battent pas entre eux, c'est la femelle qui choisit, et finalement cela revient au même, il faut être le plus ingénieux, le plus fort, le plus beau, ou celui en meilleure santé. Des éthologistes ont montré que les femelles d'oiseaux du paradis élisaient systématiquement les mâles aux queues les plus longues, même lorsque les expérimentateurs avaient composé des appendices exagérément développés. Les femelles préfèrent aussi les partenaires aux plumes les plus brillantes. Les individus les plus beaux seraient ainsi considérés comme les plus sains par elles, et les plus susceptibles de transmettre les meilleurs gènes. Au contraire, les oiseaux malades avec leur plumage terne seraient moins résistants aux parasites, et les gènes qui portent ces informations pourraient être transmis à leur progéniture : les femelles le devineraient d'instinct. Certains spécialistes avancent une autre explication plus prosaïque, les femelles éviteraient les mâles les plus ternes, potentiellement malades, pour ne pas être contaminées.

Polémique

Les hommes n'échapperaient pas à ce type de signaux inconscients. De nombreuses études américaines de psychobiologie révèlent que la symétrie est un ingrédient majeur de l'attirance sexuelle. Dans l'inconscient collectif, un visage et un corps équilibrés signaleraient une bonne santé physique, donc de bons gènes. Les hommes se sentiraient plus attirés par les femmes aux courbes plus marquées (seins, hanches et fesses, signes supposés de fertilité), tandis que ces dernières seraient plus attirées par des mâchoires plus carrées, des sourcils plus marqués, des épaules plus larges (protectrices), symboles de puissance (voire de statut social), de fertilité et de stabilité. C'est en tout cas la théorie des sociobiologistes, avec laquelle ne sont pas d'accord d'autres spécialistes, généticiens ou biologistes, l'écueil étant bien sûr les raisonnements finalistes.

Un peu d'histoire

À toutes les époques et dans toutes les civilisations, on retrouve des modes ou des accessoires qui accentuent ces signaux d'hyperféminité ou de masculinité triomphante, les soutiens-gorge pigeonnants, les faux-culs qui galbent les fesses, les collants ou braguettes qui moulent les attributs masculins, les épaulettes qui renforcent la carrure, etc.

La stratégie du sadisme. Dans l'immense groupe des hétéroptères, communément appelés « punaises », qui compte des milliers d'espèces, de 700 à 800 d'entre elles possèdent une sexualité parfaitement débridée et unique dans le monde animal. Une sexualité pour laquelle il a fallu inventer un nom : l'IET ou insémination extra-génitale traumatique. *Insémination extra-génitale* parce qu'en dépit de toute logique le sperme est émis partout sauf dans le vagin de la femelle et *traumatique* parce que le mâle au cours de l'accouplement perfore toujours la demoiselle. Qui plus est, selon l'espèce considérée, avec un luxe de raffinement digne du marquis de Sade en personne.

Chez les punaises nabidés, le mâle possède un pénis transformé en aiguille à injection, biseautée, il transperce le vagin de la femelle et l'inonde d'un déluge de spermatozoïdes (l'équivalent de 10 litres de sperme rapporté à l'homme) ! Chez une autre punaise, aux mœurs plus primitives encore, le mâle dédaigne les voies naturelles. Il saute sur la femelle et, après une lutte assez brève où celle-ci tente de le désarçonner, il l'immobilise, perce au hasard avec son pénis le tégument qui s'offre à lui, au niveau du dos, de la tête… Les spermatozoïdes se répandent partout *via* l'hémolymphe. Curieusement, les cellules mâles, au lieu d'être détruites par l'organisme hôte, survivent grâce à un équipement enzymatique exceptionnel. Mieux que cela, elles survivent des mois entiers dans la circulation générale de la femelle et ne prennent le chemin des voies génitales normales qu'au moment le plus opportun, quand les ovaires, fin prêts, ovulent et émettent à distance leur filtre chimique à l'attention des spermatozoïdes, qui affluent alors en masse.

Anecdote

Chez la punaise *Afrocimex* (d'origine africaine), le mâle perfore mâles et femelles sans distinction. À dire vrai, l'espèce est surpeuplée de mâles, majoritaires à 80 %. Les entomologistes ont longtemps pensé ces accouplements avec d'autres mâles gratuits et forcément stériles. Ce n'est pas toujours le cas ! Car chez une punaise qui vit dans les herbes sèches de nos régions, *Xylocoris maculipennis*, l'entomologiste Jacques Carayon a découvert une riposte pour récupérer l'« anomalie » : la semence masculine du perforeur rejoint celle du mâle perforé dans les voies génitales et sert le moment venu à féconder une femelle, laquelle accouchera de larves issues de plusieurs pères...

Un calendrier et des rituels précis

Dans le monde animal, la sexualité serait en grande partie liée à la reproduction, mais les exceptions ne manquent pas. Les dauphins sont de grands adeptes de la masturbation, les chauves-souris frugivores de la fellation ou du cunnilingus, les rapports avec individus du même sexe sont là pour prouver aux observateurs qu'il y a bien recherche du plaisir en dehors de la reproduction. Des constatations ont été faites sur des couples durables de manchots homosexuels qui ne l'étaient pas tant que ça (manchots) et qui pouvaient élever au passage des œufs abandonnés, fondant ainsi leur famille ; et chez les bonobos, la sexualité est utilisée comme régulateur social et moyen d'apaiser les conflits dans le groupe.

Cela dit, il demeure que pour un maximum d'efficacité et pour un nombre pléthorique d'espèces, le comportement sexuel habituel obéit à des rituels et à un calendrier bien définis. Si la période des chaleurs pour les femelles mammifères, ou celle de l'ovulation pour les autres femelles, n'est pas commencée, les femelles se refusent ou restent tout simplement indifférentes aux avances des mâles.

La saison des amours débute le plus souvent au printemps et s'étire jusqu'à l'automne, période souvent adaptée au calendrier des naissances sous nos latitudes afin que les petits viennent au monde dans les meilleures conditions. L'air s'emplit alors de signaux odorants, d'appels bariolés et de messages excitants. Commencent les danses nuptiales, les parades rocambolesques et les invites à l'amour. Mais que l'on ne s'y trompe pas, tout ce cérémonial laisse moins de place à l'improvisation qu'on l'imagine. Chaque amoureux se comporte comme les individus de son espèce, et les accouplements demeurent très similaires. Bien sûr, l'intensité du regard change, le mouvement est plus ou moins ample, agressif ou engageant, mais le scénario est précis, parfois minuté et l'ordre des opérations indéfectible. Les lapins et porcs-épics urinent toujours sur les femelles en guise de préliminaires, tandis que le cygne mâle simule systématiquement une poursuite avant de s'accoupler pendant quelques secondes. Cette histoire des amours s'inscrit dans la nuit des temps et le grand livre génétique de chaque espèce.

Nous, les singes, si parents et si différents

Comme la plupart des vertébrés, tous les mammifères ou presque ne s'accouplent qu'à certaines périodes, parfois une fois seulement dans l'année, quand les femelles sont réceptives sexuellement. Les femelles chimpanzés, plus proches de l'homme, ont des ruts mensuels au moment de l'ovulation. C'est alors qu'elles deviennent attractives pour les mâles. Chez certains groupes toutefois, comme les babouins ou les bonobos, la période d'attractivité sexuelle dépasse largement celle de l'ovulation de la femelle. Considérés comme de véritables « bêtes de sexe », les chimpanzés bonobos sont supérieurement actifs avec parfois 60 accouplements dans la journée, accompagnés de caresses et de baisers. Question savoir-faire, les orangs-outangs en captivité n'ont rien à leur envier, ils forniquent face à face, se caressent et caressent leur partenaire, pratiquent la fellation et échangent des baisers. Pourtant, le reste du temps, et particulièrement pendant la gestation et l'allaitement, retour à la diète.

L'Homme, lui, est un amoureux permanent et la femme peut avoir des rapports sexuels quotidiens, ovulation ou pas, ce qui a pour conséquence de dissocier, dans l'espèce humaine, le coït de l'acte de reproduction, même si parfois les deux peuvent se superposer.

La monogamie est pratiquée par 17 % des singes, la proportion culmine bien au-delà chez les humains. Cette pratique est habituellement associée à l'élevage des petits et à la nécessité d'être deux pour les protéger et les nourrir.

Pénis et vagins, le grand bric-à-brac de la nature

Vous n'imaginez pas à quel point l'Évolution a été inventive au fil des millions d'années pour bricoler des organes génitaux performants, parfois complexes et déconcertants.

À ce petit jeu-là, la punaise, largement évoquée plus tôt, a gagné le pompon. Les mâles, pour mieux transpercer leurs compagnes et s'ancrer en elles, disposent de ventouses, d'épines et de crochets. Certains pénis ressemblent à des harpons barbelés, le spécimen le plus étonnant étant sans doute le « canon à sperme ». Là, point de pièce copulatrice perforante mais un cylindre à paroi épaisse issu d'une transformation profonde du bulbe éjaculateur ordinaire des insectes. On l'a baptisé de la sorte parce que de puissants muscles répartis sur sa longueur propulsent avec une pression inouïe un jet de sperme, ce qui déchire la paroi amincie du pseudo-vagin.

Pourquoi chez les insectes, mais aussi les canards, les morses et d'autres congénères encore, des pénis bizarres, avec des ressorts, des plaques, des leviers, des épines, des « oreilles », des collerettes, des excroissances variées (en forme de cœur ou de fleur selon l'espèce...), alors qu'une simple seringue aurait suffi à propulser le sperme dans les voies génitales de la femelle ? « Cette diversité peut être constatée quasiment chez tous les animaux à tel point qu'on a presque là affaire à une loi de la nature, écrit le biologiste hollandais Menno Schilthuizen dans *Comme des bêtes* (Flammarion) : parmi tous les organes dont un animal est pourvu, les différences entre espèces ne sont pas à rechercher dans le cerveau, le bec, les reins ou les intestins, mais bien dans les organes génitaux. »

Longtemps dédaignée par les naturalistes, l'étude anatomique comparée des différents organes sexuels mâles et femelles a été effectuée par l'Américain Eberhard, qui s'est penché sur tout ce que la nature avait pu bricoler chez la taupe, le serpent, le lézard ou le singe, en passant par la puce ou le chat. De cette lente exploration est ressorti un ouvrage devenu culte pour les aficionados, *Sexual Selection and Animal Genitalia*, publié en 1985, qui dit que les organes génitaux sont, eux aussi, soumis à une pression de sélection sexuelle constante, d'où leur complexité. L'être humain n'échappe pas au phénomène, si on le compare à son proche cousin le singe, on voit que les femelles n'ont pas du tout le même équipement sexuel. Prenez une femelle chimpanzé, sa vulve ne possède pas de petites lèvres, et son clitoris, plus proéminent, pointe vers le bas, tandis que chez la femelle humaine, il existe des petites et des grandes lèvres et le clitoris pointe au sommet des petites lèvres. Chez la femelle chimpanzé, la vulve grossit de manière spectaculaire pendant l'ovulation, le vagin s'externalise et enfle de moitié afin d'alerter les prétendants, rien de tel chez la femelle humaine.

Les mâles singes possèdent un os pénien, le *baculum* (qui signifie « bâton »), pas de prépuce ni de gland, un seul corps érectile à l'intérieur ; les hommes, eux, ne possèdent pas de *baculum*, mais ils ont un gland bourré de capteurs sensitifs, un prépuce, et à l'intérieur deux corps érectiles (sans doute pour mieux tenir l'érection).

L'importance de l'os pénien

L'ensemble des mammifères mâles (cheval, taureau, chien, ours, chimpanzé...) possède un os flottant dans le pénis, non relié au squelette, cet os est le *baculum*. Apparu voilà environ 145 millions d'années, ce dernier a disparu chez l'homme. Son utilité chez le mammifère mâle semble évidente : permettre un téléguidage plus efficace vers la terre promise sans l'usage des... mains.

Figure 2

L'os pénien.

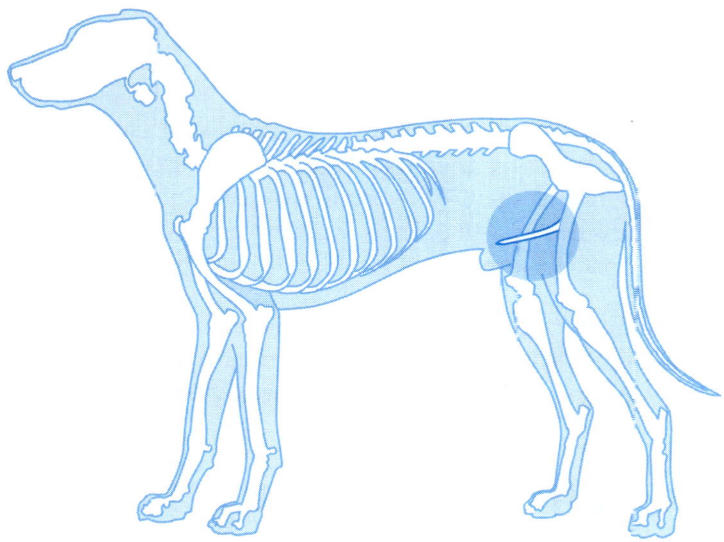

Polémique

Selon un article publié par Matilda Brindle et Christopher Opie, de l'University College de Londres (Royaume-Uni), cet os permettrait également de prolonger la durée de pénétration vaginale et l'acheminement du sperme vers l'ovule avant qu'un concurrent vienne introduire le sien à la place, et favoriser alors la diffusion de ses propres gènes (hypothèse sociobiologique donc).

Vous vous demandez peut-être pourquoi l'homme a perdu cet appendice fort utile ? Parce qu'il peut s'aider de ses mains ? Les deux anthropologues britanniques cités plus haut ont leur petite idée là-dessus. Chez les espèces à forte compétition sexuelle où le temps des amours est limité à une seule saison dans l'année, y compris chez la majorité des singes, le *baculum* éviterait des irritations de l'urètre (dues à la multiplication des accouplements rapprochés), tout en favorisant des copulations plus longues (ce qui augmenterait les chances de fécondation de la femelle).

Chez l'homme, non seulement la copulation dure peu de temps, de cinq à sept minutes en moyenne hors préliminaires[2], mais en plus la compétition sexuelle est habituellement moins intense puisque celui-ci est devenu monogame (enfin *a priori*).

Le stockage des spermatozoïdes

Vous serez peut-être surpris d'apprendre que chez de nombreuses espèces animales, les spermatozoïdes peuvent être conservés dans le corps de la femelle plusieurs semaines, mois ou années. Nous avons vu ce qu'il en était avec la punaise. La chauve-souris n'a rien à lui envier, elle copule à l'automne, mais relargue les gamètes mâles au printemps. Les tortues sont beaucoup plus patientes et sont capables de mettre en réserve la semence des années, du fait de la pénurie de mâles convenables. C'est aussi le cas des reines fourmis, qui vont produire des millions d'œufs au fil des ans avec le sperme des rares mâles rencontrés lors de leur unique vol nuptial.

Finalement, dans la diversité des espèces, le sperme de l'homme s'avère le plus fragile, il est éliminé au bout de trois-quatre jours seulement et il est perdu pour la postérité si la fécondation n'a pas lieu durant cette étroite fenêtre reproductive.

Les animaux éprouvent-ils du désir ?

Le désir implique l'anticipation du plaisir, c'est-à-dire quelque chose de purement imaginé, qui déclenche des émotions éprouvées réellement. Dans le monde vivant, l'espèce humaine est indubitablement la plus capable de cette performance, déclencher des émotions ou des sensations à partir de représentations tout à fait abstraites.

Le traitement de l'anticipation se fait dans le cerveau au niveau d'une région particulière appelée « lobe préfrontal ». On le sait, les informations qui y sont stockées sont très fortement liées au cerveau de la mémoire et des émotions. Les mammifères ont bien sûr un lobe préfrontal, moins développé que celui de l'homme, mais ils peuvent dans une certaine mesure anticiper le plaisir à venir, et, dans la proximité, quand le contexte s'y prête, éprouver un désir. Certains oiseaux comme les corneilles sont eux aussi capables de performances

2. C'est seulement en dessous de deux minutes que l'on considère qu'il y a problème (éjaculation prématurée).

extraordinaires et d'imaginer ce que pensent leurs congénères, d'où des interactions plus complexes qu'on les imaginait autrefois.

L'invention du premier baiser humain

Certains affirment que l'invention de ce premier baiser aurait eu lieu il y a environ deux millions d'années, dans la savane africaine, en tout cas toute la logistique était en place pour le baiser. *Homo habilis*, qui précède *Homo erectus* (– 1,5 million d'années) et *Homo sapiens* (apparu il y a plus de 300 000 ans), connaît une métamorphose sans précédent, la face perd de sa pilosité et des lèvres apparaissent sur son visage, tout ce qu'il faut pour se rouler des pelles facilement. Mais d'autres spécialistes doutent sérieusement, le baiser aurait pu exister avant ça, chez certaines espèces animales ancestrales simiesques. Il n'y a qu'à voir les bonobos d'aujourd'hui, ils pratiquent le bisou sur les lèvres et avec la langue !

La fidélité est-elle inscrite dans les gènes ?

La tentation de répondre par l'affirmative nous vient de l'observation de certaines espèces animales. Aux États-Unis, deux chercheurs se sont intéressés aux campagnols de la montagne et de la prairie, deux populations de petits rongeurs. Qu'ont-ils observé ? Que les individus se comportaient très différemment lorsqu'ils étaient en âge de former un couple. Ceux de la prairie (milieu favorable) étaient monogames et attentifs sur le plan familial avec leurs petits ; ceux de la montagne (milieu hostile) se montraient polygames et s'occupaient peu de leur progéniture. Les deux spécialistes ont alors cherché les différences au niveau biologique et chimique, ils ont dosé tout ce qui pouvait l'être, et se sont rendu compte que la seule différence entre ces animaux était la concentration de deux hormones, la vasopressine et l'ocytocine, très élevée chez les animaux de la prairie et plus faible chez les animaux de la montagne. Ces deux hormones sont cousines germaines l'une de l'autre, fabriquées dans le cerveau, diffusées à l'intérieur de celui-ci et relâchées ensuite dans tout l'organisme. En bons scientifiques, les chercheurs ont ensuite injecté directement dans le cerveau des rongeurs les hormones aux sujets montagnards et ont observé leur comportement. Vous le croirez ou non, les campagnols sont devenus fidèles, monogames et parents modèles !

De là à imaginer qu'il existe un gène de la fidélité et une détermination génétique à l'infidélité y compris chez l'homme, il y a un saut que les biologistes et même les généticiens ne franchissent pas. Les gènes prédisposent à un certain degré, mais l'histoire, la culture, l'éducation entrent aussi en ligne de compte, c'est ce que nous appelons maintenant l'« épigénétique », elle façonne nos comportements, voire modifie l'expression de la composante génétique ou la remet à sa place.

Focus sur l'ocytocine

Il y a 700 millions d'années, l'ocytocine existait déjà chez les espèces les plus primitives comme l'hydre ou les vers. Les humains et toutes les espèces à reproduction sexuée possèdent ces mêmes hormones. Dès les années 1960, la vasopressine était connue pour réguler l'équilibre hydrique de l'organisme, la soif ou le besoin d'éliminer de l'eau ; l'ocytocine, elle, l'était comme hormone sécrétée par les femmes au moment de l'accouchement pour provoquer les contractions de l'utérus. C'est seulement dans les années 2000 qu'on a découvert l'impact de cette hormone sur d'autres fonctions comme l'attachement.

La question (controversée) des phéromones chez l'homme

Si les phéromones sont capitales chez les insectes, leur importance chez l'homme est beaucoup plus sujette à caution. Les exploits de la femelle ver à soie ou papillon qui attire le mâle des kilomètres à la ronde grâce à son philtre d'amour chimique et en fait son esclave sexuel jusqu'à l'accouplement ne sont pas transposables à l'humain, quoi qu'en disent certaines publicités. Un parfum ou un savon renfermant de la « copuline » (acides vaginaux aliphatiques issus de sécrétions de singe) n'attirera pas l'objet du désir dans ses filets.

Un psychiatre anglais, primatologue, affirmait pourtant en son temps avoir mis au point un produit contenant des phéromones, censé attirer le chaland. Une étude rapportée dans le *Journal of Endocrinology* en 1982 lui apporta rapidement un démenti formel. Le vagin de femelles singes avait été frotté avec la fameuse copuline. Hélas pour le primatologue, les mâles étaient plus attirés par les femelles dominantes que par celles qui avaient reçu la prétendue phéromone. L'androstènedione, autre candidate à être une phéromone chez l'homme, n'a pas convaincu non plus.

Polémique

Vous avez peut-être entendu parler de la fameuse expérience de Claus Wedekind, un zoologue suisse. Il a imaginé un protocole tout simple qui consistait à demander à des hommes de porter le même tee-shirt imprégné de sueur pendant trois jours. En quelques secondes, et de manière parfaitement inconsciente, les femmes qui respiraient ensuite les tee-shirts préféraient les odeurs qui appartenaient aux hommes de patrimoine génétique le plus différent. Selon Wedekind, le principe de complexe majeur d'histocompatibilité (CMH) sous-entend que l'attirance est plus grande pour les codes génétiques les plus éloignés, favorisant des bébés plus sains et plus armés génétiquement, disposant en quelque sorte des ressources plus variées des deux parents et évitant l'accumulation d'anomalies génétiques.

Avec ou sans phéromones, il se trouve des scientifiques (y compris des généticiens) qui, eux, considèrent l'expérience de Wedekind et ses conclusions comme une séduisante imposture.

Faut-il en conclure que les odeurs n'ont aucune influence sur le désir chez l'être humain ? Nous avons bien dit les « odeurs », pas les « phéromones », la réponse est qu'évidemment les odeurs comptent, de façon consciente ou inconsciente (on le vérifiera plus loin et tout au long des chapitres suivants).

Un peu d'histoire

Ainsi, il a été prouvé qu'en période d'ovulation les femmes étaient particulièrement sensibles aux parfums musqués virils sécrétés par les aisselles. Ceci explique une coutume méditerranéenne qui a longtemps intrigué les ethnologues : les hommes au cours de danses folkloriques tentaient de séduire les danseuses en agitant sous leur nez un mouchoir imbibé de leur sueur.

Du temps de Shakespeare, les femmes avaient coutume de porter une pomme pelée soøus leurs aisselles et faisaient respirer à leur amant la « pomme d'amour ».

Aujourd'hui encore, en Micronésie, à 3 000 kilomètres des côtes australiennes, les habitants de Nauru, le plus petit État du monde, s'abreuvent de boissons locales qui parfument leur sueur et les rendent plus attirants, comme l'indique le sociologue Serge Chaumier dans l'ouvrage collectif *À fleur de peau. Corps, odeurs et parfums* (éditions Belin, 2003).

DANS CE CHAPITRE

Fécondation, cycles et fertilité

De la puberté à la ménopause

Les hormones de la femme

Les hormones de l'homme

Chapitre 3
La fabrique des bébés

Quand l'humanité a-t-elle compris que pour faire un enfant il fallait qu'un homme et une femme accomplissent l'acte sexuel durant la période fertile ? Question apparemment simple et pourtant jalonnée d'idées fantaisistes et d'incertitudes au long de l'histoire de la médecine et des sciences.

L'homme préhistorique avait-il établi le rapprochement ? Rien ne permet de l'affirmer, malgré les représentations sexuelles ornant les parois des grottes. Les phallus érigés étaient-ils un hymne à la virilité ou bien un hymne à la fertilité ?

Au Néolithique, commencé voilà 10 000 ans au Proche-Orient, les premiers agriculteurs et éleveurs sédentarisés ont pu observer les animaux et établir un rapprochement. Dans les écrits bibliques en tout cas, l'affaire se précise, la Genèse y fait référence dans plusieurs textes, « Croissez et multipliez » (1, 28) ou encore « l'homme s'étant uni à Ève, sa femme, elle conçut et enfanta Caïn, en disant : "J'ai fait naître un homme, conjointement avec l'Éternel" » (4, 1). L'Ancien Testament considère donc qu'il faut un homme, une femme et la bienveillance divine pour faire un bébé.

Le débat est-il clos pour autant ? Pas du tout, il reste encore tout à découvrir sur la fécondation, les cycles fertiles, la part respective de l'homme et de la femme dans l'enfantement.

Voyons un peu les premiers écrits philosophiques sur la question. Au temps de Platon, contemporain de la démocratie athénienne (IVe siècle av. J.-C.), les Grecs considèrent l'homme comme le concepteur exclusif de l'enfant, les femmes n'étant utiles que par leur matrice, qui sert de nid nourricier à leur précieuse semence. Platon utilise la métaphore du boulanger (l'homme) qui fabrique le pain (l'enfant) mis dans un four (la femme). Les choses vont à peu près en rester là jusqu'au XVIIe siècle, moment d'une découverte majeure, celle des cellules sexuelles humaines, appelées aussi les « gamètes », l'ovule et les spermatozoïdes.

Au XVIIe siècle, on découvre les ovules et les spermatozoïdes

En 1672, les mécanismes de la sexualité humaine vont commencer à dévoiler un peu plus leurs mystères. Le Hollandais De Graaf met en évidence sur les ovaires, ou « testicules féminins », la présence de petits monticules appelés « follicules ». Il conclut que la femme pond des œufs, lesquels sont fécondés par l'*aura seminalis*, une sorte de vapeur émise par le sperme masculin. Cinq ans plus tard, grâce à la découverte du microscope, Leeuwenhoek, un autre Hollandais, découvre la présence d'« animalcules » dans la semence de bélier, ce que l'on appellera ensuite des « spermatozoïdes ». Malheureusement, le chercheur ne soupçonne pas le rôle de ces cellules dans la fécondation.

Un peu d'histoire

Une bataille théorique va enflammer les scientifiques européens : pour les « ovistes », l'ovule est le germe universel, pour les « spermatistes », les homoncules contenus dans le sperme sont déjà des êtres miniatures préformés, héritiers des caractéristiques du géniteur : certains sont petits ou grands, forts ou faibles, virils ou efféminés...

Au XVIIIe siècle, on découvre la fécondation

À quelques erreurs d'interprétation près, on sait pourtant l'essentiel. Mais il faudra patienter un siècle encore, pour qu'en 1777, l'abbé Spallanzani montre que le spermatozoïde du mâle et l'ovule de la femelle sont tous deux absolument nécessaires pour fabriquer un œuf qui donnera un enfant. Pour faire sa démonstration, il se livre à une mignonne expérience sur les crapauds. Il les revêt d'un caleçon de taffetas et montre ainsi que les femelles restent stériles tant qu'elles ne sont pas au contact direct des spermatozoïdes.

Au XIXe siècle, les savants les plus érudits ne connaissent donc que l'existence des cellules sexuelles mâles et femelles. Mais ils croient que la période de fécondité de la femme est celle de la fin des règles et les jours suivants. Ce n'est qu'en ouvrant les ventres par la suite, pour soulager les femmes de leurs tumeurs, que les chirurgiens pourront apercevoir les organes génitaux en activité. Parallèlement, les savants commenceront à décrire le mécanisme de la fécondation chez l'animal.

En 1877, le biologiste Fiol assistera pour la première fois au monde – chez des oursins – à la fusion d'un spermatozoïde et d'un ovule qui donnera ensuite un œuf. En France, le médecin Coste, autopsiant une jeune femme suicidée, sera, semble-t-il lui aussi, le premier au monde à observer dans son utérus un œuf humain nouvellement implanté.

La première insémination artificielle de spermatozoïdes sur un humain sera pratiquée en Écosse, en 1789, par John Hunter. Tandis que les Français prennent la Bastille, le chirurgien va déposer le sperme d'un mari souffrant d'une malformation génitale (hypospadias) dans l'utérus de sa femme et obtenir une grossesse. Le procédé arrivera en France au début du XIXe siècle et ouvrira un large débat éthique. L'« injection de paternité », comme l'appelait Alexandre Dumas fils, posera déjà en son temps le problème moral de la fécondation sans acte sexuel et de l'intrusion de la médecine dans un acte aussi intime. Prémonitoire…

Au XXe siècle, on découvre la période de fécondité

Ce n'est qu'en 1930 que l'on soupçonnera enfin le mystère qui a intrigué les hommes pendant des millénaires : la date de la période de fécondité. Grâce à l'étude des grossesses, le gynécologue japonais Kyusaku Ogino établit que la fécondation doit se situer au 14e jour après le premier jour des règles. Les calendriers Ogino vont se vendre comme des petits pains. Ce que les femmes ignorent encore, pour leur malheur, c'est que l'ovulation n'est pas fixe dans le temps et qu'elle peut être totalement décalée. Beaucoup en feront les frais avec ce que l'on surnommera les « bébés Ogino ». On apprendra plus tard que l'on peut tomber enceinte à tout moment du cycle, y compris le premier jour des règles, et même en cas de cycle réglé comme du papier à musique.

Dans les années 1960, le gynécologue Raoul Palmer mettra au point la (vieille mais pas fiable) méthode des températures, qui permettra de préciser la montée de température le lendemain de l'ovulation et le calendrier de fécondité.

Le cycle de la fécondité

Le fait que la femme – quel que soit le moment de son cycle – puisse avoir des rapports sexuels a des conséquences pour le moins stratosphériques, c'est ainsi que se sont développées les premières sociétés humaines : le chasseur revient tous les jours au foyer pour sa partenaire et il s'intéresse à sa progéniture. Dès les premiers temps, le couple est sans doute uni physiologiquement, affectivement et intellectuellement.

Vingt-huit jours dans la vie d'une femme

Le cycle de la femme dure en moyenne vingt-huit jours, mais parfois trente-cinq jours, parfois vingt et un jours, sans que cela soit anormal. En l'absence de fécondation, le cycle s'achève par des écoulements de sang appelés les « règles » ou « menstrues ». La rencontre ovule-spermatozoïde ne peut avoir lieu qu'au moment de l'ovulation, habituellement quatorze jours avant les règles, c'est pourquoi la femme n'est pas fertile en permanence.

À retenir

La fenêtre de tir pour une grossesse est restreinte, les spermatozoïdes vivent de trois à quatre jours, les ovules, seulement deux. Il reste donc une petite semaine fertile pour la femme dans un cycle quatre fois plus long, semaine à éviter si on ne souhaite pas une grossesse, en s'aidant d'une contraception adaptée.

Du 1er au 13e jour du cycle, un ovule (entouré de plusieurs couches de cellules qui forment avec lui le follicule) commence à mûrir dans l'un des deux ovaires tandis que l'autre ovaire demeure au repos. Dans le même temps, l'ovaire actif fabrique en quantité importante des œstrogènes (ou estrogènes), hormones féminines par excellence (voir plus loin). Ces hormones véhiculées par le sang vont atteindre l'utérus, où elles provoquent des modifications. La muqueuse de l'utérus (ou endomètre), d'abord mince, va s'épaissir et développer un plus grand nombre de vaisseaux sanguins. Le 13e jour ou 14e jour, l'ovule mûr est expulsé par l'ovaire, puis propulsé vers la trompe de Fallope en direction de l'utérus. C'est la ponte ovulaire (ou ovulation) qui s'accompagne de la sécrétion de glaire. Cette substance visqueuse aide les spermatozoïdes à survivre un peu plus longtemps. L'ovule restera « opérationnel » environ quarante-huit heures, prêt à être fécondé par un éventuel spermatozoïde de passage.

Dans le même temps, les enveloppes du follicule restent dans l'ovaire et se transforment en corps jaune, qui va produire encore des œstrogènes, mais surtout de la progestérone, hormone caractéristique de la seconde partie du cycle menstruel féminin.

Du 15e jour au 28e jour, la muqueuse utérine continue de se développer sous l'effet conjugué des œstrogènes et de la progestérone produite par le corps jaune. La muqueuse devient épaisse, spongieuse et se gorge de sang, un véritable nid douillet est constitué pour accueillir un éventuel embryon.

Les règles se produisent lorsqu'il n'y a pas eu fécondation ; l'ovule se désintègre alors dans l'utérus. La muqueuse, non soutenue par un taux d'hormones suffisant, se détache. Ce sont les règles, constituées essentiellement de sang et de tissus préparés en vue de recevoir l'ovule fécondé. Un nouveau cycle commence…

Figure 3
Le cycle menstruel.

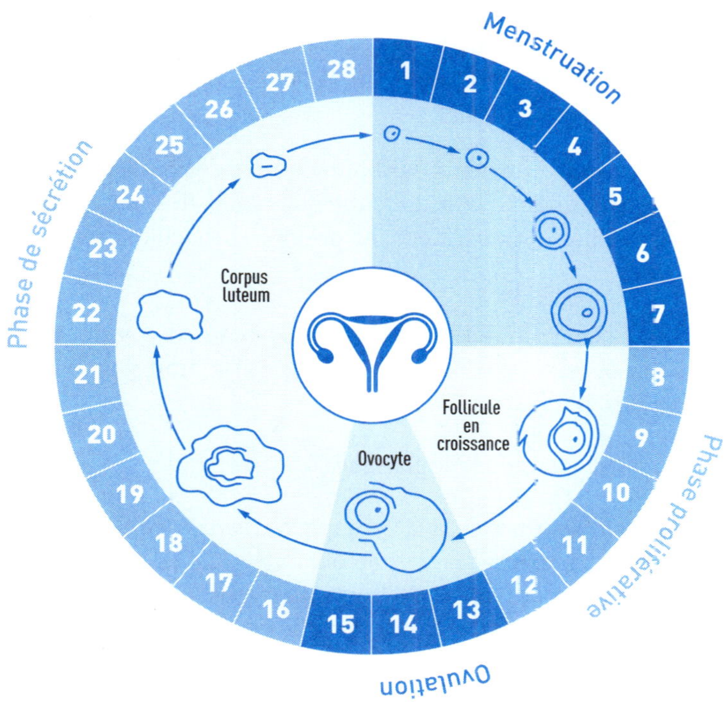

Un stock d'ovules pour la vie

Les filles disposent d'un stock de 400 000 ovules à la naissance (la moitié dans chaque ovaire), largement de quoi envisager une grossesse, de la puberté à la ménopause, puisque, au total, seulement 300 ovules seront utilisés dans une vie de femme.

Sexualité et fécondité

Alors que les hommes peuvent théoriquement procréer jusqu'à un âge avancé, la fécondité de la femme se situe entre deux périodes clés : la puberté (voir le chapitre 18, p. 304) et la ménopause (voir le chapitre 13, p. 209).

À retenir

La puberté est la période d'un grand chambardement du corps et de l'esprit, sous l'influence des hormones sécrétées par les ovaires pour les filles, et les testicules pour les garçons :

– côté masculin : le pénis, les bourses et les testicules augmentent rapidement de taille et atteignent au bout de quelques mois des mensurations quasi définitives et irréversibles. Surviennent les premières éjaculations (voir le chapitre 18 plus en détail) ;

– côté féminin : la taille des lèvres et du clitoris augmente. Le vagin s'allonge et devient susceptible d'être pénétré, ce qui n'était pas le cas auparavant (voir le chapitre 18 plus en détail).

Voilà pour le gros de la logistique.

Les règles disparaissent à la ménopause, vers l'âge de 50 ans (en moyenne, 51 ans en France), parfois avant, parfois après. La fin définitive des menstruations témoigne pour la femme de la fin de la possibilité d'être fertile, ce qui ne veut pas dire, loin s'en faut, d'être féminine, femme et amante.

Contrairement à une idée reçue, il n'y a pas de corrélation entre l'âge de la puberté et celui de la ménopause. Ce n'est pas parce qu'on a eu ses règles tôt, à 10 ou 11 ans, que l'on cessera d'en avoir tôt, à 40 ou 45 ans.

Toutes les femmes sont touchées par la ménopause. Après l'émission de quelque 300 ovules, les ovaires cessent progressivement de sécréter des œstrogènes et de la progestérone. Envahis de fibres, ils deviennent de moins en moins performants.

Cinq ou six ans après cette étape, la carence en hormones s'accompagne d'une évolution de l'appareil génital féminin, les grandes et petites lèvres s'amincissent, l'orifice vulvaire peut se rétrécir, le clitoris moins bien protégé peut devenir plus sensible. Le vagin s'atrophie, ses parois perdent en épaisseur, souplesse et humidité. Les sécrétions vaginales se faisant plus rares, l'acte sexuel peut devenir douloureux, sauf si l'activité sexuelle demeure régulière.

On ne peut ni retarder ni avancer l'âge de la ménopause, ni même le supprimer. On peut toutefois largement atténuer ou supprimer certains troubles comme les bouffées de chaleur ou l'ostéoporose grâce aux traitements hormonaux de substitution (et de compensation) qui reposent sur les deux hormones naturellement sécrétées par la femme et qui lui font alors défaut (voir aussi le chapitre 12, p. 197).

Et les hommes ?

Alors que les ovaires ont une activité limitée dans le temps, les testicules sont théoriquement capables de sécréter des hormones mâles et de fabriquer des spermatozoïdes jusqu'à la fin de la vie. Toutefois, certains hommes pourront connaître l'équivalent de la ménopause, appelé par analogie « andropause ». Cette période est due non pas à une disparition totale des hormones mâles, mais à leur une diminution progressive, associée à la rupture sociale qu'est la retraite. Cette période est bien connue pour son retentissement physique et psychologique (voir les chapitres 11 et 13, p. 179 et 209).

Les hormones messagères de l'amour…

Les hormones sont des substances qui permettent aux différents organes de communiquer entre eux. Elles sont véhiculées par le sang vers leurs organes cibles (la peau, les os, les glandes génitales…). Là, elles se fixent sur leur récepteur, comme des clés dans une serrure, provoquant une suite de réactions en cascade. Une fois leur travail accompli, les hormones rejoignent la circulation sanguine et de là le foie, où elles seront recyclées voire détruites. Dans l'espèce humaine, les hormones mâles et femelles sont produites par chacun des deux sexes, mais dans des proportions différentes. Les hommes produisent donc à la fois des hormones mâles (majoritaires) et femelles (en petite quantité) ; les femmes des hormones femelles (majoritaires) et des hormones mâles (en petite quantité).

Les hormones mâles

La plus connue des hormones mâles (ou androgènes) mais aussi la plus significative est la testostérone, sécrétée au niveau des testicules (95 %) et des glandes surrénales (situées au-dessus des reins, 5 %).

À la puberté, le poste de commande dans le cerveau, l'hypothalamus, active à son tour l'hypophyse, qui envoie l'ordre de fabriquer les spermatozoïdes et de sécréter les androgènes dans les testicules. Les hormones mâles sont responsables du développement des caractères sexuels masculins (croissance du pénis, érection, éjaculation, développement des muscles, pilosité faciale, ligne d'implantation des cheveux, etc.), donc de la virilisation, mais aussi du comportement psychologique et de la sexualité masculine (humeur, désir sexuel notamment).

À l'âge adulte, la sécrétion de testostérone permet le maintien et le bon fonctionnement de tous ces caractères sexuels.

Un homme en bonne santé produit habituellement entre 4 et 8 milligrammes de testostérone. Celle-ci apparaît à son niveau maximal le matin, ce qui est à mettre en relation avec l'érection au réveil ; à l'heure de dormir, le taux a chuté de moitié, avec des petites variations au cours de la journée.

En automne, la testostérone est plus abondante, alors qu'au printemps – contrairement à ce que l'on imagine – son taux est au plus bas. Au cours de la vie aussi la sécrétion hormonale varie. Les hommes en couple stable sécrètent moins de testostérone que les célibataires. Vers la cinquantaine ou la soixantaine, il peut s'installer une diminution d'androgènes chez certains hommes qui entraîne une diminution des caractères sexuels et un assoupissement de la libido. C'est plus fréquent chez les hommes en surpoids ; en effet, la graisse viscérale accumulée augmente les substances inflammatoires locales et transforme la testostérone en œstrogène (hormones féminines), avec l'apparition de seins plus volumineux (gynécomastie) et la fonte musculaire, le tout entraînant une certaine fatigue et une chute du désir. Une bonne hygiène de vie (sport, perte de poids) suffit le plus souvent à faire remonter le taux d'hormones mâles.

Les androgènes sont également des anabolisants bien connus (utilisés pour augmenter la masse musculaire). Pris en excès, ce sont de véritables bombes à retardement avec des effets sur l'organisme importants (stérilité, problèmes hépatiques ou cardiaques, féminisation du corps et gynécomastie...).

Les hormones mâles sont (en partie) transformées en œstrogènes au niveau du foie et des tissus adipeux.

Chez les hommes, il n'existe pas de cycle menstruel comme chez les femmes, pas de règles, donc pas de syndrome prémenstruel, ni même de période où cesse la fabrique des spermatozoïdes. Le seul cycle que les hommes connaissent, c'est celui de la fabrication des spermatozoïdes, qui dure 72 jours : voilà pourquoi lorsque le médecin demande un spermogramme lors d'un bilan de fertilité, il fait repratiquer cet examen trois mois plus tard, pour voir si le nouveau cycle est comparable.

Attention !

Aucun rapport entre les hormones mâles et la taille du pénis, qui dépend essentiellement de caractéristiques génétiques. La testostérone n'intervient pas non plus dans l'intensité du plaisir lors des rapports sexuels ni dans les performances au lit. En revanche, elle intervient dans l'augmentation du désir, plus un homme sécrète d'androgène, plus sa libido augmente.

Et l'agressivité ? et l'esprit de compétition ? Sont-ils liés à un taux élevé de testo, comme nous sommes nombreux à le penser ? Pas si simple.

Dans le règne animal, des travaux d'endocrinologie comportementale (influence du comportement sur la sécrétion d'hormones et inversement, l'influence des hormones sur les manières d'agir) montrent en effet que chez les chimpanzés, les mâles les plus agressifs présentent les taux de testostérone les plus élevés (travaux réalisés à l'Institut Max-Planck de Leipzig). Mais chez les bonobos, ce n'est plus vrai, les dominantes, ce sont les femelles qui ont peu de testostérone ! Peut-on toutefois transposer à l'homme ce qui est vrai chez les chimpanzés ? Pas vraiment ! En tout cas, ce lien, s'il existe, n'est pas direct et n'est pas évident. Une étude, réalisée au centre de neurosciences cognitives du CNRS à Lyon sur deux groupes d'hommes auxquels on a injecté dans un cas de la testostérone et dans l'autre un placebo (substance neutre), révèle que l'hormone mâle influence à la fois l'agressivité et... la générosité, avec un enjeu constant, l'affirmation du statut social (et là, tous les moyens sont bons, y compris la générosité pour affirmer qu'on est le dominant). Les études les plus récentes tendent à montrer que l'association de plusieurs hormones pourrait indirectement entrer en jeu dans les comportements et modifier l'impact d'une hormone. La testostérone seule n'aurait donc pas d'effet absolu, mais les recherches continuent et la plupart montrent que l'environnement culturel et social module l'effet hormonal.

Faut-il être fier d'en avoir trop ou pas assez ? Tout cela dépend des cultures et des époques !

La testostérone permet-elle de paraître plus viril ?

Si vous imaginez que tous les signaux caractéristiques des hommes comme la mâchoire forte ou les épaules larges... sont dus au taux d'hormones circulantes, vous faites erreur. Ce sont des caractères sexuels secondaires qui dépendent du fait de posséder un chromosome sexuel Y, présent chez tous les hommes, et qui dépendent aussi des caractéristiques génétiques héréditaires. La testostérone peut en revanche augmenter le volume musculaire, les sportifs le savent bien, mais attention à ne pas trop en prendre trop souvent, il y a risque de voir ses testicules diminuer de volume. Les glandes étant mises au repos par l'apport d'hormones « clés en main », elles cessent de travailler et s'atrophient, y compris au risque de ne plus sécréter de spermatozoïdes.

Comme chez la femme, un choc psychologique peut entraîner une chute radicale de la testostérone, avec l'apparition de bouffées de chaleur et une chute de la libido. Le cerveau des émotions ou système limbique est intimement connecté à l'hypothalamus et à l'hypophyse, deux structures impliquées dans la synthèse des hormones sexuelles. Une perturbation ici et, à l'autre bout de la chaîne, la libido est abaissée. Cette déficience hormonale peut être contrebalancée par un apport extérieur d'hormones.

Parallèlement, les glandes surrénales (posées sur les reins) fabriquent en infime quantité des hormones mâles et femelles.

Les hormones femelles

Les deux principales hormones de la femme sont les œstrogènes et la progestérone, sécrétés lors du cycle féminin.

À la puberté, vers l'âge de 11 ou 12 ans, l'augmentation massive de la sécrétion d'œstrogènes et de progestérone entraîne les premiers bouleversements au niveau de la silhouette puis, deux ou trois ans plus tard, la mise en place du cycle et des premières règles (voir le chapitre 18, p. 303).

Œstrogènes et progestérone assurent l'ovulation et, en cas de fécondation, le développement de l'embryon dans l'utérus maternel.

Les femmes sont souvent confrontées aux fluctuations de leurs hormones et les mettent en cause, souvent à juste titre, dans leur humeur ou leur fatigue. De fait, quelques jours avant les règles, en période prémenstruelle, les excès d'œstrogènes favorisent une irritabilité, voire une hypersensibilité avec une fatigue, une déprime, une sécheresse intime qui peut rendre les rapports sexuels douloureux... Le tout s'accompagne d'une rétention d'eau avec des gonflements de tout ordre (au niveau des seins, des chevilles, des mains, du ventre...).

Les ovaires et les glandes surrénales synthétisent également des hormones mâles en quantité minime, elles sont normales et même très positives puisque impliquées dans le désir. À la ménopause, seules les glandes surrénales continuent de fabriquer des hormones mâles et femelles en infime quantité.

L'aromatase

Les œstrogènes proviennent en réalité de la testostérone, hormone mâle transformée en hormone femelle grâce une enzyme, l'aromatase. Les femmes possèdent de dix à vingt fois moins de testostérone que les hommes, mais cette production est suffisante pour leurs besoins physiologiques.

Le « big gang » des hormones du sexe

En plus d'hormones sexuelles comme la testostérone ou les estrogènes, certaines substances sécrétées au cours du rapport sexuel jouent leur partition. À ce titre, l'ocytocine est passionnante. Elle porte le surnom d'« hormone de la confiance », nous avons déjà fait sa connaissance dans le chapitre précédent.

Comme la plupart des hormones, l'ocytocine remplit plusieurs missions, la plupart nécessaires à la survie de l'espèce. Elle est impliquée dans la lactation, l'accouchement, la relation mère-enfant ou père-enfant, la pulsion à former un couple, l'orgasme, l'érection...

Anecdote

Des sociologues ont utilisé l'ocytocine sous forme de spray nasal dans leurs expériences lors de jeux de rôle pour vérifier son effet. Pour la petite histoire, les personnes qui interprétaient le rôle du banquier et qui recevaient cette substance prêtaient davantage d'argent à leur client parce qu'elles étaient en empathie. Cette même fonction est renforcée au cours du rapprochement sexuel.

Autre philtre d'amour qui monte en flèche au cours du rapport sexuel : la dopamine. Cette substance est liée au « circuit de la récompense » logé dans le cerveau, où elle déclenche plaisir, bien-être voire addiction, tout ça sans drogues ni médicaments.

Au total, les hormones entraînent des effets bénéfiques à la chaîne ! Pour commencer, le désir, l'empathie, la confiance, l'attachement, le plaisir... une source de mieux-être pour soi et dans le couple.

Partie 2
Le sexe pur et dur

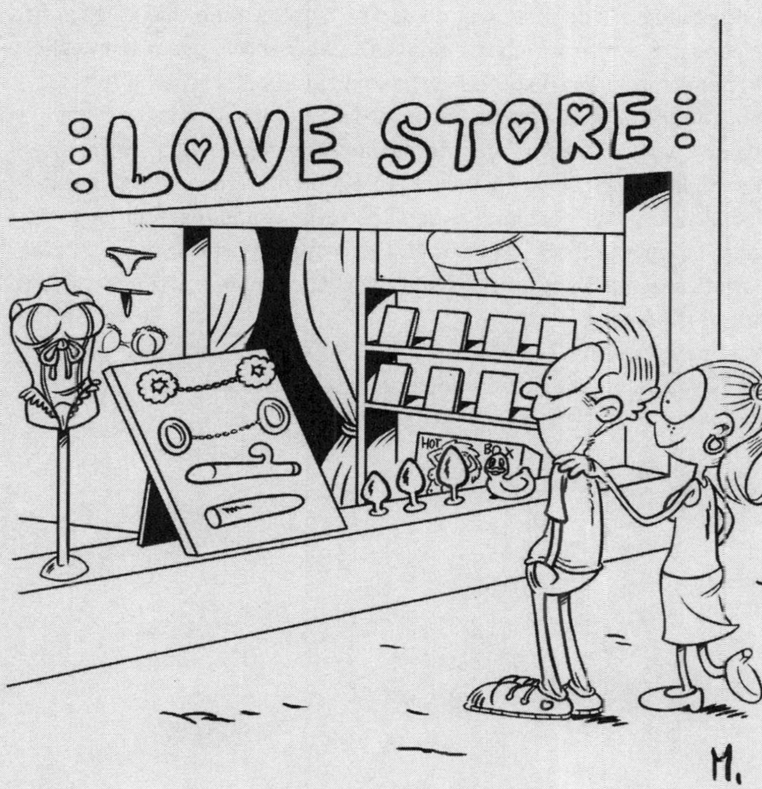

Dans cette partie…

Ça y est, nous y sommes, au cœur de la fusée ! Nous allons comprendre que le premier organe sexuel, c'est le cerveau, découvrir les ingrédients les plus fous de la séduction et du désir, réviser l'anatomie et les zones érogènes, décrypter les quatre phases de l'orgasme, poser la question de la pénétration, entrevoir des orgasmes plus secrets, évoquer des pratiques plus extrêmes, parler de la masturbation solitaire ou en couple, visiter la boîte à fantasmes des hommes et des femmes, comprendre ce qui se passe dans la tête d'un homme ou d'une femme avant l'amour, saisir la signification des rêves érotiques, fouiner dans l'étalage d'un marchand de sextoys, interroger le préservatif, examiner les effets réels de l'amour sous substances, cannabis, poppers et autres aphrodisiaques…
Prêt(e) pour la visite ?
Ici, le fil rouge, c'est le SEXE, rien que le sexe… donc le cerveau !

DANS CE CHAPITRE

Ce qui donne envie d'avoir envie
•
Le cerveau, premier organe sexuel
•
Les hommes, les femmes, et la séduction
•
Le meilleur moment pour faire l'amour
•
Les ingrédients les plus fous du désir
•
Apologie de la norme ?
•
La nudité et la pudeur
•
Le poids et les complexes

Chapitre 4
De l'influence de la lune (et du reste) sur la libido

Avant même l'acte sexuel, tout un théâtre psychologique et émotionnel se met en place qui donne envie d'avoir envie et d'aller au contact des corps. Le cliché qui perdure encore est celui d'un homme toujours prêt à se dresser au garde-à-vous dès que l'objet de désir se présente, que cet homme aille bien ou mal, qu'il ait eu des rapports récents ou pas. La femme, elle, serait moins désirante et plus sensible au contexte émotionnel. La réalité n'est pas un cliché, vous allez voir…

Envie d'avoir envie ?

Qu'est-ce qui pousse un individu à faire l'amour ? Le simple fait de voir une personne désirée et disponible ? la beauté ? des seins, des fesses ou un sexe dévoilés ? un accessoire particulier ? un fantasme ?

La première raison est évidente, mais on n'y pense jamais, la condition essentielle au désir, ce qui vous pousse plus que tout à vous rapprocher d'une autre personne, c'est que votre moral soit bon. Quand le sentiment d'être heureux vous habite, il stimule votre désir et l'idée de l'amour devient une fête. L'incroyable énergie d'une relation naissante dans le couple est une forme de félicité qui précipite vers le corps de l'autre ; mais c'est vrai aussi dans un couple qui se connaît bien et qui partage complicité, connivence ou amour, les sentiments font partie du bonheur et le bonheur stimule la libido ; être heureux, c'est aussi être en bonne santé (y compris sexuelle).

Inversement, quand ça va mal (professionnellement, amoureusement, conjugalement, physiquement…), on a moins envie d'avoir envie, le sexe consolateur demeure possible, mais il devient plus compliqué, la dépression jette son voile gris sur les fonctions cérébrales, elle affecte la libido. Or, le premier organe sexuel n'est pas le vagin ou la verge, pas davantage le clitoris ou les bourses, pas plus que la peau, les yeux ou le nez, c'est le cerveau !

Tout part d'en haut, comme vous allez le voir plus loin !

Chez l'homme, l'érection est un tuteur du désir, elle signe son excitation. La confiance en son érection et la perception positive de son corps dopent chez lui l'envie de faire l'amour. Un homme n'ira nulle part, ou pas aussi loin qu'il le souhaiterait, s'il se sent mal ou s'il se sent chroniquement stressé, s'il se sent moqué ou dévalorisé par les femmes. C'est une vraie différence avec elles, qui, si elles se sentent émotionnellement touchées et désirées, pourront s'abandonner et se lancer sans craindre une défaillance de leur clitoris. Les hommes ne sont donc pas toujours prêts, c'est un premier mythe qui vacille (voir aussi la partie des X, chapitre 22, « Dix idées à oublier sur le sexe », p. 385) !

Parades nuptiales et séduction

Les humains ne sont pas étrangers au comportement de parade nuptiale, de nombreux stimuli érotiques vont éveiller leurs cinq sens, des vêtements suggestifs, des gestes, des frôlements, une musique, des odeurs et bien sûr des mots, servant à séduire et à engager un jeu à deux. Le mot organise la pensée, qui réveille le fantasme, qui s'associe à des émotions déjà ressenties, à des odeurs, à des sons, à des couleurs, le cerveau se reconnecte à ses expériences anciennes et agréables qui lui font désirer l'instant présent et anticiper le plaisir à venir. Les mots servent de tremplin au désir, ils ont également une importance déterminante pendant l'amour, pouvant décupler l'excitation, voire compenser certaines défaillances (voir dans le chapitre 5, « Encore des mots, toujours des mots… », p. 85).

Quels stimuli ?

Les stimuli érotiques des hommes et des femmes ont fait l'objet d'études chez les scientifiques, avec des effets mesurables par des IRM du cerveau. Il en ressort que les hommes sont plus sensibles aux stimuli visuels, donc aux vêtements sexy et aux gestes sensuels ; ils aiment les courbes, les formes, la taille, les fesses, les seins, l'ovale d'un visage, le mouvement, voilà ce qui les émeut le plus. Ils ont habituellement une vision morcelée de la femme, constituée d'éléments séparés. En ce sens, on peut affirmer qu'ils fétichisent le corps féminin et que les images offertes alimentent leurs fantasmes et leurs rêves érotiques.

Les femmes sont plus sensibles au toucher et au contexte de la situation érotique (les lumières tamisées, la musique, la confiance en l'autre et son assurance stimulante).

Séduire avant de passer au lit

La séduction est un passage obligé avant le sexe, un passage particulièrement délicat pour les hommes, lesquels, jusqu'à il n'y a pas si longtemps, avaient la charge quasi exclusive de la drague et du premier pas.

Vous ne verrez jamais un homme sauter sur une femme ni même bander s'il n'est pas séduit par elle. (Ou alors, il ne s'agit que de déviance ou de méthodes inacceptables, l'homme qui considère la femme comme un objet et qui l'aborde avec ou sans son consentement.)

Dans la vie normale, les choses sont plus grandes et l'horizon plus large. Le simple plaisir de regarder une belle femme, son visage, ses yeux, ses formes, d'imaginer comment elle est en dessous, quel est son grain de peau, sa saveur, son odeur excite l'imaginaire masculin. Ses fesses seront-elles fermes, ses seins menus ou profonds ? Tout ce qui est caché est fondamental pour l'homme, ça nourrit sa fantasmagorie, ça fait partie de sa « normalité ». Un homme, ça regarde, ça évalue, ça s'émerveille, ça passe d'une femme à l'autre, et ça peut les aimer toutes en même temps, les jeunes, les vieilles, les belles, les bizarres, les minces, celles qui ont des rondeurs excessives mais sensuelles, celles qui ont un regard qui part de travers mais qui touche, une bouche trop grande mais si bien accordée à un visage inspirant… Cette femme qui le séduit, il y repensera dans quelques minutes, ou dans quelques jours, elle servira de tremplin à ses émois sexuels… ou pas. Elle alimentera sa libido au sens large du terme, son énergie vitale, son bonheur d'être un homme.

La séduction est à double sens bien sûr, sauf à être comme Narcisse, séduit par son propre reflet. Quand il aperçoit une femme dont les yeux étincellent en le regardant, l'homme a aussi envie de la séduire, avec ses mots, son éloquence, ses biscotos, sa carrure, son métier, sa voiture, tous les apparats qu'il va pouvoir déployer pour la faire capituler. C'est une parade nuptiale, une vraie. Il s'y prépare, il connaît certains trucs qui marchent et ceux qui ne marchent jamais ou qui ne marchent plus. Avec le temps, il a appris un peu.

Sa faiblesse, c'est parfois de croire que toutes les femmes sont pareilles. D'ailleurs, quand on lui demande ce qui l'excite chez elles, il parle des femmes en général, alors que lorsque l'on demande la même chose aux intéressées, elles parlent d'un homme en particulier. « Quand les hommes voient des femmes, les femmes ne voient qu'un homme… assure la psychanalyste Marie-Laure Colonna [Psychologies.com, « Comment naît le désir sexuel ? »]. Si chaque homme a dans la tête plusieurs silhouettes féminines types, la femme, elle, fantasme peu sur les parties du corps de l'homme en général. Elle se focalise sur celui qu'elle aime et qui est comme illuminé dans sa globalité. »

Quand arrive le stade suivant, celui de l'approche et de la déclaration, l'homme est à découvert, en terrain dangereux. Il risque le refus, alors il est maladroit, parfois trop brusque, parfois trop brutal, parfois il surjoue l'approche pour compenser son manque d'assurance (souvenez-vous de la scène culte sur la plage dans le film *L'Aventure, c'est l'aventure* avec Aldo Maccione qui roule les mécaniques) ; parfois aussi il est tétanisé de peur et il n'avance pas. Il n'ose plus. Il s'autocensure. Il préférerait que la femme vienne vers lui, qu'elle lui montre un peu plus son désir, qu'elle le rassure. Quand tout va bien, elle va acquiescer, sourire, mettre sa main dans ses cheveux, pencher sa tête vers lui, avoir les bras ouverts et non barricadés sur eux-mêmes. Ensemble, ils vont commencer à tisser le début d'une relation. L'homme pense en lui-même cette phrase devenue iconique grâce à un autre film, *Les Bronzés*, « Je crois que j'ai une ouverture ».

Certains hommes raflent la mise chaque fois, ils sont beaux, ou bien ils sont sûrs d'eux et sûrs de leur charme ou de leur humour, ils sont riches, ils occupent des postes stratégiques… ; d'autres sont des estropiés de l'approche, ils n'ont reçu que des coups aux jeux de la séduction et du hasard. Et certaines phrases prononcées restent gravées en eux comme des cicatrices indélébiles (« T'as pas vu ta tête… casse-toi, pauvre con »). Difficile de s'en remettre, elles n'ont pas été tendres avec eux, ces filles-là. Alors ils sont traumatisés pour un bon moment, il leur faudra travailler sur eux-mêmes, ou bien rencontrer des femmes aussi malmenées qu'eux par la vie ; certains n'attendront plus rien d'elles et se passeront de leur avis, ils prendront ce qu'on ne leur donne pas, en étant violents. Heureusement, ceux-là demeurent une minorité.

Une fois l'approche réussie, il va y avoir les premiers gestes mêlés, l'homme et la femme vont s'échanger leur verre ou une cigarette, laisser leur main s'attarder sur un genou ou les cheveux de l'autre, ils vont s'accepter mutuellement, se dire d'accord, on se plaît, on y va, c'est implicite, les corps ont parlé.

Enfin, il va falloir franchir l'obstacle final pour l'homme. Se mettre à nu, ça va encore, ce n'est pas trop le problème, mais avoir une érection, ça, c'est l'affaire du siècle, l'affaire qui le tourmente chaque fois avec une inconnue, surtout si elle est intimidante (très belle, très intelligente, ou qu'elle a eu de très nombreux amants et qu'il le sait, là il va être en compétition avec tous ceux d'avant). Pour certains hommes, ce saut dans le vide est source d'un vertige délicieux, pour d'autres de panique totale, ils ne parviendront pas à bander. Car pour cela, un homme doit être rassuré d'abord, excité ensuite, dans cet ordre. Les femmes qui le savent détiennent un sacré secret !

Dans la tête d'un homme et d'une femme juste avant l'amour

« Ce qui me fait grimper aux rideaux, c'est d'abord de caresser une femme, d'éprouver son grain de peau et de la lécher ensuite, ça doit être légèrement salé sous la langue, doux et velouté. Les peaux trop arides, généralement bronzées, sont râpeuses et parfois acides, je déteste. J'apprécie par-dessus tout l'union de nos sueurs, de nos fluides corporels intimes, c'est cette glisse que nous avons fabriquée à deux, ça m'excite terriblement » (Ivan, 38 ans).

« Ce qui me touche, ce sont ces zones du corps de mon mari que personne d'autre que moi ne connaît, pas même lui, la peau douce, juste au-dessus de ses fesses ou sous ses aisselles, le creux de sa nuque, celui derrière l'oreille... Les premières traces de son vieillissement m'attendrissent beaucoup. Ses rides m'émeuvent, ses premières petites flétrissures, elles me sont douces, elles déclenchent chez moi un désir physique, j'ai envie alors d'être complètement possédée par lui » (Alice, 39 ans).

« Les pieds me font grimper dans la stratosphère : j'adore les caresser, les suçoter, un orteil après l'autre, j'aime observer leur cambrure, le creux sous la voûte bien dissimulé, rien ne m'excite davantage qu'un pied parfaitement incurvé. La première fois, j'avais 11 ans, je jouais sous la table. Une amie de ma mère balançait ses jambes, sa ballerine est tombée... j'ai eu ma première érection accompagnée d'un désir sexuel » (Anton, 43 ans).

»

»

Dans la tête d'un homme et d'une femme juste avant l'amour *(suite)*

« L'excitation la plus folle que j'ai jamais connue, c'est quand j'ai trompé mon mari pour la première fois, l'idée de cette transgression m'a terriblement excitée. En allant à ce premier rendez-vous, j'étais déjà trempée, liquide, totalement désirante. Puis je l'ai vu nu, j'ai découvert ses fesses rondes et un peu molles, son petit ventre de nounours, et j'ai ressenti une incroyable tendresse, j'ai trouvé cet homme imparfait, innocent et fragile, ça m'a rassurée, je me suis dit qu'il serait indulgent avec moi aussi, j'ai eu envie de me plonger en lui et de le malaxer tout entier » (Pia, 32 ans).

Le meilleur moment pour faire l'amour

C'est entendu, le moment le plus excitant pour faire l'amour, c'est quand on en a envie ! Mais ça se complique ensuite très vite : est-ce quand on en a envie *tout seul* ou envie *tous les deux* ? Et puis, vaut-il mieux taquiner Éros le matin, quand l'érection matinale réveille agréablement les hommes ? ou bien pendant la sieste, quand une voluptueuse torpeur s'empare du couple ? l'après-midi, de cinq à sept, comme dans les films ? après une dispute pour se réconcilier sur l'oreiller ? ou alors quand tout va parfaitement bien et que c'est le meilleur des mondes ? Examinons les options une à une, dans le cadre d'un couple hétérosexuel pour simplifier, mais chacun y mettra l'objet de son désir à lui.

Le matin ? De fait, vous l'avez sans doute remarqué, les hommes sont habituellement plus fringants au réveil. Ils sécrètent plus de testostérone et plus de cortisol (l'hormone du stress) que les femmes. D'où la vigueur de leur pénis vaillant tous les matins (quand tout va bien). Là où les hommes ne voient qu'un avantage, les femmes ne voient souvent qu'une activité supplémentaire dans leur journée déjà très chargée, sans compter qu'au réveil elles ressentent souvent le besoin d'une douche et d'une haleine fraîche pour ne pas se sentir catastrophiques. L'option matinale des ébats amoureux est donc abandonnée.

Attention !

Bien sûr, il est toujours dangereux de généraliser, de dire les hommes sont ceci, les femmes font cela, l'amour, ce ne sont pas que des neurones, des hormones ou des biorythmes, ces hommes et ces femmes, ils ont une psychologie, des fantasmes, des idées parfois bizarres, et c'est bien justement parce que c'est mal, et que ce n'est pas le bon moment justement, vous suivez ? Cette précaution oratoire prise, nous poursuivons...

À l'heure de la « sieste crapuleuse » ? Le biorythme naturel de chacun veut que la vigilance décline (d'ailleurs entre 13 et 15 heures, le nombre d'accidents au travail et sur la route augmente !). La sieste à deux est pourtant loin d'être inutile, elle favorise la complicité et la tendresse. De quoi stimuler l'imaginaire et la libido ensuite.

Et de cinq à sept ? À cette heure très hollywoodienne, tous les curseurs biologiques redeviennent favorables. La fatigue postprandiale a disparu, le tonus musculaire croît, la sérotonine, l'« hormone du bonheur », commence à être fabriquée vers 18 heures avec un pic de production autour de 23 heures (propice pour les ébats nocturnes). Reste un élément non négligeable, les conditions de ce moment miraculeux ne sont pas si faciles à réunir ! Pour beaucoup de parents commence la deuxième journée avec les enfants…

Après une dispute ? Pourquoi pas ! Pour certains couples, la sexualité est le principal moteur, elle règle tout. L'alternance tension/réconciliation au lit est parfois si pleinement satisfaisante qu'elle peut devenir un mode de fonctionnement addictif (inconscient bien sûr). À chaque dispute et à chaque réconciliation, la vague efface tout sur le sable, le couple repart sur un terrain vierge jusqu'à la fois d'après. L'explication n'a pas eu lieu en mots mais en langage des corps.

Quand tout va bien ? Les hommes aiment titiller Cupidon dans bien des circonstances, ils ont eu une journée difficile, ça les détend ; ils ont mal dormi, ça les requinque ; ils ont des soucis, ça les distrait ; ils ont des doutes, ça les stimule ; ils ont du désir, ça leur permet de prouver leur amour… Et les femmes ? C'est un peu plus compliqué. Beaucoup préféreraient réunir des conditions optimales, l'ambiance, les bougies, la disponibilité, l'épilation, les bons sous-vêtements, etc.

Essayez ça !

N'allez pas imaginer qu'une longue période de disette fera de vous un(e) amant(e) insatiable, c'est exactement l'inverse qui se produit. Le sexe entraîne le sexe, c'est physiologique. Plus vous le ferez, plus vous aurez envie de le faire. Le « petit coup vite fait » est toujours bon à prendre en attendant le « grand jeu ».

Les ingrédients les plus fous du désir

Y a-t-il des paramètres cachés (biologiques, environnementaux ou sociétaux) qui influencent notre désir sans que nous en soyons conscients ? La réponse est oui, en voici quelques-uns, vous en trouverez sûrement d'autres dans votre expérience ou celle de votre entourage.

Pleine lune et libido

On a lancé tant de rumeurs sur la lune et son influence sur la libido. Nous nous laissons agréablement bercer par l'idée que 72 fois par an, la lune joue le rôle d'un grand aphrodisiaque magique...

Nous aurions une activité sexuelle effrénée (comme si, à l'instar des loups-garous, notre instinct se réveillait les nuits de pleine lune). Les viols augmenteraient ! Les naissances grimperaient en flèche ! L'attraction lunaire agirait, à moins que ce soit la luminosité plus forte ou encore un phénomène de marée ou d'attraction des masses d'eau avec un impact sur l'eau du corps... Trop gros pour ne pas être vérifié par les scientifiques.

(Éludons rapidement la question des accouchements, hors sujet ici, et pourtant la plus étudiée : les chercheurs n'ont trouvé aucune corrélation significative entre les phases lunaires et les jours de naissance. Et pas davantage avec le taux de césariennes ou de naissances multiples. Leur conclusion : « *As expected, this pervasive myth is not evidence based.* » « Comme prévu, ce mythe persistant n'est fondé sur aucune preuve. »)

Quid de la libido ? La rumeur est repartie d'un site de rencontre qui avait remarqué que les inscriptions s'emballaient les jours de pleine lune et que le nombre de messages envoyés augmentait significativement les soirs où l'astre était plein. Ça méritait une petite vérification. Les études là-dessus sont loin d'être pléthoriques, mais il y en a au moins une, publiée en 1982, dans *Human Biology*. Des dizaines de couples ont été passés à la loupe pendant un an. Résultat : les soirs de pleine lune, pas de changement notable dans la sexualité conjugale. En revanche, l'étude confirme bel et bien l'existence d'un « effet week-end ». L'amour le dimanche sous la couette n'est pas un mythe du tout !

Attention !

Et les viols ? Les statistiques sont éloquentes, les crimes, les actes de violence en général, et les violences sexuelles en particulier, n'augmentent pas non plus les nuits de pleine lune. Toutefois, le week-end, les viols sont plus nombreux à cause de l'alcoolisation excessive et de la perte de contrôle. Là oui, les violences sexuelles se multiplient et s'expliquent parfaitement. De même que les accidents de la route augmentent.

L'odeur intime

Les odeurs sont de puissants stimulants sexuels biologiques, comme les rêves érotiques ou les fantasmes sont des stimulants imaginaires. Si l'odeur d'une personne ne vous plaît pas, vous ne pourrez pas avoir de rapports sexuels avec elle, ou vous en serez très incommodé(e).

Chez la femme, le désir modifie l'odeur vaginale, deux petites glandes situées entre les petites lèvres et l'hymen (glandes de Bartholin) ou à la sortie de l'urètre (glande de Skene) sécrètent une rosée du désir et viennent compléter les sécrétions vaginales. Ce parfum précis excite le partenaire, il signe l'excitation féminine.

Un peu d'histoire

On se souvient de la célèbre phrase de Napoléon, « ne te lave pas j'arrive », envoyée à Joséphine. En réalité, l'Empereur n'aura fait que reprendre l'invite du bon roi Henri IV à sa maîtresse Gabrielle d'Estrées. Il a donc été un temps où les fluides corporels, la sueur et les émanations diverses étaient en odeur de sainteté. Parfaitement admis voire recherchés.

La manière dont on reçoit l'odeur d'une personne et la perception intime de sa transpiration entraînent parfois un amour passionné. Exemple célèbre, celui d'Henri III qui s'essuie la figure avec la chemise trempée de sueur de Marie de Clèves. On connaît la suite… Le roi conçoit ensuite pour la princesse de Condé une passion fulgurante. Quand celle-ci viendra à mourir en couches, à l'âge de 21 ans, le royal amoureux va coudre des têtes de mort sur ses vêtements pour signifier le drame absolu de la disparition de sa bien-aimée…

Les effluves corporels font partie de notre condition de mammifère. Nous avons une peau, des poils, un sexe et nous transpirons. La pilosité attire l'œil sur les zones érogènes et flatte les narines de notre partenaire, car les poils sont de véritables diffuseurs d'odeurs. Au niveau du pubis ou des aisselles, les glandes sudoripares ne sécrètent pas une sueur banale mais émettent des sécrétions laiteuses qui excitent la libido.

Le neurobiologiste Serge Stoléru relatait cette expérience. Chez des hommes à qui on avait fait respirer des odeurs de sécrétions provenant de la vulve et des aisselles de femmes en milieu de cycle, le taux de testostérone salivaire (hormone mâle) grimpait significativement. Respirer les tampons porteurs d'odeur en période préovulatoire avait suscité un état de désir et d'excitation sexuelle. En revanche, aucun effet sur le désir n'avait été observé pour les tampons provenant de femmes en fin de cycle menstruel. Tout se passait donc comme si, sur le plan de l'Évolution humaine, les odeurs avaient une vertu aphrodisiaque nécessaire pour la procréation et le désir.

Anecdote

Figurez-vous qu'en 2007, à l'occasion de l'exposition « Seduced » qui se tenait à Londres, un parfumeur, Roja Dove, avait créé un parfum imitant l'odeur du sexe. Il donnera quelques détails quelques années plus tard au magazine *GQ*. « Le jasmin et l'ylang-ylang amènent beaucoup d'indole. Et nous, êtres humains, produisons de l'indole là où nous avons des poils pubiens, à la base de la tige pilaire. [...] Donc j'ai utilisé de nombreuses substances avec une structure indolique. Et j'ai également utilisé un produit appelé "scatol", qui, comme vous pouvez l'imaginer, est une vilaine molécule qui donne leur odeur aux excréments. Les parties génitales masculines comme féminines se trouvent juste à côté de l'anus, donc un soupçon de scatol en arrière-plan et vous y êtes. »

Contraception et désir

On a beaucoup dit que la pilule pouvait stimuler le désir ou... l'éteindre complètement. En réalité, la question est loin d'être tranchée et dépend largement de chaque femme.

Certaines se sentent tellement tranquillisées à l'idée d'avoir une contraception sûre pour elle et sans risque de grossesse que leur libido en est dopée. D'autres en revanche, avec une contraception inadaptée (saignements, gonflements, etc.), voient leur envie sexuelle baisser.

De même, des femmes qui utilisent des pilules plus dosées en œstrogènes, pour agir sur les boutons par exemple, ont les seins plus gonflés, la peau plus belle, ce qui agit de manière indirecte sur leur libido et leur confiance. Mais d'autres femmes, avec ces mêmes pilules, ne sont pas forcément stimulées, restant davantage impactées par le contexte érotique, excitant, ou pas, pour elles.

Ovulation et moment du cycle

La montée d'œstrogènes lors de l'ovulation, habituellement le 14e jour du cycle, est *a priori* un atout appréciable pour la libido ; la glaire, sorte de mucus souple et liquide, qui donne l'impression d'être mouillée donc plus réceptive, est sécrétée en plus grande quantité à cette période. Mais une femme n'est pas une statistique, elle peut être sensible aux variations de son corps ou pas du tout, et ressentir ou ignorer la montée hormonale.

Alcôve et argent

On s'est aussi beaucoup demandé si le sexe et l'argent faisaient « bon ménage », et si le fait de coucher avec une personne riche augmentait le désir. La réponse est oui, définitivement oui, les études le confirment. Précision qui a son importance, nous parlons ici de relations non tarifées avec un partenaire de passage.

Une étude chinoise publiée dans la revue *Evolution and Human Behaviour* a montré que plus le revenu de leur partenaire était élevé, plus les femmes obtenaient d'orgasmes et plus leur satisfaction sexuelle augmentait. L'argent et ce qui va avec, la réussite et le succès, seraient donc des ingrédients marquants de la sexualité et du désir. La femme, enveloppée d'un fort sentiment de protection, s'autoriserait la confiance et lâcherait prise, une condition nécessaire de l'orgasme.

En 2009, une étude espagnole sur près de 10 000 personnes produisait son petit effet. Après avoir interrogé ce vaste échantillon, les chercheurs de l'Agence de santé publique de Barcelone établissaient une corrélation nette entre le statut social plus élevé et la satisfaction sexuelle. Étonnant ? Pas tant que cela. L'argent permet de s'offrir du temps et de la liberté, des week-ends à deux en amoureux dans des conditions idéales. Il aide à se rendre plus beau et plus séduisant. Quand l'argent est au service de l'être, l'expression de la satisfaction est plus intense.

Anecdote

Dans le très joli film *La Source des femmes*, du réalisateur Radu Mihaileanu, le sexe est clairement désigné comme une monnaie d'échange dans le couple. Les femmes feront la grève de l'amour tant que leur mari ne les aidera pas à porter l'eau de la source. On est ici dans une forme d'échange économique dont le sexe est la monnaie. On sait bien que ce dernier est souvent l'enjeu de règlements de comptes ou de réconciliations sur l'oreiller, c'est donc une monnaie… parmi d'autres évidemment. Il existe en réalité une véritable « économie cachée » du couple, qui s'appuie sur plusieurs « valeurs », la reconnaissance, le sentiment d'acceptation, la générosité, la solidarité ou les qualités inverses, la mesquinerie, la dépréciation… Tout cela entraînera certains jeux relationnels avec des répercussions sur le désir.

Dans l'amour tarifé, les enjeux sont plus simples, on paie pour sa jouissance et un amour sans engagement. On satisfait son désir sans s'intéresser à celui de l'autre.

Les poisons cachés de la libido

Certaines maladies et certains médicaments ont un impact direct sur le désir, la question sera abordée plus loin, dans des chapitres consacrés aux problèmes sexuels. Ici, il est seulement question des facteurs qui influencent négativement la libido chez les personnes sans difficultés sexuelles particulières. Dans ce contexte, l'assurance ou la confiance en soi sont primordiales…

Complexes, kilos et libido

Les femmes souffrent habituellement plus de complexes physiques que les hommes, disons que chacun possède ses petites fragilités. Elles sont plus inquiètes de leur apparence, ils sont plus inquiets de leur fonctionnement sexuel, de leur performance ou de la longueur de leur sexe. Leur narcissisme se réfugie davantage dans la question « d'en avoir ou pas », au sens propre et au sens symbolique.

Les rondeurs ont la cote !

Des études comme celle publiée en 2015 par des chercheurs californiens dans le journal *Evolutionary Psychology* le confirment, les femmes les plus enveloppées ont plus de succès auprès des hommes et davantage de partenaires sexuels que les minces. Les hommes associent les rondeurs à la stabilité et au confort, et en situation de fragilité ou de stress ces courbes les rassurent encore plus. *Idem* pour les hommes, leurs poignées d'amour sont associées à un côté plus rassurant et protecteur, c'est aussi la petite imperfection qui donne du charme à la personne.

Dans un autre sondage, anglais cette fois, 38 % des femmes interrogées estiment trouver de meilleurs amants dans la catégorie des *dad bod* (littéralement, « corps de papa »).

La moitié des femmes assure préférer l'amour dans le noir, qui dissimule les corps et adoucit les imperfections. Beaucoup rêvent d'un corps qui n'aurait pas vieilli avec le temps, sans poils, sans mollesse, sans vergetures, sans poignées d'amour, sans rides, sans rondeurs, un corps mince, lisse et ferme, censé répondre aux canons de la beauté actuelle. Le corset a disparu, mais pas dans les têtes ! Il a été remplacé par une norme plus violente, celle que l'on s'impose soi-même.

Essayez ça !

Le réel défi pendant l'amour est de ne pas se mettre à la place de l'autre, car on n'y est pas, à cette place, justement. On peut se dire – à tort – que si on ne s'aime pas, l'autre ne nous aime pas non plus. Soyez-en certaine, ce qui motive un partenaire dans l'acte sexuel, c'est le plaisir ou la complicité. Si vous en avez, il en aura aussi. Si vous êtes à l'aise, souriante et complice, peu importe que vous ayez quelques kilos de trop (ou en moins), que vos genoux soient épais, ces détails souvent obsédants pour vous sont des « détails » justement pour lui. En tout cas, ils passent au second plan lorsque la relation entre vous paraît légère et allant de soi.

La pudeur, ça existe aussi dans le couple !

74 % des Français se déclarent pudiques, dont 17 % très pudiques.

Les femmes sont plus pudiques que les hommes (81 %, contre 66 %).

13 % des Français ne se montrent pas nus devant leur partenaire.

Au sein du couple, le regard porté par le conjoint est à 86 % dit « rassurant », il fait accepter ses défauts à 73 % et fait se sentir beau ou belle à 73 %.

Néanmoins, pour 21 %, le regard que porte le conjoint fait percevoir les défauts physiques et pour 10 % des personnes, le regard est dévalorisant (13 % chez les femmes, contre 8 % chez les hommes).

À côté de ça, un Français sur deux se dit assez satisfait de son physique (les hommes plus que les femmes).

(Source : enquête de l'Ifop, 2019, pour le site en ligne muscle-up.fr)

DANS CE CHAPITRE

La géographie des zones érogènes
•
Le point G
•
Les quatre phases de l'orgasme
•
Le *gap* orgasmique entre les deux sexes
•
Les situations délicates et positions à connaître
•
Les petites hontes

Chapitre 5
Objectif orgasme

Ça y est, nous y sommes, au chapitre sur le sexe pur et dur, sur l'orgasme, sur comment le favoriser, l'atteindre ou le majorer. Oui, le sexe est un moyen supplémentaire de parvenir au plaisir, au bien-être, à la complicité émotionnelle, voire, pour les plus chanceux, à l'amour mystique ou à la tendresse infinie. Oui, le rapprochement des corps rapproche aussi les âmes et ravive certaines relations parfois éteintes, faute d'investissement charnel, d'étreintes ou de baisers. Toutefois, nous devons vous faire ici une confidence, l'orgasme tout comme la pénétration ne sont pas une fin en soi dans une relation sexuelle, ils ne sont pas obligatoires *chaque fois* ; même sans l'extase suprême, le sexe peut satisfaire et rendre heureux, à condition d'ouvrir ses chakras et de considérer cette éventualité comme possible. Des statistiques récentes le confirment : seules trois femmes sur dix estiment qu'un rapport sexuel est raté si ce dernier ne s'accompagne pas d'un orgasme (28 %), ce qui veut bien dire que sept femmes sur dix pensent le contraire, alors relax ! Plus intéressant encore, malgré l'influence notoire de la norme et de la performance, eh bien ce chiffre est à la baisse ! Dans les années 2000, quatre femmes sur dix considéraient qu'un rapport sans orgasme était un rapport raté[3].

3. Enquête Ifop pour le magazine *Elle*, réalisée en janvier 2019 auprès d'un échantillon de plus de 1 000 femmes.

Pas de statistiques pour les hommes ! Mais il y a fort à parier que pour nombre d'entre eux, la majorité peut-être, l'orgasme et la pénétration demeurent des incontournables. Dans cet ouvrage, ils comprendront que l'on peut aussi penser autrement, que dans les générations actuelles, le mouvement est en marche !

Si vous cherchez la performance dans ce chapitre, vous serez déçu, il est plutôt question ici de déconstruire les normes imaginaires, celle du temps – il faudrait durer plusieurs minutes pour être vraiment un bon coup –, ou alors celle de la fréquence – il faudrait le faire souvent, tous les jours même, voire plusieurs fois par jour –, ou alors il faudrait hurler, viser loin, tirer fort, frapper, malaxer, étrangler, rugir, remplir tous les trous, le faire à l'envers et n'importe où, pour décupler l'excitation, renouveler son théâtre érotique et bouter hors des frontières l'ennemi suprême, la routine, qui offre pourtant des avantages aussi.

Si l'on exclut la performance donc, dans le but d'agir comme les autres (ah bon, ils font vraiment comme ça ?), nous vous prodiguons ici de vrais conseils pour utiliser au mieux vos atouts et contourner vos limites, des connaissances pour mieux appréhender le fonctionnement de l'autre, car, en matière de sexe, la mythologie la plus contre-productive est de s'imaginer que l'autre attend de nous ce que nous aimerions précisément qu'il nous fasse. Quand bien même l'autre serait-il du même sexe que le nôtre, il n'a pas forcément les mêmes zones érogènes, ni les mêmes fantasmes, ni le même vécu sexuel, ni la même culture ou la même éducation, ni la même mémoire émotionnelle du plaisir, il est *autre* justement, et tout le bonheur de la rencontre vient de là, de l'altérité.

Autre mythe à oublier, ce qui a si bien marché avec le précédent partenaire ne marchera pas forcément avec celui-ci. Et ce qui a marché avec ce même partenaire la fois précédente ne marchera pas forcément cette fois-ci non plus.

Et si finalement, le sexe n'était pas la fusion que l'on imagine ou dont on rêve : toi + moi = un, mais plutôt toi + moi = deux autres ?

Car oui, le sexe nous propose une aventure ultime, celle de l'abandon et du lâcher-prise, qui nous permet de devenir autres nous aussi.

Logistique des ébats

Un sexe d'homme, c'est comment ?

Il est utile de vous faire un dessin, car le sexe de l'homme n'est pas qu'un simple tuyau avec un trou au bout et deux boules. Le sexe de l'homme est constitué d'une verge (ou pénis, c'est pareil) et de testicules, le fameux service trois pièces. C'est la verge qui est la plus impliquée dans le plaisir sexuel, alors que les testicules sont plus engagés dans la reproduction, ce qui n'empêche pas la possibilité de plaisirs souverains à leur palpation ou à leur léchage.

Figure 4

Le sexe masculin.

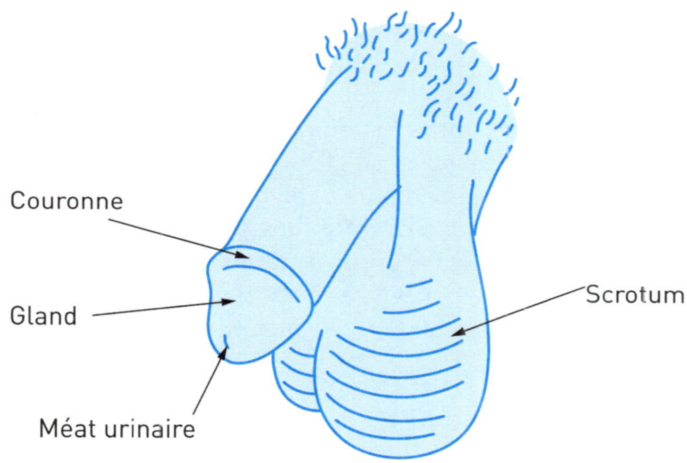

La verge elle-même se divise en plusieurs parties plus ou moins sensibles et excitables. Prenez le gland, tout au bout, c'est lui « Monsieur 30 000 Volts », il suffit de l'effleurer ou de le suçoter pour qu'il s'enflamme. Normal, il est composé de très nombreux « corpuscules de volupté », des récepteurs sensoriels dispersés un peu partout, environ 4 000 sur cette simple zone.

Le gland est recouvert d'un prépuce chez les non-circoncis, une sorte d'enveloppe qui se rétracte naturellement lors de l'érection ou de la pénétration et vient se placer plus bas, au niveau de la couronne du gland. Le frein retient le prépuce (cette languette de peau est visible grâce à un miroir sur la partie inférieure de la verge, pour certains, c'est une zone particulièrement érogène). Le méat urinaire s'ouvre au milieu du gland, il permet à la fois l'évacuation de l'urine et du sperme, qui ont cheminé le long de l'urètre, le canal qui part de la vessie et aboutit à l'air libre.

Les petits ennuis de prépuce

Le plus souvent, le prépuce se décalotte et tout fonctionne à merveille lors de la pénétration, mais si cette dernière provoque une gêne ou des douleurs, se pose alors la question d'un frein trop court (ça se répare avec un simple geste chirurgical) ou d'un prépuce trop serré (problème facile à régler grâce à une petite intervention). Pour que le plaisir se libère, le décalottage doit être complet, si le prépuce s'arrête à mi-chemin, non seulement il n'y aura pas de plaisir, mais il pourra y avoir de la douleur.

Habituellement, le corps de la verge (appelé aussi « hampe du pénis ») fait peu parler de lui, il contient peu de récepteurs sensoriels, est rarement blessé ou douloureux, sauf en cas de fracture de la verge (et là, c'est aux urgences qu'il faut se rendre rapidement).

Ce corps de la verge abrite toutefois des organes érectiles : **le corps spongieux**, qui enveloppe l'urètre jusqu'au gland, et **les deux corps caverneux**. Ces derniers sont constitués de deux cylindres, remplis d'« éponges » faites de travées et de cavernes qui communiquent entre elles. Lors de l'excitation, les corps caverneux se gonflent de sang, les éponges se remplissent et l'enveloppe qui entoure les corps caverneux (ou aponévrose) étant non élastique, le pénis devient dur et se tend. L'érection durera tant qu'il y aura du sang sur place.

Figure 5

Le corps de la verge, ou hampe du pénis.

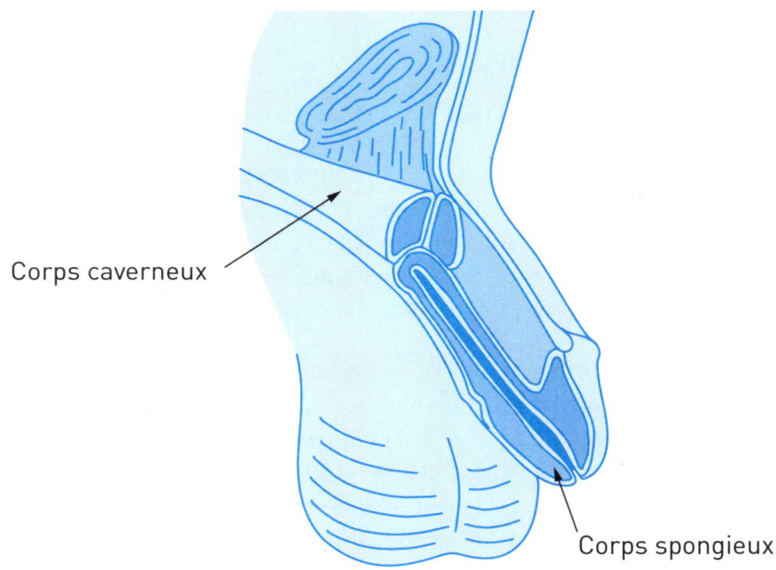

Attention !

En cas d'érection fragile ou de panne, ce sont les corps caverneux qui sont défaillants, soit le sang n'arrive pas suffisamment sur place parce que les vaisseaux sont « entartrés », soit le sang arrive mais repart trop vite par les veines, et il y a fuite veineuse. Les hommes qui appuient sur la base de la verge après l'éjaculation bloquent intuitivement leur retour veineux. Le sang stagnant un peu plus sur place, l'érection est prolongée, c'est un peu le principe des **anneaux de pénis (appelés aussi *cockring*)**.

Figure 6

L'anneau de pénis.

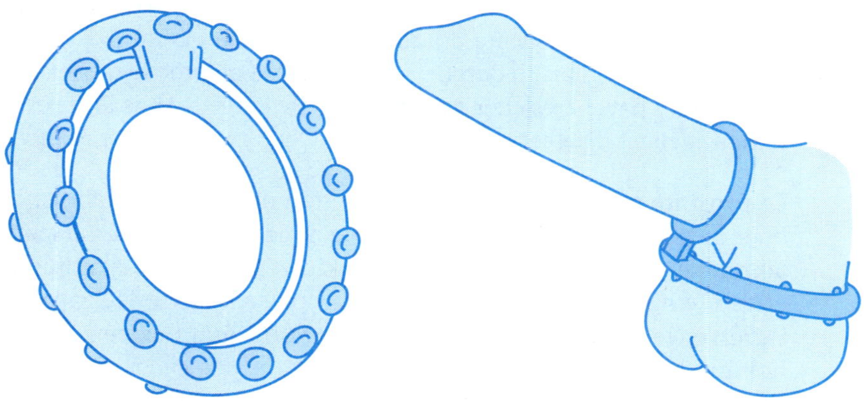

Petit secret pour une bonne érection

Là, nous allons vous révéler un secret essentiel à comprendre pour obtenir une bonne érection. Attention, c'est contre-intuitif ! Votre pénis ne se dressera que si vous êtes dans le lâcher-prise et la détente, non dans le stress ou l'idée de performance. Tout vient de la balance incessante entre vos deux systèmes nerveux : le sympathique, qui inonde votre corps d'hormones stimulantes (adrénaline et cortisol), avec pour effet de freiner votre érection, et le parasympathique, qui favorise la sécrétion de monoxyde d'azote, substance qui, elle, stimule la dilatation des vaisseaux sanguins au niveau du pénis, donc le sang dans la verge, donc l'érection. Vous suivez ?

Si vous êtes stressé ou bloqué, votre sympathique – pas très sympathique en réalité – va prendre les commandes et vous inhiber. Si vous êtes détendu, votre parasympathique fera la loi et vous obtiendrez une érection magnifique.

(Pareil pour les femmes, leur clitoris aussi se gorge de sang quand il est excité !)

Les testicules jouent un rôle essentiel dans la reproduction. C'est là que sont fabriqués les spermatozoïdes, qui seront éjaculés dans le sperme. Pour certains hommes, cela en restera là, une seule fonction et rien d'autre, la simple idée qu'on leur palpe les bourses enveloppant leurs « précieuses » les panique. Et de fait, ici, nous sommes dans la zone la plus fragile du corps humain, un simple coup dans les parties intimes peut faire tomber dans les pommes le mâle le plus endurci. Mais pour certains hommes, cette zone, justement parce qu'elle est sous « haute tension », peut devenir particulièrement érogène, à condition qu'ils aient totalement confiance en leur partenaire. Si nous osions la métaphore, nous dirions que ce plaisir est de l'ordre de la consommation du fugu, ce poisson venimeux à la chair si délicate qui libère son poison quand il a été imparfaitement préparé. Les Japonais l'adorent, le considèrent comme le raffinement suprême et sont prêts à payer très cher pour cette petite gâterie. Mais le suçotage ou l'effleurement délicat des testicules n'est donné qu'aux amateurs éclairés.

La prostate est impliquée dans la fonction urinaire et la fabrication du sperme, donc la reproduction. Toutefois, cette glande participe à la vidange des testicules au moment de l'éjaculation, ce qui s'accompagne d'un sentiment de bien-être et de plénitude. Le sperme peut être propulsé à l'extérieur après avoir traversé **l'urètre** (le canal qui conduit la semence jusqu'à l'extrémité de la verge). Un homme jeune peut éjaculer quelques dizaines de centimètres devant lui, chez l'homme plus âgé, l'éjaculat s'écoulera au goutte-à-goutte.

La prostate intervient directement dans le plaisir. Chez les hommes qui ont apprivoisé cette idée, y compris dans le cadre de rapports hétérosexuels, sa stimulation peut générer des sensations intenses.

Essayez ça !

Avis aux aventuriers, la prostate peut être une zone érogène à conquérir, d'abord avec un doigté léger de la (du) partenaire, puis un doigt supplémentaire, voire l'introduction d'un sextoy.

Voir grand, encore plus grand, est-ce raisonnable ?

Certains hommes rêvent d'un sexe plus grand ou plus épais, et ne disent pas forcément non à une plastie d'allongement ou d'élargissement du sexe. Est-ce une bonne idée ? Que peut-on vraiment en attendre ?

Les pénoplasties qui allongent la verge de 2 ou 3 centimètres obligent à couper le ligament suspenseur de la verge, or celui-ci intervient dans la bonne tenue de l'érection, ce qui est pour le moins dommage si l'on souhaite conserver une érection ferme ! Par ailleurs, la verge est un peu plus longue esthétiquement, mais pas fonctionnellement, elle ne va pas « plus profond ». Elle pend et il faut la saisir à la main si on veut l'introduire, l'homme n'éprouve plus réellement la sensation de puissance en bandant. Beaucoup de plasticiens ont abandonné cette chirurgie.

D'autres interventions consistent à élargir le pénis de 3 à 4 centimètres grâce à l'injection d'acide hyaluronique ou de graisses. La société des plasticiens elle-même émet de « sérieuses réserves sur ce procédé » à cause des risques potentiels (pertes de sensibilité, nécrose de la peau, etc.).

Puisqu'on parle d'acide hyaluronique, parlons aussi des injections de cette substance dans le gland afin d'en diminuer la sensibilité chez les hommes souffrant d'éjaculations précoces : il y a un risque de nécrose du gland.

Les zones érogènes chez l'homme

Autrefois, dans les manuels de sexologie, notamment ceux de Master et Johnson (sexologues américains pionniers dans l'étude scientifique du sexe), l'affaire était entendue, l'homme possédait une seule zone érogène, ses parties génitales, pour le reste, circulez, il n'y a rien à voir. Il semblerait que l'« amour à la papa » ait beaucoup évolué depuis. Les hommes d'aujourd'hui, enfin pas tous, mais de plus en plus, ont appris à érotiser leur corps et sortent plus souvent des sentiers battus.

Essayez ça !

Si vous voulez faire plaisir à votre partenaire, avant de vous précipiter sur la zone P (comme pénis ou, plus audacieux, comme prostate), installez d'abord la confiance. Son excitation n'en sera que plus intense. Commencez par la périphérie, doucement, le dos, les fesses, les pieds, la nuque, l'intérieur des cuisses, voyez comment il réagit, abandonnez certaines zones si vous sentez son corps se tendre ou si vous découvrez une expression crispée sur son visage, poursuivez au contraire là où vous sentez que ça lui fait du bien, il rougit, il respire plus vite, il se détend, il vous encourage… Montrez votre propre plaisir, cela majorera le sien, il sera temps alors d'aborder le cœur du sujet, avec des caresses ou une fellation, si vous en avez envie tous les deux.

La taille du pénis est-elle importante (dans un rapport hétéro) ?

La taille du pénis en érection se situe entre 13 et 16 centimètres.

Si vous en êtes loin, pas de complexe à avoir, que vous ayez un sexe dans la moyenne ou plus petit, dans plus de 80 % des cas, les femmes jouissent avec leur clitoris et le point G se trouve à quelques tout petits centimètres de l'entrée du vagin, sur la face antérieure.

Le diamètre important du pénis pourrait apparaître comme un réel atout dans le plaisir ressenti par la partenaire, à condition d'avoir trouvé « chaussure à son pied », car un petit vagin n'appréciera pas ! On peut largement compenser la taille ou le diamètre de son sexe jugé trop petit avec les mots qui viennent renforcer la sensation de plénitude et caresser l'esprit, c'est un stimulant parfois aussi efficace qu'une chirurgie et nettement moins compliqué.

« La première fois que Henry m'a fait l'amour, je me suis rendu compte d'une chose terrible – que le sexe de Hugo était trop gros pour moi, si bien que mon plaisir n'était jamais total, il s'y mêlait toujours quelque douleur. Est-ce la raison secrète de mon insatisfaction ? Je tremble en écrivant ces lignes [...] Avec Henry, je suis comblée » (Anaïs Nin, *Henry et June*).

Un sexe de femme, c'est comment ?

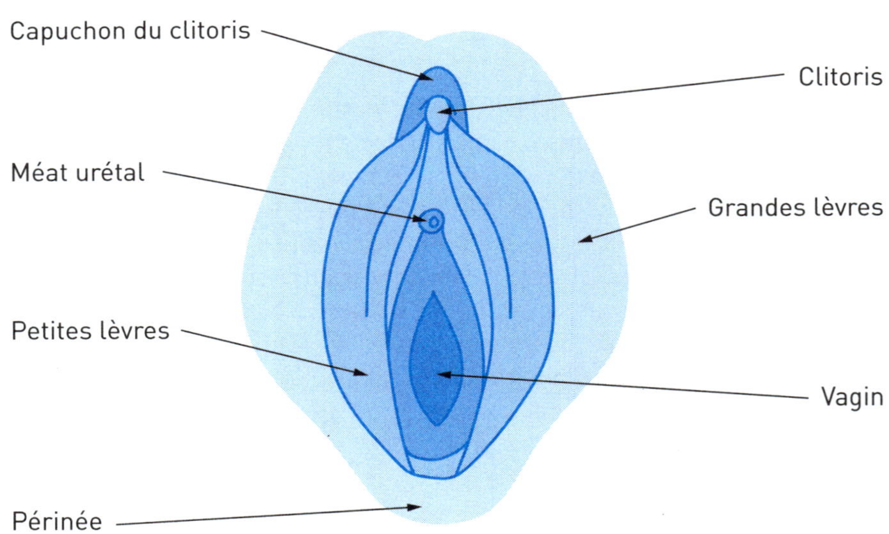

Figure 7
Le sexe féminin.

L'organe sexuel de la femme, c'est **le vagin**, constitué de **grandes lèvres** à l'extérieur, de **petites lèvres** à l'intérieur et surmonté vers le haut d'un bouton externe, **le clitoris**. La majorité des « corpuscules de volupté » féminins se situe à ce niveau, mais les caresses entre les lèvres, à l'entrée du vagin, ou entre cette zone et le rectum, peuvent aussi entraîner une lubrification intense.

Le clitoris est l'organe du plaisir par excellence, il est même dévoué uniquement à cela. Il contient pas moins de 8 000 corpuscules de volupté, le double de l'homme. Sa stimulation entraîne un gonflement (une érection), car lui aussi se gorge de sang. La découverte récente de la vraie forme du clitoris révèle que le petit bouton visible à l'extérieur n'est en réalité que la partie émergée de l'iceberg.

Figure 8
Le clitoris.

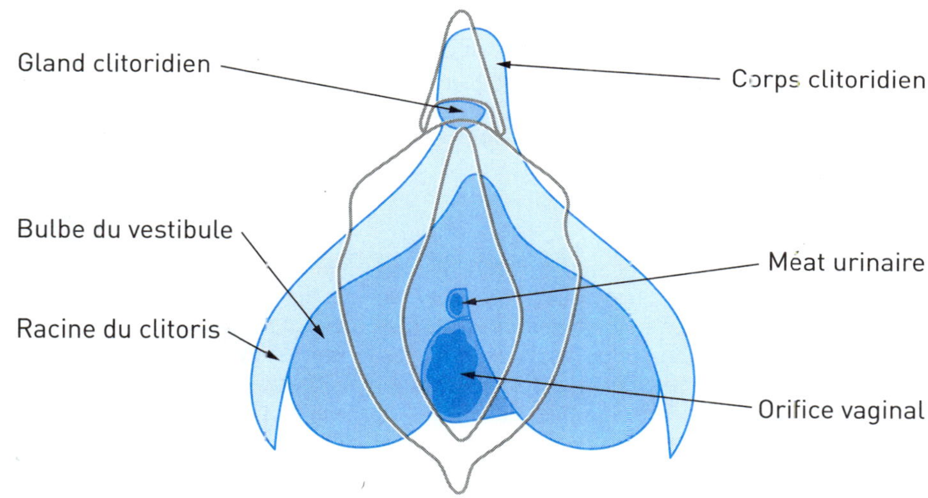

En profondeur, l'organe clitoridien se présente comme un U renversé qui chapeaute le haut du vagin. Le corps du clitoris peut être plus ou moins agréablement sensible, s'il est stimulé. Dans ce U renversé, le pénis pénètre au milieu, et caresse les deux parois clitoridiennes à droite et à gauche, ce qui peut aboutir à un orgasme, autrefois qualifié de « vaginal », en réalité, c'est un orgasme clitoridien profond.

À retenir

Ça n'a vraiment plus de sens de parler d'orgasme « vaginal » ou « clitoridien », de dire que le premier est meilleur que le second, de s'angoisser si l'on estime ne pas être « vaginale », il s'agit du même orgasme, plus ou moins superficiel. Certaines femmes sont plus sensibles aux stimulations pénétrantes, d'autres aux stimulations superficielles du clitoris (elles sont même une majorité dans ce cas).

Le point G, chimère ou réalité ?

Le débat a longtemps agité la communauté scientifique, avec un rejaillissement en 2010. Des chercheurs britanniques du très honorable King's College de Londres prétendaient alors avoir apporté la preuve par neuf que le point G n'était qu'un mythe à oublier. S'appuyant sur les réponses de 1 800 sœurs jumelles qui disaient en posséder un ou pas, ils montraient que leurs réponses étaient si souvent discordantes que c'était bien la preuve que le point G ne pouvait être *que subjectif* puisque des jumelles partageaient la même génétique, donc *a priori* les mêmes structures physiologiques. Tim Spector et ses collègues concluaient donc : « Il est pratiquement impossible de trouver des preuves réelles de l'existence du point G. »

D'autres spécialistes – et non des moindres – ont pourtant réfuté l'argument depuis. L'urologue et chirurgien Pierre Foldès, pionnier des interventions de reconstruction des femmes excisées, a rassemblé une cohorte d'études statistiques, qui montrent, elles, qu'une majorité de femmes interrogées à très grande échelle désignent cette zone.

Le point G serait en réalité l'une des parties internes du clitoris. Cette structure se trouve à 2 centimètres de l'entrée du vagin, sur sa paroi antérieure et c'est la seule zone innervée de la région. Toutes les formes de plaisir sexuel décrites par les femmes, sans la volonté de les hiérarchiser ni de les opposer, ramènent à ce même organe.

Quid alors des femmes qui prétendent ne pas posséder de point G puisqu'elles n'ont jamais connu d'orgasme ? Ces femmes auraient un point G et des orgasmes sans le savoir, car toute la difficulté est là, certains orgasmes sont si fugaces qu'ils passent totalement inaperçus, simple frémissement, minuscule secousse, tremblement pas nécessairement agréable... Oui, c'est dommage ! Mais il suffit parfois de travailler correctement son périnée pour amplifier ses sensations et mobiliser les bonnes structures. Pour cela, pas de secret, des séances de kinésithérapie sont nécessaires, avec l'aide d'un intervenant, kinésithérapeute ou sage-femme, spécialisé dans la rééducation du périnée.

Le vagin lui-même possède infiniment moins de capteurs sensoriels que les lèvres ou le clitoris, il contient peu de filets nerveux, la récompense suprême ne viendra pas de lui.

Un peu d'histoire

Pour les Maoris, en Nouvelle-Zélande, l'organe génital féminin provoquait la peur, il était *tapu* ou *tabu*, mot rapporté du Pacifique par le célèbre navigateur anglais James Cook ; *tabu* deviendra « tabou ». Selon la légende, les lèvres abritaient le « trou destructeur », elles étaient d'autant plus menaçantes que dans cette société, les femmes entreprenaient les rapports sexuels.

Du temps de Master et Johnson, on pensait que les glandes impliquées dans la lubrification lors de l'excitation étaient **les glandes de Bartholin**, sur les parois vaginales, à l'entrée du vagin. Depuis, on sait que la lubrification, qui signe le désir féminin et qui facilite le rapport sexuel, est le résultat d'une « transsudation » vaginale, comme si les parois du vagin transpiraient.

Attention !

Une crispation, une peur, la surprise, une pensée négative, toutes les sensations agréables peuvent disparaître en une fraction de seconde, et la transsudation cesser instantanément. La femme ne mouille plus et devient sèche. Le vagin se resserre, le clitoris dégonfle et ne supporte plus la moindre caresse. En ce cas, soit il faut attendre et reprendre les préliminaires caressants, soit mettre fin au rapport, en tout cas suivre les indications de la principale intéressée, elle veut encore ou elle ne veut plus.

Chez certaines, **le rectum** peut devenir une zone érogène intense, à condition qu'elle soit acceptée comme telle et que la femme y associe un fantasme pénétrant qui la stimule (possession par tous les orifices, domination, excitation de faire l'amour « comme des bêtes », etc.).

À retenir

Chez la femme, tout le corps est érotisé et érotisable. Plus vous testerez de zones stimulantes, plus vous étendrez la gamme de votre plaisir. On ne devient pas virtuose sans avoir appris ses gammes.

Certains hommes imaginent encore que leur plaisir se limitant à leur pénis, c'est pareil pour les femmes, elles ne jouiraient qu'en étant pénétrées. Mais la plupart des femmes (80 % en réalité) peuvent obtenir un orgasme sans pénétration, par stimulation externe du clitoris, avec la langue, les doigts, un sextoy ou le pénis à l'entrée de la vulve.

D'autres femmes, bien sûr, non seulement apprécient la pénétration, mais elles n'aiment que ça ! Pour savoir à qui on a affaire, il faut tester ou tout simplement demander à l'intéressée. Elle, mieux que personne, connaît sa carte du Tendre[4].

4. En réalité, la carte de Tendre (ou du Tendre, on dit les deux) est une carte métaphorique qui permet à l'homme de se diriger dans un pays imaginaire, le Tendre, qui est le pays de l'Amour. Cette carte fut décrite au XVIIe siècle par Madeleine de Scudéry dans son roman *Clélie*. L'illustrateur François Chauveau y représente de manière topographique et allégorique cet endroit, avec des villages, des chemins, des lacs et des rivières, qui décrivent quelques étapes de la vie amoureuse selon les précieuses de ce temps. Par extension, la carte du Tendre est devenue celle des caresses sur laquelle on peut s'aventurer afin d'explorer de nouveaux paysages amoureux.

À Londres, un musée du vagin

Si vous vous promenez du côté du marché de Camden, au nord-est de la cité londonienne, vous tomberez sur un musée unique au monde, consacré à l'anatomie des parties intimes féminines. Entrez-y, il est gratuit. Rien à perdre, tout à apprendre.

Son but : combattre l'ignorance, les idées reçues et la désinformation à l'origine de tabous gynécologiques, d'absence de contraception, de grossesses précoces ou d'IVG. Il faut dire qu'une étude a révélé qu'une Anglaise sur deux était incapable de situer le vagin sur un schéma !

En France, une fille de 15 ans sur quatre ignore posséder un clitoris, et 83 % des adolescentes ignorent sa fonction érogène. Faute de musée faisant fonction d'éducateur en chef, nous avons le célèbre tableau *L'Origine du monde*, de Gustave Courbet, exposé au musée d'Orsay, qui dévoile sans fard la vulve des femmes.

Sinon, côté pédagogique, le « gang du clito » se mobilise pour que l'organe éponyme prenne sa juste place dans les manuels scolaires de SVT, et les initiatives se multiplient comme celles des activistes Femen, qui ont lancé sur France TV Slash leur websérie *Clit Revolution*.

Les quatre phases de l'orgasme

Officiellement, tout le monde connaît, a connu, ou finira par connaître l'orgasme. Ça vaut quand même la peine de lui accorder l'attention qu'il mérite. Pour commencer, l'orgasme se décline en quatre phases invariables, et pour tout le monde, que l'on soit homme ou femme, avec des petites nuances selon le genre ou la personne. Ce plaisir survient au cours d'un rapport sexuel ou d'une masturbation. Les deux sexologues William Master et Virginia Johnson ont été les premiers, au début des années 1960, à se pencher sur le tempo et la séquence précise de cette opération, plaçant çà et là des capteurs sur leurs « cobayes », leurs étudiants en général.

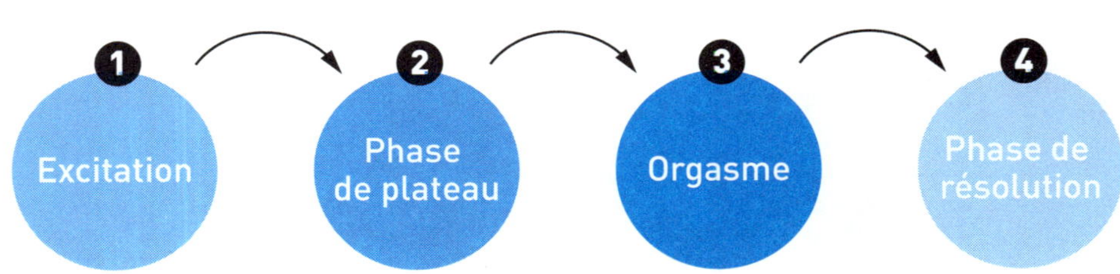

La première phase, c'est l'excitation

Chez la femme, la phase n° 1 se manifeste par une lubrification, les seins et les mamelons augmentent de volume, les grandes lèvres gonflent et s'écartent, découvrant le vagin, les petites rougissent et s'emplissent de sang, l'adrénaline envahit tout le corps, créant une stimulation agréable. La montée du désir est progressive, voilà pourquoi les préliminaires augmentent chez la femme la probabilité d'atteindre la jouissance. Une femme sur deux aimerait que les préliminaires durent plus longtemps (enquête Ifop pour le magazine *Elle*, 2019). Disons que statistiquement, au bout de vingt minutes, une majorité de femmes peut espérer atteindre le septième ciel.

Chez l'homme, la même phase d'excitation se traduit par une érection. Les tissus érectiles se remplissent de sang, le sexe se dresse. Le gland peut devenir rouge, le méat urinaire, qui permet la sortie du sperme, triple de volume. Les artères carotides qui vascularisent la tête et le cou se dilatent (preuve physiologique que le cerveau est bien un organe sexuel !), le visage s'empourpre, la tension musculaire croît.

Selon l'expérience de chacun, cette phase d'excitation dure de quelques secondes à quelques minutes. Plus le corps aura l'habitude d'être stimulé, plus il montera haut et vite vers le plaisir, ce qui n'empêche pas de ralentir la cadence pour le prolonger si nécessaire. Comme le décrète avec sagesse le sexologue Gérard Leleu, « l'orgasme est une compétence qui s'acquiert à l'ancienneté ».

La deuxième phase est le maintien de l'excitation, dite « phase en plateau »

Chez la femme, des taches apparaissent sur la poitrine, le cœur accélère, le pouls augmente, la respiration devient plus haletante.

Chez l'homme, mêmes signes généraux, avec aussi les testicules qui gonflent de moitié et remontent vers le périnée, l'érection qui se maintient, devient dure voire très dure. Il y a parfois l'émission d'un liquide prééjaculatoire (surnommé « liqueur du désir ») ; cette liqueur contient des spermatozoïdes, voilà pourquoi avant même l'orgasme, l'homme doit se protéger s'il ne veut pas risquer pour sa partenaire une grossesse (sans parler des IST, les infections sexuellement transmissibles).

La troisième phase est l'« orgasme »

C'est la phase de volupté et de perte de contrôle.

La femme va ressentir une montée de sa tension sexuelle, amplifiée par une respiration haletante, survient ensuite une libération traversée de spasmes. La détente est totale.

L'homme va généralement éjaculer à l'acmé de l'excitation. L'orgasme est intense, il dure quelques secondes. Quand les vésicules séminales se contractent, le sperme est évacué par petites saccades rythmées (une dizaine d'impulsions par seconde). Le gland peut participer à la volupté, si le frein se tend, amplifiant ainsi le plaisir ressenti.

Une succession de mini-orgasmes

Certains hommes, aguerris à cette pratique, et qui savent travailler leur respiration comme leurs mouvements de bassin, peuvent enchaîner une succession d'orgasmes moins intenses mais sur une période plus longue et soutenue, avec un sentiment de bonheur et d'apaisement. Pour que la jouissance soit complète, l'homme doit se sentir en harmonie avec sa (son) partenaire. Si le plaisir est retenu ou gâché, il sera diminué.

La quatrième phase est la « phase de résolution »

Chez la femme, la phase de résolution s'accompagne d'une chute progressive de la tension sexuelle, le clitoris dégonfle, le vagin diminue de taille, l'utérus reprend sa position basse, les seins et les mamelons désenflent. Cette phase est moins brutale que chez l'homme. Une minorité de femmes peut et apprécie d'avoir plusieurs orgasmes d'affilée sans attendre. Chez elles, pas de plafond de verre physiologique.

Chez l'homme, cette phase correspond à la perte de l'érection appelée aussi « détumescence ». Le pénis se vide de son sang. Le retrait accélère le phénomène. Si on veut prolonger un peu la tension dans le pénis et sa dureté, il faut rester sur place.

Après avoir éjaculé, beaucoup d'hommes deviennent insensibles et sont dans l'incapacité de supporter le moindre attouchement de la zone intime (voir la page suivante). Les plus jeunes pourront recommencer rapidement et obtenir un nouvel orgasme, mais les plus âgés devront patienter plusieurs heures avant d'envisager un nouveau rapport, voire un jour (ou plusieurs) à un âge beaucoup plus avancé.

Voilà pourquoi on parle aussi de « période réfractaire ». C'est le temps durant lequel il devient impossible d'obtenir une nouvelle pénétration après éjaculation. Les médicaments sexoactifs comme le Viagra accélèrent le retour de l'érection, mais pas de l'excitation.

Trois minutes d'envol magique

Un rapport dure statistiquement trois minutes si l'on ne considère que le temps entre la pénétration et l'éjaculation. Davantage, si l'on tient compte des préliminaires et de tout ce qui se passe ensuite au lit, et qui est sans doute aussi important.

La fréquence moyenne avoisine les deux fois par semaine, elle augmente chez les couples les plus récents (qui peuvent être âgés) et diminue avec les couples installés dans la durée…

527 millions de personnes dans le monde auront un rapport sexuel aujourd'hui. Si on prend l'hypothèse de 3,5 milliards d'adultes sur 7 milliards en excluant les trop jeunes ou trop âgés, avec une moyenne d'un peu plus de 8,7 rapports par mois, on arrive à un nombre de 192,5 milliards de rapports sexuels par an dans le monde, 6 100 rapports sexuels par seconde.

(Source : planetoscope.com)

Sept choses insolites (mais vraies) sur l'orgasme

Il fait voir des étoiles

La jouissance peut prendre de multiples formes et varier chez chaque individu aux différents moments de la vie. Certains sont secoués de vagues douces et chaudes qui envahissent leur bassin ou irradient dans tout leur corps, d'autres sont traversés d'un éclair ou d'électricité, certains voient des étoiles ou connaissent une expérience quasi mystique. Le cerveau reste à la manœuvre dans cette affaire, à chacun son imaginaire.

Il passe totalement inaperçu

Certains hommes (peu nombreux) peuvent avoir des éjaculations sans plaisir ni émotion particulière. De même, chez certaines femmes (plus nombreuses), l'orgasme est si banal qu'il n'est pas interprété comme un orgasme. Quelques timides secousses ou spasmes, et puis c'est tout. Ces femmes se pensent frigides (ou anorgasmiques) alors qu'elles ont un orgasme. Avec des indications adaptées, notamment en travaillant leur périnée et les bons muscles chez un kinésithérapeute ou une sage-femme périnéologue, elles peuvent apprendre à majorer leur plaisir.

Il fait pleurer

Post coitum omne animal triste, écrivaient les Anciens, qui notaient déjà qu'à l'apogée du plaisir on pouvait être tout à fait triste. En cause, la sécrétion de neuromédiateurs spécifiques pendant l'amour (dopamine, ocytocine, endorphines...) qui relaxent et exacerbent les émotions, y compris les plus refoulées, alors même que le rapport a été agréable. Une enquête australienne menée dans différents pays sur plus d'un millier d'hommes montre que quatre sur dix d'entre eux ont déjà connu un épisode de tristesse après l'amour et 4 % en souffrent régulièrement « avec un sentiment de vide, d'inaffectivité, parfois d'agitation, d'agacement, d'irritabilité, ou d'envie de ne plus être touché » (enquête publiée dans *Journal of Sex et Marital Therapy*, 2018).

Il provoque une éjaculation... chez la femme

Au cours de l'excitation, certaines femmes peuvent émettre une telle quantité de liquide qu'on parle de « femmes fontaines ». Leur nombre est difficile à apprécier, et cette singularité peut se produire une seule fois dans l'existence ou bien à chaque rapport. La plupart des hommes accueillent le phénomène positivement comme si leur partenaire exprimait de manière très explicite son plaisir !

Il survient sans sperme... chez l'homme

Certains yogis, à force d'entraînement (respiration abdominale, travail du périnée, focalisation sur la sensation du plaisir qui « monte »...), parviennent à jouir et à retenir leur sperme. En s'initiant au sexe tantrique, d'autres hommes y arrivent aussi, ce qui provoque chez eux un orgasme plus progressif ponctué de nombreux mini-orgasmes et non une grande explosion finale. De fait, l'orgasme et l'éjaculation sont physiologiquement dissociés, il existe un décalage de quelques dixièmes de seconde entre les deux.

Il arrive aussi que le sperme émis soit si discret qu'on ne le voit pas (rapports répétés, vieillissement).

À retenir

Que l'on se rassure, quelle qu'en soit la cause, il n'existe pas de lien entre l'absence de sperme et la virilité ou la puissance sexuelle, un jet faible, mou ou discret ne signale pas la survenue d'une impuissance.

Il survient en dehors de toute excitation sexuelle

Curieusement, l'ennui ou l'angoisse peuvent entraîner chez l'homme des érections et parfois même des éjaculations. Tout cela est très naturel, il n'y a pas à s'en inquiéter.

Il peut entraîner une « mort heureuse »

Oui, on peut mourir au cours d'un orgasme, mais c'est très rare fort heureusement : 0,6 % seulement des attaques cardiaques auraient lieu pendant l'amour. Et de fait, les médecins recommandent souvent l'activité physique (y compris les rapports sexuels) aux malades cardiaques.

Un peu d'histoire

C'est la mésaventure arrivée au président de la République Félix Faure le 16 février 1899. Il décède dans les bras de sa maîtresse Marguerite Steinheil à la suite d'une fellation ayant entraîné une « congestion cérébrale », un AVC dirait-on aujourd'hui.

Hommes et femmes, le fossé qui les sépare

Il existe un « fossé orgasmique entre l'homme et la femme », c'est avéré, si l'on se réfère au sondage du département Genre, sexualités et santé sexuelle de l'Ifop effectué en 2019 pour le site de conseil en séduction Online Séduction.

Une femme sur quatre (26 % exactement) affirme ne pas avoir obtenu d'orgasme au cours de son dernier rapport sexuel, une proportion plus élevée que chez les hommes (14 %), et à la hausse par rapport aux observations de 1992 (12 % seulement de femmes qui n'avaient pas joui la dernière fois qu'elles avaient fait l'amour).

En outre, quasiment 80 % des femmes sexuellement actives admettent avoir déjà eu des difficultés à obtenir un orgasme, ce qui représente une hausse de 13 points par rapport à la mesure de l'Inserm en 2006. Les hommes ne sont pas épargnés par cette difficulté : 57 % d'entre eux reconnaissent aussi « avoir déjà eu du mal », c'est notable, mais moins que les femmes.

»

»

Hommes et femmes, le fossé qui les sépare *(suite)*

Pourquoi un tel fossé *de genre* dans la capacité à jouir alors que la société semble plus libérée et que l'éventail des pratiques s'est élargi ?

Il faut peut-être y voir certaines difficultés propres aux femmes (méconnaissance de leur anatomie, moindre pratique de la masturbation, plus grande réceptivité à certains tabous culturels ou familiaux), et désormais *en plus* l'injonction de coller à la norme sexuelle, avec la nécessité de jouir et la pression qu'elle entraîne pour les femmes aussi. La preuve en est le nombre d'amoureuses qui simulent et dont la proportion a doublé en vingt ans. Une femme sur trois a même menti à ses amies, n'osant avouer qu'elle ne prenait pas de plaisir avec son partenaire. Ce qui pour les auteurs de l'étude montre bien la difficulté à assumer l'image d'un couple non conforme au modèle attendu, à savoir « épanoui et équilibré sexuellement ».

Ce qui a changé dans les pratiques, des chiffres et des faits

La dernière grande enquête sur la sexualité en France remonte à 2006. La prochaine a été lancée en 2020 à l'initiative de l'ANRS (Agence nationale de recherche sur le sida) et ses résultats devraient tomber en 2021 avec des points de repère et des éclairages scientifiques essentiels. Enquête qui interrogera la nouvelle norme sexuelle après la vague numérique, après #MeToo, après la diffusion massive du porno, après l'affaire Matzneff, qui fait s'interroger sur la question du consentement, après les révélations de Sarah Abitbol qui posent la question de l'emprise dans le sport... Quelque 10 000 personnes ont été interviewées par téléphone.

En attendant, plusieurs enquêtes, comme celle de l'Ifop pour le magazine *Elle* en 2019, viennent confirmer les tendances amorcées en 2006, et désormais confirmées jusque dans le cabinet des sexologues. Les pratiques comme le sexe oral ou le sexe anal se banalisent. En cinquante ans, le nombre de femmes qui pratiquent fellation (léchage du pénis) ou cunnilingus (léchage de la vulve) a progressé de 36 points, au point d'atteindre des seuils très proches de ceux des hommes (autour de 90 %), « signe d'une certaine réciprocité dans l'échange de ce genre de caresses fréquemment associées aux phases de préliminaires », assure François Kraus, du pôle « Sexualité » de l'Ifop. La pénétration anale a été multipliée par quatre depuis les années 1970, une femme sur deux s'y est prêtée au moins une fois dans son existence.

Plus notable encore, l'inversion des rôles classiques. Les femmes ne jouent plus les étoiles de mer, elles deviennent plus actives, allant jusqu'à transgresser les genres et les normes, avec une pénétration de l'anus du partenaire avec le doigt (22 %), certaines lèchent la zone anale (15 %). Enfin, pour couper définitivement court aux idées reçues, le *no-sex* pourrait faire aussi partie des pratiques du couple. Près de deux Françaises sur trois pourraient continuer à vivre avec quelqu'un sans rapports sexuels (65 %), soit une proportion en hausse continue depuis quarante ans, puisque c'était le cas pour 51 % des femmes en 2000, et 44 % en 1981.

Faut-il embrasser ?

Oui ! Les neurobiologistes affirment qu'un baiser *prolongé* provoque la libération d'ocytocine, l'hormone de l'attachement. La même hormone qui est libérée en grande quantité lors de l'allaitement et de la succion du bébé. Par ailleurs, la salive contient de la testostérone, l'hormone du désir. En ce sens, l'usage du baiser entretiendrait la pratique sexuelle. C'est un préliminaire classique dans l'espèce humaine, l'union des langues et des salives préfigure ce qui peut advenir ensuite, l'union des sexes et des humeurs, métaphore érotique et stimulante. Au cours du baiser, les sens habituellement moins utilisés sont en éveil, le goût, le toucher, l'odorat et l'ouïe, la vue étant moins sollicitée. L'espacement des baisers s'avère parfois la première faille visible dans l'intimité sexuelle du couple. Si l'idée de contact rapproché va jusqu'à provoquer dégoût et agressivité, il faut s'interroger sur son couple.

Faut-il pénétrer ?

Dans notre imaginaire collectif, la charge du coït revient à l'homme actif et la femme dans tout ça resterait passive attendant tout de la braguette magique de son homme. Cette idée s'ancre dans le fait que l'homme possède un pénis et la femme un vagin, autrement dit un « trou » qui la condamne à être pénétrée puisqu'elle est vide, béante, dans l'attente d'être comblée. Ce schéma actif/passif, pénétrant/pénétrée, dominant/dominée a infiltré la pensée et la culture depuis des siècles. D'ailleurs, un mot résume bien la finalité du rapport sexuel, les « préliminaires », suivis du vrai grand moment, le plus valorisé, le plus intense : la pénétration. C'est elle qui compterait, c'est elle qui serait le but ultime, l'Himalaya du bonheur ! Beaucoup de féministes se sont insurgées contre cette vision simpliste de la sexualité et la journaliste essayiste et chroniqueuse du *Monde* Maïa Mazaurette en a même fait un livre *Sortir du trou* (éditions Anne Carrière, 2020). Dans tout cela, observe-t-elle, on nie le clitoris des femmes, on nie ce qui peut être stimulé ou pénétré chez l'homme autre que sa verge et l'on réduit la sexualité à une fonction binaire, oubliant qu'il y a bien d'autres manières de faire l'amour que « pénétration, éjaculation, extinction des feux ».

Le sondage Ifop cité un peu plus tôt révèle que la **moitié des femmes souhaite donner plus de place à d'autres gestes que la pénétration** (22 % des femmes préfèrent inverser les rôles et affirment avoir pénétré leur partenaire). Quoi qu'il en pense, l'homme peut aussi avoir à gagner à cette inversion des rôles.

Si le commandement de pénétrer pour lui était moins systématique, fini la dictature de l'érection obligée et l'immense responsabilité d'avoir à porter pour soi seul la nécessité de l'orgasme réussi.

C'est dit, c'est écrit

Dans sa chronique « Pas son genre », l'impertinente Giulia Foïs, sur France Inter (à réécouter en podcast), enfonce le clou et assure elle aussi que plein d'autres moyens existent pour faire du sexe autrement qu'avec la sacro-sainte pénétration. « C'est marrant, dit-elle, parce qu'*a priori*, on a aussi des mains, des langues, des doigts. C'est drôle parce qu'avec, on pourrait titiller, chatouiller, effleurer, mordiller, suçoter, décoller, même, quand c'est bien fait. Et ça arrive, d'ailleurs, parfois. Mais ça compte pas. Pas en soi. Nécessaires à la lubrification du réceptacle et à l'érection du piston, les préliminaires auraient une utilité toute mécanique et finalement accessoire, sortes de préalables aussi utiles qu'anecdotiques pour connaître les joies du sexe, le vrai, le costaud, le qui pénètre, le qui croît, le qui multiplie : je bande donc je suis, je baise donc je me reproduis. Sauf que… C'est fini, tout ça, non ? »

Le temps d'une pénétration, et hop !

Il va falloir déchanter, selon les statistiques effectuées un peu partout dans le monde, l'éjaculation de l'homme, une fois la pénétration engagée, dure en moyenne trois minutes pour la plus grande partie des hommes.

L'acte sexuel global dure souvent davantage, sauf à tomber sur un(e) rustre qui s'imagine que l'amour, c'est labourage et pâturage. Comme le constate avec humour Tracey Cox dans *Sexus Feminitus*, publié en 2008, l'une des erreurs les plus fréquentes des amants même expérimentés est de sous-estimer le temps nécessaire à une femme pour atteindre l'orgasme. Du coup, bon nombre d'entre eux vont précipiter les choses : selon le chiffre le plus souvent cité en matière de sexe oral (le moyen le plus rapide et le plus direct), il se passe vingt minutes entre le premier coup de langue et le frisson ultime.

À tempérer toutefois, nul n'ignore désormais que l'orgasme, c'est comme les antibiotiques, pas vraiment automatique, tout dépend de facteurs comme le stress, l'âge, la fatigue, l'alcoolisation, le désir…

Faut-il avoir des orgasmes synchro ?

Le mythe de l'orgasme synchro, c'est le mythe de la fusion et de la maîtrise parfaite du coït, donc la meilleure et la pire des choses. Le plus souvent, l'orgasme synchro survient par hasard, les hommes et les femmes n'ayant pas forcément les mêmes rythmes physiologiques, et plus chacun essaie de courir après, plus il risque de passer à côté, c'est perdant-perdant, pour soi et pour sa (son) partenaire ; certains couples parviennent cependant à cette maîtrise, en connaissant bien leur partenaire, en restant à l'écoute, en s'adaptant, ralentissant ou accélérant la cadence et les mouvements de bassin, en adaptant leur respiration. En l'absence d'une vraie connexion, voire d'une grande maîtrise (le « self-control »), vouloir l'orgasme synchro à tout prix, c'est l'assurance de perdre en spontanéité. Soyez-en convaincu, ne pas jouir ensemble n'est pas synonyme d'un manque de complicité ou d'un rapport au rabais.

Faut-il jouir ?

Question provocante dans un chapitre consacré tout entier à l'orgasme et aux moyens d'y parvenir. L'expérience clinique montre qu'un certain nombre de personnes (hommes ou femmes) préfèrent ne pas jouir pour ne pas se gâcher le rapport, et la jouissance vient ou pas comme la cerise sur le gâteau. C'est encore plus vrai après un certain âge.

Pourquoi fait-on l'amour au fond ? Pour se faire du bien ? Parce que le plaisir est le meilleur antidouleur ? Parce qu'il est le meilleur antidépresseur ? Parce qu'il rapproche de son partenaire ? Admettons que cela soit pour un peu toutes ces raisons à la fois, faut-il jouir pour ressentir tout cela ? Non ! Les caresses, la tendresse, les baisers suffisent à provoquer des réactions physiologiques, avec libération d'ocytocine et d'autres hormones du bien-être qui rendent heureux et qui renforcent l'attachement. L'obligation de résultat *chaque fois* tient surtout à l'idée que l'on se fait de la performance, or le sexe comme l'amour sont l'un des domaines par excellence où la performance n'a pas lieu d'être.

Le manque d'expérience, mais aussi la routine du couple et l'âge peuvent créer ces obsessions, on doute de soi ou bien on a peur d'être sur la pente descendante, alors on se pose des questions sur le désir de son partenaire, on commence à douter de son couple, on veut jouir pour se prouver qu'on a finalement tort. La vraie question est ailleurs en réalité…

Faut-il tout accepter ?

Fellation, éjaculation faciale, cunnilingus, sodomie, « bifle » (gifle infligée sur la joue avec un pénis), voire fessées, coups, griffures et étranglements… On a beau vouloir satisfaire son partenaire et paraître un « bon coup », faut-il forcément accepter une pratique que l'on réprouve pour des raisons très personnelles et parfois non négociables (culture, religion, inconscient, goût…) ?

Soyons lucides et même extralucides, les films porno ont largement banalisé toutes ces manières, ils ont presque fini par faire croire à certains qu'elles étaient indispensables, des musts en somme d'une sexualité réussie puisque libérée, accomplie puisque à la pointe des pratiques tendance, satisfaisante puisque satisfaite.

Pourtant, dans ces films, la fellation, l'éjaculation faciale voire la bifle sont clairement assimilées à des actes de soumission non équivoques, la partenaire captive est maintenue au niveau des bourses avec une main sur la tête qui fait pression. Ces images peuvent être choquantes surtout si, se prenant subitement pour Rocco Siffredi, l'homme plein d'audace a décidé de la jouer pareil à la maison.

Par ailleurs, de nombreuses femmes (ou hommes) n'apprécient pas du tout d'avaler le sperme. (Celles ou ceux qui sont seulement obsédés par l'aspect hygiénique de la chose peuvent toutefois se rassurer en se disant que la nature a fait le grand ménage avant l'émission du sperme. Les glandes de Cowper, situées de chaque côté de l'urètre de l'homme, sécrètent un fluide prééjaculatoire qui lubrifie le canal et le nettoie au passage).

Tiens, parlons aussi de cunnilingus ! Certaines femmes n'acceptent pas cette cajolerie, qui consiste à lécher leurs petites et grandes lèvres. Cette pratique censée leur faire plaisir déclenche chez elles une réaction prudente voire hostile. Le cunnilingus nécessite en fait un abandon total, la femme doit accepter de se livrer à la vue de son (sa) partenaire, et même à son goût et à son odorat. C'est d'ailleurs ce qui excite particulièrement le (la) partenaire, tous ses sens sont aiguisés.

N'empêche, les interdits liés à l'éducation (religieuse ou pas) peuvent faire considérer le cunnilingus comme tabou et sale, or le premier organe sexuel étant le cerveau, la caresse « ne passe pas ».

Un peu d'histoire

Parlons aussi symboles. Celui (ou celle) qui lèche se place symboliquement en position de dominé. Mais celui qui fait jouir avec sa langue reprend le pouvoir, c'est lui le dominant. Un éthologiste, spécialiste du comportement humain, le

Dr Glenn Wilson, décrit parfaitement cette dialectique dominant-dominé avec l'exemple de l'impératrice chinoise Wu Hu, de la dynastie Tang (618-907). Pour appuyer sa puissance, elle obligeait visiteurs officiels et dignitaires à cette petite friandise. Jules César lui-même, très porté sur les cunnilingus, était considéré par ses sujets comme « efféminé » et « soumis » aux femmes. Vous l'aurez compris, dans l'Antiquité, cette pratique n'était pas du tout respectable.

Enfin, disons-le franchement, le cunnilingus est une caresse très privée qui nécessite une hygiène irréprochable. À tort ou à raison, certaines femmes ont peur de leur odeur et s'imaginent « sentir » même si elles viennent de se laver. Elles ignorent le délice que peut être leur odeur pour un(e) partenaire. Celles-là céderont peut-être plus facilement si l'amant(e) parvient à les rassurer sur le goût agréable de leur intimité ou l'envie prononcée qu'il (ou elle) a de cette pratique.

C'est dit, c'est écrit

Vous vous demandez ce que vous sentez vraiment ? Un seul moyen de le savoir, respirez votre culotte ou placez un doigt dans votre vagin et sentez-le, vous aurez une petite idée assez juste de l'ambiance locale. Sinon, lisez ceci : « Chaque femme a sa propre signature olfactive intime, écrit le Dr Jean-Marc Bohbot, dans *Microbiote vaginal, la révolution rose* (Marabout, 2018). La vulve va dominer la première impression avec ses notes épicées poivrées, parfois d'herbe fraîche ou de foin coupé. C'est une affaire de microbiote (flore vaginale) qui va transformer les sécrétions des glandes sudoripares et sébacées tapies au niveau des poils en amines aromatiques. Puis, l'ouverture du flacon vaginal va laisser échapper des effluves océanes plus subtiles, confirmées par le goût un peu acide ou salé de sécrétions vaginales, qui en fait proviennent des glandes du col de l'utérus et des glandes de Skene situées autour du méat urinaire. »

Pour la sodomie, il y a aussi des récalcitrants, même si le *Kama-sutra* parle de « plaisir merveilleux »... La douleur effraie. De fait, sans lubrifiant ni apprivoisement gradué (caresse, puis intromission d'un doigt, puis de deux, etc.), sans excitation suffisante, la zone anale s'érige en une forteresse sèche et impénétrable.

Pour d'autres, la douleur n'est pas en cause, mais la pratique est vécue dans l'imaginaire comme humiliante ou bestiale. Souvenons-nous qu'il y a quelques décennies encore, la sodomie était condamnée par la loi, considérée comme une perversion par les psychiatres et une monstruosité contre-nature par l'Église. Il fut même un temps en France où les sodomites étaient condamnés au bûcher. Les temps ont changé, mais cette pratique demeure vécue comme une transgression. Comme toutes les autres, elle ne devrait jamais être contrainte.

L'art de l'amour

L'épanouissement sexuel repose sur un échange. On se donne, on se reprend, on est altruiste ou égoïste, on pense à soi ou bien à l'autre, tout ça se résume en un concept : l'« égoïsme partagé ». La générosité entre deux partenaires n'est pas un don gratuit, c'est un altruisme qui rapporte aux deux. Les femmes sont sans doute celles qui ont le plus de mal à penser d'abord à elles, comme si toute leur éducation avait tendu vers le soin de l'autre, le mari, les enfants, la maison, les parents... Or on ne s'occupe jamais mieux des autres que si l'on commence par satisfaire ses propres attentes. Pendant l'amour, tout est permis entre adultes complices et consentants, les mots, le silence, la pénétration, l'absence de pénétration, la jouissance, l'absence de jouissance, tout est possible, rien n'est grave. L'orgasme idéal n'est pas de jouir intensément chaque fois, mais de rencontrer l'autre intensément chaque fois.

Essayez ça !

C'est au cours de la relation sexuelle que l'égoïsme partagé fonctionne le mieux. Dans le cadre d'une relation hétéro, souvent, une femme qui ne parvient pas à l'orgasme est une femme qui pense trop à son partenaire (la trouve-t-il excitante ? lui procure-t-elle suffisamment de plaisir ? apprécie-t-il son corps ?). Si cette femme oubliait momentanément son partenaire et se concentrait davantage sur ses sensations, elle parviendrait mieux à l'orgasme, et comme l'homme est avant tout excité par le plaisir qu'il procure, il sera excité lui aussi. C'est un cercle vertueux !

À retenir

L'autre n'est pas un miroir qui désire forcément les caresses que nous désirons.

Ce qui a fonctionné avec le précédent partenaire ne marchera pas forcément avec le suivant. Ce qui a marché avec le même partenaire, ne fonctionnera pas forcément la fois d'après.

En matière de sexe, l'« égoïsme partagé » opère à merveille, et dans cette expression les deux mots sont importants, l'égoïsme et le partage !

Pas d'orgasme sans lâcher-prise et pas de lâcher-prise avec des idées parasites.

On peut apprécier un rapport sexuel sans orgasme à condition de se mettre dans l'état d'esprit pour, tous les sens aiguisés, avec l'idée d'une expérience valorisante et différente.

Le plus important pour la fin : le consentement est la base d'un rapport sexuel épanoui pour les deux partenaires. Nous parlons de vrai consentement, pas d'une reddition parce qu'on a trop bu et qu'on est dans l'incapacité de dire « non », pas d'une abdication pour en finir plus vite et pour avoir la paix. Ce n'est pas parce qu'un partenaire a dit « oui » la fois précédente qu'il a encore envie de dire « oui » la fois suivante. Ce n'est pas parce qu'il a dit « oui » il y a une demi-heure qu'il a encore envie maintenant que vous commencez à l'entreprendre plus sérieusement.

Je suis timide, mais je me soigne

Le (la) timide a peur d'être jugé(e) pour son désir ou pour son plaisir. Alors il renonce à la bagatelle ou se limite à des scénarios sexuels simplifiés à l'extrême jugés plus rassurants, une routine facile, qui permet d'évacuer rapidement la question. Le timide souffre plus que les autres encore de l'ambiance actuelle autour du sexe et de la performance à tout prix, l'orgasme à tous les coups.

Si l'idée de faire l'amour vous paralyse, il n'y a pas trente-six solutions, soit vous tentez seul de dénouer les nœuds bloquants en tentant l'autohypnose, soit vous vous faites aider par un psychothérapeute ou un sexologue.

Avant de retrouver votre partenaire, commencez par accepter la situation dans la pensée, apprivoisez l'idée du rapport sexuel à venir. Imaginez ce que vous allez faire, anticipez certaines attitudes qui pourront provoquer votre excitation. Lorsque vous en serez aux préliminaires, imaginez ce qui sera le plus excitant pour vous avant de vous lancer, déterminez ce qui vous motivera à agir. Puis, dans le feu de l'action, essayez de mettre en pratique vos scénarios imaginaires préparatoires, votre partenaire pensera que vous réagissez à son désir, ce qui l'excitera et sera donc un stimulant pour vous, cercle vertueux donc.

Qui peut le plus peut aussi le moins. Les images mentales ont un impact sur le corps, elles peuvent l'ouvrir ou le verrouiller, veillez à sélectionner les meilleures images mentales pour vous, les plus stimulantes. Il a été montré par IRM qu'en souriant de manière exagérée durant plusieurs secondes, donc en imprimant sur sa bouche une certaine configuration, le cerveau « allumait » les mêmes zones du bien-être qu'avec un sourire naturel et spontané. Si par « hypnose négative », en pleins ébats, vous anticipez tout ce qui pourrait rater (vos gestes maladroits, une érection molle, une sécheresse vaginale, le vagin trop serré, etc.), vous allumerez les mauvaises zones cérébrales et alors « bonjour tristesse » ! Les thérapeutes qui utilisent l'hypnose au cours de leur séance pour traiter les troubles sexuels utilisent des images mentales positives.

Encore des mots, toujours des mots...

Oser dire des mots crus ou transgressifs pendant le sexe s'avère être une source d'excitation intense pour une majorité d'hommes et de femmes (voir l'encadré suivant « On se dit quoi pendant l'amour ? » page suivante).

Les mots informent et guident, ils permettent de trouver plus facilement du plaisir ensemble, d'accélérer ou de ralentir la cadence pour ne pas laisser l'autre au milieu du guet, ils sont un atout avec un nouveau partenaire qui ignore le mode d'emploi, chacun ayant sa propre géographie érotique. Le pouvoir des mots est aussi de révéler et d'habiller les fantasmes, les paroles jouent leur rôle de tremplin pour le plaisir, sans avoir à passer à l'acte. On le dit comme si c'était vrai, mais on ne le fait pas, c'est la définition même du fantasme (voir le chapitre 6, « Fantasmes et libertinage », p. 101).

Les mots enfin ont un pouvoir de suggestion et de compensation. Vous avez des problèmes, une défaillance ressentie ou réelle, une érection un peu fragile, un sexe un peu court, une lubrification qui ne décolle pas… la parole peut venir en renfort des actes pour les masquer : « vois comme il est dur », « je mouille tellement tu m'excites », etc. Vrai petit miracle de la suggestion, le partenaire ne demande qu'à y croire lui aussi.

Essayez ça !

Si votre répertoire se limite à « oui » ou « encore », osez expérimenter, soyez à l'écoute de votre partenaire, voyez comme il ou elle réagit (silence ou renforcement, diminution des caresses ou augmentation de celles-ci, regard choqué ou fiévreux…), allez de l'avant ou faites machine arrière selon la réticence de l'autre. Lorsque la parole est juste et au bon moment, c'est un formidable aphrodisiaque, elle potentialise les sensations érotiques et entretient le désir. Et les cris ? *Idem*. Observez et poursuivez, ou calmez-vous ! Une débauche de cris et de hurlements peut faire peur à certaines personnes, alors déstabilisées voire paralysées.

On débriefe ? Parler après l'amour est une tendance plutôt masculine. Les hommes revisitent volontiers l'acte sexuel, ils expriment par là le besoin d'évaluer leur performance et de voir s'ils ont été « à la hauteur ». Ça les rassure. C'est moins vrai pour les femmes.

On se dit quoi pendant l'amour ?

Une étude australienne publiée dans la revue de sexologie *Archives of Sexual Behavior* s'est penchée sur les paroles échangées pendant l'amour, et devinez quoi ? 92 % des participants adorent s'épancher au lit, en pleins ébats. Pour dire quoi ? Et pour quoi faire ? 569 conversations érotiques ont été analysées avec plusieurs sujets de prédilection :

1. la domination sexuelle (« prends-la », « es-tu mon esclave sexuel ? ») ;

2. la soumission sexuelle (« fais-moi ce que tu veux ») ;

»

»

3. la possession sexuelle (« tu es à moi ») ;

4. les fantasmes (« j'imagine que des gens nous regardent ») ;

5. les conseils pour guider (« va plus vite/plus fort »...) ; le renforcement positif (« tu es tellement bonne », « j'aime ton odeur ») ; les liens intimes (« je t'aime », « chéri »...) ; les appels réflexes (« oui », « oh mon Dieu ! »).

Les stéréotypes liés au genre apparaissent jusque dans le langage érotique. Les femmes ont plutôt un vocabulaire de soumission (« prends-moi », « baise-moi »), c'est l'inverse pour les hommes, qui préfèrent le langage de domination.

Selon les chercheurs, les premiers thèmes sont égoïstes et centrés sur la personne, les suivants sont mutualistes, à la fois égoïstes et altruistes, ils permettent le partage d'expérience pour le bien du couple. Cela nous rappelle quelque chose, pour atteindre le Saint-Graal, il faut faire preuve d'« égoïsme partagé », penser à soi et à son plaisir, ce qui fait plaisir à l'autre et augmente son propre plaisir...

Dix situations particulières et leurs positions

Pour les débutants, la pénétration n'a rien d'obligatoire, contrairement à une idée bien ancrée. Regarder, toucher, caresser, ce sont des préliminaires indispensables, le but n'est pas tant de jouir que d'être bien ensemble, rapprochés émotionnellement, affectivement et sexuellement. La position la plus simple est celle du missionnaire, allongés tous les deux, l'homme sur la femme dans le cadre d'un rapport hétéro. La relation permet les caresses, l'attention à l'autre, les confidences, les mots chuchotés. Ce climat est le meilleur moyen pour apprivoiser le sexe et aller plus avant ensuite, mais il faut être en forme, car l'homme doit se maintenir avec ses bras pour ne pas écraser sa partenaire. Dans un couple gay, homos ou lesbiennes, c'est pareil, le face-à-face est un bon début.

Figure 9
Le missionnaire.

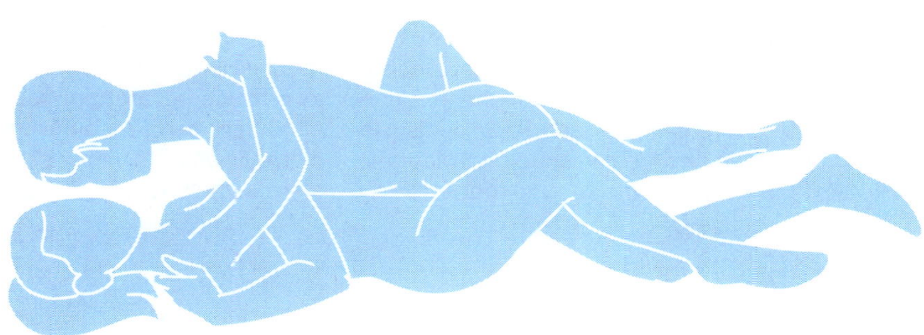

En cas de surpoids ou de fatigue, plus de missionnaire mais une bascule sur le côté en position latérale. C'est une solution pleine de promesses et de surprises : excellent accès au point G et à l'ensemble des zones érogènes de chacun ; si la femme croise les jambes, elle peut stimuler au passage son clitoris et intensifier son plaisir. La levrette est une autre option possible dans la même situation (voir l'encadré suivant).

Figure 10

La position latérale.

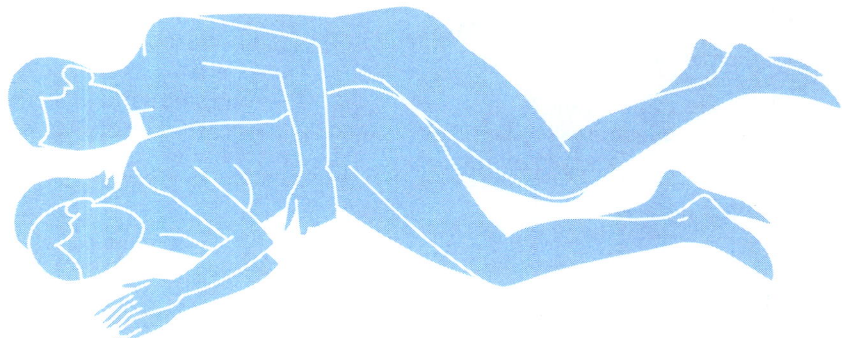

Pour les érections molles ou fragiles, mieux vaut privilégier sa position préférée pour être à l'aise. Souvent, l'homme sur sa (ou son) partenaire utilise ses mains pour maintenir sa verge lors de la pénétration, ce geste est soutenant donc rassurant. La levrette est parfaite en ce cas aussi. Mais rappelons-le, la pénétration n'est pas une fin en soi, surtout dans cette situation, il reste l'éventail de toutes les autres caresses (voir aussi le chapitre 11, « Difficultés sexuelles et solutions chez l'homme », p. 179).

Des avantages de la levrette

La position à quatre pattes, « comme des bêtes », permet de pénétrer facilement le vagin ou le rectum de sa (son) partenaire. En cas de fuite veineuse avec une érection fragile ; de verge modeste ; de surpoids ; de fatigue ou d'anxiété ; de soucis cardiaques, cette position favorise une pénétration profonde ; l'éjaculation est mieux contrôlée, le bassin peut accélérer ou ralentir ses mouvements de manière plus aisée. La levrette ne permettant pas le face-à-face, elle libère certains hommes du sentiment d'être observés. Animale et stimulante, elle n'empêche pas la tendresse.

Pour les éjaculateurs rapides, mieux vaut privilégier le sexe allongé (ou assis) plutôt que debout, cela permet de gagner plusieurs dizaines de secondes et de temporiser. Donc là encore le missionnaire ou bien Andromaque (l'homme allongé et la femme dessus). L'homme apprivoise ainsi sa propre excitation et la présence excitante de l'autre. L'amour assis permet une pénétration vaginale par l'arrière. Reste ensuite à accomplir des mouvements lents progressifs, à ralentir la cadence (mouvements et respiration) dès que l'on sent le plaisir déborder.

Figure 11
Andromaque.

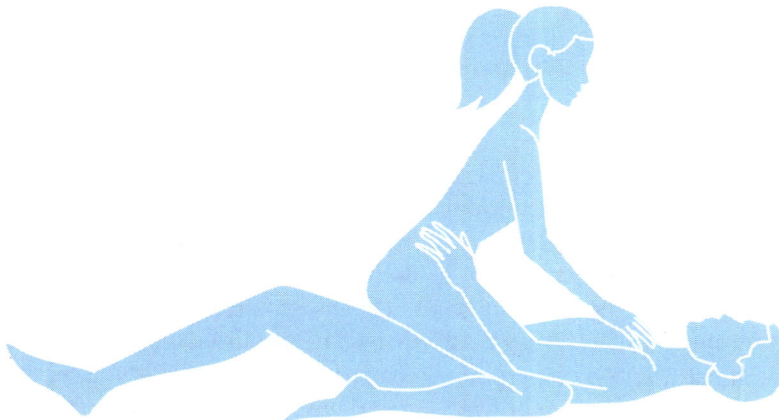

En cas de frein trop court ou de prépuce trop serré, le but du jeu, c'est que ça tire moins. Le lubrifiant est essentiel pour éviter les tiraillements et la gêne qui s'ensuit. Mieux vaut favoriser les caresses (cunnilingus, léchage du pénis ou des testicules mais pas du gland), et si la difficulté pendant la pénétration persiste dans le temps, envisager une intervention chirurgicale salutaire.

En cas de maladie de La Peyronie, avec le pénis qui fait un angle sur le côté, la position de l'homme allongé sur le dos apparaît plus simple ; la seule petite difficulté pour la partenaire sera de franchir le coude de la verge au niveau du vagin. Il lui sera plus aisé ensuite de frotter son clitoris et l'homme ne rencontrera plus d'obstacle.

Attention !

Si vous présentez des problèmes (petite verge, surpoids, érection molle, éjaculation précoce, fatigue...), sachez que la position sur le dos favorise le retrait du sang dans le pénis et les sensations au niveau du gland, elle est donc à éviter ; sans compter que la partenaire va appuyer sur le pubis et donc la vessie et les cuisses, ce qui provoquera l'envie d'uriner et une gêne au niveau des jambes, un stress et une situation pouvant nuire à la qualité de l'érection.

Faire l'amour régulièrement, c'est bon pour le vagin !

Vous l'ignorez peut-être, mais votre vagin abrite toute une flore protectrice faite de bactéries bienfaisantes, les lactobacilles vaginaux. Plus vous ferez l'amour, plus votre vagin restera souple et lubrifié, avec une muqueuse suffisamment épaisse et confortable, constituant alors un vrai cocon. (Physiologiquement parlant, le vagin ne s'use et ne dépérit que si on ne s'en sert pas.) Par ailleurs, les bactéries sur place sécrèteront des substances protectrices aux noms impossibles à prononcer mais aux effets bien réels contre d'éventuels agresseurs (à l'origine d'infections sexuellement transmissibles). Écoutez-vous, tant que vous n'avez aucun symptôme désagréable (irritations, picotements, brûlures), tout va bien !

En cas de vagin étroit ou de sentiment d'être trop serrée, voire fermée, privilégier d'abord au cours des rapports sexuels les caresses à un doigt, puis deux doigts, puis trois, afin d'élargir l'orifice hyménal, le tout accompagné de lubrifiant. Parfois, une séance suffira à détendre l'hymen ou le vagin, parfois, il en faudra plusieurs. D'abord un doigt, puis le lendemain ou plus tard, deux doigts, etc. La femme peut utiliser un petit sextoy à introduire dans son vagin soit au cours de la masturbation seule pour défricher un peu le terrain et reprendre confiance, soit à deux, pour jouer avec l'idée de la pénétration et en faire un plaisir plutôt qu'une crainte (voir aussi le chapitre 12, « Problèmes sexuels et solutions chez la femme », p. 197).

En cas de vagin « fragile » (rapports douloureux, mycoses ou cystites fréquentes, sécheresse vaginale importante...), éviter la position du missionnaire, en face à face, qui favorise les frottements et le pénis qui bute directement sur la fourchette vulvaire (partie basse de la vulve) ; tenter plutôt Andromaque, assise au-dessus du partenaire en manœuvrant à sa guise et à son rythme, ou allongée à plat ventre, avec l'homme au-dessus au contact du dos, qui pénétrera le vagin devant. Et bien sûr, ne pas lésiner sur les superlubrifiants.

En cas de difficulté à atteindre l'orgasme, l'amour assis est une option. L'homme peut être assis et la femme face à lui, assise aussi, les jambes écartées. Elle peut s'asseoir au bord du lit, le buste redressé ou bien allongé sur le lit, et son partenaire qui la pénètre se tient face à elle, debout ou à genoux.

Figure 12

Position assise en face à face.

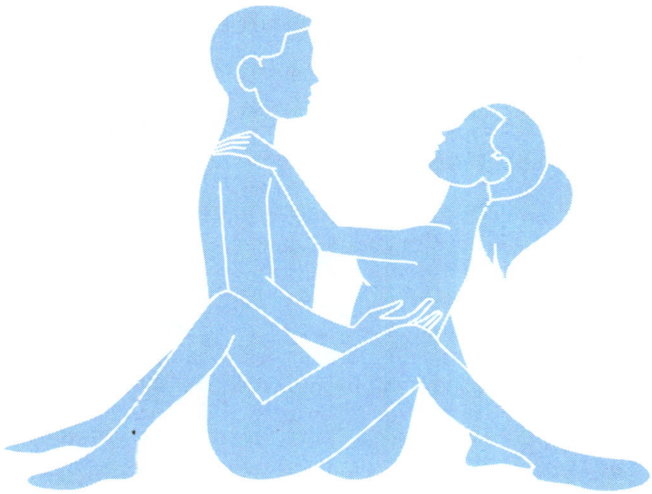

Pendant la grossesse, la levrette n'appuie pas sur le ventre, et, vers les derniers mois, la position latérale est tout à fait adaptée, la femme allongée sur le côté, le ventre sera maintenu en appui sur le lit. La plupart des positions restent possibles tant qu'aucune gêne n'est ressentie au niveau du vagin ou du bassin. La femme doit se sentir sereine, physiquement et émotionnellement ; si elle a des doutes, elle doit s'écouter, guider son compagnon et adapter sa pratique.

Figure 13

La levrette pendant la grossesse.

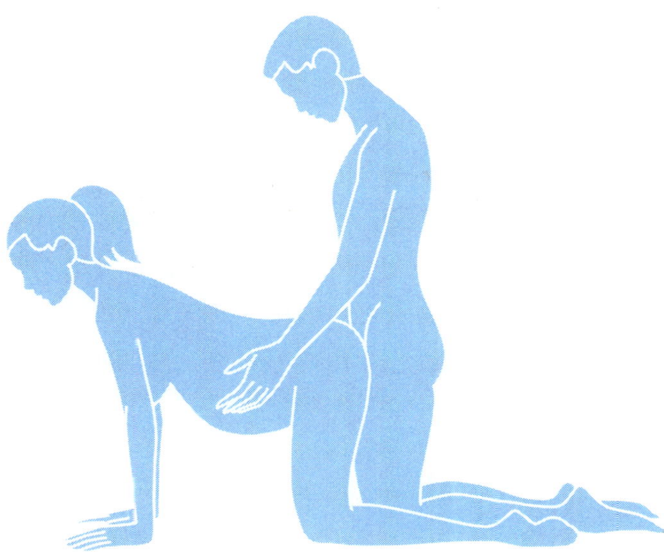

Bobos virils pendant l'amour (ou pendant la masturbation)

La rupture du frein : coups de reins ou de main un peu trop vigoureux, le frein, petite zone qui relie le prépuce au gland (pour les non-circoncis), peut s'arracher en partie ou complètement. En cas de simples picotements, une crème cicatrisante fera l'affaire, mais il faudra attendre la cicatrisation complète pour reprendre les rapports (la première fois avec un préservatif) pour se rassurer et tester la solidité de son « équipement » en action. Si la rupture du frein entraîne un saignement, la veine ou l'artère du frein sont peut-être rompues. Le chirurgien Marc Galiano, coauteur de *Mon sexe & moi* (éditions Marabout, 2020), conseille alors de prendre une compresse et de comprimer le gland pour l'aplatir en exerçant une pression suffisante. Plus précisément, il faut pincer le frein entre le pouce et l'index. Si le saignement ne cesse pas au bout de quelques minutes, direction les urgences pour se faire suturer.

Le paraphimosis : au cours des mouvements de va-et-vient, le prépuce se trouve bloqué en arrière du gland, et ne peut venir le recouvrir normalement. Du coup, l'extrémité du pénis se trouve étranglée. Chez les non-circoncis possédant un prépuce serré, le risque de paraphimosis n'est pas négligeable. Pour éviter les urgences, prendre une douche tiède et, avec un lubrifiant ou un savon doux, tenter de recaloter délicatement le gland. Si après une heure, ça ne marche pas, se rendre aux urgences ou chez un urologue. Une petite chirurgie sera parfois nécessaire voire une circoncision.

La fracture de la verge (ou faux pas du coït) : les mouvements brusques ou maladroits du pénis au cours de la pénétration, un enfilement dans le mauvais axe... la verge va buter contre le pubis ou le coccyx et entraîner la rupture d'un ou des deux corps caverneux à l'intérieur, de l'albuginée (enveloppe qui entoure les tissus érectiles), voire du méat urinaire (mais c'est plus rare). Le craquement caractéristique accompagné d'une douleur intense et parfois d'une courbure du pénis signalera sans équivoque le problème. En ce cas, pas d'hésitation, dans les heures qui suivent, il faut consulter aux urgences de l'hôpital (ou chez l'urologue s'il peut vous recevoir rapidement).

Si cela vous arrive, ne prenez pas les choses à la légère, un état des lieux permettra de vérifier les tissus à l'intérieur, vous évitera une maladie de La Peyronie (verge courbée due à une mauvaise cicatrisation), voire une impuissance ou des troubles urinaires. La chirurgie permettra d'évacuer l'hématome, de suturer l'albuginée ou les tissus lésés.

Les brûlures (après un rapport fougueux, une masturbation intense ou répétitive) : l'échauffement qui résulte des frictions peut *a minima* être traité par une abstinence de quelques jours, l'irritation locale sera calmée et cessera de s'étendre ; on peut accélérer la cicatrisation à l'aide de crèmes hydratantes et cicatrisantes (Cicatridine, Mucogyne, Cicalfate...). Attendre que la muqueuse ait retrouvé un aspect normal et soit indolore pour reprendre son activité. Les femmes qui souffrent d'échauffement amoureux après un week-end bien rempli peuvent utiliser avec profit les mêmes crèmes hydratantes.

Le périnée, ça se travaille !

Lorsque le plaisir s'étiole ou ne vient pas du tout, la solution peut venir du périnée, un muscle situé dans le bas-ventre (voir le schéma ci-dessous). S'il est trop faible, la qualité de l'orgasme sera moins bonne, voire pas du tout perceptible.

Sexologues et kinésithérapeutes spécialisés recommandent parfois le port de boules de geisha (vendues en sex-shop) pour rendre le périnée et le vagin plus toniques. L'équivalent existe comme dispositif médical validé par les instances officielles, ce sont les perles de rééducation (voir aussi le chapitre 7, « Masturbation et sextoys », p. 121).

Les contractions du périnée permettent aux deux partenaires d'avoir des sensations plus intenses. Les femmes qui ont des difficultés à obtenir un orgasme peuvent y parvenir plus facilement grâce aux contractions et relâchements de ce muscle, la circulation sanguine locale est activée, l'excitation aussi, donc la lubrification, triple bénéfice. Une bonne maîtrise des contractions volontaires du périnée permet à certaines de prolonger leur plaisir, voire d'obtenir des orgasmes multiples. (Rappelons que les secousses ressenties pendant le plaisir sont justement celles dues à la contraction réflexe du périnée, une demi-douzaine de secousses pour un orgasme classique, le double s'il est intense).

Chez l'homme souffrant d'éjaculations précoces (parfois liées à la contraction trop grande des muscles du périnée) ou ayant des érections molles, le travail du périnée s'avère tout aussi bénéfique.

Figure 14
Le périnée.

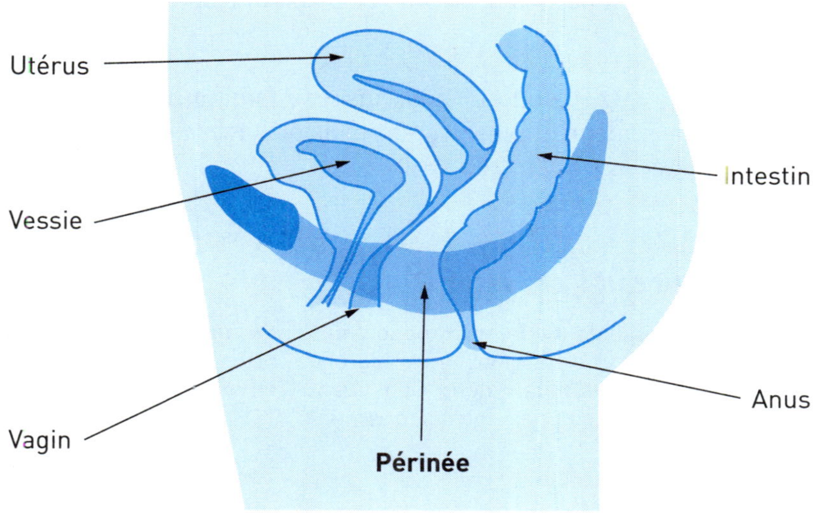

Où se trouve exactement le périnée ?

C'est un muscle tendu de la symphyse pubienne (devant, au niveau du pubis) jusqu'au coccyx. Chez la femme, il se présente comme un hamac qui soutient la vessie, l'utérus et le rectum, et enserre les sphincters. Chez l'homme, il s'étend de la base de la verge à l'anus, en passant par l'enveloppe des testicules (le scrotum).

Pour en ressentir sa contraction, c'est facile, il suffit de faire comme pour stopper un jet d'urine ou retenir un gaz, le périnée se contracte et « remonte » vers le haut, ce qui serre le rectum, et chez les femmes rapproche les parois vaginales.

Dans les années 1940, le gynécologue américain Arnold Kegel a mis au point des exercices de travail du périnée encore utilisés aujourd'hui et qui portent son nom. Ces exercices simples, répétitifs et progressifs seraient directement inspirés de la pratique de moines taoïstes chinois pour leur santé sexuelle afin d'obtenir des orgasmes sans éjaculation. Les yogis hindous intègrent également ces contractions périnéales dans le hatha yoga.

La question (essentielle) : se laver ou pas avant le sexe ?

Impossible de faire l'amour avec quelqu'un qui dégage des effluves nauséabonds, c'est entendu, mais difficile aussi de le faire avec une personne trop parfumée (déodorants intimes, parfum, savon...). Toute la difficulté est alors de trouver un équilibre entre une odeur naturelle et agréablement excitante, une odeur négligée et un parfum parfois dissuasif (trop sucré, trop envahissant, trop cheap, trop tout).

Avec une hygiène quotidienne, un sexe féminin non lavé juste avant l'amour sera non seulement plus odorant mais plus lubrifié, ce qui facilitera l'excitation réciproque et les caresses.

Ça sent quoi, un vagin ?

L'odeur vaginale varie en fonction des moments du cycle. Elle peut être exacerbée après les règles notamment. Cependant cette odeur n'est pas intrinsèquement désagréable, loin de là, et beaucoup l'apprécient sans restriction. Une hygiène intime quotidienne suffit donc largement.

»

Pendant et après un rapport sexuel, il arrive que l'odeur vaginale apparaisse franchement désagréable avec des parfums de « poisson pourri ». Il se produit dans ce cas une réaction biochimique avec le sperme, qui contient de l'azote. Un déséquilibre de la flore intime peut être en cause et certaines bactéries (notamment *Gardnerella vaginalis*) se sont développées au détriment des autres. Le problème se règle facilement à l'aide d'un antiparasitaire. Il faut consulter dans ce cas son gynécologue.

Pareil chez l'homme, le smegma, sécrété au bout du pénis par les glandes du prépuce (glandes de Tyson) possède une odeur agréablement excitante ; par ailleurs, cette substance blanchâtre visqueuse et laiteuse permet d'hydrater le gland, de faciliter le décalottage lors de la pénétration, elle aurait aussi une action anti-infectieuse donc anti-MST.

Attention !

Le smegma ne sent pas mauvais si l'homme a une hygiène intime normale, à savoir un lavage quotidien à l'eau claire, prépuce décaloté. Dans le cas inverse, la zone peut sentir fort et même très fort, colonisée par des bactéries qui se multiplient et sécrètent des substances aux noms éloquents, cadavérine et putrescine, aux notes musquées, peu favorables aux ébats. Éliminer le smegma n'est pas un souci, il se renouvelle régulièrement sous l'effet des hormones. Les circoncis sécrètent beaucoup moins de smegma, mais ils ne doivent pas se sentir dispensés d'une toilette intime quotidienne, l'entrejambe et les bourses macèrent, il faut les laver, sous peine d'effluves gênants, mais aussi d'irritations voire d'infection.

Après l'amour, la question de l'odeur et de la toilette se pose aussi.

Certain(e)s sont tentés d'éliminer toute trace de sueur et de sperme à l'aide d'une douche salutaire. Est-ce à cause de la trace du désir ou de fragments d'animalité manifeste sur eux ? à cause de la peur des microbes ou de la « saleté » ?

Le liquide séminal est sain, argumentent les spécialistes. Il n'y a aucun danger à le conserver en soi. Quant au vagin, il est « autonettoyant », certaines cellules, les bacilles de Döderlein, sont prévues pour faire le ménage et assurer la défense contre les germes les plus banals. Se laver n'est donc pas une urgence absolue. On peut attendre un peu ou des heures sans... danger.

Attention !

Seule exception, chez la femme, en cas de cystites régulières après l'amour. Là, il faut uriner aussitôt les ébats terminés et se laver sans attendre (tant pis pour le glamour !) afin d'empêcher la migration des germes vers la vessie (voir aussi le chapitre 12, « Problèmes sexuels et solutions chez la femme », p. 197).

La guerre des sexes n'aura pas lieu

Vous l'ignorez peut-être, mais le vagin est acide et le sperme est basique (pH de 4 pour le premier, de 7 pour le second). Lors de la rencontre des corps et l'échange des fluides intimes, on pourrait donc redouter une réaction chimique explosive, et même douloureuse. Ce n'est pas du tout le cas, quelques minutes seulement après l'éjaculation, le vagin déploie ses défenses, la flore vaginale, faite de lactobacilles, fabrique de l'acide lactique et réacidifie le milieu, ce qui au passage a pour effet de protéger la femme contre les infections sexuellement transmissibles que son partenaire pourrait lui transmettre. D'où l'intérêt supplémentaire pour les femmes de ne pas se précipiter vers la douche aussitôt, plus elles patientent, plus le retour à un pH normal se fera rapidement, en général trente minutes plus tard, cela a été mis en évidence par les chercheurs !

Au final, on fait comme on veut, l'essentiel est de ne jamais se laver le vagin (il est autonettoyant et recouvert d'un mucus protecteur), mais de se nettoyer simplement la vulve !

Quelques questions sur le sexe

L'entraînement du périnée améliore-t-il vraiment les orgasmes ?

Lors de l'orgasme, le périnée de l'homme comme celui de la femme envoient de minuscules contractions réflexes ressenties en même temps que le plaisir. Or, quand le périnée est mou, il s'avère incapable d'entretenir ces contractions, l'orgasme durera peu de temps, parfois il sera même impossible à déclencher, la contraction de départ étant trop faible. La rééducation périnéale associée à un travail physiologique du souffle est alors une option possible. Le muscle retrouvera une vraie compétence, l'orgasme sera de meilleure qualité, plus long et plus intense.

C'est quoi, ces bruits « bizarres » ?

Bruits de ventouses, détonations étranges, *splocks*, tumulte moite et visqueux, parfois on aimerait disparaître sous le lit et jurer qu'on est aussi blanc que neige, qu'on n'y est pour rien. Les humeurs de l'amour et les bruits qui en découlent expriment en surface un phénomène physiologique qui se déroule en profondeur : une abondante sécrétion, signe d'une bonne lubrification – donc d'une bonne excitation–, et qui oserait s'en émouvoir ?

Chez la femme, ces bruits signalent parfois la présence de cavités et de « béances », normales car l'air pénètre dans le vagin, ce qui n'est pas rare après un accouchement ou avec l'âge et le relâchement des tissus.

Essayez ça !

Ces petits bruits vous dérangent ? Vous pouvez en rire et dédramatiser ; à moins que vous jouiez sur la corde de la complicité savante (« c'est fou ce que tu m'excites ») ou que vous tentiez la surenchère, rien de tel pour masquer des bruits importuns que d'autres bruits qui détournent l'attention (« oh oui, oh oui »)... Sinon, ignorez-les et faites comme si vous n'aviez rien entendu, votre partenaire croira avoir rêvé.

Petit bobo, comment éteindre l'incendie après l'amour ?

Après un week-end très amoureux ou une masturbation effrénée, la vulve ou le pénis échauffés par les frottements peuvent devenir franchement douloureux. En ce cas, calmez le jeu avant d'y revenir. Pour la toilette, utilisez un savon sans savon, étalez sur la zone endolorie une crème cicatrisante, hydratante et adoucissante, votre pharmacien saura vous conseiller un produit adapté aux muqueuses. Préférez les sous-vêtements en coton le plus amples possible. Lors de la reprise des « hostilités », pensez à varier les positions amoureuses en évitant au début le missionnaire qui favorise le frottement.

Peut-on vraiment rester « coincés » lors du rapport sexuel ?

Oui c'est possible, les médecins emploient l'expression de *penis captivus*, mais sachez-le une fois pour toutes, ce phénomène demeure exceptionnel. Ce qui se passe en réalité : le pénis du monsieur est emprisonné dans le vagin de la dame par la contraction des muscles qui entourent le vagin. La délivrance nécessite du doigté. Il s'agit pour le monsieur de procéder à un toucher rectal de sa partenaire, par réflexe, celle-ci relâchera la contraction et libérera le pénis captif.

Finalement, pourquoi aimons-nous le sexe ?

Ne souriez pas, c'est une question sérieuse. La réponse vous paraît peut-être évidente. Eh bien justement, le plaisir n'est pas toujours au rendez-vous, alors pourquoi l'aimons-nous quand même ?

Pour être ensemble

Pour bon nombre d'hommes et de femmes, le sexe est un puissant moyen d'établir une forme d'intimité, de complicité, de partage par la connivence des corps. C'est une façon de communiquer, de se transmettre son affection, sa tendresse, son amour, son désir, c'est une manière de reconnecter avec l'autre, de le retrouver lorsqu'on l'a perdu, de régler des conflits avec une réconciliation sur l'oreiller. Au lit, les mots deviennent inutiles, les corps parlent et se disent beaucoup. Ils maintiennent le dialogue, indispensable à la pérennité du couple.

Un peu d'histoire

Dans *Le Banquet*, célèbre texte écrit par Platon environ 380 ans avant Jésus-Christ, le philosophe parle de ces drôles d'humains à deux têtes, quatre bras et quatre jambes qui escaladèrent les cieux et voulurent attaquer les dieux. Zeus les punit de leur témérité en les pourfendant en deux. Depuis ce temps-là, les hommes se consumeraient de désir et rechercheraient leur deuxième moitié d'âme pour combler l'intolérable sensation de manque. C'est l'autre motivation du sexe après le plaisir, la fusion émotionnelle, sensuelle, affective. En plus, la physiologie s'en mêle, cette fusion est renforcée par la sécrétion de l'ocytocine sécrétée pendant l'orgasme, l'« hormone de l'attachement ».

Pour jouer

Certains ne voient dans le sexe qu'un moyen de les surprendre, de casser la routine, de leur permettre de vivre des expériences nouvelles, avec de nouveaux partenaires ou le même partenaire en renouvelant leur scénario amoureux. La pulsion et la recherche du plaisir passent chez eux avant le sentiment voire le désir.

La sexualité s'offre tel un champ immense et ouvert où la frustration et la culpabilité n'ont pas leur place. Pour reprendre le slogan de Mai 68, ces hommes ou ces femmes veulent « jouir sans entraves ».

Pour l'hygiène

Il arrive aussi que, pour certains d'entre nous, le sexe soit un moyen comme un autre d'évacuer ses pulsions et de diminuer ses tensions. Ceux-là « font du sexe » comme d'autres feraient du jogging ou danseraient le tango, ils décompressent, se calment, vident leurs bourses, établissent le calme plat en eux grâce à la libération d'hormones du bien-être.

Pour se rassurer

Pour d'autres enfin, la séduction et le passage à l'acte qui s'ensuit (ou pas) permettent de se rassurer sur sa valeur et le désir qu'on suscite chez l'autre. Le trouble amoureux, les fantasmes que l'on éveille chez lui viennent combler le doute de soi. L'archétype de cet amour-là est Don Juan.

Ces catégories sont plus ou moins poreuses évidemment et jamais figées, en fonction des moments de son existence, on peut réagir plus de telle ou telle manière, être dans le sexe ludique, le sexe fusionnel, ou bien encore le sexe hygiénique ou le sexe amoureux. En sexe comme en sentiments, il n'y a pas de règles, chacun se réinvente chaque fois et tout au long de sa vie.

Chapitre 6

Fantasmes et libertinage

DANS CE CHAPITRE

Rêves érotiques et fantasmes sont des piliers de la sexualité. Excitants, déroutants, parfois violents ou culpabilisants, ils mettent en œuvre tout ce qui dans la vraie vie paraît impensable. Et c'est justement cette transgression imaginaire qui stimule la sexualité et lui ouvre des horizons inédits.

Par une mécanique invisible, les fantasmes créent dans tout le corps, et particulièrement dans la zone génitale, des effets bien réels, lubrification chez la femme, érection chez l'homme, avec la libération d'une armada de neuromédiateurs chimiques. Le cerveau ne distingue pas les images réelles des images imaginées, il déclenche des stimuli biologiques équivalents, objectivés par l'IRM, les mêmes zones s'activent.

Vous êtes sceptique ? *Imaginez-vous* sucer un citron, il y a de grandes chances que vos glandes salivaires soient aussitôt stimulées et que vous ayez mal derrière la mâchoire au niveau des parotides et des glandes sous-maxillaires. Pire encore, *imaginez* des crissements d'ongles sur un tableau et là, ce sont vos oreilles qui vont se dresser douloureusement alors que vous n'avez fait que vous le représenter. C'est la force de l'esprit, et cela confirme une fois encore que le cerveau est bien le premier organe sexuel.

Les fantasmes sont une manière facile d'échapper à la routine et au schéma habituel d'une sexualité répétitive. Ce n'est pas un luxe, une étude anglaise révèle qu'au bout d'un an seulement, les femmes se désintéressent des rapports sexuels en couple.

Des fantasmes à leur mise en acte, il n'y a qu'un pas : échangisme, triolisme, sadomasochisme sont des pratiques libertines admises par la société. Entre adultes consentants, la loi se tait et la morale se retient tant que certaines limites ne sont pas franchies. Reste que certaines pratiques sont de véritables déviations sexuelles ou paraphilies, quelques-unes d'entre elles sont considérées comme des pathologies psychiatriques, d'autres sont condamnées par la loi (voir la partie des X, chapitre 24, « Le droit du sexe en dix questions », p. 415).

Au-delà de la question primordiale des limites, que disent de nous nos rêves, nos fantasmes et nos pratiques ? Et d'ailleurs, d'où viennent-ils ?

Rêves d'amour

Durant le sommeil, le cerveau ne chôme pas, et les rêves recyclent les expériences récentes, incorporées de manière apparemment désordonnée à d'autres souvenirs. On se souvient mieux des rêves de fin de nuit, qui surviennent en sommeil paradoxal, « ils s'expriment sous une forme plus abstraite et riche en émotions », selon le Pr Robert Jaffard, neurobiologiste.

Les rêves érotiques sont des rêves comme les autres

Dr Freud ne nous contredirait pas, les rêves sont la voie royale de l'inconscient. Selon la théorie psychanalytique, ils ouvrent les portes de l'imaginaire, du refoulé et des conflits non résolus. Ils nous parlent de désirs, de manques, de doutes ou de frustrations. Ils nous instruisent sur l'instant présent, les situations passées, celles que nous espérons ou que nous redoutons. Ils surviennent aussi bien chez les individus dont la sexualité est satisfaisante que chez ceux dont la sexualité laisse « à désirer » au sens littéral du terme.

L'inconscient n'a pas de limites, les rêves érotiques mettent en scène toutes les configurations possibles, sans limites d'âge, de sexe ou de performance. D'où certaines questions abyssales au réveil : « Comment ai-je pu rêver de faire l'amour avec mon patron ? », « Suis-je une lesbienne refoulée ? », « J'ai rêvé d'inceste, comment est-ce possible ? »

Ces rêves sont-ils notre face obscure qui se dévoile enfin ? Traduisent-ils des envies inconscientes ? une homosexualité refoulée ? un désir d'infidélité ? une frustration ? une perversion cachée ?

À retenir

Pas de perversion dans les rêves érotiques ! Quelle que soit leur teneur, rêver est structurant et positif puisque cela permet de libérer les tensions internes. C'est si vrai que certains songes s'accompagnent d'un déclenchement de l'excitation sexuelle (érection, lubrification) voire d'orgasme (*wet dream*).

Les rêves érotiques sont des symboles

La signification des rêves est toujours personnelle et non transposable aux autres. Même si vous et moi rêvions de symboles identiques comme la grotte (cavité que l'on pénètre), l'épée (pénis qui se dresse), l'arrosoir (éjaculation) ou la montagne (seins évoquant le féminin), le contexte et le vécu de chacun interviendraient dans l'interprétation du scénario pour raconter une histoire différente et singulière.

Des rêves ancrés dans le quotidien et *a priori* insoupçonnables peuvent aussi avoir une connotation sexuelle, par exemple celui très fréquent de rêver que l'on vole (ou que l'on « s'envoie en l'air »). Celui où l'on prend un train, qui rappelle l'élan, le tunnel et les trépidations amoureuses (en espérant que le train ne déraille pas !) voire celui du métro qui mêle sexe et sentiment (« aimer trop »)...

Deux rêves érotiques très fréquents

Le rêve de faire l'amour avec une personne de même sexe est classique et peut s'interpréter de différentes manières, pas forcément au premier degré : il est l'expression de la partie féminine ou masculine de soi-même qui se révèle pendant la nuit, quand le verrou du conscient a disparu ; parfois c'est vrai aussi, il peut exprimer une tendance refoulée et comme les rêves sont justement l'un des moyens utilisés par l'inconscient pour s'exprimer, ils surgissent là où on les attend le moins.

Un second rêve ô combien fréquent est celui de faire l'amour avec son grand patron. Pas d'interprétation abusive là non plus, ce rêve peut simplement signifier que l'on veut évoluer professionnellement et se « rapprocher » de son boss.

Ces rêves n'annoncent pas pour autant un passage à l'acte, ni le désir d'un tel accomplissement dans la vie réelle, ils sont là, c'est tout, et permettent de diluer les tensions internes.

Devenir un super-(h)éros

Les scènes érotiques torrides que l'on voit en rêve, les positions improbables, les situations extrêmes, toutes ces images « interdites » ne doivent pas faire scandale. Elles peuvent au contraire jouer un rôle revivifiant, la frustration est temporairement oubliée, les jeux de l'amour et du hasard sont rebattus, créant une nouveauté salutaire. Sans parler des prouesses au lit qui renarcissisent et donnent du baume au cœur.

Faut-il raconter ses rêves à son compagnon (sa compagne) de lit ? À chacun de voir, mais la révélation est risquée, l'autre pourrait interpréter au premier degré ce qui n'est qu'une métaphore de l'esprit. Vigilance donc !

Rêver, c'est transgresser

Le rêve autorise l'impensable et le non-formulable : l'échangisme, l'amour à plusieurs, voire des pratiques sexuelles inavouables, l'inceste onirique, les relations sexuelles avec un animal, le viol, etc.

Quelques chiffres

Selon l'Insee, 80 % d'hommes et 70 % de femmes affirment avoir des rêves érotiques, au moins une ou deux fois par an. C'est à l'adolescence, quand le cerveau commence à s'érotiser, que ces rêves sont les plus fréquents ; ils sont alors au nombre de cinq à dix par an. La grossesse est une période particulièrement favorable, avec des rêves plus intenses, voire plus perturbants.

Attention !

Ici encore, pas d'interprétation au pied de la lettre. Ces songes peuvent simplement traduire une envie de transgression, et comme l'inceste ou la zoophilie sont des formes de transgression ultime, l'inconscient les habille de cette manière. Il se peut tout aussi bien que l'amour avec un animal évoque la partie animale de soi-même qui s'exprime alors ou que l'amour avec l'animal du rêve incarne une personne dont certaines caractéristiques sont représentées par l'animal (chien fidèle ou agressif, chat sensuel, fuyant ou effrayant, singe malin, éléphant qui mémorise tout...), tout est possible. Pas de honte ni de culpabilité à avoir, les rêves sont tous « normaux » quels qu'ils soient, et leur caractéristique est qu'on ne les contrôle pas.

Figure 15
Top 5 des rêves érotiques les plus fréquents.

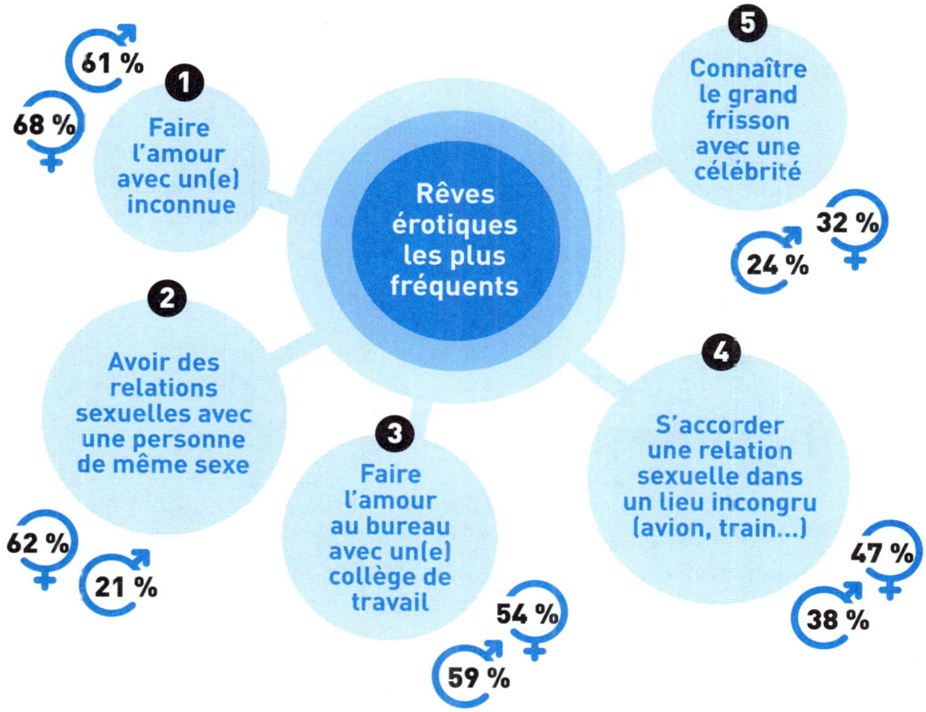

(Source : sondage Gleeden.com en ligne mené du 18 au 25 juin 2014 auprès de 1 024 femmes et 997 hommes, membres du site Gleeden.com)

Fantasmes et caresses de l'esprit

Comme le révèlent les nombreuses enquêtes internationales, de 80 % à 100 % des hommes et des femmes ont des fantasmes au cours de l'activité sexuelle ou en dehors. Si bien que ce qui est considéré aujourd'hui comme problématique dans la bible de la psychiatrie américaine – le *DSM* 5 –, c'est de ne pas avoir de fantasmes. Un grand pas depuis l'époque de Freud, où l'inverse était admis. Les fantasmes étaient l'apanage des personnes insatisfaites sexuellement (voir la partie des X).

Par définition, les fantasmes appartiennent au domaine de l'esprit et ne sont pas censés être réalisés. Lorsqu'ils le sont, ce ne sont plus des fantasmes mais des pratiques sexuelles, parfois déviantes.

Aucun fantasme n'est honteux ni répréhensible *quel qu'il soit*, il ne concerne que soi, il ne devrait être soumis à aucun jugement, tous les psys vous le confirmeront. Les fantasmes sont de puissants aphrodisiaques qui stimulent le désir et majorent l'excitation. Comme les rêves érotiques, ils permettent d'explorer tous les possibles (voyeurisme, exhibitionnisme, échangisme, relations homosexuelles, domination, soumission, possession…). De manière simple, non dangereuse et efficace, ces visions stimulantes de l'esprit permettent d'accomplir exactement ce pour quoi elles sont faites, évasion du réel et excitation des partenaires, sans prise de risque pour autant, il n'y a pas de passage à l'acte !

Des fantasmes de possession pour les hommes

Nombre de sexologues considèrent l'érotisme de l'homme comme « vertical ». Le sexe masculin étant visible et externe, l'homme a besoin de prouver son érection. Il ne peut faire semblant de ne pas bander ou de ne pas éjaculer, son sexe se voit et il dit tout. Conséquence : les fantasmes masculins sont davantage tournés vers la possession et la puissance. Les hommes rêvent de domination et d'entraves, les femmes qui les excitent sont enchaînées, attachées et soumises.

L'imaginaire érotique masculin étant par ailleurs plus visuel et génital, les hommes aiment imaginer une femme se déshabiller. Deux femmes faire l'amour. Une femme jouir ou avoir des rapports oro-génitaux (fellation, cunnilingus). Ceci explique cela, les hommes peuvent ressentir un plaisir suprême à regarder un film pornographique : les femmes (ou les hommes pour les gays) y sont exposées nues, gémissantes sous les caresses et exprimant leur désir de manière explicite et débordante. Les partenaires sont multiples. Les éjaculations sont bien visibles, signe d'un plaisir qui a besoin d'être extériorisé pour exister. Enfin, les hommes ont davantage de fantasmes de relations extraconjugales et ils se voient bien faire l'amour dans les situations les plus insolites (dans la nature, dans une cabine d'essayage, dans l'ascenseur). Entendre les fantasmes de leur partenaire stimule leur propre excitation.

La vierge et la putain, un mythe fondateur de la libido

La littérature, la peinture et le septième art regorgent du fantasme de la femme pure, virginale et maternelle (qui enfanterait presque sans faire l'amour) devant laquelle l'homme est en adoration. À l'opposé, on trouve le fantasme de la putain, femme objet ou que l'on achète, soumise au désir de l'homme.

Entre les deux pôles du balancier érotique, la femme qu'il désire sans la toucher, celle qu'il touche sans l'aimer, l'homme hésite.

La « maman virginale » peut attirer, car l'homme reste l'enfant qu'il a été, mais cette rêverie est incompatible avec la sexualité. Les hommes qui ont ce fantasme fortement inscrit dans leur psyché ont des difficultés à toucher leur propre femme ou leur compagne quand celle-ci devient mère. Elle frôle alors la sainteté, ce qui, du coup, refroidit leur ardeur sexuelle. Mais comme rien n'est jamais simple, l'homme sera précisément attiré par cette femme, en tant qu'objet de désir, car ce qui est interdit attire psychiquement, donne envie de transgresser, mais sans passage à l'acte. Cela devient une souffrance cornélienne.

(La transposition inverse est possible avec la femme, à partir du moment où son mari ou partenaire devient père, il devient comme son père, donc intouchable et non érotisable, elle fantasmera sur des acteurs de cinéma, des *bad boys*, etc.)

Dans un article de 1912 sur « Le plus général des rabaissements de la vie amoureuse », Freud écrivait : « Le courant tendre et le courant sensuel n'ont fusionné comme il convient que chez un très petit nombre des êtres civilisés ; presque toujours l'homme se sent limité dans son activité sexuelle par le respect pour la femme et ne développe sa pleine puissance que lorsqu'il est en présence d'un objet rabaissé. » Freud ajoute qu'interviennent chez l'homme des composantes perverses qu'il ne s'autorise pas à satisfaire avec une femme qu'il respecte ou une épouse pudique sous peine de la souiller. Selon le psychanalyste, deux facteurs agiraient dans la véritable impuissance psychique : la « fixation incestueuse intensive de l'enfance » et la « frustration réelle de l'adolescence ». L'homme heureux est celui qui parvient à surmonter le respect pour la femme et qui s'est familiarisé avec la notion d'inceste.

La putain (ou la salope) est la femme à qui on ne s'attache pas, mais qui attire sexuellement, ou au moins fantasmatiquement. Cette femme affirme ses désirs, elle peut *a priori* être très excitante pour son partenaire. Sauf que dans la réalité, celui-ci peut prendre peur et se demander s'il va être à la hauteur. Pour certains hommes toutefois, si la femme est très belle, elle peut devenir une « vitrine » de leur succès. Ils l'épouseront et avec elle s'exprimeront les fantasmes de performance sexuelle et de réussite sociale.

Sur le plan historique, on peut trouver dans la doctrine même de l'Église des fondements à cette dualité de l'amour virginal dans le mariage ou le couple (forcément fait de modération et de retenue, se donnant pour visée la naissance des enfants), et l'amour extraconjugal pour la passion, la recherche effrénée du plaisir sans but procréatif. « Une telle doctrine aboutit à considérer tout péché à l'intérieur du mariage ("souiller l'honnêteté du lit nuptial") comme plus grave qu'en dehors de celui-ci », rapporte l'historien François Lebrun, à propos des amours paysannes du XVIe au XVIIIe siècle (« L'amour et la sexualité », *Les Collections de* L'Histoire, hors-série n° 5).

Des fantasmes de soumission pour les femmes

Dans *King Kong théorie*, la romancière Virginie Despentes l'affirme haut et fort, les fantasmes de domination et de viol sont présents dans le cortex des femmes. Ce ne sont pas les nombreuses études scientifiques françaises, canadiennes ou américaines qui viendront la contredire, ces dernières indiquent que l'imaginaire érotique féminin est plus sentimental (lieux romantiques et chargés d'émotions), mais aussi davantage tourné vers l'accueil et la soumission (fantasmes d'être remplies, attachées, fouettées, battues, possédées). Cela tient sans doute à la plus grande difficulté des femmes à s'abandonner et à se lâcher, mais aussi à prendre du plaisir sans honte. Si on les malmène fantasmatiquement, au moins on les libère de leur culpabilité puisqu'elles sont possédées par les hommes, donc contraintes, donc... innocentes.

Les études révèlent encore que les femmes rêvent d'exhibitionnisme, de dévoilement et d'impudeur. Si dans la vraie vie, elles assument difficilement l'exhibition de leur corps et l'imperfection de celui-ci, dans leurs fantasmes, le regard social ou le leur, plus fort encore, disparaît et cesse de les juger ou de les sanctionner.

Enfin, l'imaginaire féminin est riche de fantasmes homosexuels, moins pénétrants et plus caressants.

C'est dit, c'est écrit

Parlant du fantasme de viol fréquemment rencontré chez la femme, Élisa Brune, auteure de nombreux essais sur le sexe, explique dans *Labo sexo* (éditions Odile Jacob, 2016) : « Il est bon de rappeler qu'un fantasme n'est pas un désir de réaliser la chose fantasmée. Ici, c'est presque le contraire, puisque dans le désir de viol, ou de violence, c'est la femme qui est aux commandes, qui règle le scénario au petit poil, chaque mot, chaque geste étant dosé selon son bon plaisir. C'est donc le contraire exact d'un viol. »

Anecdote

Souvenez-vous de la chanson d'Alain Bashung « Madame rêve ». Que chante-t-il ? « Madame rêve d'artifices/De formes oblongues/Et de totems qui la punissent/Rêve d'archipels/De vagues perpétuelles/Sismiques et sensuelles./D'un amour qui la flingue/D'une fusée qui l'épingle [...]/Madame rêve d'apesanteur/Des heures des heures/De voltige à plusieurs. » Assez bien vu, non ?

Le syndrome de la « femme objet »

Contrairement à la « salope », la « femme objet » rassure certains hommes, c'est un fantasme qui leur permet de se concentrer sur des morceaux de femme, uniquement les plus excitants pour eux, des bouts de seins, des jambes, des pieds, des fesses, une vulve... Cette parcellisation a un pouvoir excitateur très important, toute la difficulté de ce type de relation, c'est que le désir cesse rapidement ; si la femme n'accepte pas cette position, même éphémère, alors le jeu sexuel cesse et ne parlons même pas d'une relation durable.

Pour que le fantasme fonctionne dans le couple, il faut être deux à partager ce type de représentation. Pas facile, mais pas impossible non plus.

Avouer ses fantasmes, quel risque ?

Il y a des fantasmes que l'on peut partager à deux, ils stimulent sur le moment, et mieux encore, ils permettent au couple d'assouvir ses pulsions donc d'éviter de les mettre en acte. Ils le libèrent ainsi de la peur de la transgression et de ses conséquences à venir. D'autres fantasmes en revanche sont à conserver pour soi. À chacun de savoir ce qu'il peut révéler ou pas dans le feu de l'action. Mieux vaut y aller à petits pas gradués et voir comment l'autre réagit, se détend, s'excite ou se rétracte subitement. Autrement dit, ne jamais dégoupiller sa grenade sans avoir auparavant un peu tâté le terrain. L'erreur serait de croire que parce qu'on est amoureux ou fusionnel, on doit forcément tout se dire. C'est l'inverse en amour, chacun a droit à son jardin secret.

Une sexoanalyse, quèsaco ?

Certains symptômes dans le couple (chute du désir, douleur, perte d'érection, etc.) peuvent traduire un conflit entre les imaginaires sexuels de l'homme et de la femme. Une sexoanalyse peut en ce cas être envisagée, c'est une thérapie qui utilise l'imaginaire érotique, notamment le fantasme, comme moyen de décoder le trouble sexuel, d'en faire prendre conscience au patient pour ensuite l'amener à un changement dans ses pensées puis dans la réalité. Pour trouver un thérapeute, s'adresser à l'Institut international de sexoanalyse, www.sexoanalyse.com

Du fantasme au passage à l'acte

A priori, vouloir multiplier les expériences nouvelles pour donner un peu de piment à sa sexualité est normal et répandu, particulièrement chez les hommes. L'idée sous-jacente est de retrouver l'émotion de la « première fois », celle qui va alimenter son cinéma personnel et permettre de fonctionner à plein régime, se sentir encore vivant, en possession de tous ses moyens. Rien à y redire tant que chaque partenaire est respecté, qu'il est complice, consentant et y trouve aussi son plaisir.

Il existe toute une graduation du fantasme à la mise en acte. Le premier degré de l'excitation, c'est l'imaginaire de la personne ou du couple. Par exemple, si l'on veut explorer tous les degrés de l'échangisme, l'homme imagine sa partenaire prise par un autre homme (ou une femme) et elle l'imagine aussi. Mais ce film, répété à l'envi, finit par être moins excitant pour le couple, qui va ajouter des ingrédients pour alimenter sa fantasmagorie ; le couple va se mettre à voir des films porno mettant en acte ce fantasme d'échangisme voire d'orgie, ça le stimule et excite son imaginaire, à ce stade on est encore loin du passage à l'acte ; degré suivant, le couple va éventuellement inviter un spectateur *via* la webcam, qui l'ancre dans une certaine réalité… le stade d'après sera d'aller ensemble dans un club libertin ou échangiste ou bien de faire l'amour à trois chez soi. Cette mise en acte sera vécue positivement si les deux partenaires sont sur la même longueur d'onde et adhèrent au même fantasme, mais il arrive parfois que l'aventure n'apporte pas le résultat escompté et que le fruit soit plus amer. Dans le fantasme partagé à deux, tout est parfait et coule de source comme dans un rêve, dans la réalité, des grains de sable peuvent surgir à retardement que l'on n'avait pas imaginés, avec une perte de confiance en soi et une culpabilité dévorante.

Essayez ça !

Votre partenaire insiste pour une expérience libertine, mais vous vous demandez s'il faut l'accepter ou pas. Que faire ?

Soit l'idée même du passage à l'acte vous paraît insupportable, en ce cas, refusez. Ne cédez pas, rien ne vous oblige. Pas même la crainte de perdre votre partenaire ou votre conjoint. S'il n'est pas capable de comprendre que cette expérience vous paraît insurmontable ou s'oppose à vos valeurs profondes, tirez-en les conclusions. Si vous n'en avez pas envie, la corde cassera et le lien sera rompu à plus ou moins longue échéance, alors ne vous infligez pas ce que vous refusez au fond de vous. Certaines expériences mal vécues peuvent entraîner à terme un dégoût de soi ou de l'autre, voire être le préambule à la rupture conjugale.

Le psychiatre et sexologue Philippe Brenot recommande tout autant la vigilance contre certains comportements que l'on continue à faire prendre pour une simple mode. Il l'écrit dans son ouvrage *Le Sexe et l'Amour* (éditions Odile Jacob, 2010) : « Les personnalités fragiles seront les premières à en faire les frais, car on ne vit pas facilement les pulsions contre soi-même. Une seule règle en amour : n'acceptez de vivre que ce qui vous convient, en respectant tout autant le désir du partenaire. La mode SM (sadomasochiste) ne peut évidemment pas convenir à tous ; ni le bondage qui consiste à ligoter le partenaire en lui infligeant des postures destinées à créer l'excitation ; ni le "mélangisme" sous prétexte que cela se passe en présence du conjoint ; encore moins le "gang bang" associant une femme et au moins cinq partenaires masculins. »

Selon le psychiatre, le masochisme peut entraîner chez la ou le partenaire de profondes souffrances voire des traumatismes, qu'il ait accepté cette pratique sous la contrainte ou qu'il l'ait acceptée en ayant cru la vivre volontairement, par une sorte d'assujettissement invisible qui a consisté à lui faire croire qu'il le désirait lui aussi. À méditer sans se raconter d'histoires. On en revient toujours à la question du consentement véritablement assumé ou pas (voir aussi la partie des X, chapitre 22, « Dix idées à oublier sur le sexe », p. 385).

Nous insistons ici, la mise en acte doit passer érotiquement et psychiquement, il faut que le jeu soit susceptible d'entraîner de l'excitation pour tous les deux. Si tel est le cas, allez-y graduellement, repérez jusqu'où vous êtes allé(e) avant d'envisager l'étape suivante. Trouvez le dénominateur commun à l'excitation des deux partenaires du couple pour le retravailler. Repensez à ce qui vous excite ensemble et lancez-vous.

Certains couples préfèrent dissocier. Autrement dit, laisser l'autre vivre son libertinage sans s'y associer. L'un des deux, parfois l'homme, parfois la femme, ira dans une boîte libertine, échangiste, SM, sans son conjoint, mais ce dernier, le sachant, nourrira ses propres fantasmes de ce qu'il imagine, sans y participer concrètement. Il arrive bien sûr que l'on garde pour soi son jardin secret, on va dissocier pour de vrai et ne rien dire à son compagnon ou sa compagne, à chacun d'évaluer ce que l'autre est capable d'accepter ou d'entendre dans ce domaine.

Libertinage et compagnie

Les libertins se revendiquent un peu comme des anarchistes du sexe, ils aspirent à une liberté sexuelle où rien ne serait obligatoire et où tout serait possible. Le sexe, le bénéfice du sexe et le jackpot à la banque en somme !

Le libertinage est une mise en acte et un jeu, la particularité de ce dernier, c'est qu'à force d'être répété, il est vite usé, voilà pourquoi les joueurs y ajoutent sans cesse des ingrédients nouveaux ou font appel à un maître du jeu, renouvelé lui aussi, une sorte de metteur en scène qui distribuera les rôles et réveillera l'excitation.

La Toile et les réseaux sur Internet sont devenus le paradis des libertins, des fétichistes, des échangistes, des triolistes, des BDSM (sigle qui signifie « Bondage, Discipline, Domination Soumission, Sadisme et Masochisme ») avec des plateformes spécialisées où l'on peut assouvir ses désirs les plus fous en tapant des mots-clés, des plus classiques (« échangisme », « SM », etc.) aux plus insolites (« chatouilles » ou *tickling* en anglais, *tight asses* [« culs fermes »], « talons », etc.).

Un site pour libertins

Pour découvrir l'ensemble des pratiques, on peut s'aventurer sur le pionnier des sites libertins, Wyylde.com. On y trouve une femme pour dix hommes et de plus en plus de jeunes.

Un sondage réalisé en 2014 pour le site libertin Wyylde.com indique que 5 % des sondés ont pratiqué l'échangisme (soit deux fois plus qu'en 1992) ; 8 % ont pris part à des orgies (contre 6 % il y a vingt ans).

BDSM, 50 nuances de tortures consenties

Depuis 2013, le BDSM n'est plus inscrit comme pathologie dans le *Manuel diagnostique des troubles mentaux* (*DSM*), bible de la psychiatrie qui fait référence au niveau mondial (voir aussi la partie des X, p. 383). La publication un an plus tôt de *Cinquante nuances de Grey*, de la romancière E. L. James, n'y est peut-être pas étrangère. Le roman érotique met en scène des pratiques sexuelles appartenant explicitement à l'univers BDSM (servitude, soumission, sadisme ou masochisme). Le premier opus sera suivi de *Cinquante nuances plus sombres* et *Cinquante nuances plus claires*. La trilogie fameuse sera vendue à plus de 125 millions d'exemplaires dans le monde.

Dans les années 1980, l'Américain David Stein a théorisé les principes du BDSM pour éviter les comportements abusifs ou dangereux. Les trois mots-clés qui prévalent sont *safe, sane and consensual.*

Attention !

Le mouvement #MeToo n'a pas épargné les milieux SM. Les plaintes à la police ne sont pas rares de femmes soumises violées, fouettées, mises à disposition de plusieurs personnes, pénétrées par le poing dans le vagin ou suspendues avec des cordes malgré leurs cris ou leur refus. Les limites avaient été posées mais pas respectées.

Du marquis de Sade à Sacher Masoch

Le marquis de Sade a érigé la débauche en philosophie de vie. Ce libertin qui a vécu au XVIIIe siècle a été emprisonné 27 ans pour ses mœurs et ses pratiques dissolues. Ici, pas question de petites fantaisies, menottes de pacotille ou masque de velours, mais de vraies perversions criminelles !

Ce père de famille commence sa carrière pénale en 1763 après avoir fouetté une ouvrière. En 1768, il retourne en prison pour avoir infligé à une veuve séquestration, violences diverses et flagellations. En 1772, il est condamné pour une orgie avec des prostituées qu'il torture et rend malades avec des pastilles aphrodisiaques à base de mouches cantharides, on lui reproche aussi des actes de sodomie homosexuelle (crime encore puni de mort à l'époque). Jusqu'en 1775, il parvient à échapper à la justice et coule des jours plus ou moins heureux en Italie puis à La Coste avec sa femme, qui participe à ses orgies.

Il sera embastillé jusqu'en 1790, c'est là que débute sa carrière d'écrivain, il rédige *Justine* (1791), *Les Cent Vingt Journées de Sodome* (1793), *La Philosophie dans le boudoir* (1795) et *Crimes de l'amour* (1800), pour les principales de ses œuvres.

« Toutes ont en commun de présenter une succession ininterrompue de scènes de débauche et de torture, écrit Francis Caballero dans *Droit du sexe* (éditions LGDJ, 2010) : masturbations, fellations et pénétrations collectives, dépucelage de vierges, sodomisations de jeunes enfants, scatologie, zoophilie, flagellations et sévices divers, lacérations et éventrations, sans oublier l'introduction d'hosties dans les parties génitales, l'éjaculation et la défécation dans des calices ou l'utilisation de crucifix comme godemichés. Le pire toutefois est la barbarie des supplices imaginés et subis par ses personnages qui le font considérer comme un fou dangereux. »

Sade sera finalement interné en 1801 dans un hôpital psychiatrique pour « démence libertine ». Son œuvre sera publiée et circulera sous le manteau malgré la censure. L'écrivain passera à la postérité quand, en 1886, le psychiatre Richard von Krafft-Ebing

»

»

Du marquis de Sade à Sacher Masoch *(suite)*

inventera le mot de « sadisme », une perversion qui consiste à jouir de la souffrance de l'autre.

Mais le mystère du « Divin Marquis » demeure. Son œuvre est-elle celle d'un chroniqueur dénonçant les mœurs horribles de son temps ? celle d'un écrivain qui en sublime les travers ? ou bien celle d'un clinicien qui met en scène ses propres névroses dans des autofictions ?

Voici sa propre confession : « Oui, je suis un libertin, je l'avoue, j'ai conçu tout ce qu'on peut concevoir dans ce genre-là ; mais je n'ai sûrement pas fait tout ce que j'ai conçu et ne le ferai sûrement jamais. Je suis un libertin, mais je ne suis pas un criminel, ni un meurtrier. » Sade précise maintes fois qu'il se serait inspiré dans ses romans d'atrocités commises par ses contemporains.

Dans le Paris de l'époque, l'historien et spécialiste du XVIIIe siècle Guy Chaussinand-Nogaret rapporte qu'on dénombrait 30 000 prostituées dans les bordels et que chez la maquerelle Gourdan on pouvait se livrer à toutes les excentricités : « Dans un des salons, se trouve une merveille, le fin du fin en matière d'érotisme à la mode : un fauteuil à bascule, où dès qu'elle est assise, la patiente est renversée, jambes écartées, pieds et poings liés, et violée sans résistance. Le duc de Fronsac, inventeur ingénieux de cet appareil à supplice, peut ainsi venir au bout des plus récalcitrantes. On trouve aussi dans cette aimable maison, des pastilles dites "à la Richelieu", dragées de cantharide, et bien entendu des verges pour la flagellation. » Sade aurait donc mis en mots l'air du temps.

Krafft-Ebing inventera aussi le terme de « masochisme », contrepoint du premier, qui décrira le bonheur d'être battu, humilié, attaché, fouetté, souillé...

Sacher Masoch était un écrivain autrichien qui a vécu au XIXe siècle. En 1869, pour sanctuariser son plaisir, il signera un contrat avec une dominatrice indiquant explicitement qu'il « accepte d'être l'esclave de madame V. et d'obéir inconditionnellement à tous ses désirs et ordres ». À la suite de cette expérience qui a duré six mois, il écrira un roman, *La Vénus à la fourrure*, publié en 1870 et porté au cinéma en 2013 par Roman Polanski.

« C'est que la nature de la femme et le rôle que l'homme lui donne actuellement font d'elle son ennemie : elle ne peut être que son esclave ou son tyran, mais jamais sa compagne, écrira Sacher Masoch dans *La Vénus*. C'est seulement lorsqu'elle lui sera égale en droits, quand elle le vaudra par l'éducation et le travail, qu'elle pourra le devenir. Être le marteau ou l'enclume, nous n'avons pas d'autre choix aujourd'hui. »

Échangisme

Les clubs échangistes se sont banalisés en France, il en existe plusieurs dans toutes les grandes et moyenne villes, les établissements hétéros ont suivi les clubs gays.

Les adeptes de ces lieux ont des profils variés qui vont des amateurs matures aux jeunes couples, davantage dans la curiosité, le jeu et la séduction. Les hommes échangistes savent qu'en fréquentant ce type de lieu ils n'auront aucune difficulté à trouver une partenaire qui cherche le sexe et qui aime ça. Par les temps qui courent de l'après-#MeToo, cette assurance d'être sur la même longueur d'onde est rassurante, au moins on sait qu'on ne se fera pas évincer ni même traiter de harceleur à la moindre proposition. Le sexe échangiste se pratique à plusieurs, il réconforte l'ego et fait se sentir viril pour un homme ou désirable pour une femme. L'échangisme est un moyen aussi de tester la bisexualité.

Déviations sexuelles, perversions et paraphilies

Autrefois, on parlait de « perversions sexuelles », notion utilisée dans le fameux ouvrage de Richard von Krafft-Ebing *Psychopathia sexualis*, publié en 1886, et destiné aux magistrats et aux médecins. Le psychiatre autrichien va y populariser pour la première fois les notions de sadisme et de masochisme, tout comme celle de bisexualité.

Comme l'écrit Francis Caballero dans son *Droit du sexe* (éditions LGDJ, 2010), Krafft-Ebing va classer les perversions sexuelles en trois catégories, en fonction de leur objet (homosexualité, pédophilie, zoophilie), de leur but (sadisme, voyeurisme, exhibitionnisme) ou de leur changement de zone érogène (fétichisme, frotteurisme). Cette classification sera ensuite reprise par le père de la psychanalyse, Sigmund Freud, puis dans la nomenclature des troubles mentaux de l'Organisation mondiale de la santé (OMS).

Polémique

Comme la dénomination de « perversion sexuelle » sous-entendait un jugement moral, les psychiatres ont préféré ensuite parler de « déviations sexuelles », expression moins moralisatrice, qui signifie simplement un écart à la norme. Mais c'était encore trop stigmatisant, les médecins emploient désormais le terme de « paraphilies » avec la racine « para », qui signifie « à côté », et *philos*, « amour ». Plus de jugement, pas de morale, pas d'écart, une paraphilie signifie simplement avoir une sexualité différente de ce qui est considéré comme la norme. On baigne dans le politiquement correct.

À retenir

Les paraphilies rassemblent toutes les sexualités dites « déviantes » qui présentent un *caractère répétitif et existant depuis au moins six mois.*

Pour qu'une paraphilie soit reconnue comme telle par le *DSM*, il faut que la fantaisie imaginative (le fantasme), l'impulsion ou le comportement soit à l'origine d'une souffrance cliniquement significative ou de perturbations sociales, professionnelles, conjugales, etc.

La société ayant évolué et les pratiques s'étant multipliées, certaines déviations sexuelles ont disparu des manuels de psychiatrie, comme l'homosexualité, considérée comme une maladie mentale jusqu'en décembre 1973, ou, dans une certaine mesure, le sadomasochisme en 2013, qui n'est plus une pathologie psychiatrique en tant que telle, mais peut le devenir sous forme de « trouble » si l'individu souffre lui-même d'avoir de telles préférences sexuelles. Oui, tout est dans la nuance ! Pour le dire autrement, si vous consultez aujourd'hui le *DSM 5* (*Diagnostic and Statistical Manual of Mental Disorders* [*DSM 5* pour la cinquième édition]), vous ne risquez plus de trouver le masochisme sexuel ou d'autres maladies assenées comme telles. En revanche, vous tomberez sur une liste de « troubles paraphiliques » : trouble masochiste sexuel, trouble fétichiste, etc., affectant forcément une personne qui en « éprouve de la détresse personnelle ».

C'est dit, c'est écrit

Comme le résume très bien la sociologue canadienne Caroline Déry, qui en a fait l'objet de son mémoire (*Étude de la normativité sexuelle contemporaine. Le cas d'une communauté de pratiques BDSM*) : « Il ne s'agit plus de caractériser de manière absolue certaines pratiques d'immorales, de contre-nature ou de perverses de manière extérieure à l'individu, mais bien de se pencher sur la manière dont l'individu lui-même s'accommode ou non de ses différences. La question est maintenant de savoir si ces pratiques ou désirs différents sont à l'origine d'un stigmate qui entraînerait une souffrance. Désormais, la cible de la norme ne prend plus pour objet les pratiques existantes en les interdisant ou les autorisant, mais porte plutôt sur leurs modalités d'application. Dans la sphère sexuelle, on a laissé de côté les injonctions binaires "tu dois"/"tu ne dois pas", pour se rabattre sur le "comment". Au lieu de tenter de dissuader les gens d'adopter certaines pratiques plus à risque, on diffuse plutôt de l'information sur la manière de les rendre plus sécuritaires. »

À retenir

Nous sommes tous un peu exhibitionnistes, voyeurs, sadiques ou masochistes... Nous pouvons tous tenter certaines expériences occasionnellement. Ce qui fait la différence entre une « expérience » non déviante d'un jour et une déviation inscrite dans sa tête, c'est la durée (au moins six mois) et l'impossibilité de jouir autrement qu'en mettant en acte son fantasme. Prenons l'exemple de la somnophilie ou « syndrome de La Belle au bois dormant ». Le partenaire ressent une très forte excitation à l'idée de faire l'amour à une personne endormie ou qui a besoin d'être endormie quand il lui fait l'amour. Le rapport devient une déviation si celui-ci ne peut se dérouler que dans ce scénario précis, et non une fois par hasard.

Vous voulez peut-être savoir ce qui passe par la tête des somnophiles ? On peut répondre au minimum que ces individus ne s'autorisent pas consciemment à faire l'amour (à cause de leur éducation, de leurs tabous, de leurs croyances...), mais bien sûr chacun a son histoire particulière et seule une analyse permettrait de connaître les ressorts les plus intimes de cette pratique.

Toute déviation sous-entend que le déviant utilise son partenaire sexuel comme un objet et non comme une personne. Le partenaire peut alors souffrir de ne pas compter.

Licite ou illicite ?

Certains comportements sont punissables par la loi, d'autres pas, le principe étant celui de la liberté sexuelle entre adultes consentants, quelle que soit la pratique en cause. « Par voie de conséquence, tout ce qui n'est pas interdit est permis, y compris les perversions les plus dégoûtantes (scatologie, coprophilie, urophilie, zoophilie…), les plus douloureuses (sadomasochisme, bondage, *fist fucking*…) ou les plus obscènes (pornographie, sexe sur Internet…) », résume Francis Caballero.

L'échangisme fait partie des droits de l'homme et de la liberté sexuelle, on peut partouzer et organiser des orgies entre adultes consentants sans que la loi s'en mêle.

La logique reine dans une société démocratique reste le mot d'ordre de 68, « jouir sans entraves ». L'auteur rappelle toutefois que *cette liberté a des limites, celle de ne pas nuire aux autres ni à la société*. Ainsi, l'exhibitionnisme est condamnable (en vue de protéger l'ordre public) et bien sûr la pédophilie (en vue de protéger les mineurs). Ici, on sort du sexe licite pour passer au sexe illicite (voir aussi la partie des X, chapitre 23, « Le droit du sexe en dix questions »).

Comment devient-on déviant ?

Souvent, le germe de ce qui deviendra une véritable déviance s'inscrit dans l'enfance. Antoine, masochiste, vu en consultation, raconte qu'il a reçu une fessée de sa mère à l'âge de 6 ans, et que son sexe frottait contre les cuisses maternelles, ce qui a provoqué chez lui une excitation, qu'il n'a eu de cesse de vouloir reproduire ensuite, lorsqu'il a découvert la sexualité à l'adolescence ; Sophia, exhibitionniste, se souvient qu'à l'âge de 7 ans, un jour, elle avait oublié d'enfiler sa culotte, un coup de vent a soulevé sa jupe et provoqué chez elle une stimulation délicieuse et inoubliable inscrite pour toujours dans son modèle de plaisir…

Ce modèle érotique ressenti très jeune en général restera fixé dans la mémoire. À l'adolescence ou à l'âge adulte, quand le cerveau s'érotisera et que la personne vivra ses premières expériences sexuelles, elle cherchera à retrouver les sensations et les émotions engrangées dans son souvenir.

La « pygophilie », vous connaissez ?

Les adeptes de cette manie s'enflamment pour les fesses les plus rebondies, signalant pour ainsi dire une « féminité augmentée », et rassurante puisque bien inscrite dans les stéréotypes du genre. L'amateur fasciné admire les fesses, les caresse, les lèche.

Freud l'observait déjà, les enfants sont des pervers polymorphes, curieux de tout, mettant leurs doigts partout et naturellement dans les orifices naturels, s'amusant de leurs excréments, regardant par le trou de la serrure. Les déviants seraient ainsi restés fixés sur un stade infantile. Comme nous l'expliquions déjà dans la trilogie *Sexe et sentiments* (éditions Albin Michel, 2009 et 2011), « quelle que soit la variation sexuelle, on retrouve l'angoisse de castration (peur d'être dépossédé de son pouvoir et de sa toute-puissance sexuelle). Le voyeur évite l'épreuve de l'acte sexuel : comme il ne met pas son organe en jeu, il ne risque pas de le perdre ; l'exhibitionniste montre son sexe, et si les autres réagissent, c'est bien qu'il existe ; le fétichiste se réfugie derrière l'objet et déplace métaphoriquement le sexe sur un objet extérieur à lui-même, etc. ».

Inventaire à la Prévert de pratiques sexuelles particulières

L'éromastie : excitation sexuelle provoquée par la caresse des seins.

L'exhibitionnisme : fait d'obtenir une excitation en exhibant ses organes génitaux (surtout en public ou sur la Toile) ou en faisant l'amour dans les lieux publics. La pratique des *dickpics* devient une paraphilie si elle est systématique, et si l'envoi de photos de pénis *via* le Smartphone se fait à une personne non consentante.

Le fétichisme : nécessité d'utiliser des objets non sexuels (talons aiguilles, latex, menottes, etc.) ou les parties du corps d'une personne (partialisme) pour obtenir une excitation sexuelle (seins, fesses, pieds, bouche...).

Le frotteurisme : excitation sexuelle obtenue grâce au frottement contre une personne à son insu (par exemple, dans le bus ou le métro, le frotteur va toucher les seins, les cuisses, ou le sexe de sa cible de manière insidieuse et apparemment fortuite).

La lanéphilie : faire jouer à son partenaire le rôle d'un bébé que l'on emmaillote, que l'on saupoudre de talc, etc.

La knismolagnie : excitation provoquée par la pratique des chatouilles, seules ou accompagnant un rapport sexuel.

La nécrophilie : prendre du plaisir à faire l'amour avec un mort.

La pédophilie : attirance sexuelle pour les enfants, souvent avant la puberté ou autour.

»

Le picazisme : plaisir intense fondé sur le reniflage des sécrétions du partenaire et le fait de les goûter.

La podophilie (à ne pas confondre avec la pédophilie) : fétichisme des pieds.

Le masochisme : plaisir sexuel que l'on obtient en subissant de la douleur (pincements, ligotements, suspension) ou des humiliations.

Le sadisme sexuel : plaisir que l'on obtient en infligeant de la douleur ou des humiliations.

La scatologie téléphonique : appeler au hasard un individu et proférer des obscénités ou des insultes comme dans la scène culte du film *Le Père Noël est une ordure*, ce qui provoque chez la victime le dégoût ou l'effroi, mais suscite chez soi le plaisir.

Le *shibari* : l'art japonais d'attacher son partenaire soumis avec des cordes, cette pratique étant issue du bondage.

L'urophilie : excitation sexuelle attachée à l'urine, sa vue, son contact, son odeur, voire son absorption. L'ondinisme en est une variante, cette déviation nécessite de se faire uriner sur le corps pour être excité. On parle de *golden shower* (ou « douche dorée ») ; dans l'univers du porno, de *water sports* (« jeux d'eau »). Tapez *golden shower* sur votre moteur de recherche, vous serez surpris de voir que ses adeptes sont loin d'être peu nombreux.

Le voyeurisme : plaisir sexuel que l'on obtient en observant à leur insu des individus, notamment au cours de relations sexuelles.

Le transvestisme fétichiste : attraction sexuelle pour des vêtements du sexe opposé.

La zoophilie : jouissance au cours de rapports sexuels avec un animal (chien, cheval, âne, etc.).

Certaines paraphilies provoquent une souffrance importante chez celui qui en est affecté et peuvent être soulagées à l'aide d'une psychothérapie voire de traitements médicamenteux comme les antidépresseurs ou les antihormones mâles (tel Androcur).

Chapitre 7

Masturbation et sextoys

DANS CE CHAPITRE

Petits éclaircissements sur la chose

La masturbation, appelée aussi « onanisme », « autoérotisme », « autostimulation » ou bien « branlette » de manière familière, aurait deux origines étymologiques : la plus fréquemment retrouvée vient du latin *manus*, « main », et de *stuprare*, « polluer » ou « souiller » ; la seconde de *mas*, le membre viril, et *turbatio*, « excitation ».

Inutile de vous faire un dessin, cette pratique consiste à se caresser les parties intimes pour déclencher un orgasme. On peut s'y prendre avec ses doigts, des sextoys, des peluches, des étoffes, ou bien d'autres objets si l'on en croit les récits des urgentistes parfois confrontés à des situations peu banales.

Le réalisateur Woody Allen a défini cette habitude de manière fameuse : « Ne dites pas de mal de la masturbation, après tout, c'est faire l'amour avec quelqu'un qu'on aime bien. »

Un peu d'histoire

« Onanisme » vient d'Onan, un personnage de la Bible qui répandait sa semence à l'extérieur du vagin de Tamar, la femme de son frère défunt, plutôt que d'assurer la descendance de ce dernier en honorant son épouse comme l'exigeait la tradition de l'époque. C'est donc un *coitus interruptus* à proprement parler, mais on a très vite assimilé cette manie à la masturbation. Dieu fit mourir Onan, car il avait désobéi à la loi divine.

De là vient la première condamnation religieuse, reprise et amplifiée ensuite par toutes les religions hormis le bouddhisme. Il ne pouvait y avoir de dissociation entre procréation et jouissance. Il est écrit dans la Genèse (9, 7) « Soyez féconds et prolifiques, pullulez sur terre, multipliez-vous sur elle [...] ne répandez pas la semence ». Pour les chrétiens il s'agit bien de procréer et non de disperser, le plaisir seul devient péché mortel qui « pollue l'âme et le cœur », et gaspiller ainsi sa précieuse semence représente une offense « contre-nature ». Comme le soulignent les Drs Marc Bonnard et Michel Schouman dans leur ouvrage *Histoires du pénis* (Éditions du Rocher, 2000) : « Dans le *Dictionnaire de théologie catholique*, la pollution (c'est-à-dire la masturbation) et l'onanisme (c'est-à-dire le *coitus interruptus*) sont classés avec la sodomie et la bestialité parmi les péchés de luxure. Rappelons que le péché de luxure est l'un des sept péchés capitaux avec l'avarice, la colère, l'envie, la gourmandise, l'orgueil et la paresse. »

Anecdote

À la fin du XIIe siècle, plutôt que la masturbation, l'Église va préférer organiser une prostitution publique dans les villes – avec quelques règles néanmoins, pas de religieuses prostituées, pas d'enfants, des prostituées venant de territoires différents pour éviter le risque d'inceste. Les raisons étaient louables : soustraire les jeunes aux plaisirs solitaires et les préparer au mariage et à la « normalité », selon l'historien Jacques Rossiaud.

Jusqu'au XVIIIe siècle, la masturbation restera la grande affaire des théologiens. Puis les médecins s'en empareront, non pour calmer le jeu, mais pour le brouiller davantage et produire des arguments pseudoscientifiques au service de la morale de l'époque. Le Dr Tissot, fameux pour son ouvrage intitulé *L'Onanisme ; ou dissertation physique sur les maladies produites par la masturbation*, va ensemencer l'Europe entière avec ses idées, reprises dans bien des traités médicaux jusqu'au XIXe siècle. C'est ce livre, estiment les Drs Marc Bonnard et Michel Schouman, qui est à l'origine de toutes les idées les plus insensées sur la masturbation : « Ce livre symbole a eu un impact considérable. [...] Selon Tissot la masturbation était à l'origine de troubles graves organiques et psychiques classés en six rubriques. » S'ensuit une liste effarante de problèmes qui vont de l'affaiblissement des capacités intellectuelles, de la vue et de l'ouïe (oui la masturbation qui rend sourd, ça vient du Dr Tissot !), à une perte des forces, un arrêt de la croissance, des douleurs, des pustules, des pertes de l'érection, des tumeurs de la verge, des constipations, des hémorroïdes. Le problème, c'est que bon nombre de successeurs et collègues du Dr Tissot vont diffuser ses idées, chacun y allant ensuite de sa petite recette pour faire cesser l'atroce manie, allant de la plus anodine (port de moufles nocturne) à des vêtements de contention empêchant d'atteindre les zones sexuelles, appareils bloquant l'érection, ceintures de chasteté, circoncision, excision...

Dans ce contexte, les publications du Dr Kinsey (1894-1956), professeur d'entomologie et de zoologie, vont enflammer la communauté scientifique et le grand public. Deux études, devenues d'incroyables succès de librairie (200 000 exemplaires en quelques mois pour la première), décrivent le comportement sexuel masculin et féminin : *Sexual Behavior in the Human Male* (1948), ouvrage plus connu sous le nom de *Rapport Kinsey*, et *Sexual Behavior in the Human Female* (1953). À une époque où l'on pensait encore que la masturbation rendait fou, ces travaux vont révéler que cette dernière est normale, courante et naturelle. (Soit dit entre parenthèses, ces mêmes publications démontreront la banalité des rapports sexuels avant le mariage, la fréquence de l'infidélité conjugale, et voire des expériences homosexuelles.)

Dans les années 1970, William Masters et Virginia Johnson, immenses pionniers de la sexologie humaine, montreront l'importance de la masturbation dans la construction et la structuration de la sexualité. Ils le confirmeront avec leurs travaux, le répèteront encore, c'est un acte licite, normal, pédagogique, structurant, efficace, stimulant, tranquillisant, une pratique intime qui aide à une sexualité épanouie. Ils révéleront dans la foulée une réalité méconnue, et d'une importance capitale, les femmes qui ne la pratiquent pas du tout sont plus nombreuses à souffrir de troubles sexuels. Et puis, en 1976, dans le fameux *Rapport Hite*, qui jouit d'un succès mondial, la sexologue américaine Shere Hite prouvera à son tour que la masturbation chez la femme est l'activité qui lui permet d'atteindre l'orgasme le plus vite et le plus efficacement (95 % d'orgasmes obtenus en un temps record de quatre minutes).

Un peu plus tard, au temps du sida, l'administratrice de la Santé publique des États-Unis, l'équivalent d'une ministre de la Santé chez nous, Jocelyn Elders, recommandera cette pratique, sommet du *safe sex*. Le prestigieux journal médical *The Lancet* soutiendra la ministre, considérant à son tour l'autoérotisme comme la seule manière de faire l'amour avec quelqu'un dont on connaît vraiment l'histoire sexuelle. La ministre sera pourtant « démissionnée » en décembre 1994 par Bill Clinton pour ses positions jugées un peu trop radicales (incitation à la masturbation mais aussi libéralisation des drogues, distribution de contraceptifs dans les écoles, etc.).

Master et Johnson, novateurs en tout

En montrant que la masturbation était très largement répandue, chez les hommes comme chez les femmes, ces deux pionniers de la sexologie ont libéré un certain nombre de personnes de leur culpabilité. Les femmes ont commencé à intégrer et à penser que ce comportement était normal pour elles aussi, donc qu'elles étaient normales et non perverses.

Les deux sexologues ont désigné la masturbation comme faisant partie intégrante de leur traitement thérapeutique. Ils ont donné de véritables conseils aux hommes et aux femmes souffrant de troubles sexuels (éjaculation prématurée, troubles de l'érection, voire éjaculation retardée, frigidité, vaginisme…) en leur indiquant la marche à suivre au cours de la masturbation. Par exemple, se masturber trop vite entretient l'éjaculation précoce, il faut donc prendre son temps !

De l'avantage de commencer tôt

La masturbation commence dès l'enfance, mais c'est à l'adolescence que cette caresse, associée à l'éjaculation chez le garçon ou au plaisir chez la jeune fille, devient une pratique consciente et recherchée. Elle apporte détente et relaxation, c'est un anxiolytique naturel puissant qui apaise durant cette période de chamboulement physiologique et psychologique. Elle permet de s'endormir plus facilement, sans médicament et sans ordonnance.

Plus tôt on s'adonne à l'autostimulation, plus la zone génitale est érotisée, plus le plaisir est apprivoisé. Les voies nerveuses préparées, il suffira ensuite d'un effleurement ou d'une caresse, pour que les circuits du plaisir se reforment. L'apprentissage précoce permet ainsi de lever le « verrou biologique » tout comme le « verrou psychologique ».

Attention !

Au début en vous masturbant, vous aurez tendance à chercher la jouissance le plus rapidement possible, comme si c'était le summum du savoir-faire. C'est malheureusement l'inverse qu'il faut rechercher. N'allez pas trop vite à l'essentiel, ne bâclez pas le travail, vous serez peut-être un champion de la vitesse, mais vous aurez mal éduqué vos circuits neuronaux du plaisir. Résultat, vous obtiendrez des éjaculations prématurées (chez l'homme) ou des orgasmes furtifs (chez la femme). Apprenez au contraire à vous stimuler lentement, à retenir votre élan quand vous sentez que les chevaux vont lâcher, faites durer le plaisir, en jouant sur vos mouvements de bassin et votre respiration, vous deviendrez un(e) amant(e) expert(e).

Chez l'adulte, la masturbation conserve tous ces attributs bénéfiques (plaisir, relaxation, hypnotique naturel), elle peut devenir une habitude ou rester une pratique très occasionnelle.

Solitaire ou en couple, elle permet d'être autonome, donc non dépendant(e) de l'autre, elle ne nécessite aucun investissement dans la relation – avec soi-même, pas besoin de sortir le grand jeu –, elle est pratique, efficace, et avec un minimum d'entraînement, on est sûr(e) d'arriver à l'orgasme, ou du moins à un soulagement et une détente, le tout à la demande, quand on veut, sans attendre que l'autre se rende disponible ; par ailleurs, dans un couple (et encore plus lorsqu'on traverse une période de célibat), il n'est pas toujours facile d'aligner sa libido sur celle de l'autre, cette pratique permet donc de réguler les tensions sexuelles et d'éviter de trop grandes frustrations.

Les sexologues pensent que la masturbation solitaire profite au couple. Une femme qui sait jouir par elle-même a plus de facilité à jouir en couple. Et quel est l'aphrodisiaque le plus puissant pour un homme ? Le plaisir de sa partenaire ! L'autoérotisme est donc un cadeau qui fonctionne seul lors de sa pratique solitaire et à retardement, en couple, grâce à la compétence acquise.

Certaines femmes (davantage concernées que les hommes) cessent de pratiquer ces caresses dès qu'elles ont un compagnon, craignant d'avoir moins de désir pour lui, imaginant que s'il les découvre, il pourrait penser qu'il est insuffisant, ou pire encore, qu'il est un mauvais amant... Certaines y voient d'ailleurs une forme d'infidélité comme si tromper l'autre avec soi-même, c'était lui enlever quelque chose et le trahir.

Match : masturbation ou sexe, quel est le gagnant ?

Le plaisir de la masturbation est-il inférieur au plaisir obtenu lors d'un rapport sexuel ? Les deux plaisirs sont d'ordre différent, avec parfois des avantages et des inconvénients.

Comme la phase d'excitation chez l'homme est généralement plus courte durant l'autostimulation, les vésicules séminales peinent à se remplir de liquide, l'éjaculation est souvent plus pauvre donc moins excitante.

Chez la femme, la question est plus complexe, tout dépend de tout, certains orgasmes solitaires seront plus satisfaisants que des orgasmes obtenus à deux.

Si le rapport sexuel entraîne une véritable fusion charnelle, s'il y a bien une complicité à deux, l'ambiance générale viendra majorer le plaisir ressenti. Le partage et l'échange feront monter le désir et le plaisir. Mais si le rapport s'éternise et provoque des irritations, la masturbation apportera un soulagement plus rapide...

Lorsque celle-ci est pratiquée durant le rapport sexuel, comme un jeu à deux, elle ne diminue pas le plaisir, elle le multiplie. Savoir que l'autre vous observe en train de vous caresser peut devenir un intense booster orgasmique.

Dans certaines circonstances, la masturbation vient pallier certaines difficultés sexuelles. L'homme, surtout s'il a des problèmes d'éjaculation précoce ou d'érection, peut se sentir soulagé de voir sa partenaire jouir malgré tout en se masturbant devant lui.

Que disent les chiffres ?

Différentes études révèlent qu'environ neuf hommes sur dix se sont déjà masturbés (certains régulièrement), et un sur dix poursuit cette pratique alors qu'il est en couple et fait l'amour régulièrement aussi.

Et les femmes ? Chez elles, cette proportion est bien moindre. Deux sur dix disent s'être déjà masturbées en 1970 (rapport Simon), quatre sur dix en 1992 (enquête ACSF), six sur dix en 2006 (enquête CSF). Et maintenant ? Une enquête réalisée par l'Ifop en 2019 pour le magazine *Elle*, de bien moindre ampleur il est vrai, mais qui a le mérite d'exister, révèle qu'à présent trois femmes sur quatre se sont déjà masturbées au cours de leur vie (76 % exactement). En l'espace de cinquante ans, la proportion aurait donc été multipliée par quatre. Cette diffusion de l'autoérotisme féminin reflète autant la revendication du plaisir observée dans les films, la littérature ou les magazines que la déferlante du porno et l'accès à des images stimulantes, la banalisation et la diffusion des sextoys plus adaptés au plaisir (près d'une Française sur deux [43 %] admet en 2019 avoir déjà utilisé un vibromasseur, contre un peu plus d'une sur trois il y a cinq ans [37 % en 2012] et à peine 9 % il y a douze ans [2007]). Pour François Kraus, du pôle « Sexualité » de l'Ifop, ces résultats confirment clairement le rapprochement des comportements sexuels entre hommes et femmes. Ils révèlent des femmes plus autonomes « s'affranchissant non seulement des préceptes moraux pesant traditionnellement sur la sexualité féminine mais aussi des scripts sexuels présentant le coït, l'homme et son membre comme les seules sources légitimes du plaisir féminin. Que ce soit dans leur sexualité solitaire (masturbation...) ou conjugale (échanges bucco-génitaux...), les Françaises expriment en effet une plus grande capacité à se prendre en main et à s'affranchir des normes de genre tendant à imposer une vision purement "pénétrative" et passive du plaisir féminin ».

Dis-moi comment tu te caresses, je te dirai qui tu es

Les hommes sont relativement stéréotypés en la matière, ils regardent le plus souvent des images pornographiques en se frottant la verge avec les mains, imprimant des mouvements de va-et-vient visant à imiter le rapport sexuel. Le prépuce peut être sollicité et coulisser le long du gland (zone qui abrite la plus grande partie des corpuscules de volupté). Parfois, l'homme associe à sa masturbation la stimulation d'autres zones érogènes, frottements entre les cuisses, palpation des bourses, caresses de la zone anale.

Les femmes peuvent adopter un répertoire autoérotique plus diversifié, elles se caressent la vulve avec les doigts, des étoffes douces, une peluche, des sextoys, se frottent contre les draps, se couchent sur le dos ou le ventre, croisent les jambes, serrent les cuisses, sollicitent d'autres zones encore, imaginent un scénario en fermant les yeux, lisent des romans érotiques ou visionnent Pornhub...

Un jeu addictif

En matière de sexe aussi, le trop est l'ennemi du bien. Il n'est pas question de morale ici mais de physiologie. Souvenez-vous des premières pages de cet ouvrage avec ces cobayes de l'expérience qui appuient sans cesse sur la pédale du plaisir jusqu'à en mourir, ou bien de ces cas extrêmes chez l'homme qui vont se masturber plusieurs dizaines de fois par jour. Comportement non seulement chronophage, mais qui finit par malmener les organes génitaux avec des irritations locales de la muqueuse et des petits bobos. Autre conséquence, et non des moindres, la masturbation solitaire peut avoir un impact sur la relation avec un(e) partenaire ou dans son couple. À trop se satisfaire tout(e) seul(e), on n'a plus très envie d'investir dans une relation coûteuse en énergie qui demande de séduire et de déployer tout son savoir-faire.

Essayez ça !

En cas de brûlures ou d'irritation, traitez-vous avec une crème cicatrisante, hydratante et anti-inflammatoire, votre pharmacien saura vous conseiller un produit adapté aux muqueuses du gland ou de la vulve. Il faudra aussi espacer les sollicitations et frottements, le temps que le terrain redevienne apaisé.

Comment sortir de l'addiction ?

Une des difficultés de ce jeu infernal, c'est que ça fait du bien, mais un temps de plus en plus éphémère. Il faut donc recommencer, augmenter la cadence, augmenter la stimulation, pour ressentir le même plaisir, mais moins longtemps, c'est un cercle vicieux !

Sortir de l'addiction nécessite une aide thérapeutique (psychothérapie, hypnose, sexothérapie…) avec éventuellement un traitement antidépresseur. Le thérapeute peut être un réel soutien. La thérapie permet de parler de soi, de son vécu, de son ressenti, elle incite à exprimer les tensions retenues en soi, à associer, à donner du sens, sans jugement moral et de manière apaisante ; elle permet aussi de prendre du recul par rapport à ce qui est vécu émotionnellement (voir aussi le chapitre sur la pornographie, p. 374, l'addiction à la masturbation allant souvent de pair avec l'addiction au porno).

Joujoux pour adultes

Les sextoys peuvent s'utiliser seuls au cours de la masturbation, ou bien en couple pour varier les plaisirs, c'est même à cette occasion qu'ils rencontrent le plus de succès (voir l'encadré suivant). Ils peuvent faire partie de la phase d'approche et de caresses voire des phases suivantes, excitation, montée de l'orgasme et bouquet final.

La gamme des sextoys est d'une variété infinie avec des objets vibrants (y compris des selles de vélo), des joujoux à piles ou motorisés, actionnables à distance à l'aide d'une télécommande (pour l'effet de surprise), des moules de latex (imitation de pénis ou « vaginettes » en creux), des poupées (gonflables ou suceuses), des boules de geisha, des perles (à s'enfiler sous la peau du pénis), et bien d'autres accessoires encore, parfois très surprenants, tombés de l'armoire du marquis de Sade (menottes, pinces à tétons, etc.).

Explosion des ventes de sextoys

Des séries comme *Sex and the City* ne sont pas étrangères au succès de ce type de divertissements. On se rappelle peut-être l'épisode culte (épisode 9 de la saison 1) où Charlotte passe des heures enfermée avec Rabbit, le fameux lapin vibrant qui propose le manège enchanté à tous les étages, dehors comme dedans. Comme le rappelle

»

»

François Kraus, du pôle « Sexualité » de l'Ifop : « D'objets "malsains" perçus comme des substituts à une sexualité défaillante ou comme le symbole d'une frustration sexuelle, ces jouets érotiques sont de plus en plus apparus comme des accélérateurs de plaisir, objets d'entraînement ou d'amélioration du plaisir en solo ou en duo. »

L'utilisation des sextoys va avec l'air du temps, elle exprime la conception plus égalitaire de la sexualité entre les hommes et les femmes, avec notamment la norme implicite ou revendiquée de l'orgasme partagé.

Selon l'enquête Ifop/Dorcelstore.com publiée en 2017, non seulement les ventes de sextoys font l'objet d'une diffusion spectaculaire depuis une dizaine d'années, mais en plus le recours à ces jouets érotiques fait voler bien des idées reçues.

Une Française sur deux en a utilisé au moins une fois au cours de sa vie, contre 9 % il y a dix ans (2007). Le phénomène touche aussi bien les femmes que les hommes.

L'expérience est loin d'être si épisodique que ça : 13 % des femmes et 11 % des hommes en ont utilisé au cours du mois précédent (dont 4 % des femmes et 5 % des hommes à un rythme hebdomadaire). Contrairement à ce que l'on pense, les joujoux érotiques s'utilisent davantage en couple qu'en solitaire.

Les deux tiers des utilisatrices (65 %) trouvent que les sextoys contribuent à leur bien-être sexuel, avec un succès spectaculaire dans deux populations, les femmes lesbiennes (88 %) et les vierges (100 %).

Dans le couple, ces objets possèdent une double vertu, ludique et érotique. À noter toutefois que la moitié des femmes ayant utilisé un sextoy avec un partenaire ne jouit pas forcément plus facilement grâce à ce genre de jouets.

Côté pratique : les modèles vibrants remportent plus de succès que les godes et autres plugs, réalistes ou fantaisistes.

Très tendance aujourd'hui, les sextoys connectés et contrôlables à distance, confinement oblige (voir aussi le chapitre 21, « Sexe 2.0 et porno, les révolutions secrètes », p. 367) !

Des sextoys spécifiques pour les femmes

Les femmes obtenant généralement du plaisir par le clitoris, les joujoux vibrants – extérieurs au vagin – sont souvent pour elles le moyen le plus facile et le plus direct pour atteindre la volupté. Celles qui apprécient les mouvements de va-et-vient dans le vagin ou les parties enfouies du clitoris préféreront les godemichés classiques pénétrants, à manipuler soi-même ou utilisés par le partenaire. Les sextoys sur secteur entraînent habituellement des vibrations plus intenses.

Un peu d'histoire

C'est en 2002 que le petit canard jaune lancé par Nathalie Rykiel, la fille de la créatrice de mode, obtient le prix du meilleur gadget de l'année aux Erotic Awards. Mais la palme de l'instrument vibrant le plus scotchant reviendrait à Cléopâtre. Selon la légende, elle aurait non seulement été une véritable croqueuse d'hommes mais une grande adepte d'un sextoy vibrant des plus originaux, le papyrus rempli d'abeilles virevoltantes censé venir délicatement lui stimuler l'intimité. Cette *fake news*, vous la trouverez partout sur Internet ! Soyons sérieux, vous imaginez réellement prendre du plaisir avec un essaim d'abeilles à proximité ? Christian-Georges Schwentzel, professeur d'histoire ancienne, auteur de *Cléopâtre. La déesse-reine* (éditions Payot, 2014) s'insurge dans The Conversation (site alimenté par des universitaires) contre cette légende et rappelle que l'histoire officielle est écrite par les vainqueurs, et par des hommes, Horace, Virgile et Tite-Live en l'occurrence. Ce sont eux qui ont caricaturé l'Ennemie et l'ont salie. À la même époque, les légionnaires d'Auguste s'éclairaient au moyen de lampes à huile obscènes, décorées en leur centre d'un médaillon représentant une Cléopâtre nue, sodomisée par un phallus de pierre ou de bois. Plus tard, les conteurs et parfois aussi les historiens ont continué de propager la légende faisant de la reine d'Égypte une icône, celle de la femme perverse et fatale.

Cléopâtre s'amusait-elle néanmoins avec des sextoys, comme le laissent entendre les caricatures de l'Antiquité ? Elle utilisa peut-être des godemichés, dont on sait que l'invention remonte à la préhistoire. À l'époque de la reine, des ateliers en fabriquaient à Alexandrie, capitale du royaume ; les phallus de cuir étaient réputés pour leur souplesse ; on pouvait en faire l'acquisition dans l'arrière-boutique de certains cordonniers. Pour Christian-Georges Schwentzel, la souveraine était une femme de pouvoir, non une dévergondée. Il y a donc vraiment bien peu de chances qu'elle ait utilisé le vibromasseur aux abeilles.

Des « sextoys » en pharmacie

Les joujoux que vous trouverez en officine sont des dispositifs médicaux agréés et portent un nom beaucoup moins glamour que leurs jumeaux dénichés dans les sex-shops.

Par exemple, les « perles de rééducation » que l'on trouve en pharmacie stimulent le périnée, le rendent plus tonique, améliorent la sexualité et luttent contre l'incontinence urinaire ou la descente d'organe. Ces objets (connus aussi sous le nom de *smartballs*) sont cousins des boules de geisha. On place la ou les perles dans le vagin un quart d'heure par jour en vaquant à ses occupations. Le périnée réagit par une contraction réflexe et spontanée pour éviter qu'elle(s) tombe(nt). Un cordon à l'extérieur permet de retirer facilement le tout. Il existe trois modèles : 28 grammes, 38 grammes et 48 grammes.

On trouve encore en officine des « dilatateurs vaginaux », dispositifs plastiques, appelés aussi « bougies », ressemblant à s'y méprendre à des godemichés. Ils permettent de dilater mécaniquement le vagin grâce à l'intromission et à l'utilisation de tailles progressivement croissantes. L'indication en est le vaginisme (vagin qui reste obstinément fermé). C'est ce qui s'appelle « soigner le mal par le mal »... mais pas le mâle, qui fait problème en cette circonstance !

Des sextoys pour les hommes

Il existe des sextoys spécifiques qui permettent soit d'enfiler la verge dans un creux et de se masturber avec l'objet plus ou moins souple, plus ou moins vibrant (vaginettes, attelles enveloppantes…). Ces dernières, les attelles, présentent le double avantage de soutenir l'érection et de grossir le pénis avec des pénétrations à sensation pour la (ou le) partenaire.

Les plugs anaux sont réservés à un second type de pénétration, comme leur nom l'indique. Ce sont des cônes à introduire dans l'anus afin de stimuler la prostate ou la zone tout autour. Ces instruments déclenchent un plaisir différent de l'orgasme pénien. Les hommes le décrivent comme extrêmement raffiné et intense. L'autoérotisme peut aussi être pratiqué avec un godemiché introduit dans l'anus.

Certains hommes, gays ou pas, défendent ces pratiques de manière militante, voulant explorer toutes les facettes de leur sexualité et la variété de leurs orgasmes.

Les anneaux péniens appelés aussi *cockrings* (parfois vibrants) s'appuient sur la physiologie de l'érection : plus vous serrez la verge ou les testicules à la base, plus le sang sera maintenu à l'intérieur du pénis, mieux l'érection tiendra, plus le gland sera gonflé et turgescent, majorant le plaisir des deux partenaires.

Attention !

Un bon conseil, préférez les anneaux en caoutchouc à ceux en métal, ils seront moins dangereux en cas de blocage avec le pénis ou le gland coincé à l'intérieur, et ne portez pas le joujou plus de vingt minutes d'affilée, quitte à l'ôter et à y revenir ensuite.

Anecdote

On croyait la reine Victoria prude et puritaine, on sait que dans ses appartements privés, elle ne faisait pas que boire une *cup of tea* avec le prince Albert. Quant à lui justement, on raconte que pour maîtriser ses érections capricieuses durant les cérémonies officielles, comme les autres hommes de la cour, il portait un piercing au bout du gland auquel était arrimé un cordon attaché à la cuisse. Depuis, ce piercing du pénis porte le nom de « Prince Albert ». L'outil est censé augmenter le plaisir des deux partenaires.

De l'entraînement au conditionnement

Chez les hommes comme chez les femmes, l'utilisation d'un objet érotique produit un conditionnement physiologique : plus on l'emploie, plus il sera facile ensuite de reproduire la sensation et le plaisir avec l'instrument. Des chemins nerveux se constituent qui se rétablissent chaque fois et deviennent quasi automatiques, comme pour la masturbation à main nue. L'inconvénient de cet avantage, c'est qu'avec l'objet, on se conditionne à un niveau et à un besoin de stimulations plus intenses. Et sans celui-ci, on risque bien de ne plus parvenir du tout à atteindre l'orgasme. Le partenaire devient quasiment facultatif, on entre alors dans une forme de « fétichisme sensoriel ».

Essayez ça !

Si vous ne voulez pas devenir esclave de votre sextoy, utilisez-le de temps en temps et non systématiquement. Dans le cas contraire, vous augmentez mécaniquement et physiologiquement les enchères : la fréquence d'intensité vibratoire, des mouvements de plus en plus rapides, des tailles de plus en plus grandes pour des sensations plus fortes, des pratiques de plus en plus fréquentes.

De la culpabilité à l'infection

Un certain nombre d'utilisateurs peut éprouver une culpabilité voire un dégoût à utiliser ce genre de jouets pour adultes, l'idée étant que ces derniers sont sales et honteux, vieille résurgence de l'éducation voire de la religion (on ne badine pas avec l'amour et on ne joue pas avec le sexe). Lorsque l'usage du jouet s'accompagne d'une infection, l'interprétation qui s'impose alors – à tort – est que la foudre divine s'abat et vient punir ces bien vilaines pratiques ! Avant toute mortification, vérifiez si le sextoy a bien été utilisé de manière adéquate, avec du lubrifiant pour les pénétrations ou les caresses et avec une hygiène suffisante.

Essayez ça !

Nettoyez l'objet *a minima* à l'eau et au savon chaque fois que vous changez de site de pénétration ou de partenaire. Proscrivez les nettoyants trop agressifs (alcool à 90°, javel), qui pourraient brûler par la suite les muqueuses vaginale ou urétrale. Lisez la notice d'emploi du fabricant et ses recommandations, ce n'est pas facultatif du tout.

Foire aux questions

C'est grave d'utiliser des sextoys trop jeune ?

Les ados et les jeunes couples doivent se montrer vigilants. Ils ont toute une vie sexuelle devant eux, et s'ils accrochent trop vite à la pratique des lapins vibrants, il sera beaucoup plus dur pour eux ensuite de renouveler leur scénario érotique à une étape de leur existence plus avancée. Après les sextoys, que restera-t-il ? La recherche de plaisirs de plus en plus transgressifs (échangisme, etc.). Ou bien le *no-sex*... L'amour avec joujou devenant frustrant à cause de l'habitude, il pourrait bien perdre tout attrait et le sexe avec.

Peut-on attraper des IST par les sextoys ?

Oui, c'est une possibilité dans la mesure où l'on passe d'un organe vers un autre organe (l'anus, le vagin ou la bouche potentiellement infectés par une IST, une infection sexuellement transmissible). Il faut soit nettoyer le jouet en changeant de site de pénétration, soit enfiler dessus un préservatif si c'est un godemiché.

Peut-on s'élargir le vagin ou l'anus avec un godemiché ?

À la première introduction d'un sextoy, il faut juste prendre soin d'utiliser un lubrifiant adéquat et un modèle adapté à son anatomie. Moyennant quoi, on ne risque rien et on peut recommencer à condition de ne pas introduire des objets de plus en plus imposants. Car oui, il y a bien risque de béance vaginale chez la femme (avec perte de sensibilité) ou de distension de l'anus chez l'homme (avec risque de fissure ou de fistule).

Est-il dangereux d'utiliser des anneaux péniens, des perles sous la peau de la verge, des piercings sur le sexe (lèvres, pénis) ?

Les *cockrings* ou anneaux péniens sont source d'excitation bien sûr, mais trop serrés ou portés trop longtemps, ils sont très risqués. Les perles ne sont pas inoffensives et les piercings non plus.

C'est dit, c'est écrit

L'andrologue et chirurgien Marc Galiano, coauteur du livre *Mon sexe & moi* (éditions Marabout, 2020), prévient : « Les *cockrings* peuvent entraîner une compression du nerf dorsal de la verge, des douleurs chroniques avec une sensibilité accrue, une sténose de l'urètre (rétrécissement), une maladie de La Peyronie (verge courbée), voire des troubles de l'érection permanents. Les signes au bout d'une heure voire plus sont bien sentis : la verge gonfle, l'œdème s'installe et la douleur avec lui, la miction devient difficile. » Si la douche froide ou les glaçons enveloppés de tissu ne fonctionnent pas, il faut se rendre aux urgences.

Le chirurgien en profite pour mettre aussi en garde contre les perles que l'on peut se faire placer sous la peau du pénis par un perceur pour plus de sensations voluptueuses lors de la pénétration. Les perles peuvent migrer, s'enkyster, blesser les nerfs localement, sans parler des risques d'infection toujours possibles. Quant aux piercings intimes, surtout rencontrés en France dans l'univers SM, ils peuvent entraîner une perte de sensibilité locale, des problèmes infectieux, et chez les hommes, des troubles de l'érection ou des déformations secondaires de la verge.

DANS CE CHAPITRE

Petite histoire du préservatif

Pourquoi enfiler du latex ?

Du préservatif à l'ancienne à la capote high-tech

Apprivoiser le préservatif après 40 ans

Le préservatif féminin aussi

Chapitre 8
Préservatifs

Un peu d'histoire

Non messieurs, vous ne serez pas les premiers à avoir enfilé une protection, ni les derniers nous l'espérons. Les hommes pratiquent ce petit rituel d'amour depuis la nuit des temps.

Les Égyptiens utilisaient déjà des vessies d'animaux et des étuis, comme le révèlent les statuettes de l'époque. À Karnak, sur une pierre tombale vieille de plus de 3 000 ans, on a retrouvé la gravure d'un homme au sexe encapuchonné. Dans la Chine médiévale, les protections sont fabriquées à partir de papier de soie huilé ou de papier mâché ; dans le Japon féodal, ce sont des écailles souples de tortue ou du cuir, rangés dans des « boîtes joyeuses », ces outils servant aussi à l'occasion de godemichés.

Jusqu'au Moyen Âge en France, on pourra trouver des préservatifs relativement facilement, mais ces objets connaîtront par la suite le purgatoire. Les « poches de Satan » et leur vente seront condamnées par la loi, les marchands allant jusqu'à risquer le bûcher.

Les premières mentions des vertus anti-MST des préservatifs apparaissent durant la Renaissance, émanant de Gabriel Fallope, génie de son époque, véritable Léonard de Vinci du sexe. Non seulement le savant anatomiste va inventer le terme *vagina*, devenu ce que l'on sait, mais il va aussi établir une première description du clitoris, et dessiner un préservatif qui protège des infections vénériennes. Plus question de vessie d'animal, mais de « fourreau d'étoffe légère », du lin recouvert d'huile d'olive pour l'effet lubrifiant. Les tailleurs confectionnaient la chose, qu'ils trempaient ensuite dans une décoction de plantes médicinales aux vertus anti-infectieuses. Un ruban attachait le tout à la base du pénis. Plus de mille hommes utiliseront ce dispositif antivénérien à Naples et éviteront ainsi la syphilis, désignée sous l'expression de « carie française ». Le fourreau de lin était nettoyé après son utilisation pour un nouvel usage.

Le médecin anglais nommé Condom aurait de son côté proposé le préservatif au roi d'Angleterre Charles II, contemporain de Louis XIV, pour lui éviter une trop grande descendance illégitime. À dire vrai, nul n'est sûr que ce personnage ait vraiment existé. Pendant ce temps, le Roi-Soleil porte des protections de soie et de velours maintenues par des rubans de couleur. Les premières échoppes vendant officiellement des capotes anglaises ou *riding coats* apparaissent en Angleterre au XVIIIe siècle. Les protections sont fabriquées de manière artisanale en toute légalité. La réputation de la « redingote anglaise » franchit la Manche, cette dernière est utilisée en France par les libertins à la veille de la Révolution malgré une condamnation de l'Académie de médecine et de l'Église.

Après 1870, ce sont encore les « capotes » ou « rubans de sûreté » ou « gants d'amour » en boyau de mouton qui dominent le marché. En 1839, la découverte de la vulcanisation du caoutchouc par Goodyear ouvrira l'ère du préservatif en latex et la fabrication d'objets de manière industrielle, on abandonnera alors définitivement les boyaux d'animaux.

En 1888, le diaphragme ou préservatif féminin sera mis au point en Hollande.

Le préservatif moderne, tel que nous le connaissons, sera diffusé par Macintosh, fabricant d'imperméables, à la veille de la Seconde Guerre mondiale.

Enfiler une capote, c'est le top !

Pourquoi les hommes ont-ils très tôt voulu se protéger ? Parce qu'ils ont supposé très vite un effet contraceptif et antivénérien du préservatif. Aujourd'hui encore, ce procédé reste le meilleur moyen pour éviter les infections sexuellement transmissibles (herpès, hépatite B, papillomavirus, syphilis, blennorragie, infection à chlamydia, trichomonas, HIV, virus responsable du sida : voir le chapitre 10, « Reconnaître les IST et les éloigner », p. 167).

Les préservatifs en latex ou polyuréthane actuels ne protègent pas à 100 % de tous les germes, mais ils offrent la meilleure garantie possible tant qu'ils n'ont pas glissé ou ne se sont pas rompus. Quelle est leur efficacité véritable ? Vous ne trouverez pas de chiffre global sérieux à cette question pour la bonne raison que le préservatif protège différemment d'une IST à l'autre.

Attention !

Sur Internet, on parle de 98 % d'efficacité théorique du préservatif, et environ 15 % de moins à cause de son mésusage (mal enfilé, rupture, etc.), mais on parle bien ici d'efficacité contraceptive et non d'efficacité contre les IST, ce n'est pas pareil !

En général, les partenaires, quel que soit leur sexe, apprécient les hommes responsables qui se protègent tout en les protégeant aussi. Le préservatif est si fin (de 50 à 60 microns d'épaisseur, soit 0,050 à 0,060 millimètre) que la pénétration demeure sensible et agréable, certain(e)s la trouvent même plus douce et plus glissante avec le lubrifiant qui vient s'ajouter aux sécrétions naturelles.

La capote ne tue pas le romantisme, les caresses et paroles tendres peuvent tout à fait être instaurées avant, pendant et après la relation sexuelle, donc pas d'excuse de ce côté-là. Ce qui est certain en revanche, c'est que le lendemain d'une nuit débridée, on déteste sa faiblesse et le romantisme pèse bien peu face à la crainte, voire la panique, d'avoir été contaminé(e) et de devoir attendre la réponse au test diagnostique.

Des modèles à foison

Les préservatifs se déclinent en un nombre pléthorique de tailles et de variétés. L'offre est si vaste qu'il existe toujours une protection adaptée à son anatomie et à ses besoins, pas de justification pour ceux qui prétendent que cela serre, que cela fait mal ou que cela glisse, si c'est le cas, c'est juste que le préservatif n'est pas adapté, il suffit d'essayer un nouveau modèle, plus grand ou plus petit, plus stimulant si on le souhaite. Les préservatifs les plus fins permettent des sensations plus naturelles ; ceux sans latex sont réservés aux allergiques (rares au demeurant) ; les modèles lubrifiés (majoritaires) évitent les échauffements et facilitent la glisse en cas de rapports prolongés ; ceux qui ont un effet retardant contiennent dans leur réservoir un anesthésique local intéressant en cas d'éjaculation prématurée ; les renforcés sont utiles pour les rapports fougueux ; les nervurés attirent les amateurs de sensations inédites, les vibrants stimulent le clitoris de sa partenaire ; les chauffants créent une douce sensation de volupté. Il existe aussi des modèles non lubrifiés mais parfumés destinés à la fellation...

Où se fournir ? En pharmacie ou en grande surface, ils sont généralement faciles d'accès sans qu'on ait à les demander, on peut aussi se les procurer en toute discrétion sur Internet. À titre indicatif, voici quelques sites de vente en ligne : CondoZone, La Capote en ligne, Le Roi de la Capote, Préservatifs en ligne... On y trouve également des préservatifs féminins.

Mode d'emploi du préservatif

Achetez un modèle aux normes CE ou NF ; quel que soit l'endroit où vous le ferez (pharmacie du coin ou en ligne), son efficacité sera la même si le produit est certifié NF ou CE.

Ne placez pas votre précieux sésame dans votre poche, il y sera potentiellement malaxé donc abîmé.

Respectez la date de péremption indiquée sur l'emballage, vous éviterez une rupture inopinée. Si vous avez utilisé un préservatif périmé et qu'il ne s'est pas rompu ou qu'il n'a pas glissé, vous êtes protégé.

Le lubrifiant est le complément indispensable du préservatif, surtout en cas de rapport anal ou de rapport prolongé. Utilisez un lubrifiant à l'eau et/ou au silicone, non gras en tout cas (le préservatif deviendrait poreux donc inefficace).

Enfilez une nouvelle capote à chaque site de pénétration (vagin, anus, bouche, sextoys) afin d'éviter toute contamination par des germes qui traînent éventuellement sur place. Si votre préservatif n'est pas déroulé jusqu'à la base, contre le pubis et les poils, ce n'est pas grave, l'infection s'attrape uniquement par le bout du pénis (au niveau de la muqueuse du gland), le reste de la peau sert de protection efficace.

N'enfilez surtout pas deux préservatifs l'un sur l'autre, sous peine de multiplier le risque de rupture !

Quand abandonner le préservatif ?

Beaucoup de couples attendent qu'un climat de confiance soit instauré pour abandonner le latex. Les médecins conseillent d'effectuer un test d'IST et de VIH dans un centre de dépistage ou un laboratoire d'analyses en ville. La réponse sera obtenue en quelques jours au maximum (un seul jour dans un laboratoire). Si tout va bien, que les deux tests sont négatifs au VIH et aux autres IST (donc en réalité positifs pour soi), on pourra se passer du préservatif en toute sécurité à condition d'avoir évité des rapports non protégés les six semaines qui ont précédé. Si ce n'est pas le cas, repasser par la case « départ », refaire un test et attendre six semaines encore.

Attention !

Si l'un de vous ou les deux souhaitez avoir des aventures à l'extérieur du couple, chacun de vous doit s'engager à se protéger hors du couple. L'important, ici, c'est la discussion, afin de protéger la relation.

Le b.a.-ba de l'enfilage

Figure 16 Comment enfiler un préservatif masculin.

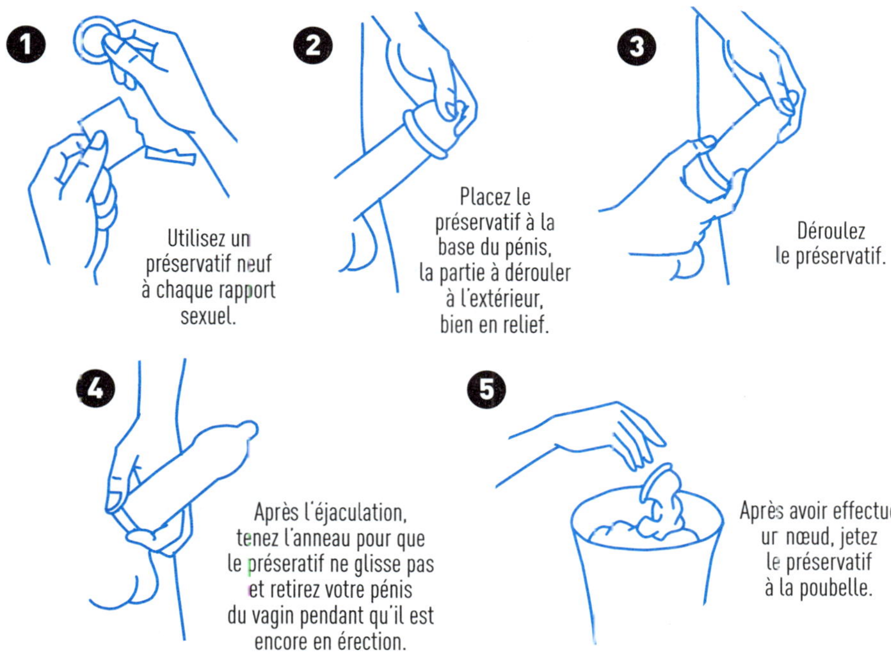

Attention !

Une fois qu'il est sorti de son étui, posez le préservatif sur le bout de la verge et déroulez-le. Si ça bloque et que votre geste est malaisé, c'est que le préservatif est à l'envers, retirerez-le et repositionnez-le en sens inverse.

Peu importe que le préservatif n'aille pas jusqu'à la base du pénis et ne touche pas les poils, la protection agit au bout du gland, qui est le plus important à protéger. C'est par le méat urinaire que les germes se transmettent de muqueuse à muqueuse.

Que faire en cas de rupture de préservatif ?

Sa date de péremption est passée, il a été conservé hors de sa boîte dans de mauvaises conditions (exposé au soleil ou à l'humidité, dans un portefeuille ou une poche serrée), il a été déchiré en même temps que l'emballage avec les dents, il a été fragilisé par un lubrifiant inadapté (corps gras) : bref, il s'est rompu !

Sida Info Service vous recommande de laver les muqueuses à l'eau en prenant bien soin de ne pas les agresser (la diffusion des germes en serait facilitée).

Parlez avec votre partenaire pour déterminer si il ou elle a éventuellement pris des risques VIH et à quand remonte son dernier test de dépistage. Des autotests de dépistage du virus du VIH/sida sont disponibles en pharmacie (vingt-quatre heures sur vingt-quatre dans les pharmacies de garde). Ils permettent au porteur du préservatif rompu d'avoir une réponse immédiate *pour les risques remontant à plus de trois mois.*

Sida Info Service (0 800 840 800) peut vous aider à évaluer votre risque. Si ce dernier est confirmé, rendez-vous le plus tôt possible dans un hôpital pour éventuellement bénéficier d'un traitement post-exposition (TPE). Si un traitement est envisagé et décidé, vous devez rapidement le prendre, si possible dans les quatre à six premières heures (voir aussi le chapitre 10, « Reconnaître les IST et les éloigner », p. 167).

Pourquoi enfiler un préservatif après 40 ans ?

Pour un homme dans la force de l'âge – y compris sexuellement –, difficile d'envisager le latex pour la première fois. Tout aussi difficile d'y retourner après l'avoir abandonné. Et pourtant, en matière de sexe, la confiance en sa (son) partenaire ne suffit pas, le déni est dangereux, la naïveté aussi. Un seul rapport non protégé avec un(e) inconnu(e) peut s'avérer contaminant. Une personne peut transmettre le virus HIV sans même le savoir. En France, 30 000 personnes ignorent leur séropositivité, *un tiers d'hommes ayant des rapports sexuels avec des hommes, deux tiers d'hétérosexuels.* Oui, vous avez bien lu, les gays ne sont pas les plus concernés !

À ces séropositifs qui s'ignorent s'ajoutent les 150 000 personnes infectées par le VIH.

Par ailleurs, puisque nous nageons dans les statistiques, le diagnostic tardif ne touche pas majoritairement les jeunes, mais justement les plus de 50 ans et les hommes hétérosexuels, ceux-là mêmes qui se pensent le plus à l'abri.

En rupture de couple, de nombreux nouveaux « célibataires » (hommes ou femmes) quadras, quinquas, sexagénaires ou plus se lancent dans des expériences sexuelles nouvelles, ils multiplient les partenaires, s'essaient à des pratiques homosexuelles, tentent l'échangisme... Or, contrairement à ce que l'on imagine, les populations touchées sont loin d'être cloisonnées, et d'ailleurs, on devrait moins parler de « populations à risque » que de « pratiques à risque » avec certains partenaires (voir le chapitre 10, « Reconnaître les IST et les éloigner », p. 167). Le VIH se transmet par fellation aussi (qui est une forme de pénétration), beaucoup l'ignorent encore et n'utilisent donc pas le préservatif, pourtant très utile dans cette situation particulière.

Essayez ça !

Pour ne pas perdre votre érection le jour J, entraînez-vous seul auparavant. Si vous redoutez la panne, préparez votre matériel et utilisez si nécessaire un médicament qui vous soutiendra vigoureusement (Viagra, Cialis, Levitra, Spedra ou génériques), juste pour vous rassurer les premières fois. Au début, vos sensations seront différentes, c'est vrai, mais au bout d'une quinzaine à une vingtaine de séances, vous finirez par l'intégrer dans votre schéma corporel, l'« emballage » ne vous gênera plus.

Attention !

La régularité est la clé de cette acquisition. Si vous vous contentez d'enfiler de temps en temps un préservatif, vous serez dans l'impossibilité de mettre en place un nouveau réflexe conditionné et vous continuerez de vous référer à votre ancien schéma corporel et à vos sensations les plus habituelles.

Une appli pour Smartphone

L'appli Trouver Un Préservatif (TUP) permet de géolocaliser tous les lieux de distribution de préservatifs avec des infos en plus sur la prévention du VIH, le dépistage des IST, les autotests VIH, les vaccins contre les hépatites virales, des informations sur la contraception d'urgence ou les préservatifs féminins.

Le préservatif féminin, une armure contre les infections

Si on risque de boire (beaucoup) dans la soirée avec des comportements à risque ensuite, s'il y a de fortes chances que son partenaire n'ait pas de préservatif ou refuse de l'enfiler, alors le préservatif féminin est une option carrément intéressante. Celui-ci peut se placer jusqu'à quatre heures à l'avance dans le vagin où il accueillera le pénis lors de la pénétration. Autre avantage, il permet à son partenaire de rester en soi après le rapport sans avoir à se retirer aussitôt (ce n'est pas le cas du préservatif masculin).

Essayez ça !

Pour ouvrir, suivez bien l'encoche sur l'emballage (pas de ciseau, pas de dents), mais avant de vous lancer, frottez l'emballage pour que le lubrifiant soit bien réparti. Pour placer le dispositif, faites délicatement glisser l'anneau interne (plus petit) à l'intérieur et assurez-vous que l'anneau externe recouvre bien vos grandes lèvres. (Un tutoriel vaut mille mots, il en existe sur Internet de très bien faits.)

Tout comme un préservatif classique, le préservatif féminin doit être renouvelé à chaque nouveau rapport sexuel. Son efficacité anti-IST est équivalente à celle du préservatif masculin.

Attention !

N'enfilez jamais un préservatif féminin et un masculin en même temps, le risque de rupture serait important !

Attention aussi à ne pas confondre le préservatif féminin (qui s'utilise une seule fois comme tous les préservatifs) avec le diaphragme, coupelle souple de silicone, qui s'utilise plusieurs fois et se lave. Le dispositif s'applique au fond du vagin autour du col, il l'encapuchonne pour un effet anticonceptionnel mais pas du tout anti-IST.

Le préservatif féminin est également différent de la cape, petit dôme très fin en latex ou en silicone, qui vient coiffer le col et possède la même fonction contraceptive que le diaphragme.

Figure 17

Comment enfiler un préservatif féminin...

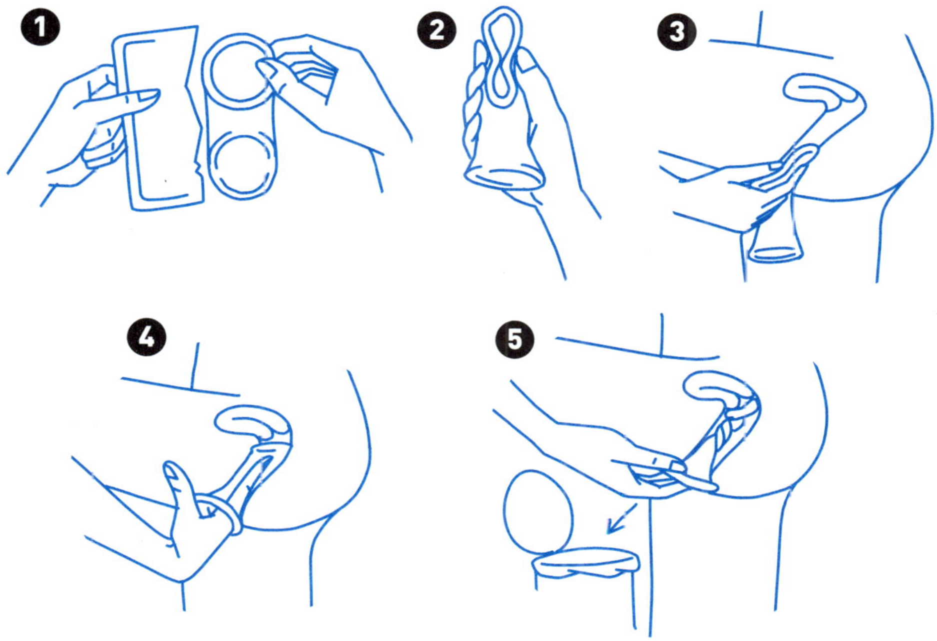

... ou diposer une cape cervicale

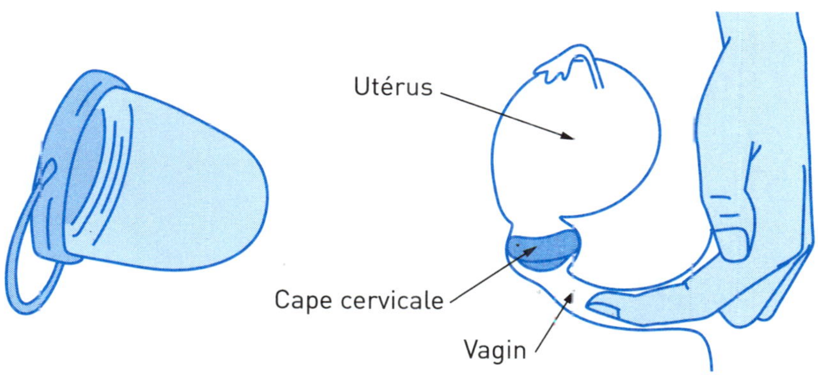

Chapitre 9

Sexe et paradis artificiels

DANS CE CHAPITRE

- Alcool, tabac et autres drogues, la vérité !
- La « drogue du violeur », mythe ou réalité ?
- Poppers : magiques ou tragiques ?
- Les vrais et faux aphrodisiaques
- La petite cuisine de l'amour
- Le Kamagra, Canada Dry du Viagra

Plusieurs raisons pourraient vous pousser à tenter l'aventure des drogues de l'amour.

La curiosité en est une, vous espérez lâcher prise et surtout éprouver des sensations nouvelles ; vous pourriez aussi y recourir pour aller vers l'autre et ne plus avoir d'inhibition ou de blocages ; ou encore utiliser la drogue comme un dopant sexuel, pour plus de sensations et de performances ou bien pour pallier certains manques réels ou supposés, vous vous dites qu'avec la drogue, vous pourrez ralentir votre éjaculation, durer plus, obtenir de meilleures érections, avoir davantage de désir et de papillons dans le ventre... ; il arrive aussi que vous ne souhaitiez pas du tout prendre de drogue, mais que quelqu'un s'en charge à votre insu, un prédateur sexuel, qui souhaite annihiler chez vous toute résistance. C'est plus rare, mais cela arrive néanmoins régulièrement.

Que pouvez-vous *réellement* espérer des drogues ? Comment agissent-elles sur la libido ? Répondront-elles forcément à vos attentes ? Le tabac et l'alcool occupent-ils une place à part dans la pharmacie des voluptés ? Pouvez-vous devenir dépendant même avec un usage occasionnel ? Ce type de comportement est-il dangereux, à court, moyen ou long terme ? Voilà des interrogations qui pourraient vous traverser l'esprit.

Il n'est pas question dans ce chapitre de jouer les rabat-joie, mais de vous donner des informations aussi équilibrées que possible pour que vous décidiez en connaissance de cause, tout en vous rappelant au passage que la plupart des drogues dont il est question ici, hormis le tabac et l'alcool, sont illicites et que leur usage est puni par la loi.

La peur n'exclut pas le danger. Mais le danger ne fait pas toujours peur, la preuve par le tabac et l'alcool, que l'on continue d'absorber tout en sachant qu'ils sont potentiellement dangereux pour la santé... On peut se vouloir du bien (sur le moment) tout en se faisant du mal (à moyen ou long terme). De nombreux travaux l'ont montré, notre cerveau est plus préoccupé d'un plaisir immédiat que d'un danger hypothétique qui surviendra peut-être dans longtemps.

Dictionnaire de la nuit et de la défonce

Ici, l'abréviation HSH signifie « homme ayant des relations sexuelles avec un autre homme ». Notre source est l'OFDT (Office français des drogues et toxicomanies : théma « CHEMSEX, SLAM. Renouvellement des usages de drogues en contextes sexuels parmi les HSH », juillet 2017).

Bareback, barebacking. Désigne des relations sexuelles anales volontairement non protégées.

Butch, gymqueen. Les appellations *butch* ou *gymqueen* désignent des HSH âgés en moyenne de 30 à 45 ans en référence à leurs attributs physiques : corps très musclés, travaillés dans les salles de gym, fréquemment tatoués ou percés. Beaucoup sont cadres ou cadres supérieurs, d'autres sont parfois « hardeurs » (acteurs de films pornographiques gays) ou encore escorts (prostitués de luxe exerçant *via* Internet). Leurs capacités économiques leur permettent une fréquentation régulière des soirées parisiennes les plus sélects mais aussi des fêtes de la « Circuit Party », à Berlin, Londres, Barcelone ou Los Angeles. Ils sont considérés par tous comme étant le groupe consommant le plus de substances psychoactives, hormis l'alcool, en contextes festifs gays. Ces consommations accompagnent les rapports sexuels, la fête constituant pour cette population avant tout le prélude à des rencontres sexuelles furtives.

Chemsex, « Party and play ». Les usages de produits en contextes sexuels par des HSH sont désignés sous le vocable *chemsex* dans la plupart des pays d'Europe et une partie de l'Asie du Sud. L'expression « *Party and play* » est utilisée à propos des mêmes conduites en Amérique du Nord, en Australie et Nouvelle-Zélande.

Circuit party. Les *circuit parties* désignent des événements festifs d'envergure internationale réunissant dans une ville spécifique et sur plusieurs jours des milliers de HSH. De nombreux espaces festifs sont aménagés pour l'occasion dans la ville d'accueil. L'usage d'ecstasy, GHB, kétamine ou méthamphétamine y est habituel notamment dans le cadre de rapports sexuels. Du fait de leur caractère onéreux, les *circuits parties* réunissent des HSH bénéficiant d'un niveau de vie élevé.

Cloud. Modalité de consommation qui consiste à inhaler des substances avec une pipe.

Plan chems. Un « plan chems » désigne la planification de relations sexuelles au cours desquelles des substances seront consommées au service de l'activité sexuelle.

Sex party. Session *chemsex* se déroulant dans un lieu privé.

Slam. Partie prenante du *chemsex*, le *slam* désigne la consommation par voie intraveineuse de produits stimulants dans le cadre de relations sexuelles.

Les quatre drogues les plus utilisées

Une étude réalisée au Royaume-Uni en 2013 et publiée dans le *Journal of Sexual Medicine* sur les relations entre le sexe et la drogue révèle qu'un nombre non négligeable des personnes interrogées s'adonnent au *chemsex*. Ce travail d'une ampleur sans précédent a été réalisé sur 23 000 hommes, femmes, hétéros, homos ou bi. Il est riche d'enseignements, comme vous allez voir :

- Une personne interrogée sur cinq a testé le *chemsex*, que ce soit de manière occasionnelle ou régulière.
- Les quatre drogues les plus fréquentes (parfois associées) sont **le cannabis, l'alcool, la cocaïne ou la MDMA**. Avec toutefois une préférence pour cette dernière (cousine de l'ecstasy) ou le GHB/GBL, car ils augmentent respectivement le « désir sexuel » ainsi que l'« émotivité et l'intimité ».
- Contrairement à la croyance commune, les hétéros sont autant concernés par ces pratiques festives que les autres orientations sexuelles (notion importante dans le cadre d'une politique de prévention des risques liés aux drogues et au sexe).

Depuis une douzaine d'années, le *chemsex* ne fait que progresser, sans doute en lien avec les nouvelles possibilités de rencontre (Internet, applications géolocalisées sur les téléphones portables), la profusion des nouvelles drogues de synthèse et les différentes manières de les consommer.

Le *slam*, une variante du *chemsex*

De manière très minoritaire, pour ne pas dire marginale, les « slameurs » utilisent la drogue pour aller au bout de la nuit et se « défoncer au sexe » en consommant des stimulants et en s'injectant des drogues. La course au risque est revendiquée et planifiée lors de sessions de sexe en groupe, ça devient l'identité d'une minorité festive et sexuelle, majoritairement homo, mais pas que.

Le *slam* suppose l'injection de drogues. Il pose le problème sérieux de la transmission des infections sexuellement transmissibles, de la contamination par le VIH ou le virus de l'hépatite B ou C, sans oublier le risque de violences sexuelles, ou celui de surdosage et d'accoutumance.

Mais qu'il s'agisse de *slam* ou de *chemsex*, les paradis artificiels font planer si haut qu'ils empêchent littéralement de garder les pieds sur terre, à savoir se protéger et enfiler un préservatif. La réalité n'existe plus, on fait l'amour avec l'un, puis l'autre, puis l'autre encore, parfois on a des rapports violents, et on sait très bien que plus les relations sont brutales, plus les infections sexuellement transmissibles augmentent. Cela été chiffré, 30 % de risque supplémentaire avec le *chemsex*, selon une étude publiée en 2018 dans le *British Medical Journal*.

Du cannabis... pour lever les inhibitions

Le cannabis est habituellement un mélange de feuilles, de tiges ou de fleurs séchées ; de résine (les fleurs ont été pressées) ; ou d'huile (quand la résine a été infusée dans de l'alcool). Le principe actif est le THC (tétrahydrocannabinol).

L'effet du cannabis dure de deux à quatre heures s'il s'agit d'un joint, mais de quatre à six heures s'il a été ingéré. L'huile est trois fois plus concentrée en THC que l'herbe ou la résine (30 % pour la première, contre 10 % pour les deux autres), ses effets sont donc plus importants. On désigne aussi le cannabis sous les noms de « marijuana », « ganja », « beuh », « zeb », « weed », « zamal », « haschisch », « h », « shit », « teuchi », « chichon », « *chocolate* »...

Le cannabis et l'amour

Cette substance agit directement sur le cerveau, les idées sont plus claires, la pensée plus rapide, les sensations amplifiées, tout ça en même temps qu'un véritable relâchement. Les utilisateurs parlent d'un « effet défonce » sur le corps et l'esprit. Le cannabis est un puissant désinhibiteur, il aide les timides à aller au contact, à prendre la parole, à rire ou à séduire. Consommé modérément, de manière occasionnelle et festive, avec des joints pas trop chargés en THC, il favorise les rapports sexuels. Le problème, c'est que le cannabis d'aujourd'hui n'a rien à voir avec celui des générations précédentes, plus gentiment planant. L'actuel est souvent beaucoup plus riche en THC. Il peut alors provoquer une chute de la libido au point que l'on s'endort, au point que de nombreux toxicomanes très accros l'utilisent comme somnifère. Par ailleurs, une trop grande richesse en principe actif peut provoquer des difficultés d'érection et une sécheresse vaginale et buccale. Des études (parfois controversées) indiquent qu'il altère aussi la fertilité, avec une diminution du nombre de spermatozoïdes chez l'homme et une moindre mobilité de ces derniers. Chez les femmes, la grossesse serait retardée, avec un risque accru de fausses couches et de grossesses extra-utérines.

Attention !

Si vous enchaînez les joints de cannabis (même modérément riches en THC), les doses étant cumulatives, il y a risque de *bad trip* (ou « mauvais voyage »), avec sensations d'étouffement voire crise de panique. Les spécialistes ont décrit une dépendance physique possible au cannabis, mais pas chez tous les consommateurs.

De la cocaïne… pour attiser le désir sexuel et booster l'énergie

Cette substance est extraite des feuilles d'un arbuste d'Amérique du Sud, le cocaïer. À la suite de plusieurs opérations et traitements chimiques, celle-ci est transformée en pâte base, puis en cocaïne (poudre de couleur blanche à jaunâtre). La cocaïne se nomme aussi « coke », « poudre », « blanche », « C », « CC », « coco », « Caroline », « Neige ». Absorbée par le nez, c'est-à-dire « sniffée », la drogue se retrouve dans le sang en quelques minutes et son effet persiste environ une heure. Lorsqu'elle est injectée, elle agit immédiatement pendant environ trente minutes.

La cocaïne et l'amour

C'est une puissante amphétamine stimulante. Elle bloque les « pompes de la recapture » de certains neuromédiateurs cérébraux, qui s'accumulent donc dans le cerveau, ce qui potentialise momentanément leur effet. La cocaïne est un excitant qui exacerbe le désir sexuel, favorise la communication, exalte l'humeur, améliore le contact avec les autres, permet de ne plus sentir ni la fatigue ni la douleur. Elle procure un sentiment de toute-puissance, augmente les capacités motrices et sensorielles, bref elle agit comme toute cette famille de produits, en amplifiant les sensations et les satisfactions immédiates avec des flashs.

Attention !

À forte dose ou avec un usage répété, elle peut provoquer des troubles de l'érection. Gare aussi à la phase de descente ou « crash ». Quelques heures après la prise de drogue, la sérotonine, un neurotransmetteur chimique du « circuit de la récompense » chute dans le cerveau, or la sérotonine est l'hormone de la sérénité et du bien-être. Après l'euphorie et le bonheur s'installent la déprime et la descente. Par ailleurs, l'ocytocine s'effondre aussi, or cette hormone facilite la confiance, l'empathie et les relations, et c'est alors la méfiance qui s'installe voire la paranoïa. Par ailleurs, selon la sensibilité de chacun, la cocaïne présente de nombreux effets indésirables (agitation, anxiété, etc.).

De l'ectasy/MDMA... pour les sensations et l'euphorie

Cousine de la cocaïne et amphétamine comme elle, elle porte le nom de MDMA (méthylènedioxyméthamphétamine) quand elle se présente en poudre ou en cristaux ou bien d'ecstasy lorsqu'elle est absorbée sous forme de comprimés. On l'appelle de plusieurs manières : « ecsta », « E » (prononcé « i »), « Ex », « X » et « XTC », « Molly », « MD ».

Ne pas confondre ecstasy et *liquid ecstasy*, le nom parfois donné au GHB.

L'ecstasy/MDMA et l'amour

Cette famille de drogues est proche du LSD. Ces substances ont un effet très stimulant : les sensations sont exacerbées, la communication est facilitée sans même qu'on ait besoin de parler, tout passe par le tactile avec des réactions hallucinogènes. De très nombreux effets immédiats sont recherchés : plus d'énergie, plus d'euphorie, moins de fatigue, suppression des blocages et des inhibitions, et tout ça pendant deux à trois heures. Cette substance est très souvent associée au Viagra pour augmenter les perceptions sensorielles, mais l'envie de pénétration diminue.

Attention !

Il y a toujours une descente, comme pour la cocaïne, inévitable, plus ou moins intense selon la consommation.

Le GHB, surnommé « ecstasy liquide » ou « drogue du violeur »

Le GHB (acide gammahydroxybutyrique) est une drogue de synthèse. On la trouve sous forme de poudre blanche soluble ou de liquide dans des petites fioles en verre ou en plastique. Le GHB était utilisé au départ dans le monde médical pour le traitement des troubles du sommeil et la narcolepsie. Ses propriétés sont avant tout amnésiantes et sédatives. Mais avant d'être sédatif, le produit est euphorisant. Il favorise tellement le lâcher-prise que la mémoire lâche aussi. Le GHB est inodore et sans saveur. On peut facilement le disperser dans un verre d'alcool, les effets seront ressentis au bout d'un quart d'heure à vingt minutes. Une douce chaleur s'empare de tout le corps, suivie d'une ivresse et d'une euphorie. Tout devient joyeux et facile. Si bien qu'enfiler un préservatif n'est plus une priorité, et n'ayant plus aucune inhibition, on multiplie les partenaires. À dose forte, tout se complique. Le GHB est un « tue-l'amour », un puissant somnifère, utilisé par les violeurs pour anesthésier leur victime. Comme celle-ci perd tout son tonus musculaire, elle ne se défendra pas.

À trop forte dose, le consommateur peut souffrir de confusion, désorientation, voire ralentissement du rythme cardiaque, dépression respiratoire ou coma.

À savoir : GBL (acide gammabutyrolactone) et BD (butanediol) se métamorphosent en GHB dans l'organisme. Ils présentent des effets et des risques similaires.

L'irrésistible montée des poppers

L'Observatoire français des drogues et des toxicomanies indique que la consommation de poppers progresse doucement mais sûrement : 7,3 % chez les 18-64 ans en 2014, contre 8,7 % en 2017.

Presque un adolescent sur dix en a consommé à 17 ans en 2017, contre deux fois moins en 2014. Ces substances sont désormais un des produits psychoactifs les plus plébiscités par les jeunes à 17 ans, après l'alcool, le tabac et le cannabis.

Ces aphrodisiaques à base de nitrite d'amyle ne sont plus considérés comme des stupéfiants depuis 2013, on peut donc s'en procurer facilement en toute légalité dans un sex-shop, un bar-tabac ou sur Internet, sous les dénominations d'« encens liquide » (*room odorizer*), Rush®, Jungle Juice®, Fuck Me®, Sex LineGirly Power®, etc. Autrefois limités aux milieux gays, ces produits se sont diffusés auprès d'un public plus large et souvent jeune. Ils s'inhalent par le nez exclusivement.

Les médecins utilisaient auparavant le nitrite d'amyle pour le traitement de l'angine de poitrine. Ce produit est un puissant vasodilatateur (qui dilate les vaisseaux sanguins). Il est donc *a priori* excellent pour aider à remplir de sang les éponges logées dans le pénis ou la zone du clitoris, qui gonfleront sous son action.

Ces poppers libèrent en outre du monoxyde d'azote dans le corps, ce qui provoque une relaxation des muscles lisses et des sphincters de l'anus, ils s'avèrent donc très intéressants pour le sexe anal. Cette vasodilatation survient au bout de quelques secondes seulement, dure quelques minutes à peine, et s'accompagne d'un état euphorique, qui, aux dires des utilisateurs, améliore les performances sexuelles. Augmentation de la durée de l'érection, excitation intense, amplification des contractions orgasmiques, éjaculation différée, euphorie, effet flash, en somme un aphrodisiaque magique par excellence.

C'est dit, c'est écrit

Ça fait quoi, en fait, les poppers ? demande le magazine *Têtu*. « Une inspiration dans chaque narine (l'odeur peut paraître très chimique de prime abord), puis l'impression de s'envoler, de défaillir, de vivre un moment très fort (d'où son utilisation pendant le sexe), le corps vibre et se dilate (y compris l'anus) pendant que le cerveau se compresse, il fait très chaud pendant deux minutes. Et après, plus rien. Chacun réagit différemment à l'euphorie provoquée en fonction du contexte : rires aux éclats, sensation de vivre la musique, augmentation de l'excitation et de l'énergie sexuelle... »

Malheureusement, ce tableau idyllique est tempéré par de nombreux effets indésirables parfois sérieux : risque d'érection prolongée (et croyez-nous, quand ça dure des heures, ce n'est plus une bénédiction mais une souffrance et une urgence médicale). Selon la sensibilité individuelle et la dose, les poppers peuvent aussi entraîner des vertiges, des étourdissements, une sudation intense, des maux de crâne, des vomissements, jusqu'à une dépression respiratoire en cas de surdosage. Évidemment, tout le monde ne réagira pas ainsi, ni aussi fortement, mais comme on ne le sait pas à l'avance, en consommer est forcément une prise de risque.

Une urgence ?

En cas de problème, d'effets indésirables inquiétants ou persistants avec n'importe quelle substance citée ici : http://www.drogues-info-service.fr/ ou 0 800 23 13 13, de 8 heures à 21 heures, appel gratuit depuis un poste fixe.

Attention !

Attention à ne pas répéter les inhalations de manière trop rapprochée, il y a risque réel de surdosage et des effets indésirables qui vont avec.

Surtout ne pas associer poppers et Viagra ou Cialis, Levitra, Spedra, on risque une dépression respiratoire grave. Il est arrivé que des utilisateurs succombent dès la première prise.

S'ils sont associés à l'alcool, il y a possibilité de vertiges ou de malaises, l'alcool étant lui aussi vasodilatateur.

À proscrire, l'idée de boire des poppers ! Il y a risque de dommages irréversibles des voies ORL. *Idem* pour l'application directe des poppers dans les voies anales, les muqueuses peuvent être gravement lésées, constituant alors une voie royale pour les IST, dont le sida.

Gare au risque d'érection prolongée avec les drogues

Certaines drogues comme la cocaïne, l'ectasy, les poppers peuvent entraîner une érection prolongée appelée aussi « priapisme ». La verge devient douloureuse, avec une souffrance des corps caverneux, remplis de sang, le reflux habituel ne s'effectuant pas. Des nécroses peuvent survenir par défaut d'oxygénation.

Si votre érection dure au-delà de quatre heures, prenez une douche froide, ou bien appliquez sur votre verge un pochon de glace protégé d'un tissu ; si ces moyens vous rebutent, tentez l'exercice physique, montez des étages, descendez-les, effectuez des exercices de flexions-extensions ; le principe, c'est que le sang quitte le pénis soit par vasoconstriction, soit pour irriguer les muscles en action. Si rien ne marche, n'attendez pas des heures pour vous rendre aux urgences. On y effectuera une ponction du sang.

Les nouvelles « *love* drogues » de synthèse

Ces substances déferlent sur le marché tous les jours et copient les effets des drogues classiques. Le temps pour les autorités de s'apercevoir qu'elles existent, elles ont déjà circulé sans le moindre interdit, raison pour laquelle on les surnomme *legal highs*. Ce qui ne veut pas dire qu'elles sont inoffensives, loin de là.

La Mission interministérielle de lutte contre les drogues et les conduites addictives (Mildeca) lance un message d'alerte que nous vous relayons ici : « Ne jamais se fier aux informations sur la composition et les taux de pureté annoncés sur les sites de vente en ligne. En effet, la fabrication des drogues de synthèse n'est soumise à aucun contrôle. D'un lot à l'autre, des impuretés peuvent apparaître suite à une mauvaise synthèse et les pourcentages de produit actif peuvent être très différents. Parfois la molécule commandée n'est même pas celle qui est livrée. Elle est remplacée par une autre molécule sans que l'usager en soit averti et sans qu'il en connaisse les effets et les risques. De plus aucune information concernant le dosage n'est indiquée. Pourtant la manipulation de ces produits est souvent délicate car la dose doit être contrôlée au milligramme près. » Donc à déconseiller formellement.

Et les drogues légales, alcool et tabac ?

L'alcool, un faux ami

À faibles doses, l'alcool est agréable, il entraîne un doux flottement euphorique, favorise l'empathie et le contact, abolit la retenue, rend parfois plus drôle et entreprenant, il diffuse du plaisir, ce n'est pas pour rien qu'il est la boisson des fêtes par excellence.

Psychostimulant actif au niveau cérébral, il fait voir la vie en rose, rend les gens plus beaux et plus attractifs (démontré par une étude de la School of Experimental Psychology de Bristol). Mais au-delà de quelques verres, le résultat peut s'avérer nettement moins glorieux, regard rouge et terne, avachissement, troubles digestifs, migraine, avec en prime, retard à l'excitation, à l'érection et à l'éjaculation. Parfois, plus d'érection du tout et pas d'orgasme (voir l'encadré suivant) !

Quelles doses d'alcool et quelles conséquences ?

Réponse dans le *Petit Larousse de la sexualité* :

» jusqu'à trois verres, il provoque une légère euphorie, l'envie de rire, le discours est plus fluide, plus facile, et l'érection en est parfois facilitée ;

» avec trois à quatre verres, on exprime plus facilement ses désirs, l'érection peut encore être favorisée mais l'éjaculation sera retardée ;

» avec cinq ou six verres, l'élocution devient traînante et pâteuse, les gestes sont moins coordonnés, l'érection est plus aléatoire, l'éjaculation n'est plus contrôlable ; la femme a plus de difficultés à obtenir un orgasme ;

» à partir de sept verres, c'est la panne sèche ; le jeu de séduction n'a plus rien de maîtrisé, on est somnolent, les réflexes sont ralentis, l'érection et l'orgasme ne répondent plus.

Pourquoi l'alcool provoque-t-il une panne sèche ?

Le mécanisme est bien connu. Comme il dilate les vaisseaux sanguins de *tout* l'organisme, moins de sang parvient aux zones stratégiques, la verge ou le clitoris. Les corps caverneux, habituellement gorgés de sang sous l'effet de l'excitation, sont tout raplaplas. Et puis, l'alcool – bière, vodka ou vin – déshydrate (c'est un comble !), car son principe actif, l'éthanol, a un effet diurétique. Du coup, le volume de globules rouges et de plasma s'en trouve impacté et moins de sang circule dans l'organisme. En réaction, comme un mécanisme de défense, il y a sécrétion d'angiotensine, une hormone qui provoque le resserrement des vaisseaux sanguins (pour que la déshydratation cesse). Du coup, la pression artérielle augmente, le flux sanguin dans le corps, y compris vers le pénis, diminue, avec mécaniquement une perte d'érection.

Essayez ça !

Si vous comptez boire beaucoup d'alcool, buvez aussi suffisamment d'eau pour réhydrater votre organisme. Vous diminuerez votre sécrétion d'angiotensine, éviterez sans doute la gueule de bois le lendemain et majorerez l'afflux de sang à la verge ou au clitoris, garant d'une excitation et d'un rapport sexuel de meilleure qualité.

À trop fortes doses, l'alcool entraîne des pratiques plus violentes qui blessent le pénis (fracture de la verge ou « faux pas du coït », rupture du frein, qui conduisent parfois directement aux urgences).

Quand l'alcool est consommé en excès, parfois avec d'autres drogues, le cerveau ne contrôle plus rien ! Les relations sexuelles peuvent devenir agressives, avec une multiplication des partenaires, l'oubli du préservatif, une mauvaise interprétation des signaux envoyés par l'autre ; les refus sont relativisés, minimisés et bafoués. On devient soi-même plus vulnérable. Dans le couple, l'alcool aidant, les violences conjugales sont plus nombreuses. La jalousie est exacerbée de manière pathologique. Le psychiatre et sexologue Willy Pasini observe dans *Les Nouveaux Comportements sexuels* (éditions Odile Jacob, 2003) une forme de jalousie spécifique, celle de l'alcoolique, « qui est commune malheureusement, quand les années d'alcool ont détruit le foie et transformé les hormones mâles en estrogènes (hormones femelles). C'est la raison pour laquelle beaucoup d'esclaves de la bouteille sont jaloux : ils ne parviennent plus à satisfaire leur femme et la soupçonnent de chercher un autre homme ».

Attention !

À long terme, une consommation régulière et abusive d'alcool altère l'état général des vaisseaux sanguins, avec un risque d'hypertension et d'anévrisme (dilatation des artères à l'endroit où la pression sanguine est la plus forte). Chez la femme, une consommation régulière et excessive provoque également des transformations hormonales avec une chute du désir, une baisse de la lubrification et une moindre sensibilité du clitoris.

Le problème du *binge drinking*

Chez les jeunes, l'alcool consommé très vite et en grande quantité pour la défonce peut avoir des conséquences catastrophiques. De 30 à 40 % des premières relations sexuelles ont lieu sous alcoolisation, et trop souvent… sans aucune protection. Au réveil, vient la crainte de la grossesse pour les filles, des infections sexuellement transmissibles et du sida pour les deux partenaires, sans parler des images qui circulent en boucle sur les téléphones portables dévoilant parfois des scènes intimes humiliantes et dégradantes, avec une perte de contrôle total.

La cigarette brûle à petit feu

La cigarette accompagne les soirées et s'invite dans les scènes d'amour les plus magnifiques du cinéma, de *La Dolce Vita* à *Casablanca*, de Marcello Mastroianni, sous le charme d'Anita Ekberg, à Humphrey Bogart, qui se consume en attendant Ingrid Bergman. À la fois calumet de la paix et repos du guerrier, elle brûle hélas aussi la libido. À moyen et à long terme, elle provoque des troubles érectiles, souvent vers la cinquantaine, à cause de la nicotine et du monoxyde de carbone, qui entraînent une vasoconstriction des vaisseaux. Ces derniers s'entartrent progressivement (athérosclérose), deviennent moins souples, et moins nourriciers. Ils fonctionnent moins bien et produisent moins de monoxyde d'azote (vasodilatateur favorable à l'érection puisqu'il permet aux éponges dans la verge de se remplir de sang). Enfin, le tabac aggrave ou favorise certaines infections (IST) ou pathologies (la maladie de La Peyronie, verge courbée).

À court terme, ce n'est pas le septième ciel non plus. Des études ont montré que des substances volatiles contenues dans la fumée – comme le monoxyde de carbone ou les radicaux libres – agissent directement sur l'érection ou l'excitation, indépendamment de la dose. La réponse sexuelle et l'érection peuvent être diminuées de 20 %.

À retenir

Comme les artères du pénis sont plus petites que les artères du reste du corps, il suffit qu'elles soient un peu altérées par l'athérosclérose pour montrer rapidement des signes de faiblesse. Voilà pourquoi les médecins les considèrent comme de véritables « sentinelles ». Les symptômes de défaillance érectile sont un SOS lancé qui doit inciter à consulter son médecin traitant ou son cardiologue et à établir un bilan avec un examen des vaisseaux (doppler, etc.) et une vérification de l'état général cardio-vasculaire.

Les fumeurs bandent moins et moins bien

Les statistiques sont éloquentes, chez les fumeurs réguliers de longue date, les problèmes d'érection concernent 40 % des consommateurs, alors que chez les non-fumeurs le chiffre est de 28 %. Par ailleurs, la qualité des érections est réduite au minimum de 25 % chez eux.

Chez les fumeuses, la cigarette diminue la lubrification vaginale. Le phénomène s'explique logiquement là encore : lors de la phase d'excitation sexuelle normale, le flux sanguin augmente dans la zone génitale. Avec la cigarette, ce flux est diminué, du coup, la « transsudation » qui opère habituellement à travers les parois du vagin ne s'effectue plus aussi bien, et l'effet lubrifiant en est atténué. À la longue, l'altération de cette lubrification entraîne une sécheresse vaginale persistante avec tous ses inconvénients.

Le tabac ayant aussi un effet anti-estrogène, il affecte la fertilité des fumeuses, qui mettent deux fois plus de temps à obtenir une grossesse. Le tabac avance aussi l'âge de la ménopause de plusieurs années.

Et la cigarette électronique ?

Les effets nocifs de la cigarette classique sont dus à la nicotine, mais aussi aux goudrons, aux particules fines et au monoxyde de carbone. Les cigarettes électroniques ne contenant pas ces derniers, les fumeurs peuvent espérer retrouver une partie de leur vitalité sexuelle (meilleures érections pour les hommes et lubrification vaginale améliorée pour les femmes) à condition que les cigarettes « classiques » n'aient pas déjà causé des dommages notables.

À court terme, la cigarette électronique n'est totalement *safe sex* que sans nicotine. Pourquoi ? Parce que cette dernière inhalée (y compris par vapoteuse) envahit le cerveau en quelques secondes à peine, provoquant la libération d'hormones stimulantes comme l'adrénaline, qui vont accélérer le rythme cardiaque et provoquer une constriction de tous les vaisseaux sanguins du corps, y compris ceux des zones génitales.

Vous le saviez, ça ?

Les médicaments des troubles de l'érection (Viagra, Cialis, Levitra, Spedra) permettent tous un meilleur afflux sanguin, ce qui souligne l'importance d'une bonne vascularisation dans la zone génitale, c'est la condition *sine qua non* de l'excitation sexuelle. Chez la femme, mêmes causes, mêmes effets, une moins bonne irrigation vasculaire limitera l'excitation (donc la lubrification) avec une plus ou moins grande sécheresse vaginale.

Sexe naturel et sexe augmenté, d'après vous, qui gagne ?

À moyen et à long terme, le meilleur des aphrodisiaques est indubitablement une bonne hygiène de vie (nourriture variée et équilibrée, riche en vitamines et antioxydants, comme dans les fruits et légumes), sport régulier, pas trop d'alcool, pas de tabac. Le corps fonctionnant mieux, les fonctions sexuelles seront optimales et préservées.

De bonnes relations sexuelles seront également favorisées par l'imaginaire, le must des aphrodisiaques naturels. Les paroles et les fantasmes seront toujours infiniment plus efficaces et moins dangereux que le recours systématique à une substance, si innocente paraisse-t-elle.

Le dopant qui marche le mieux chez les femmes

Chez les femmes, le stimulant le plus puissant, c'est la **mémoire du corps**. Faire l'amour régulièrement, c'est se souvenir des sensations et du plaisir charnel ressenti. Mieux encore, *la fonction crée l'organe*. Plus les femmes font l'amour, plus leur vagin reste souple, moelleux, lubrifié, avec un effet bénéfique étalé dans le temps. Inversement, moins elles font l'amour, plus leur vagin s'atrophie, moins il lubrifie, moins il fabrique de « rosée du désir » et, double peine, plus il devient vulnérable aux IST.

À retenir

En matière de drogues, ce qui réussit si bien à une personne peut provoquer chez une autre des symptômes, parfois sérieux.

Les drogues sont souvent associées (alcool, Viagra, poppers, cannabis, tabac...). Au-delà de trois produits, bien malin qui pourra prévoir ce qui se passera dans l'organisme. Voilà pourquoi il faut toujours limiter les substances pour limiter les risques, l'idéal restant le sexe écolo et naturel.

L'hygiène de vie est le meilleur des aphrodisiaques.

Plutôt que de prendre une substance, mieux vaut créer une ambiance.

Attention !

S'alcooliser plus que de raison, fumer, se droguer, se doper et amplifier ses sensations, c'est fonctionner avec l'accélérateur et le frein en même temps. À force de recourir à un stimulant, on a beaucoup de mal à s'en passer par la suite. L'effet des différentes substances s'épuisant avec le temps et l'habitude venant, il devient nécessaire d'augmenter sa consommation (ou d'y revenir plus souvent) pour un effet identique. Le cercle amoureux devient un cercle vicieux.

On s'alcoolise pour se sentir bien, on se « cannabise » pour lever ses inhibitions, on se « popperise » pour doper son érection, on s'éclate à l'ectasy ou à la cocaïne pour durer plus longtemps. La plupart de ces produits sont illicites et considérés comme des stupéfiants. En cas de doute sur soi et sur ses capacités sexuelles, la prise ponctuelle d'un médicament sexoactif paraît infiniment moins risquée. Par ailleurs, une simple consultation chez l'andrologue (le gynécologue des hommes) ou le sexologue permettra de se rassurer.

Trois sites indispensables

www.drogues-info-service.fr, avec un tchat, la possibilité de poser des questions ou d'appeler gratuitement au 0 800 23 13 13 de 8 heures à 2 heures (sept jours sur sept).

www.alcool-info-service.fr, avec un tchat, la possibilité de poser des questions ou d'appeler gratuitement au 0 980 980 930 (sept jours sur sept).

https://www.filsantejeunes.com/, service anonyme et gratuit pour les 12-25 ans tous les jours de 9 heures à 23 heures, avec un numéro d'appel gratuit, le 0 800 235 236.

Aphrodisiaques et petite cuisine de l'amour

Traditionnellement, les hommes ont cherché à augmenter leurs performances et leur endurance, à doper leur libido et à améliorer leur érection en regardant dans la nature ce qui pouvait les y aider. Les grimoires anciens et les manuels modernes ne manquent pas de recettes savoureuses et parfois détonantes. Pline l'Ancien jurait qu'« une femme froide et paresseuse peut devenir, avec quelques cuillerées de moutarde, une épouse idéale ».

Les épices ont toujours été source d'inspiration et la plupart des philtres d'amour du Moyen Âge renferment de la cannelle, du gingembre ou de la muscade. Parmi les nombreuses autres épices revigorantes, on retrouve le clou de girofle, le poivre noir et le poivre de Cayenne, réputés pour leur puissante action stimulante (on sait aujourd'hui que ce sont effectivement de puissants vasodilatateurs).

Un peu d'histoire

L'asperge, du fait de sa forme, a souvent déchaîné les fantasmes. Au XVIe siècle, le roi Henri III engloutissait ces tiges par kilos entiers avec ses mignons.

À l'époque de Louis XV, on badinait avec l'amour et les recettes de cuisine s'envolaient de manière stratosphérique vers Cupidon. Comme le confesse la Pompadour, favorite du monarque, un noble libertin « n'a rien trouvé de mieux que de faire déshabiller sa vénus et, ayant préparé une sauce pour ses asperges, l'avait placée à un endroit que je ne peux pas nommer et se serait mis à manger des asperges trempées dans cet endroit-là ».

Le chocolat, aliment exotique en diable, séduit les plus grands séducteurs parce qu'il « excite les ardeurs de Vénus ». Casanova en consommait avant chaque rendez-vous galant, rapporte Serge Safran, dans *L'Amour gourmand, libertinage gastronomique au XVIIIe siècle*.

Au milieu des plantes, légumes et épices en tout genre, on retrouve aussi des ingrédients un peu moins ragoûtants, telles les cornes de rhinocéros pilées (de grâce, n'y succombez pas, les rhinocéros sont en voie de disparition à cause de leur fausse réputation aphrodisiaque) ou des mouches séchées. De fait, depuis l'Antiquité, la mouche cantharide (surnommée aussi « mouche espagnole ») réduite en poudre stimule vigoureusement le pénis en provoquant une inflammation des voies urinaires. Le principe actif est la cantharidine (que l'on retrouve aussi dans les cuisses de grenouille). Malheureusement, la mouche s'avère parfois mortelle, en tout cas toxique. Rappelez-vous, le marquis de Sade en avait proposé à certaines prostituées dans des bonbons à l'anis, elles sont tombées malades et il a été condamné pour ça (voir le chapitre 6, « Fantasmes et libertinage », p. 101).

Aujourd'hui, on retrouve cependant la *Spanish fly* dans tous les sex-shops. Comment est-ce possible ? C'est tout simplement une arnaque ! Pas l'ombre d'une mouche (heureusement !) dans les produits en vente, mais de simples vitamines. Les hommes du marketing l'ont bien compris, en matière de sexe, il faut vendre du rêve !

Anecdote

Jolie recette de Salvador Dalí citée dans le magazine *Ça m'intéresse* (« Les recettes du désir », janvier 2019), celle du cocktail Casanova, aux vertus aphrodisiaques : « Dans un verre, versez 5 ml de jus de gingembre. Pressez une belle orange, ajoutez 30 ml de vieux brandy, le double de brandy, 15 ml de Campari, et saupoudrez le tout d'une pincée de piment de Cayenne. » L'artiste proposait aussi une savoureuse purée d'Aphrodite, suivie d'un dessert, les tétons de Vénus. Dalí a compilé ses recettes et les a illustrées dans un livre publié en 1973, intitulé *Dîners de Gala*.

Cinq aphrodisiaques traditionnels (très) réputés

1. La maca (ou gingseng péruvien) est un stimulant dont l'utilisation remonte à la civilisation inca. Les guerriers l'utilisaient pour accroître leur endurance et doper leur vigueur sexuelle. Cultivée dans les Andes, elle sert encore de tonifiant aujourd'hui. Désormais, vous la trouverez facilement en Europe sous forme de gélules ou de plantes dans les magasins naturels et les herboristeries. Si vous vous en procurez sous forme d'aliment complet (plutôt qu'en gélules), vous profiterez pleinement de tous ses bienfaits, grâce à la synergie de ses différents composants. Cette plante aiderait également à stimuler la fertilité.

2. Le vuka-vuka d'Afrique du Sud ou « Viagra des Zoulous ». Rien que son nom est évocateur, il se traduit « debout debout » ou bien « réveillez-vous, réveillez-vous ». Mélange d'écorces et de racines saupoudré de débris d'une mouche cousine de la cantharide, ce produit permettrait d'obtenir de vigoureuses érections. On le trouve désormais sur Internet. Toutefois, sans études scientifiques, impossible de savoir s'il rivalise vraiment avec le fameux losange bleu vendu en pharmacie.

3. Le gingembre. Les premiers plants ont été rapportés de Chine par le navigateur et explorateur Marco Polo. Les Grecs et les Romains s'en procuraient déjà auprès de marchands arabes qui vantaient ses vertus. Dans le *Kama-sutra*, la précieuse épice est aussi évoquée. Son principe actif le plus intéressant pour la libido est le gingérol, vasodilatateur qui facilite l'afflux de sang dans les zones intimes, nécessaire à l'érection chez l'homme et à l'excitation chez la femme.

4. La sarriette, autrefois dénommée « satyre des montagnes » (ou *Satureia montana* en latin), est une autre star des remèdes ancestraux, un symbole même du traitement des troubles de l'érection.

Un peu d'histoire

Le remède est connu depuis l'Antiquité grecque et Ovide l'évoquait dans son *Art d'aimer*. Les satyres, mi-bouc ou mi-cheval et mi-homme, doués d'un membre viril en érection perpétuelle, y recouraient en cas de faiblesse. Hippocrate, au ve siècle, chantait ses louanges. Au Moyen Âge, les moines avaient interdiction de la cultiver dans les monastères à cause de sa réputation sulfureuse.

Aujourd'hui, on retrouve la sarriette dans les conseils de phytothérapie érotique. Elle peut s'utiliser en infusion (une cuillerée à soupe pour une tasse d'eau bouillante).

5. Le bois bandé. C'est une écorce qui provient d'un arbre caraïbéen, le vomiquier. Son action est de vasodilater les vaisseaux, donc de favoriser le flux sanguin au niveau du pénis ou du clitoris, avec de belles érections chez l'homme et plus de désir et de lubrification chez la femme. L'aphrodisiaque se consomme souvent en décoction, en gélules, ou bien dans du rhum aux Antilles.

Le Kamagra, nouvelle coqueluche des jeunes

La plupart des produits trouvés dans les sex-shops pour stimuler l'érection contiennent du Viagra ou son principe actif, le sildénafil. Le produit à la mode actuellement est le Kamagra, fabriqué en Inde et vendu sur Internet ou discrètement dans certains sex-shops (sans la moindre autorisation de mise sur le marché en France). Ce qui pose plusieurs problèmes. Comme le confiait le Dr Philippe Otmesguine, sexologue et médecin hospitalier, au journal *Libération* (novembre 2017) : « Contrairement à ce qu'on peut lire, notamment sur Internet, ce n'est pas un générique [du Viagra]. On ne sait absolument pas quel est le dosage de sildénafil, la molécule contenue dans ces pilules. Les fabricants peuvent indiquer 100 mg alors qu'il n'est en réalité que de 50 ou 75 mg. Personne n'est en mesure de le vérifier puisque c'est un produit illicite. »

Le problème du dosage peu fiable n'est pas qu'une vue de l'esprit, trop dosée, la molécule peut entraîner une érection qui dure trop longtemps, parfois jusqu'au lendemain, avec un priapisme. Or au-delà de six heures sans débander, il y a risque sérieux d'impuissance définitive pour son membre. C'est donc une urgence médicale ! À cela s'ajoutent l'absence de contrôle sanitaire (quels produits se trouvent exactement à l'intérieur, en plus du principe actif ?) et le prix prohibitif, beaucoup plus cher que le médicament *princeps* vendu en pharmacie, et lui, contrôlé donc fiable.

Le problème, c'est que les hommes, surtout les plus jeunes, commencent à trouver que le Viagra est trop stigmatisant et pas assez glamour !

Pour acheter votre médicament sexoactif en toute discrétion sur Internet sans risque de contrefaçon, préférez une officine en ligne agréée par les autorités de santé. La liste se trouve sur http://www.ordre.pharmacien.fr/Le-patient/Vente-de-medicaments-sur-Internet-en-France

À retenir

La première des précautions est de ne pas vous rendre malade, si vous décidez de tester un produit, commencez petit. S'il fonctionne, restez vigilant et ne passez pas trop vite à la dose supérieure. Sachez aussi que le contexte et l'envie sont tout aussi essentiels.

Achetez de préférence votre aphrodisiaque naturel dans une herboristerie ou une pharmacie (les ingrédients seront plus sûrs). Sur Internet (hors pharmacies en ligne) circulent de très nombreux produits dont on ignore la composition et l'efficacité réelles. Certains produits (plantes, épices), issus de tradition ancestrale, peuvent avoir un effet excitateur réel, d'autres un effet psychologique (placebo), l'important c'est d'y croire.

Partie 3

Tribulations et petites défaites du sexe

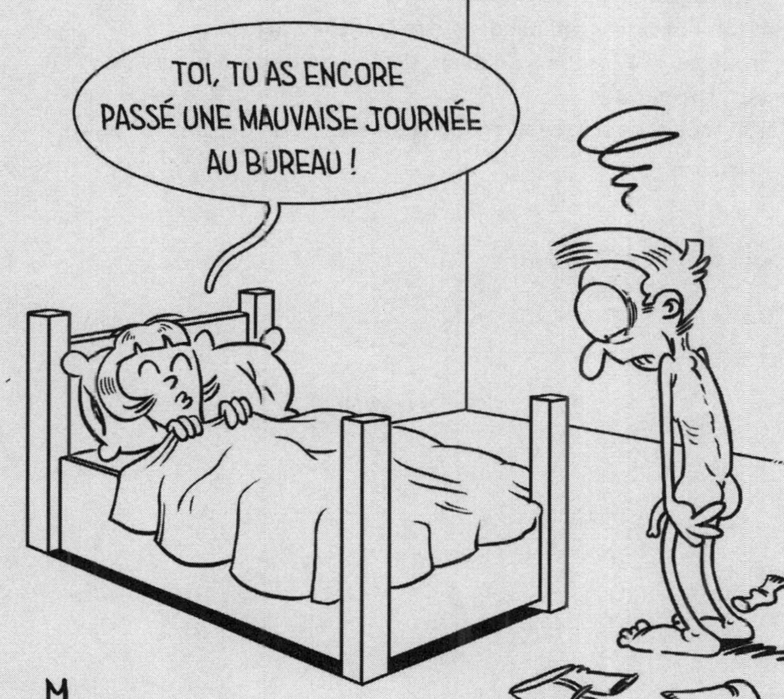
TOI, TU AS ENCORE PASSÉ UNE MAUVAISE JOURNÉE AU BUREAU !
M,

Dans cette partie…

Il est question du sexe malheureux, qui déprime, qui s'essouffle, qui s'effondre, qui s'inquiète, qui souffre… Qui réagit aussi et revit, et reprend des forces, et se redécouvre et connaît parfois des fulgurances jamais atteintes, car enfin il découvre le lâcher-prise.
IST, troubles de l'érection, du désir, de l'éjaculation, douleurs pendant l'amour, « frigidité »…
Ici, le fil rouge, c'est la résurrection du sexe.

DANS CE CHAPITRE

Comment reconnaître une IST ?

Comment s'en protéger ?

Que risque-t-on à attraper une IST ?

Que risque-t-on à ne pas se soigner ?

L'IST, un vrai poison du couple

Chapitre 10

Reconnaître les IST et les éloigner

Connues depuis l'Antiquité, les infections sexuellement transmissibles (IST) font toujours partie des principaux motifs de consultation chez le médecin et, sous nos latitudes, la tâche est ardue, avec plus d'une dizaine d'IST encore à l'œuvre. La bonne vieille blennorragie (plus familièrement appelée « chaude-pisse » ou « blenno ») n'a pas été rangée au placard de l'Histoire, pas plus que la syphilis (connue aussi sous le nom de « grande vérole »), rapportée dit-on du Nouveau Monde en Europe par l'équipage de Christophe Colomb, il y a plus de cinq siècles. Les deux infections sont même en recrudescence !

Augmentation des blennorragies et infections à chlamydia

Selon Santé publique France, en 2017, la blennorragie avait encore progressé de 70 % par rapport à 2015, avec une hausse particulièrement marquée chez les gays (+ 84 %), en comparaison des hétérosexuels (+ 29 %). Nette hausse aussi pour les infections à chlamydia, plus fréquentes cette fois chez les femmes, notamment les plus jeunes ; 15 % de croissance en 2017 par rapport à 2015.

Quant au VIH/sida, malgré des décennies de campagnes d'information, l'épidémie reste encore et toujours active. L'usage du préservatif s'est relâché (on parle de *relapse*), du fait des trithérapies et de l'idée (fausse) pour les plus jeunes qu'on vit très bien avec le sida (c'est vrai, mais pas si bien que ça, les traitements étant très contraignants) et que la maladie est devenue chronique mais demeure potentiellement mortelle.

Quelque 170 000 personnes vivent en France avec le VIH. Le nombre de celles qui se découvrent chaque année séropositives est estimé à environ 6 000 (6 400 exactement en 2017). Pour l'Académie de pharmacie, l'épidémie n'est donc pas contrôlée en France, alors que nous disposons de tous les outils, tant pour le diagnostic que pour le traitement des personnes séropositives. Il faudrait dédiaboliser le dépistage, expliquer son intérêt individuel majeur, à savoir bénéficier d'un traitement précoce pour s'assurer un avenir sans sida !

MST, IST, maladies vénériennes, c'est pareil ?

Les médecins ont d'abord parlé de « maladies sexuellement transmissibles » (MST) ou de « maladies vénériennes » (du nom de Vénus, déesse de l'Amour, de la Séduction et de la Beauté chez les Romains). Ils utilisent désormais le terme d'« infections sexuellement transmissibles ». Pourquoi ce changement ? Une maladie sous-entend la présence de symptômes visibles tandis qu'une infection peut évoluer à bas bruit sans symptôme, ce qui est le cas de bien des IST (herpès, papillomavirus, chlamydia…).

À l'heure actuelle, le préservatif reste le moyen le plus sûr d'éviter la plupart des IST !

Les signes qui doivent inciter à consulter

Habituellement, les femmes (plus soucieuses de leur santé et souvent plus réactives que les hommes) consultent pour des pertes inaccoutumées, jaunâtres, verdâtres, brunâtres, des démangeaisons, des picotements, des brûlures, des rougeurs, des gonflements, des érosions, des boutons ou des odeurs inhabituelles de la zone génitale. Les mêmes signes devraient inciter les hommes à voir un médecin, mais il faut bien reconnaître qu'en ce domaine ils pratiquent davantage la politique de l'autruche et sont souvent poussés chez le médecin par leur femme ou parce qu'ils changent de partenaire et veulent vérifier que tout va bien ; c'est en général le seul moment où ils sont proactifs et demandeurs.

Essayez ça !

Toute gêne ou douleur persistante dans la zone génitale qui dure plusieurs jours, au maximum plusieurs semaines, doit vous inciter à consulter. Seul le médecin saura si vos symptômes sont anodins, ou s'il s'agit d'une IST à traiter. Lorsque votre partenaire présente des signes et pas vous, et qu'une IST a été diagnostiquée chez lui ou chez elle, consultez aussi. Vous pouvez être asymptomatique, c'est-à-dire ne souffrir de rien, n'être gêné par rien, mais abriter la maladie et la transmettre de votre côté. Des tests (hépatite B, VIH...) ou des examens (sanguins, urinaires...) le confirmeront.

Attention !

Deux cas toutefois où vous n'avez pas à vous faire de soucis : si votre partenaire souffre de cystite ou de mycose vaginale, ce ne sont pas des IST et elle ne peut vous les transmettre.

Les IST à connaître, leurs signes et leur traitement

La blennorragie

Connue aussi sous le nom d'« infection à gonocoque » ou « gonococcie », elle était si fréquente autrefois qu'en 1914, aux États-Unis, un spécialiste affirmait qu'elle affectait la moitié des hommes ! Avec les antibiotiques, elle a décru notablement, puis, ces dernières années, elle est revenue en catimini et n'a cessé d'augmenter. Elle touche préférentiellement les hommes, et elle est sans doute la seule infection qui se repère facilement – chez l'homme en tout cas – par un écoulement urétral, du pus en fait qui se répand par le méat urinaire. Quand l'homme est infecté, sa compagne l'est sans doute aussi même si elle ne présente aucun symptôme apparent. L'écoulement (blanchâtre à jaunâtre) persistera tant qu'il n'aura pas été traité.

Chez la femme, l'écoulement est plus difficile à repérer, parfois confondu avec de banales pertes vaginales. Dans les deux cas, si la situation évolue, on peut avoir des brûlures en urinant ou des picotements douloureux au niveau du méat urinaire.

Le médecin demandera un prélèvement au laboratoire afin que le liquide soit analysé. En cas de confirmation de l'IST, avec la présence de germes gonocoques, un traitement antibiotique sera délivré, le même pour l'homme et pour la femme. En général un « traitement minute » suffira, une injection unique d'antibiotiques.

Quel est le risque de ne pas se traiter ?

L'infection peut se propager, la douleur s'intensifier, avec, chez l'homme, un risque d'infection de la prostate et des testicules, et donc d'infertilité ; chez la femme, des douleurs du bas-ventre qui vont progressivement s'installer (empêchant parfois de marcher), suivies d'une infection de l'utérus, parfois majeure, à l'origine d'infertilité.

La chamydiose

Elle est due à une bactérie, la chlamydia, transmise par le (la) partenaire et pouvant infecter le vagin. Cette IST se traduit par des pertes vaginales chez la femme ou urétrales chez l'homme, et des brûlures lors des mictions ou des rapports. Les symptômes sont souvent très discrets, ce qui entraîne un retard au diagnostic et au traitement.

Attention !

Cette bactérie se réfugie parfois dans le fond de la gorge, d'où sa transmission lors de sexe oral (fellation). Elle se localise également au niveau anal à la suite de rapports ano-génitaux.

Un prélèvement en laboratoire sera demandé au niveau de la verge, du vagin, de la zone anale, et, si on a une gêne en avalant, dans la gorge aussi. Dès lors que l'infection aura été diagnostiquée, il faudra traiter, là encore, à l'aide d'un antibiotique. Pris par voie orale, celui-ci traitera toutes les zones simultanément.

Quel est le risque de ne pas se traiter ?

Le premier risque, c'est que l'infection devienne douloureusement chronique, lors des rapports sexuels notamment, de la masturbation et de la miction. Dans un second temps, la chlamydiose peut se répandre et être responsable d'infertilité, elle est donc à prendre très au sérieux. Par ailleurs, tant qu'on n'est pas soigné(e), on peut transmettre la maladie sans le savoir.

L'hépatite B

Elle est transmise par un virus (VHB) qui loge dans l'ensemble des fluides biologiques (salive, sperme, sang…). Fellation et cunnilingus peuvent être contaminants s'il existe des lésions dans la bouche.

Attention !

La transmission étant possible par le sang, gare aussi à ne pas emprunter le rasoir de son partenaire.

La vaccination permet une protection efficace, d'autant plus nécessaire que le virus de l'hépatite B est plus contagieux que celui du sida. La réputation sulfureuse du vaccin s'avère totalement imméritée comme l'ont largement prouvé une pléthore d'études.

Chez les personnes ayant des pratiques à risque – usage de drogues injectées ou inhalées, multiplication des partenaires, sexualité sans préservatif –, elle est fortement recommandée, y compris en rattrapage à l'âge adulte.

L'hépatite B se manifeste généralement sans symptôme, d'où l'intérêt de dépistages fréquents en cas de comportements à risque. Selon la Haute Autorité de santé (HAS), 55 % des personnes atteintes d'hépatite B en France ignoreraient qu'elles sont infectées.

L'hépatite B guérit spontanément dans l'immense majorité des cas. Au stade chronique, le traitement est souvent similaire à celui du VIH, il s'agit majoritairement des nouveaux antirétroviraux anti-VIH, bien tolérés, à prendre à vie.

Quel est le risque de ne pas se traiter ?

Neuf fois sur dix, le virus de l'hépatite sera spontanément éliminé par l'organisme, mais une fois sur dix, une hépatite chronique pourra s'installer définitivement, quand ce n'est pas une hépatite fulminante (plus exceptionnelle) mais avec des conséquences gravissimes (parfois mortelles).

L'herpès génital

Il se manifeste chez l'homme comme chez la femme par de petites vésicules ou érosions (plaies) sur la verge, la vulve, le vagin ou la zone anale. Ces vésicules, emplies de liquide contaminant, sont très douloureuses. Parfois, l'herpès n'est pas vraiment apparent, seule la prise de sang permet de repérer la présence des anticorps signalant le virus (sérodiagnostic).

En cas de bouton manifeste, un prélèvement aidera au diagnostic et permettra d'éliminer les risques de contamination. Le traitement *a minima* consiste à prendre un antiviral (zelitrex) dès les premiers symptômes qui réduira la durée de la crise voire l'étouffera dans l'œuf.

En cas de crises fréquentes (plus de six par an), un traitement antiviral chronique pourra être prescrit, limitant ainsi le risque de récidives.

Attention !

Le préservatif ne protège que les zones qu'il couvre, mais pas les autres. D'où l'intérêt de se traiter si le bouton n'est pas sur le pénis, pour éviter la contagion. Au moindre doute, consultez.

Quel est le risque de ne pas se traiter ?

L'herpès peut devenir chronique, déclenché par le rapport sexuel ou par le stress. Or le problème, c'est que les porteurs, surtout les porteuses en fait, peuvent se conditionner à stresser au moindre rapport, ce qui déclenche la crise, donc l'espacement des rapports sexuels.

Le papillomavirus (HPV)

Il est fréquent et très contagieux. Les femmes comme les hommes en sont affectés.

Selon le type de HPV, de petites verrues (appelées « condylomes ») apparaissent sur la vulve ou le pénis, la personne les sent au bout du doigt, et consulte. Ces petites excroissances sont bégnines mais disgracieuses, elles peuvent être ôtées par cryothérapie (application de froid) au cabinet, par laser ou par des crèmes spécifiques.

Mais d'autres types de HPV sont plus sournois et colonisent le col de l'utérus à bas bruit. Des années après l'infection, le médecin effectuant un frottis ou un test HPV chez la femme découvrira des lésions précancéreuses signalant la présence du virus (plus rarement, ces mêmes lésions peuvent exister chez l'homme avec un risque de cancer aussi). Le médecin demandera une « colposcopie », c'est l'examen du col de l'utérus à la loupe. Il effectuera une biopsie, et, selon les résultats, procédera ou pas à un traitement laser qui détruira les anomalies.

Depuis l'été 2020, le test au papillomavirus (ou test HPV) doit être proposé en première intention à la patiente car il est nettement plus fiable que le frottis. Il est désormais remboursé.

II existe un vaccin anti-HPV pour les femmes comme pour les hommes qui permet d'éviter de contracter le virus et empêche la survenue d'un cancer du col côté féminin ou d'un cancer du pénis chez l'homme, de l'anus ou de la gorge chez les deux.

Quel est le risque de ne pas se traiter ?

En cas de petites verrues, le HPV étant très contagieux, il y a risque d'extension sur toute la zone génitale. En cas de lésions plus profondes, il y a risque de cancers, comme on l'a dit. Dans 90 % des cas, l'organisme élimine spontanément les virus, mais, le reste du temps, l'infection persistera.

Attention !

Chaque année en France, plus de 6 000 nouveaux cas de cancers sont causés par les papillomavirus. Si les trois quarts de ces cancers concernent les femmes (col de l'utérus, vulve, vagin, anus et sphère ORL), un quart d'entre eux surviennent chez les hommes (cancers de la sphère ORL principalement, mais aussi cancers de l'anus et du pénis). Voilà pourquoi la HAS recommande depuis 2020 que la vaccination contre le papillomavirus (HPV) soit élargie à tous les garçons de 11 à 14 ans avec un rattrapage possible jusqu'à 19 ans.

Une flore en bonne santé protège contre les IST !

Chez la femme, le vagin abrite toute une « flore vaginale », en fait un micromonde composé de germes le plus souvent protecteurs qui occupent l'arrière de la scène : 100 millions à 1 milliard de micro-organismes par millilitre de sécrétions vaginales !

Quand la flore vaginale est équilibrée, le vagin se défend mieux contre les agressions intérieures et extérieures, il est équipé contre la plupart des microbes, y compris le sida. Mais quand la flore est déséquilibrée, les défenses sont débordées par les attaquants. Comme l'indique le spécialiste français du microbiote vaginal, le Dr Jean-Marc Bohbot, infectiologue, non seulement le déséquilibre du microbiote aboutit en premier lieu à l'apparition d'infections bien connues, souvent récidivantes (mycoses, cystites, vaginoses, etc.), mais il est aussi un facteur favorisant des infections sexuellement transmissibles. Les défenses locales affaiblies, la maladie s'installe et évolue plus rapidement. Dans le cas du papillomavirus, plus le microbiote vaginal est déséquilibré, plus la femme porteuse de l'infection HPV oncogène a de risques de voir apparaître des lésions graves du col de l'utérus. C'est aussi vrai pour le VIH.

La syphilis

Bien des hommes célèbres en sont morts, l'écrivain Guy de Maupassant, le philosophe Nietzsche, le musicien Schubert... Flaubert affirmait que la syphilis était aussi fréquente que le rhume ! Dans l'entre-deux-guerres, elle tuait jusqu'à 140 000 personnes par an.

Malgré sa recrudescence actuelle, nous sommes loin aujourd'hui d'un tableau si catastrophique, toutefois, cette infection sexuellement transmissible reste évolutive et dangereuse. En cause, une bactérie tristement fameuse, le tréponème pâle. Sa déclaration obligatoire a été supprimée en 2000, la maladie ayant été quasiment éradiquée. Aujourd'hui, elle se répand de nouveau en région parisienne et dans les DOM-TOM. Elle se manifeste au départ par une plaie indolore sur le gland ou le pénis (la vulve chez les femmes), et cette banalité fait son danger, rien ne ressemble plus à une plaie qu'une autre plaie. La lésion peut aussi s'installer dans la zone anale, la gorge, le creux de l'aine (au pli des cuisses). Entre l'apparition du « chancre » au stade primaire et la contamination, il s'écoule un mois en général (de 3 à 90 jours pour la fourchette large), durant lequel le porteur pourra transmettre la maladie à son (sa) partenaire sans le savoir, cela d'autant plus s'il n'enfile pas de préservatif. Ensuite, le chancre disparaît spontanément en quelques semaines, mais sans traitement la maladie continue à évoluer.

Le diagnostic et la surveillance se font à partir d'une simple prise de sang qui mettra en évidence la présence du tréponème. Le traitement se limite à des antibiotiques injectables (pénicilline). Quand l'IST est soignée dans les 15 à 30 jours, une prise unique mais fortement dosée suffira. Au-delà, le malade devra renouveler les injections d'antibiotiques.

Quel est le risque de ne pas se traiter ?

Quelques semaines après la contamination (de deux à dix semaines en moyenne), le porteur peut passer du stade primaire de la maladie au stade secondaire avec des éruptions cutanées sur les muqueuses génitales pendant plusieurs années (en l'absence de traitement), voire au stade tertiaire, exceptionnel en France, avec des lésions au niveau de nombreux organes, pouvant mener à une issue fatale.

Le VIH/sida

Il est signalé pour la première fois en 1981. Les CDC (centres de prévention américains) rapportent les premiers cas en Californie dans la communauté homosexuelle, puis ce sera chez les personnes ayant reçu une transfusion, les utilisateurs de drogues injectables, les hémophiles, les Haïtiens. On sait aujourd'hui que tout le monde peut être touché, les homosexuels comme les hétéros. Au cours des rapports sexuels, il se transmet par le sperme, les sécrétions vaginales et le sang, quand les muqueuses génitales ou buccales sont lésées.

Du VIH au sida

Le terme « sida » est en fait un acronyme de « syndrome d'immunodéficience acquise ». Celui de « VIH » (ou HIV en anglais) signifie « virus de l'immunodéficience humaine ».

Une fois dans la place, le virus se multiplie de manière effrénée dans les cellules CD4 du système immunitaire. La personne contaminée réagit d'une part en déployant une armada de lymphocytes tueurs destinés à éliminer les cellules infectées ; d'autre part, en libérant des anticorps destinés à neutraliser les anticorps du virus qui circulent (ce sont eux que l'on recherche au cours des tests de dépistage).

Ce combat entre le virus envahisseur et les défenses immunitaires de l'hôte va durer environ dix ans, c'est le « temps de latence », entre l'infection de départ (séropositivité) et les premiers signes de la maladie. Une fois les défenses immunitaires totalement épuisées, surviennent alors les fameuses « maladies opportunistes » : celles-ci mettent à profit l'anéantissement du système de défense pour se développer à leur tour. C'est la « phase sida » à proprement parler.

Grâce à la prise précoce des médicaments antirétroviraux (en général au nombre de trois, d'où le terme « trithérapie ») et à leur efficacité de plus en plus grande, l'espérance de vie a nettement augmenté pour les malades sous traitement. Aujourd'hui, le sida est considéré comme une maladie chronique. Mais la prévention reste plus que jamais nécessaire.

Quel est le risque de ne pas se traiter ?

Sans traitement le plus précoce possible, l'infection par le VIH finira d'épuiser les défenses immunitaires et évoluera vers le sida. La trithérapie (voire l'association de quatre ou cinq familles de molécules) permet de retrouver une charge virale indétectable et de ne plus être contagieux donc d'avoir des rapports sexuels non contaminants sans préservatif dans le cadre d'un couple stable et « fidèle ».

C'est dit, c'est écrit

Comme l'indique Sida Info Service, « Savoir très tôt qu'on est porteur du VIH permet de mettre en place une prise en charge précoce grâce à laquelle on peut rester en vie à peu près aussi longtemps qu'une personne non contaminée, avec une qualité de vie la meilleure possible. C'est pour cette raison qu'il est préférable de faire un test de dépistage rapidement après une prise de risque » (voir aussi le chapitre 8, « Préservatifs »).

Attention !

Les femmes sont plus vulnérables au VIH que les hommes. Des banales lésions ou maladies de la vulve ou du vagin (inflammation, infection, IST) sont une voie royale d'entrée pour le virus ; en cas de rapports sans préservatif avec un partenaire contaminé, le sperme va stationner dans les voies génitales durant trois jours, largement le temps d'infecter la personne ; par ailleurs, les femmes déploient une muqueuse du vagin plus large et plus étendue que celle du pénis au contact du virus. Lors des règles, qui ponctuent les cycles menstruels, la contamination est plus élevée aussi.

C'est dit, c'est écrit

Comme l'affirme le Dr Jean-Marc Bohbot dans son ouvrage *Microbiote vaginal, la révolution rose* (éditions Marabout, 2018) : « Contrairement à ce que l'on imagine, le taux de transmission homme-femme du virus HIV est fondamentalement assez bas : le partenaire peut rompre son préservatif et ne pas être contaminé pour autant, on peut avoir un rapport avec un inconnu et s'en sortir indemne, la contamination est de 1 pour 200 à 2 000 expositions au virus... si le microbiote vaginal est normal. Cette faible transmission est liée au mucus vaginal qui forme une protection efficace contre la pénétration du virus. Mais attention ! Cette statistique n'est en aucun cas un permis d'insouciance : le préservatif demeure indispensable, c'est rare d'être contaminé, mais il suffit d'une fois ! En cas de déséquilibre de la flore, les statistiques sont nettement moins favorables. »

En pratique

Environ six Français sur dix déclarent ne jamais avoir été dépistés pour le VIH. Selon la HAS, en 2017, 30 % des diagnostics ont été posés à un stade avancé de l'infection, traduisant une longue période sans dépistage à la suite d'une prise de risque ancienne. Plus de la moitié (52 %) des découvertes de séropositivité concernait des personnes déclarant n'avoir jamais été testées auparavant. Les personnes âgées de plus de 50 ans représentent 20 % des diagnostics de VIH en 2016, elles ne sont donc pas plus épargnées que les jeunes, contrairement à ce qu'elles imaginent !

Au moindre doute, contactez Sida Info Service. L'association vous aidera à évaluer votre risque de contamination et vous fournira l'adresse du centre de dépistage le plus proche de chez vous pour tester le VIH et les autres IST, elle vous informera sur les autotests. Appel confidentiel, anonyme et gratuit : **0 800 840 800**.

L'**association Aides** lutte contre le VIH et les hépatites virales. Elle mène des actions d'information, de prévention, de soutien et de mobilisation des personnes concernées par le VIH et les hépatites, elle indique où se faire dépister (**www.aides.org**).

Les IST et le couple, un trio explosif

Face aux IST, certains réagissent par le déni, d'autres par l'obsession. Les premiers font confiance quoi qu'il arrive à leur partenaire et ne se protègent pas – avec tous les risques que cela comporte et qui ont été détaillés avant.

Les seconds adoptent des attitudes « contraphobiques » tout aussi problématiques et transforment leur vie sexuelle en terrain miné. Suspicion à l'égard du partenaire, rapports qui s'espacent par peur d'attraper une maladie, douches répétées, savon et désinfections, voire utilisation de javel, le tout finissant par déshydrater les muqueuses et les brûler, créant d'autres lésions.

Panique et enquête policière

Dans un couple déjà constitué, le problème se complique encore. Celui qui est touché par la maladie s'inquiète pour lui ou pour l'autre, et suscite chez ce dernier d'inévitables questionnements. Où a-t-il contracté cette IST ? Avec qui ? Depuis quand ? Me trompe-t-il (elle) ? Puis-je l'attraper moi aussi ? Suis-je contagieux ? Dois-je me soigner ?

Nous allons calmer le jeu d'emblée, sachez que la plupart du temps les IST ont été attrapées des mois voire des années auparavant, hormis pour la blennorragie, qui se manifeste quelques jours seulement après la contamination, donc inutile de vous lancer dans des enquêtes policières et de mettre en doute la parole de votre conjoint. Deux exemples parmi d'autres. Le papillomavirus peut avoir été contracté à l'adolescence et ressurgir des années voire des décennies après ! Pour l'herpès, c'est pareil. Il peut végéter et rester en dormance dans l'organisme pendant des années, puis réapparaître à l'occasion d'un stress ou d'une fatigue majeurs.

Il est donc important d'aborder la question dans son couple sans suspicion, et le rôle du médecin est essentiel ici. Or le médecin n'est pas toujours rassurant (il raisonne de manière rationnelle mais pas émotionnelle), et lui-même n'est pas toujours suffisamment informé de l'histoire naturelle de la maladie ; sans le vouloir, il pourra entretenir le doute sur le malade, demander des examens inutiles en cas de cystites ou de mycoses de la femme, qui pourtant ne sont pas des IST, nous le redisons encore une fois.

À retenir

Dédramatisez, il n'y a vraisemblablement jamais eu trahison dans le couple – et même si c'était le cas, nous disons bien « même si », la présence de l'IST n'est pas une preuve en soi ; soignez l'infection, et surveillez son évolution. Le traitement a beau être « minute », le plus souvent, il faudra vérifier quelques semaines à quelques mois après pour être assuré que l'IST a totalement disparu et ne végète pas à bas bruit.

Trois idées reçues à oublier sur les IST

La fellation est plus sûre, elle ne transmet pas les infections. Faux. Tous les types de rapports sexuels peuvent occasionner une IST (vaginal, anal ou buccal). La fellation est encore beaucoup trop souvent considérée comme une simple caresse inoffensive alors que c'est le premier mode de transmission de certaines infections (gonococcie, chlamydia…).

Les mycoses, les cystites, les vaginoses sont des IST. Non, ce n'est pas l'homme qui transmet ses germes à lui au cours du rapport sexuel, même si c'est bien lui qui « réveille la zone intime ». Il est activateur mais pas transmetteur. En outre, les études révèlent le plus souvent que les germes retrouvés au cours des examens (dans la vessie, la vulve ou le vagin) sont ceux de la femme.

C'est celui qui a l'IST qui doit se traiter ! Non, l'IST s'attrape à deux (ou à plusieurs), elle se dépiste à deux (ou à plusieurs aussi). Si le partenaire est infecté lui aussi, il devra se soigner, dans le cas contraire, il pourra recontaminer la personne qui l'a contaminé et qui s'est soignée !

DANS CE CHAPITRE

De nouveaux troubles chez l'homme

Les pannes d'érection

Les pannes du désir

Les troubles de l'éjaculation

Quand pousser la porte d'un sexologue ?

Chapitre 11

Difficultés sexuelles et solutions chez l'homme

Ce qui a changé en trente-cinq ans

En trois décennies, l'exercice et la consultation de sexologie ou d'andrologie (l'équivalent de la gynécologie pour les hommes) se sont notablement transformés et les pathologies ont évolué, en tout cas l'expression des symptômes.

#MeToo dans le lit des couples

La vague #MeToo a été une chance pour les femmes et une chance pour les couples en difficulté, pourtant, les conjoints qui se sentent exemplaires de ce point de vue, qui estiment n'avoir jamais manqué de respect aux femmes, qui les considèrent comme leurs égales, qui ne se sentent pas dominants, ou alors pas tout le temps, la « domination » tournant dans le couple (parfois, c'est leur compagne qui l'est, parfois, c'est eux, et chacun tient ce rôle en fonction du contexte), ces hommes donc sont ambivalents avec #MeToo, ils en ont assez d'être « mis dans le même panier » que les harceleurs, avec les petites réflexions qui fusent, souvent accusatrices. D'ailleurs, leur partenaire, leur femme, leur compagne, les accuse d'être défaillants socialement, mais aussi sexuellement.

Anecdote

Louis explique en consultation que sa femme est remontée contre tous les hommes et contre lui aussi. Elle lui reproche de ne jamais s'occuper d'elle, de manquer d'attentions, d'être égoïste, et en plus de ne plus avoir de rapport sexuel depuis deux mois. Elle le considère comme seul responsable de cette situation, comme si elle se mettait en dehors. Et depuis #MeToo, elle lui parle sans respect, comme si tout ce qui était arrivé aux autres femmes, il en était responsable aussi, rien que parce qu'il est un homme, donc un abuseur ou un violeur potentiel. Cette constatation crispe Louis. Il tente de faire remarquer à sa femme le ton sur lequel elle lui parle ; il lui explique que cette « ambiance » dans le couple n'est pas favorable à la discussion, ce n'est pas comme cela qu'ils réussiront à aborder la vraie question du pourquoi de leur problème.

Louis a perdu toute excitation, il n'y a plus ce moment agréable à partager avec sa compagne quand ils font l'amour, mais seulement le doute de ne pas arriver à réveiller son pénis. Le couple se retrouve dos à dos et non plus dans les bras l'un de l'autre. Au fil des consultations, on découvre que sa femme se pose elle aussi beaucoup de questions. Avant ça marchait, plus maintenant, pourquoi ? D'abord, elle s'est sentie moins désirée, puis elle a imaginé que son mari en désirait une autre. Et quand il a essayé de se disculper, elle n'a rien voulu entendre. Selon elle, ce cauchemar ne pourrait cesser que si les troubles de l'érection de son mari disparaissaient, ce qui justement lui était impossible, vu son stress et son état d'esprit général.

Ce qui a aidé Louis à sortir de cette impasse a été de prendre du Viagra à l'insu de sa femme. Retrouvant son érection, celle-ci ne s'est plus sentie remise en cause et la rancœur envers les hommes s'est calmée, en tout cas avec son mari. Mais la thérapie n'était pas achevée pour autant, le couple devait travailler plus en profondeur les griefs accumulés et ensevelis sous le tapis au fil des années.

À retenir

Plutôt que régler ses comptes (et envenimer les choses), mieux vaut régler la situation. Pour sortir des conflits, il faut avant tout avoir envie d'avoir envie. Faire chacun un premier pas vers l'autre, la distance à parcourir sera plus courte pour les deux !

Les troubles du désir à la hausse

Autre grande évolution au cours de ces dernières années, l'homme s'est mis à douter de lui en général et à souffrir de troubles du désir, traditionnellement attribués à la femme (« Pas ce soir chéri, j'ai une migraine »). Dans l'ambiance générale de libération sexuelle et de transformation des rôles de chacun, il s'est mis à exprimer des symptômes qui n'étaient pas autorisés socialement il y a quelques années encore, car jugés trop féminins.

Dans ce nouveau contexte, il n'est pas rare désormais que certaines partenaires sexuelles expriment avec force et fracas leurs désirs voire leurs besoins quand ce n'est pas leurs désillusions, elles en parlent plus nettement et plus fortement. Si auparavant beaucoup revendiquaient de manière plus maternelle et rassurante (« Explique-moi ce qui ne va pas »), aujourd'hui, elles n'hésitent pas à se montrer plus exigeantes (« Fais-toi soigner, ce n'est pas normal »), quand elles ne menacent pas tout simplement de s'en aller, en passant par tous les crescendos de la relation, c'est rarement tout ou rien, toutes les nuances de revendications actives, passives, agressives, humiliantes sont possibles.

Anecdote

Ivan explique à son médecin la situation infernale qu'il traverse. Tous les soirs, la question de sa défaillance revient sur le tapis. Avant même d'entrer dans la chambre, il est angoissé par les reproches latents d'Anna, qui saisit le moindre prétexte pour montrer qu'il n'est pas à la hauteur, les courses qu'il a faites en oubliant le shampoing de telle marque, le fait qu'il soit resté trop longtemps au téléphone avec son ami, la tasse de café oubliée devant l'ordinateur, tout est objet de pinaillage et de harcèlement. Le simple fait d'aller se coucher avec sa femme devient une souffrance pour lui ; au lieu d'être « barricadé » contre la situation (et de prendre les mesures qui s'imposent pour en sortir, reprendre le dialogue, donner du sens à ce qui se passe, suivre éventuellement une sexothérapie ou une thérapie conjugale...), il est « barricadé » contre elle.

Dans son cas, l'histoire finira mal, après quatre ans de vie de couple, plus personne n'a envie de ressouder les liens. Plusieurs mois de disputes et de règlements de comptes ont abouti à une demande de divorce d'Anna. Quelques mois plus tard, Ivan rencontrera une nouvelle partenaire et retrouvera son érection.

L'éjaculation prématurée à la hausse

Le nombre des troubles de l'éjaculation a augmenté ces dernières années aussi, conséquence naturelle de l'augmentation du stress et du culte de la performance.

Sur les blogs, on trouve pléthore d'astuces pour ralentir le tempo : préservatifs retardants serrés à leur extrémité, exercices de respiration ou de méditation, éjaculation juste avant le rendez-vous... Tout cela peut fonctionner, mais pas chez tout le monde. Le danger serait de se contenter de cela sans comprendre et traiter le phénomène global. L'éjaculation prématurée n'est que la partie émergée de l'iceberg. Dessous, il reste l'anxiété sous-jacente et la difficulté à se positionner par rapport à la (au) partenaire. Un sexothérapeute, lui, prendra en compte tous les éléments du problème. Et le problème, s'il persiste, n'est pas à prendre à la légère au vu des conséquences possibles sur la confiance en soi et le couple.

À retenir

Quel que soit le trouble sexuel masculin, l'issue la plus favorable pour sortir de la spirale négative est de réussir un premier rapport normal.

Les femmes au cabinet du médecin

Autre nouveauté, les femmes viennent plus volontiers au cabinet avec leur partenaire ou leur mari pour parler de ses problèmes à lui, et, de fait, elles n'en parlent pas comme lui. Elles ont un avis sur la question, souvent éclairant pour le médecin. Le climat de la consultation a donc globalement changé ainsi que la prise en charge sexothérapeutique, car le regard de l'homme sur ses propres difficultés est enrichi ou modifié par celui de sa compagne (ou de son compagnon).

Anecdote

Nicolas se plaint de « bander mou » et le fait pour le médecin de rencontrer sa compagne, particulièrement revendicative, l'éclaire sur la pression ressentie par son patient. Cette femme veut des résultats, et plus elle en veut, plus lui est terrorisé à l'idée de ne pas y arriver.

Pour Alex, c'est différent. L'épouse explique que sa belle-mère appelle tous les soirs pendant une demi-heure après le dîner, du coup, la présence symbolique maternelle dans le lit conjugal persiste et continue d'agir inconsciemment, l'érection ne vient pas.

Dans le cas de Lionel, gay et marié, l'époux a parfaitement repéré depuis quand son compagnon a des difficultés, alors que le principal intéressé n'a pas établi le rapprochement. Il a changé de chef de service depuis quelques semaines, ce dernier lui mène la vie dure et, depuis, l'érection de Lionel est vacillante.

Les troubles de l'érection, hantise des hommes

Au Moyen Âge, l'homme pensait avoir trois choses à dominer et seulement trois, son cheval, sa femme et son érection ; aujourd'hui, il demeure l'érection, et seulement elle ! Et quand celle-ci se dérobe, c'est un doute abyssal qui s'installe. La plupart des hommes, 93 % exactement, considèrent leur « lévitation » comme fondamentale pour se sentir virils. Leur identité sexuelle se loge là ! Ce n'est pas nous qui l'affirmons, mais plusieurs observations ou enquêtes, dont « Regards croisés sur la masculinité » (Ifop-Lilly), réalisée en 2012 sur 1 300 hommes. Symbole ancestral de la puissance sexuelle, l'érection est considérée comme nécessaire pour faire l'amour par 95 % des interviewés, ce qui n'est pas forcément vérifié dans la réalité, car on peut avoir une relation sexuelle aboutie sans pénétration, nous avons largement insisté là-dessus dans le chapitre 5, « Objectif orgasme ». On peut même faire des enfants sans pénétration.

Que se passe-t-il dans la tête d'un homme qui a du mal à obtenir des érections ?

Un homme qui fonctionne est un homme au pénis dressé. Dans beaucoup de fantasmes masculins comme féminins, les études montrent que l'homme, c'est la verticalité, la force, la vigueur, la pénétration voire la domination, c'est son ADN, sa carte d'identité, alors que la femme, c'est l'horizontalité, l'accueil voire la soumission (voir le chapitre 6, « Fantasmes et libertinage »).

Quand un homme ne bande plus, ça se voit ; une femme qui a des problèmes d'excitation, ça ne se voit pas. Depuis tous les matins du monde, l'érection est une évidence, le mâle se réveille et voit son sexe dressé ou dur, alors quand il ne se dresse plus, l'homme perd cette évidence rassurante, cette naturalité réconfortante et ça le perturbe. C'est l'« Empire romain » qui s'effondre, selon l'expression chère à Romain Gary dans son roman *Au-delà de cette limite votre ticket n'est plus valable*. Perte de confiance, dévalorisation, identité masculine bafouée.

C'est dit, c'est écrit

L'écrivain en parle franchement, il sait de quoi il retourne : « Vous n'osez pas vous y risquer parce que vous savez que vous allez ployer, c'est pas assez dur, vous n'allez pas réussir à vous frayer le chemin, et vous débandez complètement à cause de l'anxiété et du désespoir, et vous vous trouvez alors, ou bien avec une maman qui vous console et vous caresse le front et vous dit : “Ça ne fait rien, tu es fatigué”, ou “Mon pauvre chéri”, ou bien avec une salope qui essaie de ne pas se marrer parce que le grand Jim Dooley, il ne peut plus bander, il ne vaut plus rien, il n'y a personne. La chute de l'Empire romain, quoi [...]. Si c'est une salope, vous êtes foutu. Elle raconte ça partout [...]. Heureusement, il y a toujours celles qui croient que c'est de leur faute, qu'elles ne sont pas assez bandantes. [...] Et vous connaissez ça, plus on se demande si on va réussir à bander et moins on bande... encore un triomphe de la psychologie. »

Face à une panne, l'homme traverse une profonde angoisse existentielle : « Vais-je encore lui plaire et la séduire ? », « Va-t-elle encore m'aimer ? », « Suis-je normal ? ».

Un homme sur trois après 40 ans déclare avoir eu un trouble de l'érection (passager ou persistant). Les pannes surviennent plus facilement dans les périodes de doute et de remise en question.

Essayez ça !

Si vous ne répondez plus aux stimulations de votre partenaire, rassurez-vous efficacement sur le coup : provoquez son plaisir à elle (ou lui dans les couples gays) ! Malgré la défaillance de votre pénis, il est possible d'insister sur les caresses et le sexe oral. Sortez du « tout ou rien », concentrez-vous sur la complicité, le plaisir d'être ensemble, la connivence et la confiance. Commencez par elle (lui), c'est souvent une manière de vous occuper de vous, la pression diminue et… miracle de la psychologie, la situation peut se débloquer. Beaucoup de femmes parviennent à l'orgasme grâce au cunnilingus, la masturbation ou un sextoy. Il est important d'en discuter en couple et de ne pas se dérober, l'amour s'accomplit à deux, et les problèmes d'amour se règlent aussi à deux.

Si la situation ne se résout pas spontanément, n'attendez pas d'entrer dans le cercle vicieux du doute répété, donc l'anticipation redoutable de la fois suivante, donc l'échec, consultez rapidement pour une prescription. Les comprimés sexoactifs sont un peu comme une « sexothérapie sur ordonnance ».

Que se passe-t-il dans la tête d'une femme confrontée à une panne masculine ?

L'érection est pour elle la preuve tangible qu'elle plaît à son partenaire et qu'il a pour elle du désir, la preuve encore de l'équilibre sexuel du couple. Du coup, quand l'érection disparaît, beaucoup de femmes se sentent remises en question. *Elles ignorent cette réalité physiologique : un homme peut parfaitement désirer sans érection.*

Un certain nombre de femmes vont minimiser le problème, « ça peut arriver » ce qui ne rassure pas du tout leur partenaire en réalité, pas plus que l'indifférence ou l'humour, souvent très mal vécus et interprétés comme une forme de moquerie ou d'humiliation.

Certaines (les plus jeunes surtout) ne se gênent pas pour afficher leur déception voire leur colère, au risque de générer la panique chez leur amant. Or la seule chose qui puisse le rassurer, en fait, c'est de constater que leur partenaire parvient à prendre du plaisir malgré sa mollesse coupable.

Essayez ça !

Si vous êtes partenaire d'un homme qui souffre de pannes et que celles-ci se répètent, vous pouvez faire plaisir à votre amant et diminuer sa pression en prenant votre propre plaisir (par la masturbation, un sextoy). Valorisez votre partenaire, il ne se réduit pas à une simple érection, il est bien plus que cela… Parlez-en à deux, pas forcément à chaud, mais après, en trouvant les bons mots, en exprimant vos émotions, sans reproches, en vous appuyant sur un constat : « J'aime faire l'amour avec toi, que puis-je faire pour t'aider ? »

Si la panne se répète souvent et dure plus de trois mois, une consultation serait grandement utile, ne serait-ce que pour tenter des produits sexoactifs, uniquement prescrits sur ordonnance. Une astuce peut inciter votre compagnon à consulter : proposez-lui d'effectuer un bilan de santé plutôt qu'un bilan sexuel, il se sentira moins remis en question.

Sachez aussi que plus l'homme avance en âge, plus il a besoin de stimulations. Ce qui marchait avant 40 ans, un coït direct et sans caresses, peut ne plus être efficace après. Si vous en avez envie et que le sexe avec lui vous fait plaisir, il vous faudra déployer le maximum de stimulations, vous exciter mutuellement, changer les scénarios habituels, sortir de la routine, bref, l'aider un peu donc vous aider aussi ! Pas question de jouer les princesses endormies à attendre tranquillement que ça se passe, vous risqueriez bien de voir le prince se retirer sans vous. Idem pour les couples gays.

Les raisons de la panique

Avant 50 ans, les troubles de l'érection sont le plus souvent *fonctionnels*, c'est-à-dire que la « fonction » ne marche pas ; il n'y a pas de lésion au niveau de l'organe et les corps érectiles défaillants peuvent théoriquement fonctionner normalement.

Le problème est donc réversible, souvent rapidement, parfois sans rien faire d'autre que de déstresser, partir en vacances ou rencontrer une nouvelle (un nouveau) partenaire. Tout ce qui permet au climat émotionnel de changer améliore l'érection.

Pourquoi ces troubles ? Chez les plus jeunes, ces troubles sont le résultat d'un manque de confiance en soi. Partout dans la vie il leur faut prouver. S'ils pensent que leur partenaire est trop belle ou trop bien pour eux, ils peuvent s'imaginer ne pas être à la hauteur et se conditionner à ne pas réussir. La seule issue serait justement de faire ce qu'ils ne parviennent pas à faire : pénétrer cette femme intimidante (ou cet homme si désirable).

Après 50 ans, ce même climat fonctionnel continue d'exister, mais s'ajoutent en plus quelques difficultés organiques parmi lesquelles la plus courante, l'athérosclérose, qui bouche les artères de la verge, et donc entraîne un moindre débit sanguin. Les éponges se gonflent moins, la verge devient incomplètement rigide, voire plus du tout. À cela s'ajoute parfois un long tabagisme, associé à l'alcool, au stress (professionnel ou autre), sans compter l'hypertension, le diabète, les troubles de la prostate, le cholestérol en excès, les médicaments (certains des antidépresseurs, des anticholestérols ou antihypertenseurs), bref, le contexte est différent. Pourtant, là encore, les troubles peuvent être traités, dans la majeure partie des cas, avec une meilleure hygiène de vie (activité physique régulière, alimentation équilibrée et diversifiée, sommeil retrouvé), et bien sûr des médicaments des troubles de l'érection. Et quand tout ça s'avère insuffisant, il existe de nombreuses autres options thérapeutiques.

C'est organique ou psychologique ?

Deux questions seulement à vous poser uniquement quand vous n'obtenez plus du tout d'érection (ou que vous bandez mou) *de manière systématique*.

1. Est-ce que j'ai des érections matinales, dans la journée, ou bien nocturnes, *en dehors de tout contexte sexuel* ?

2. Est-ce que j'ai des érections en me masturbant (ou avec d'autres partenaires) ?

Si vous avez répondu oui à ces deux questions, vous souffrez sans doute d'un trouble d'origine psychologique. Si vous avez répondu non à ces deux questions, consultez votre médecin traitant pour un bilan plus approfondi : prise de sang pour les dosages hormonaux (chez les diabétiques notamment, le sucre et les graisses réduisent l'efficacité de la testostérone biodisponible, active sexuellement) ; toucher rectal pour vérifier la taille et la consistance de la prostate, qui pourrait appuyer et gêner le flux sanguin dans les corps érectiles ; examen des testicules (pour vérifier s'ils ont diminué de volume du fait d'un manque d'hormones mâles). Selon les résultats, votre médecin vous adressera ou pas à un andrologue ou un urologue pour un bilan plus spécifique (écho-doppler pour vérifier que le sang circule bien dans les artères de la verge, échographie de la prostate).

À retenir

Pour que l'érection survienne, les tissus de la verge doivent être complètement détendus (voir le chapitre 5, « Objectif orgasme », p. 61). Le lâcher-prise est absolument nécessaire pour que l'excitation soit suffisante et parvienne à faire se dresser les corps érectiles. L'érection est un vrai miracle. Elle ne fonctionne bien, de manière automatique et mécanique, que si tous les obstacles ont été éliminés et dépassés. Tout doit fonctionner :

» **la conduction nerveuse, qui envoie les bons signaux du cerveau aux organes génitaux (et il y a menace en cas de diabète ou de problème de prostate) ;**

» la circulation artérielle, qui amène le sang dans la verge (et il y a problème quand les vaisseaux s'encrassent progressivement du fait de l'athérosclérose) ;

» la circulation veineuse, qui ne doit pas laisser le sang repartir trop vite (et il y a souci en cas de fuite veineuse, c'est-à-dire que le sang reflue rapidement dans le réseau des veines) ;

» la tête sans stress ni parasitage (il suffit d'un mot blessant ou malheureux, d'une irruption intempestive dans la pièce, pour qu'une magnifique érection disparaisse instantanément, c'est la preuve de la force colossale du stress, l'érection est un géant aux pieds d'argile !) ;

» la psychologie de sa partenaire, elle aussi, doit être sereine et complice pour être en phase ensemble...

Jet-lag et sommeil perturbé, une cause méconnue de troubles de l'érection

Pour une érection ferme, les corps érectiles doivent être totalement détendus. Or, en cas de syndrome d'apnée du sommeil, avec de très nombreuses et courtes pauses respiratoires pendant la nuit, le sang n'est plus suffisamment oxygéné, du coup, les corps spongieux manquent de carburant pour fonctionner. Un traitement avec un appareil de pression positive (masque à oxygène sur le nez pendant la nuit) permet de rééquilibrer le sommeil et de retrouver des érections matinales, il favorise la synthèse de testostérone (hormone mâle) et la diminution de cortisol (l'hormone du stress), condition *sine qua non* à des érections qui ont de la tenue.

De même, le décalage horaire ou la prise de somnifères vont modifier les cycles du sommeil et agir sur celui des rêves, le sommeil paradoxal, or c'est durant ces phases de sommeil qu'ont lieu les érections nocturnes ou matinales.

Une large panoplie de traitements

Losange bleu et Cie

Quand le corps fonctionne, une simple béquille chimique suffit. C'est ce que le médecin explique à son patient : il est comme un coureur de fond qui s'est fait une petite entorse, la béquille l'aidera à réapprendre à marcher et à sortir de la spirale négative de l'angoisse de l'échec. Sans compter que la réussite amène la confiance, qui amène la réussite.

En revanche, lorsqu'une difficulté particulière survient, par exemple à l'occasion d'un problème de la prostate, le traitement chimique pourra être complété par une rééducation du périnée. Chez les hommes, ce muscle se présente comme un hamac qui soutient la vessie et le rectum. La période de vulnérabilité survient essentiellement vers la soixantaine. Très souvent, le trouble de l'érection apparaît après une intervention sur la prostate, le nerf a pu être partiellement lésé. Le fait de retonifier le périnée agit sur l'érection, ce qui améliore le plaisir et l'orgasme. C'est du billard à deux bandes. En réalité, le médecin prescrit des médicaments sexoactifs et, en plus, de la rééducation périnéale. Puis, la confiance revenant et le travail sur le muscle portant ses effets, les médicaments seront ensuite supprimés. Le travail périnéal consiste en des mouvements de contraction dirigés, un peu comme si on cherchait à éliminer les dernières gouttes d'urine dans la verge ou à serrer l'anus. C'est le même geste, pas très compliqué en fait.

Les quatre piliers de l'érection chimique

Autrefois on soignait l'impuissance à coups de poivre et d'orties, aujourd'hui les hommes bénéficient de produits nettement plus performants.

Viagra, Cialis, Levitra, Spedra, et leurs génériques, tous ont pour principe actif des inhibiteurs de la phosphodiestérase de type 5 (IPDE5).

Vous allez comprendre exactement comment ça marche : physiologiquement, le monoxyde d'azote (excitateur de l'érection) permet la détente des corps caverneux dans la verge, le sang circule parfaitement, et l'afflux de sang important aboutit au fait que l'homme bande. Mais au bout de quelques minutes, lors du rapport sexuel, l'inhibiteur de phosphodiestérase, qui est sécrété naturellement dans la verge, empêche l'érection de tenir. C'est là qu'interviennent les médicaments sexoactifs, ils empêchent l'inhibiteur d'agir. Donc, ils favorisent l'érection. Vous vous demandez peut-être à ce stade pourquoi il faut empêcher l'érection de tenir trop longtemps à l'état naturel ? Pour deux raisons : une érection trop longue devient douloureuse et provoque une souffrance tissulaire à cause de l'afflux massif de sang ; par ailleurs, les tissus érectiles ont besoin de sang frais renouvelé régulièrement et chargé d'oxygène. On sait ce qui se passe lorsque ces deux conditions ne sont pas réunies, il y a priapisme, et le risque, c'est l'impuissance chronique.

Lequel de ces produits choisir ?

Le médicament sexoactif le plus prescrit est le Cialis (ou son générique). Son action dure vingt-quatre heures (contrairement à celle du Viagra, qui n'est que de six heures)... mais faut-il vraiment que le rapport puisse durer six heures ?

Certaines études montrent aussi que le Cialis améliore le fonctionnement de la prostate, qui se mettra à décongestionner, c'est donc d'une pierre deux coups ! En ce cas, il s'agit de prendre plutôt des petites doses tous les jours au lieu d'un comprimé avant chaque rapport.

Il faut aussi tenir compte de la sensibilité individuelle à chacun de ces médicaments. Un homme peut mieux réagir à une molécule plutôt qu'à une autre, tant au niveau des résultats obtenus en termes d'érection que des effets secondaires.

On reproche essentiellement aux Viagra, Levitra et Spedra des maux de tête, et au Cialis des douleurs lombaires. Au bout de quelques prises, ces effets s'estompent voire disparaissent totalement. L'intérêt pour le médecin est de jongler avec les produits pour que son patient puisse passer de l'un à l'autre si nécessaire.

Au départ, apprivoisez le produit, prenez-le sans alcool et voyez comment vous le métabolisez. Si tout va bien, vous pourrez boire éventuellement un verre d'alcool avec, si cela fait partie de la fête.

N'associez jamais ces médicaments sexoactifs avec des poppers (drogue qui améliore les performances sexuelles, mais provoque une accélération cardiaque et une dilatation des vaisseaux sanguins), la tension baisserait trop. Comme les IPDE5 font aussi chuter la tension, il y a risque de perte de connaissance, voire risque mortel.

Si par souci de discrétion vous décidez d'acheter sur Internet vos médicaments, choisissez une pharmacie en ligne labellisée ayant reçu l'agrément des autorités de santé, car il y a un nombre très important de contrefaçons parfois dangereuses. Liste des pharmacies les plus sûres sur http://www.ordre.pharmacien.fr/Le-patient/Vente-de-medicaments-sur-Internet-en-France

Les injections et crèmes locales

Hormis les comprimés sexoactifs, il y a les injections de prostaglandines, deux à trois fois par semaine dans la verge, avant les rapports, *l*'érection survient avec ou sans stimulation sexuelle. Ces injections sont réservées aux hommes pour lesquels les comprimés sont devenus inactifs (à 40 ans ou 50 ans, ça marche, mais à 60 ans, d'autres pathologies sont venues s'ajouter avec leurs traitements, ça ne marche plus) ; les injections sont aussi réservées à ceux qui ont des effets secondaires avec les comprimés, ou qui ont besoin de trop augmenter les doses pour que ça fonctionne, ou bien ceux qui préfèrent ce mode d'administration.

Il s'agit d'injecter avec une aiguille fine (comme pour l'insuline) les prostaglandines dans les corps caverneux. L'effet est quasi immédiat, cinq minutes après l'injection, l'érection est manifeste et dure normalement de une à deux heures.

Attention !

Les injections marchent tellement bien que leur vrai risque, c'est le priapisme, érection prolongée (plus de quatre heures) due au sang coincé dans la verge, qui nécessite de consulter en urgence d'urologie à l'hôpital, car les tissus peuvent être définitivement lésés du fait du manque d'oxygène.

Essayez ça !

Si vous optez pour les piqûres, votre médecin vous enseignera le mode d'emploi. Le principe est simple : utiliser à dose très petite, voire insuffisante, le produit, et adapter la posologie au fur et à mesure.

Si vous avez des difficultés à gérer les injections vous-même (par peur ou lassitude), n'hésitez pas à passer à un nouveau médicament d'usage local, un peu moins efficace, mais plus souple et plus simple à manier, le Vitaros, lui aussi de la famille des prostaglandines. C'est une crème liquide que vous pourrez faire pénétrer dans le canal de l'urètre au moment du rapport, avec un effet dans les minutes qui suivent. Le passage s'effectue par le gland, au niveau du méat urinaire. Le produit agit sur l'érection, sans piqûre ni comprimé, il suffit de masser pour qu'il diffuse bien dans la verge. Votre partenaire peut participer, sans danger pour elle/lui ; sa stimulation reste nécessaire pour provoquer l'érection, sans désir, il ne se passera rien (contrairement aux injections).

La chirurgie et les nouveaux implants

Les nouveaux implants péniens permettent à l'homme de se redresser de manière quasi physiologique et il ne faut pas les confondre avec les modèles précédents.

Attention !

Les implants semi-rigides qui les ont précédés avaient mauvaise presse autrefois, auprès des patients comme des médecins. La verge restait solide en permanence, des érosions internes des corps caverneux pouvaient apparaître, des infections, des perforations, et, pour le sport, le matériel pouvait s'avérer des plus encombrants. Il fallait être motivé.

C'est dit, c'est écrit

Les implants actuels sont nettement plus performants et physiologiques, selon le chirurgien Marc Galiano. Il l'explique dans l'ouvrage *Mon sexe & moi* (éditions Marabout, 2020). « Ces modèles dernier cri sont des implants hydroliques qui se substituent aux corps caverneux défaillants. Ils sont équipés d'une pompe, d'un réservoir d'eau et de deux cylindres. L'eau contenue dans le réservoir passe dans les cylindres logés dans les corps caverneux à l'aide d'une commande dans la peau du testicule qui permet le remplissage ou l'évacuation du liquide. Lors de la phase d'excitation, l'homme appuie sur la pompe (ou sa partenaire le fait) et l'implant se gonfle au fur et à mesure des pressions exercées comme pour gonfler un ballon, le résultat est donc très "naturel". Après l'acte sexuel, chemin inverse, l'homme appuie sur un bouton placé sur la pompe, les cylindres se dégonflent doucement, comme dans la vraie vie, lors de la phase de repos. »

L'intervention ne dépasse pas l'heure et le matériel est efficace une dizaine d'années. Quelque 90 % des couples se disent satisfaits et l'homme comme la femme retrouvent tous les deux la spontanéité des rapports sexuels. Ces systèmes permettent d'être totalement autonomes, sans avoir besoin de s'approvisionner dans une pharmacie pour trouver des médicaments sexoactifs.

Éjaculation prématurée : retrouver le contrôle

L'éjaculation prématurée (aussi appelée « éjaculation précoce ») serait le trouble sexuel masculin le plus fréquent, se positionnant même devant les troubles de l'érection.

Parfois, la « mise à feu rapide » n'est pas un problème en soi, car la question est bien de savoir si ça va trop vite et par rapport à qui. Si la partenaire ne se plaint pas et qu'elle est contente, il n'y a pas de problème ! En fait, beaucoup de patients qui consultent ont besoin de vérifier leur « normalité » et de l'entendre de la bouche du spécialiste.

Dans certains cas cependant, la partenaire est frustrée et l'homme blessé. À sa très grande anxiété s'ajoutent une perte de l'estime de soi et une crispation physique.

Éjaculer trop vite, ça signifie quoi au juste ?

Chez les hommes qui se déclarent comme ayant une éjaculation normale, différentes études internationales ont montré que la durée moyenne de pénétration lors des rapports sexuels était de sept à neuf minutes (quels que soient les pays). L'éjaculation précoce survient moins de trois minutes après la pénétration (et parfois même immédiatement, dès le déshabillage ou pendant les préliminaires et avant toute pénétration). Dans tous les cas, l'homme ne décide pas du moment de l'éjaculation, il ne la contrôle pas, il est pris au dépourvu.

Envisager un traitement global

Il existe un médicament spécifique de l'éjaculation prématurée (en fait un antidépresseur dont on exploite l'effet retardant sur l'éjaculation), ce produit peut multiplier par trois ou quatre la durée avant l'éjaculation, c'est appréciable mais pas suffisant quand cette dernière survient habituellement au bout d'une poignée de secondes. Les crèmes anesthésiantes peuvent aider. Elles s'appliquent sur la couronne du gland une heure avant le rapport. Elles sont prescrites par le médecin et vendues en pharmacie. Attention, ces produits habituellement utilisés pour les petits actes chirurgicaux n'ont rien à voir avec ceux vendus en sex-shops, sous-dosés donc inefficaces ! Pour bien des couples, si on s'en tient là, le compte n'y est pas. L'éjaculation vient quand même trop vite. Il faut donc envisager une thérapie sexologique. Parfois, il s'agira d'un travail psychologique sur le stress et l'anxiété, parfois d'un travail plus comportemental ou corporel : *stop and go* (arrêt et reprise des mouvements du bassin) ; *squeezing* ou pincement du frein (la petite peau sous le gland) ; technique sexocorporelle avec un travail sur la respiration et les mouvements du bassin, le tout tendant à faire baisser la pression dans le bas-ventre.

Attention !

Ce que savent bien peu d'hommes, et parfois de médecins, c'est qu'à force de jouir trop vite (par la masturbation notamment), il se met en place un réflexe conditionné qui persiste même quand l'anxiété a disparu. D'où la nécessité de reprogrammer ses réflexes éjaculatoires.

Essayez ça !

Si vous êtes dans la « zone orange » de l'excitation, tentez le *squeezing*, c'est-à-dire pincez votre frein ; ou encore le *stop and go*, cessez tout mouvement du bassin. Ne reprenez ce dernier que quand votre excitation s'apaise et repart « au vert ». Pour supprimer l'automatisme éjaculatoire et ralentir l'excitation, pensez à des images qui bloquent la montée de vos fantasmes habituels, une araignée géante, votre feuille d'impôts, la personne qui vous fait changer de trottoir… Ainsi, vous serez moins débordé par une sensation ingérable (voir l'encadré suivant).

Quelques chiffres

L'étude observationnelle française Emoi réalisée entre octobre 2013 et avril 2014 a mesuré l'impact de l'éjaculation précoce sur l'homme, sa partenaire et le couple :

- dans 22 % des cas, l'éjaculation précoce semble impliquée dans les divorces, séparations ou ruptures ;
- dans 30 % des cas, l'éjaculation précoce participe à un désir d'infidélité ;
- 62 % des hommes ressentent un sentiment de honte ;
- 67 % des hommes ont pensé que cela allait passer tout seul et n'ont pas consulté avant ;
- 54 % des hommes ignorent qu'il existe des solutions.

Les troubles du désir masculin

En consultation, face à des troubles du désir, le médecin vérifiera au préalable si tout fonctionne bien, l'érection, l'éjaculation, le plaisir qui va avec, la pulsion, ou, au contraire, il confirmera s'il existe un endormissement général plus sérieux, s'il est occasionnel, systématique... Ces questions, il se les posera avant même d'effectuer un bilan hormonal.

Habituellement, à l'origine de la chute du désir, il y a soit un conflit avec la partenaire (conflit qui peut être officiel ou officieux, dans la tête de l'homme en tout cas) ; soit une insatisfaction sexuelle qui va conduire l'homme à « jeter le bébé avec l'eau du bain » ; il espacera les rapports et finira par trouver toutes les excuses rationnelles pour les éviter. Ce que sa compagne lui reprochera, car elle se sentira rejetée.

À retenir

Interrogez-vous honnêtement sur votre couple et demandez-vous s'il y a un conflit ouvert ou fermé. Si oui, même pas besoin d'attendre l'examen clinique ou les résultats d'analyses biologiques. Mettez alors en place une stratégie qui vous convienne à tous les deux.

Imaginons que votre compagne soit revendicative et impatiente, faites passer le message qu'elle est partie prenante dans cette affaire : l'amour se réussit à deux, il se rate aussi à deux. Il serait plus utile pour elle de communiquer autrement, ainsi vous vous braquerez moins et vous replierez moins sur vous-même, ce qui lui revient finalement en boomerang. Au besoin, faites-lui lire ce passage.

Vous, de votre côté, essayez d'imaginer ce dont vous auriez besoin dans le meilleur des mondes et voyez comment parvenir à vos fins si cela paraît acceptable pour votre partenaire... Par exemple, si la routine et l'« amour à la papa » vous bloquent et vous ennuient, imaginez des scénarios différents. Pas forcément besoin de tenter le plus osé, envoyez-lui des textos avant l'amour qui la préparent, l'étonnent, l'émoustillent, son excitation sera votre moteur, vous verrez ; donnez cours à vos ébats dans une autre pièce, imaginez ce qui vous fait réellement plaisir.

Seconde vérification essentielle, consultez votre médecin, il contrôlera si vous fonctionnez bien. Si ce n'est pas le cas, la peur de l'échec entraîne la chute du désir, vous vous castrez vous-même. L'objectif sera alors de retrouver un fonctionnement normal (érection, éjaculation), ce qui vous aidera à sortir de l'évitement et à retrouver votre désir.

Le bilan hormonal demandé par votre médecin évaluera la testostérone biodisponible (active). Si vos hormones mâles s'avèrent insuffisantes, il sera possible de les augmenter dans un premier temps et de voir si la situation évolue favorablement (la testostérone est aussi appelée l'« hormone du désir »). Si ça ne change rien pour vous, c'est qu'il faut agir autrement, et entreprendre par exemple une sexothérapie. Ce n'est qu'en ayant confiance en vos réactions que vous trouverez le chemin de la guérison.

Un sexologue, quand et pour quoi faire ?

Le sexologue n'intervient qu'en cas de souffrance sexuelle, exprimée par l'un des deux partenaires ou par le couple. Mais soyons francs, vous pouvez très bien cesser de faire l'amour, vous pouvez même être heureux sans, et c'est d'ailleurs revendiqué haut et fort par nombre d'asexuels (voir le chapitre 20, « Hétéro, homo, bi, trans, asexuel... 50 nuances de sexualité », p. 353).

Par ailleurs, la sexualité du couple ne se résume pas à la pénétration, à l'éjaculation, ou à l'obtention d'un orgasme. Tout un bain d'attentions, de baisers, de gestes tendres, d'effleurements ou de caresses peut envelopper l'autre et suffire à maintenir durablement une relation complice et heureuse.

Toutefois, la sexualité – quand elle fonctionne bien – est un plaisir en plus, un plaisir différent des autres, qui met en jeu des hormones de joie et d'attachement. C'est peut-être dommage d'y renoncer sans se battre un tout petit peu, non ?

Sexologue, sexothérapeutes, médecine sexuelle... que choisir ?

N'importe qui peut se revendiquer « sexologue » après une formation plus ou moins approfondie. Alors à quel saint se vouer ? Les deux tiers des thérapeutes sont médecins (généralistes, gynécologues, psychiatres, endocrinologues, urologues...), avec une formation supplémentaire de sexologie de trois ans, c'est du sérieux ! Ils se définissent souvent comme « médecins sexologues ». Les autres sont psychologues, thérapeutes, kinésithérapeutes, conseillers conjugaux, sages-femmes, hypnothérapeutes. Ils ont suivi une formation en sexologie supplémentaire et se définissent habituellement comme « sexologues cliniciens » ou « sexothérapeutes ». Selon la formation initiale du thérapeute, l'entretien sera plus ou moins médical, ou alors plus ou moins psy, privilégiant les problèmes psychologiques, relationnels ou conjugaux, ou bien encore plus ou moins centré sur la « tuyauterie ». C'est important de le savoir pour effectuer le choix le plus adapté pour soi.

Une question bloque souvent avant de consulter, la peur de se mettre à nu, au premier degré comme au second. Le Syndicat national des médecins sexologues indique que « seuls les médecins sont autorisés à examiner, à prescrire des examens complémentaires et des médicaments ». Cela dit, l'examen génital pourra éventuellement être pratiqué par le médecin, mais celui-ci n'est pas systématique. Chez tous les autres thérapeutes, pas d'exploration intime physique, mais de l'écoute, des conseils au patient ou au couple, des indications pour des exercices à pratiquer chez soi, sur soi ou sur son partenaire : caresses, respiration, entraînement du périnée, changement de positions amoureuses...

En pratique

Pour avoir un gage de sérieux, mieux vaut consulter l'annuaire de sociétés savantes qui répertorient les thérapeutes avec une formation valable :

Syndicat national des médecins sexologues : www.snms.org

Société française de sexologie clinique : www.sfsc.fr/

Une thérapie courte dure quelques séances pour un problème simple (méconnaissance de son corps, de son fonctionnement ou de celui de l'autre...), quelques mois pour un problème plus sérieux (douleurs chroniques, troubles de l'érection...).

DANS CE CHAPITRE

Chapitre 12
Problèmes sexuels et solutions chez la femme

La frigidité n'existe pas !

Auparavant, les troubles du désir se rangeaient dans le mot-valise « frigidité », dont le lien avec la froideur ne vous a sûrement pas échappé (comme si la comparaison avec un Frigidaire était de nature à faire fondre la glace !). Aujourd'hui, les spécialistes ont abandonné ce terme, d'abord parce qu'il inscrivait la femme dans un comportement immuable, alors que celui-ci varie en fonction du contexte, de son histoire et aussi de son (sa) partenaire, et ensuite, parce que ces spécialistes préfèrent isoler les symptômes et avancer les solutions qui vont avec.

En matière de sexe comme dans la vie, rien n'est jamais tout à fait noir ni tout à fait blanc et les cloisons sont loin d'être étanches ; ainsi, une femme qui présente une absence de désir et des douleurs pendant les rapports (dyspareunie), cela peut se confondre par moments. Si les douleurs sont intenses, la femme évitera les rapports consciemment ou inconsciemment. Est-ce parce qu'elle n'a plus envie qu'elle a des douleurs ou est-ce l'inverse ? Doit-on la classer dans la case « douleurs » ou dans la case « manque de désir » ?

L'objectif est en tout cas d'aider la patiente à obtenir du plaisir par elle-même et ensuite, toujours par elle-même mais avec son (sa) partenaire, à obtenir du plaisir et que celui-ci soit plus fort que la douleur ou la gêne ressentie. De ce fait, la mémoire du corps intégrera que le rapport peut ne pas être douloureux et, voyons grand, qu'il peut être très agréable. Le réflexe sera du côté de la solution, c'est-à-dire de la jouissance plutôt que de la douleur.

Les douleurs pendant l'amour

Les douleurs au cours du rapport sexuel s'appellent des « dyspareunies » en jargon médical.

Lors de la consultation, le médecin cherchera à savoir si le symptôme se limite à l'entrée du vagin (en général, une simple sécheresse vulvo-vaginale) ou si la douleur se situe à l'intérieur du vagin (le périnée est alors en cause), même le toucher vaginal avec un doigt s'avère alors douloureux.

Les problèmes gynécologiques chroniques, cystites à répétition, mycoses fréquentes, suites d'accouchement, sécheresse vaginale installée, sont habituellement responsables de ces dyspareunies. L'objectif est de traiter le symptôme (brûlure, gêne, irritations...) ou la maladie et d'aller du côté du plaisir, quitte à le déclencher soi-même, comme nous l'avons évoqué. La répétition du plaisir finira par rendre celui-ci de plus en plus naturel, permettant ainsi d'échapper à la spirale du doute.

Par contre, si la femme surveille ses réactions et demeure dans le contrôle, la guérison sera plus difficile.

Souvent dans les dyspareunies, la rééducation périnéale permet de faire du billard à deux bandes : comme elle aide la femme à tonifier les muscles les plus adaptés, le plaisir sera plus facile à obtenir et se substituera à la douleur, puisqu'il emprunte les mêmes chemins nerveux.

L'anorgasmie (ou absence d'orgasme)

Tout comme les douleurs pendant les rapports, l'absence d'orgasme peut conduire à des troubles du désir. Pourquoi désirer quelque chose qui ne provoque aucune réaction physiologique voire aucune émotion. Une méconnaissance de son corps et de son fonctionnement est parfois en cause ; d'autres fois, c'est l'expérience du partenaire qui fait défaut ou alors sa maladresse ; parfois des traumatismes antérieurs bloquent la libido et la mettent « sur pause » ; il arrive encore que ce soit l'état du périnée. La poussée de l'accouchement peut provoquer l'affaissement périnéal et celui des structures qu'il soutient, voilà pourquoi les sages-femmes prescrivent des séances en post-partum. Les jeunes mères peuvent ressentir après la naissance de leur enfant une différence de qualité orgasmique avec moins de plaisir lors du rapport. Avec la ménopause, la chute hormonale entraîne également un affaiblissement des tissus autour du périnée. Là aussi, il est possible d'intervenir à l'aide de la rééducation périnéale.

À retenir

La force du corps humain (mais aussi sa faiblesse), c'est que la répétition devient un automatisme (soit positif, soit négatif) inscrit dans le système nerveux réflexe autonome. Tout l'objectif est de faire basculer cette programmation réflexe dans le bon camp.

L'expérience clinique montre que, dans le traitement, nul besoin d'une longue psychothérapie pour comprendre le traumatisme de départ, ce qui compte avant tout, c'est de trouver le levier pour fonctionner à nouveau machinalement et savoir obtenir du plaisir par soi-même ou avec son (sa) partenaire, ce qui entraînera du désir.

Les sept bonnes questions à vous poser sur votre périnée

Pour savoir si l'absence d'orgasme est due à un problème de périnée, posez-vous ces questions :

- ai-je une sensation de béance et d'ouverture lors des rapports sexuels ?
- ai-je régulièrement la sensation de ne rien sentir ?
- mon partenaire se sent-il suffisamment « contenu » ?
- est-ce que j'entends des bruits d'air ?
- en me levant, en m'asseyant ou en marchant, y a-t-il des bruits d'air ?
- est-ce que je ressens une sensation de lourdeur dans le bas-ventre ?
- lorsque je prends un bain, l'eau s'écoule-t-elle régulièrement entre mes cuisses ?

Si vous répondez oui à toutes ces questions et si en plus vous avez eu un gros bébé ou si vous avez accouché par césarienne, si vous approchez de la ménopause, cela laisse présager un périnée hypotonique, d'où l'intérêt d'une rééducation périnéale pour « remuscler l'orgasme ».

En pratique, comptez une dizaine à une quinzaine de séances de 30 à 40 minutes, remboursées sur prescription médicale (d'un médecin sexologue, gynécologue, généraliste, urologue…). Quelques séances supplémentaires sont parfois utiles tous les deux ou trois ans, le périnée est un muscle et, comme tous les muscles, il s'entretient !

La sécheresse vaginale au carrefour de tous les ennuis

Ce problème est à l'origine à la fois de douleurs et d'absence d'orgasme.

Les causes classiques de la sécheresse vaginale sont les hormones, le stress, le tabac, l'alcool. L'hygiène intime excessive ou inadaptée est souvent en cause aussi. Or, les femmes qui souffrent de sécheresse vaginale ou d'infections à répétition se lavent deux fois par jour plutôt qu'une. Même l'eau finit par irriter et dessécher les muqueuses. L'idéal est de se contenter d'une seule fois par jour et d'utiliser des savons sans colorants, sans parfum et surtout… sans savon, bref, des produits d'hygiène intime doux et non desséchants. Il faut aussi éviter les huiles de bain, les bains moussants, les déodorants intimes, qui « irritent » les germes protecteurs. Attention aussi à ne pas porter des tampons à titre préventif ou des protège-slips en dehors des règles, ils dessèchent et altèrent la flore vaginale protectrice.

Attention !

On ne le sait pas assez, l'épilation définitive condamne à terme à la sécheresse intime et à la nécessité de devoir s'hydrater la zone intime à vie. En effet, une fois les poils et leurs glandes annexes supprimés, la peau s'assèche sans son film hydrolipidique protecteur et la muqueuse devient plus vulnérable et sensible. En prime, les germes, auparavant cantonnés à l'extérieur de la peau, s'engouffrent plus facilement dans l'épiderme fragilisé de la vulve, avec un risque de déséquilibre du microbiote vaginal (ou flore vaginale, c'est pareil).

Petites sécheresses, petits moyens

Pour lutter contre la sécheresse intime, la femme dispose de nombreux moyens à utiliser seuls ou associés si besoin. Les « superlubrifiants » vendus en pharmacie sont des gels ou des crèmes à appliquer en dehors des rapports sexuels sur la vulve et à l'entrée du vagin. Leur effet dure deux ou trois jours, ils hydratent localement les muqueuses et favorisent la circulation locale.

Il existe aussi des lubrifiants intimes à base d'acide hyaluronique, à étaler sur la vulve ou à introduire sous forme d'ovule ou de canule dans le vagin, aussi bien au cours des rapports qu'en dehors. Ils cumulent les effets hydratant, lubrifiant, cicatrisant et protecteur.

Les probiotiques complètent efficacement ce traitement (en cas de problème gynécologique, de grossesse, de préménopause et de ménopause s'accompagnant d'un déséquilibre de la flore vaginale). Ces micro-organismes, vendus sous forme de compléments alimentaires en pharmacie, rééquilibrent efficacement la flore intime et aident la muqueuse à retrouver souplesse, tonicité et fonctionnalité. En maintenant une bonne « trophicité », en dopant les défenses immunitaires sur place, ils permettent aussi d'espacer voire de supprimer totalement les vaginoses (déséquilibre de la flore locale), cystites (brûlures urinaires) ou mycoses (brûlures de la muqueuse), à l'origine de gênes et de douleurs aiguës ou chroniques.

Les veinotoniques sous forme de gélules ou de comprimés – les mêmes que ceux qui agissent habituellement sur les jambes – peuvent indirectement faciliter le fonctionnement vaginal (en ce cas, les doses doivent être divisées par deux) puisqu'ils favorisent la circulation sanguine locale.

Une stratégie ciblée pour la ménopause

À partir de la ménopause, le **THS** (traitement hormonal substitutif) facilite l'hydratation vaginale et diminue les douleurs locales.

Les estrogènes (THS et **phytoestrogènes naturels**) rajeunissent la muqueuse, assouplissent les tissus de l'ensemble du corps, avec une meilleure circulation locale du sang la zone devient plus « trophique », facilitant les rapports. Le problème, c'est l'augmentation minime mais réelle du nombre des cancers du sein, y compris avec les phytoestrogènes. Voilà pourquoi, en vertu du principe de précaution, ces produits ne sont plus prescrits qu'avec parcimonie et précaution chez des femmes informées qui préfèrent le traitement aux conséquences de leur ménopause (bouffées de chaleur, chute de la libido, vieillissement accéléré de la peau, sécheresse vaginale, problèmes urinaires chroniques, sans parler du risque d'ostéoporose…). Les femmes qui poursuivent leur traitement savent ce qu'elles lui doivent au prix d'un léger sur-risque.

La **prise d'hormones mâles** stimulantes (testostérone) est parfois proposée par le médecin (gynécologue, endocrinologue, sexologue) en l'absence de désir ou de plaisir. La prescription médicale s'effectue hors AMM (autorisation de mise sur le marché) en ce cas, c'est-à-dire hors indications habituelles et légales du médicament. Il faut savoir que les androgènes sont naturellement sécrétés par la femme à dose infinitésimale au niveau des glandes surrénales, mais il est parfois utile de booster cette sécrétion par des apports extérieurs, contrôlés médicalement évidemment. Le traitement durera deux ou trois mois, et le médecin verra comment il est supporté (effets indésirables éventuels) et avec quelle efficacité.

Sécheresse intense, les grands moyens

La rééducation périnéale (avec un kinésithérapeute ou une sage-femme spécialisés) est une option intéressante, elle permet d'améliorer la circulation sanguine dans le périnée et la sangle abdominale, les produits lubrifiants ou veinotoniques utilisés auront alors beaucoup plus d'efficacité sur la cicatrisation.

Les injections d'acide hyaluronique dans le vagin permettent d'hydrater l'intérieur du vagin et de la vulve et de restaurer un taux normal d'acide hyaluronique à l'intérieur, rendant le vagin souple, élastique, plus épais grâce à l'hydratation. Injecté au niveau du vagin ou des lèvres, le produit s'avère indolore, même si l'appréhension est légitime. Une ou deux séances suffisent avec un effet pendant six mois à un an, à renouveler ensuite tous les ans. L'indication : toutes les maladies ou leurs traitements qui entraînent une sécheresse durable (cancers, polyarthrite rhumatoïde...).

Le traitement laser Mona Lisa Touch est une dernière option, la plus rapide, la plus efficace, mais aussi la plus onéreuse. Une sonde laser (elle ressemble à un spéculum rond, percé d'orifices) laisse passer le rayonnement laser. Le médecin introduit la sonde à l'intérieur du vagin, elle va chauffer les cellules superficielles, qui seront éliminées, permettant ainsi la stimulation des cellules plus profondes, riches en eau. Le vagin devient alors plus réactif, souple et fonctionnel.

Le laser qui hydrate le vagin

Utilisé à Milan et aux États-Unis depuis quelques années, le laser est de plus en plus pratiqué en France dans cette indication. Le procédé s'avère indolore et sans effet indésirable, la femme ressent tout au plus un picotement au début.

En pratique, compter une séance de cinq à dix minutes espacée avec la suivante d'un mois au maximum pendant trois mois, et une quatrième un an après. L'effet dure environ un an. Le coût d'une séance avoisine 350 €.

Le vaginisme (ou vagin fermé)

Techniquement parlant, le vaginisme se définit comme un « spasme involontaire du tiers externe du muscle du vagin qui empêche la pénétration et entraîne une souffrance ». Dans la vie, c'est une maladie honteuse qui affecterait et ferait souffrir de 3 à 25 % des femmes à un moment ou à un autre de leur vie génitale. Une large fourchette qui varie selon les pays et la définition adoptée (prenant en compte ou pas les pénétrations douloureuses). Est-ce une pathologie d'origine psychologique, comme beaucoup de femmes le pensent elles-mêmes ? Est-ce un simple problème anatomique ? Une malformation, par exemple, qui empêcherait toute pénétration ?

Soyons francs, l'anatomie est rarement responsable, ce qui ne veut pas dire que la fonction n'est pas altérée quand même. Le vaginisme primaire se présente le plus souvent comme un « verrouillage musculaire physique » qui s'accompagne d'un « verrouillage psychique ».

En cause, des fantasmes effrayants pour la femme, comme l'idée qu'un sexe démesuré va la pénétrer et la déchirer. C'est impossible : le vagin est plissé à l'intérieur ! Lors de la pénétration, il s'agrandit, se déplie, et s'adapte à la taille du pénis du partenaire. Parfois la douleur survient à cause d'un basculement inconscient du bassin vers le bas, la cambrure du dos augmente lors de la tentative de pénétration, du coup, l'axe est modifié, ce qui entraîne des frottements douloureux au niveau de la fourchette vulvaire.

Figure 18
Constitution du vagin qui peut se plisser.

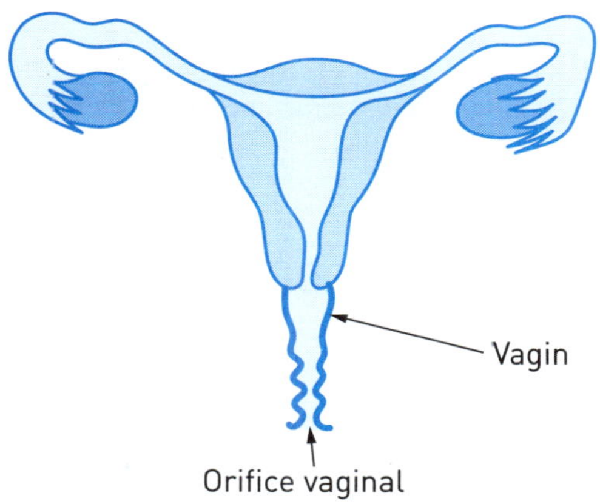

La femme et son compagnon s'accommodent alors tant bien que mal de caresses, de sexe oral ou même d'une pénétration anale, car celle-ci n'est pas investie dans l'imaginaire féminin de la même charge angoissante. La patiente consulte en dernière extrémité, quand elle craint de perdre son compagnon ou quand elle désire une grossesse.

Primaire ou secondaire ?

Une femme qui n'a jamais eu de pénétration vaginale souffre de vaginisme primaire. On parle de « vaginisme secondaire » lorsque des pénétrations ont eu lieu et que la douleur a fini par entraîner une contraction des muscles du périnée telle que la pénétration est devenue impossible.

Le traitement passe par le périnée

Pour s'ouvrir à nouveau et ouvrir son vagin, il faut connaître et comprendre son anatomie et la maladie, il faut être rassurée – le vaginisme se soigne très bien –, car ce trouble est loin d'être exceptionnel. Des sites très utiles comme Les Clés de Vénus (http://www.lesclesdevenus.org/) en témoignent.

Le kinésithérapeute périnéologue apprend à relâcher le périnée à l'aide d'exercices respiratoires. Il montre comment bien placer le bassin d'avant en arrière pour éviter les frottements et les sensations de brûlures urinaires le lendemain. À la maison, la patiente peut masser son périnée et s'entraîner à appliquer des dilatateurs vaginaux vendus en pharmacie, en utilisant des tailles progressivement croissantes.

Au bout de trois à six mois, et une vingtaine de séances de rééducation périnéale (parfois le double), le vaginisme sera guéri huit fois sur dix ; il faudra un an pour les cas un peu plus complexes.

Reprendre le sexe après une longue abstinence

Avant 45 ans, l'absence de rapports sexuels pendant une longue période chez la femme ne pose habituellement aucun problème, la reprise de l'amour est relativement facile, c'est comme le vélo, le corps n'oublie pas.

Mais après 45 ans, ça se complique un peu. Même si le corps a de la mémoire, les hormones s'en mêlent, les muscles s'atrophient, la flore vaginale change, et en matière de sexe, *la fonction crée l'organe*. Sans fonction, plus d'organe. Là, plus question de se lancer sans munitions. Après plusieurs mois ou années d'abstinence, mieux vaut se préparer, ne serait-ce que pour aborder la question de manière optimiste et sans appréhension. La connivence, la complicité, l'ambiance, l'alcool (à petite dose), l'humour, la légèreté… feront le reste. C'est une question de désinhibition.

Au besoin, le gynécologue, le sexologue, le périnéologue pourront aider à retrouver un vagin « eutrophique », qui fonctionne de manière normale et sans sécheresse vaginale.

Essayez ça !

Anticipez. Pour les femmes, la lubrification est l'équivalent de l'érection chez l'homme. Après une longue abstinence, vous avez intérêt à utiliser des lubrifiants hydratants qui faciliteront la pénétration et éviteront les échauffements.

Les probiotiques vaginaux qui aident à l'équilibre de la flore intime et à son hydratation sont essentiels, ils permettent au bout de quelques jours ou quelques semaines une bonne trophicité et une réactivité vaginale (entreprenez une cure de trois mois).

Si vous n'avez pas de temps devant vous et que vous savez que vous avez un rendez-vous la semaine suivante, pour être fonctionnellement active, utilisez tous les jours un lubrifiant hydratant longue durée (sans prescription). En théorie, une semaine suffit pour retrouver une muqueuse vaginale trophique (à condition de ne pas être ménopausée). Après la ménopause, envisagez plutôt le laser si vous le pouvez, ça ira plus vite. Il vous aidera à résoudre votre problème en trois à quatre séances. Parfois, une rééducation du périnée sera plus appropriée.

Les « cystites amoureuses »

Les cystites post-coïtales sont surnommées « cystites de la jeune mariée » et surviennent en réalité aussi après une longue abstinence ! Propulsées par les frottements amoureux, les entérobactéries (dont la fameuse *Escherichia coli*, venue du rectum) longent le canal de l'urètre (2 à 3 centimètres seulement chez la femme, 15 centimètres chez l'homme, voilà pourquoi ils n'ont pas de cystites). Ces bactéries colonisent alors la vessie, provoquent une inflammation et c'est l'infection. Cette dernière est banale bien que douloureuse, ce n'est pas une IST même si elle survient à cause du rapport (ce ne sont pas les germes du partenaire qui sont en cause mais bien ceux déjà présents chez la femme).

Si vous avez des cystites post-coïtales régulières, adoptez des mesures préventives au long cours :

- urinez avant le rapport sexuel (les microbes s'accrochent moins facilement sur une paroi sèche) ; urinez sans attendre après le rapport sexuel pour éliminer le maximum de germes et provoquer un effet « chasse d'eau » des bactéries dans la vessie ;

- hydratez-vous localement (crème, ovule) en suivant les conseils de votre pharmacien ;

- évitez la position du missionnaire (l'homme sur la femme allongée) ; préférez la levrette (quatre pattes avec pénétration vaginale), qui limite la rencontre du pénis avec l'orifice urinaire, ou la cuillère (l'homme et la femme, allongés sur le côté et emboîtés l'un dans l'autre). Le préservatif ne préserve de rien dans ce cas, il emporte avec lui les vilaines bestioles responsables de la cystite.

»

Les « cystites amoureuses » *(suite)*

Plutôt que de prendre des antibiotiques à titre préventif avant ou après les rapports sexuels comme il est recommandé par l'Association française d'urologie, préférez des remèdes plus naturels et plus écologiques à long terme pour votre santé, utilisez des probiotiques vaginaux en cures régulières pendant l'année. Ils doperont vos défenses locales et lutteront contre la sécheresse vaginale. À côté de ça, un traitement préventif récent à base de mannose (un sucre naturel) permet de « décoller » les germes de la paroi de la vessie (à prendre à raison de 2 grammes par jour pendant au moins six semaines).

Des conseils généraux « anti-cystite » aussi :

– buvez régulièrement et abondamment ;

– grâce à l'activité physique (qui facilite le transit) et aux fibres contenues dans les fruits et légumes notamment, évitez la constipation et donc la stagnation des germes au niveau du rectum ;

– essuyez-vous d'avant en arrière (et non l'inverse pour ne pas importer les bactéries envahisseuses vers l'urètre, le canal qui relie la vessie à l'extérieur) ;

– portez des sous-vêtements de coton.

Les spermicides – utilisés dans le cadre d'une contraception locale – affectent le microbiote vaginal protecteur, ils sont donc déconseillés chez les femmes qui font des cystites à répétition.

Aller seule (ou à deux) chez le sexologue ?

Pour la première séance, écoutez-vous, faites ce qui vous semble le plus simple, la démarche est déjà suffisamment compliquée. Une chose est sûre, la présence de votre partenaire sera profitable par la suite, même s'il est à mille lieues de se sentir concerné par vos problèmes de « bonne femme ». Il pourra fournir des éléments auxquels vous n'avez pas pensé ou bien accordé la même importance. Ce qui pour vous est un détail peut être bloquant pour lui et inversement, et son blocage peut finir par vous bloquer aussi.

Comme bien des femmes, vous êtes peut-être particulièrement sensible au climat émotionnel de la relation et à tous ces petits grains de sable qui viennent enrayer le plaisir amoureux ou le désir de faire l'amour (l'hygiène insuffisante, les préliminaires inexistants, l'absence de complicité…). « Avec lui, c'est labourage et pâturage, aucune caresse, aucun mot doux » ; « Il ne prend plus soin de lui » ; « J'ai l'impression d'être interchangeable » ; « C'est un obsédé sexuel ». Les hommes accordent davantage d'importance au concret et au visible : « Elle ne parvient à jouir que quand elle me domine », « Impossible pour elle d'avoir un câlin tant qu'elle n'a pas fait son ménage », « Elle programme tout y compris le sexe », « Elle refuse de voir des films porno », « Sa mère dirige notre vie »... Dans la majorité des cas, ces « détails » une fois énoncés peuvent servir de catalyseur et permettre de renouer la conversation dans le couple.

L'amour s'accomplit à deux, les problèmes se résolvent à deux aussi. Même si, *a priori*, la sécheresse vaginale ne concerne que vous, si chacun tend la main vers l'autre, la distance sera moins longue et moins pénible. Si vous êtes apaisée par l'attitude de votre compagnon et la conviction qu'il est là pour vous soutenir et non vous enfoncer, vous guérirez plus facilement et plus rapidement. C'est d'ailleurs exactement la même chose pour lui, s'il souffre de difficultés sexuelles. Votre objectif à tous les deux n'est pas de désigner un coupable mais d'améliorer votre relation.

DANS CE CHAPITRE

Les trois révolutions qui ont tout changé

La drague des plus de 50 ans, un modèle ?

La bouteille à moitié vide ou à moitié pleine ?

L'amour s'arrête-t-il un jour ?

Chapitre 13

Vieillir sans subir

À l'approche de la retraite, vers 60 ans, un homme peut espérer vivre encore vingt-deux ans et une femme vingt-sept ans ! Grâce à l'allongement de la durée de vie, à la prévention et aux progrès de la médecine, on est loin du crépuscule de l'âge. Pour les plus chanceux, la route s'effectuera en relativement bonne santé. Certains veulent alors s'offrir une suite en beauté, ils voyagent, ils décident de réaliser leurs rêves, ils découvrent ou acceptent leur homosexualité, ils divorcent quand ils n'aiment plus (selon l'Ined, l'Institut national d'études démographiques, le nombre des divorces à cette période a quasiment doublé en dix ans), ils se remarient ou se fréquentent à distance. Ils savent qu'ils n'ont plus toute la vie devant eux, le temps en pleine autonomie est ou sera bientôt compté. Mais au moins le bilan de sa vie et de son couple est établi.

Les seniors savent ce qu'ils veulent et ce qu'ils ne veulent plus. Ils subissent moins le regard social et la norme. Ils n'ont plus aucune obligation de performance. Ils n'ont plus rien à prouver, si ce n'est à eux-mêmes. Bien des sexagénaires, septuagénaires, octogénaires et plus sont dans la redécouverte de la subversion et de son degré ultime, la liberté.

Pour ceux qui se lancent dans de nouvelles histoires d'amour, et ceux qui se remarient, la notion de couple l'emporte sur celle de famille. Ils convolent en justes noces pour « rien », juste pour être ensemble. Le symbole n'en est que plus fort. Ils tournent véritablement la page du passé. Ils s'ouvrent vers l'avenir parce que le bonheur est rare. Beaucoup profitent de cette période pour se « reprendre en main ». Physiquement, psychologiquement, amoureusement.

Phénomène : dis-moi oui encore une fois !

En France, un célibataire sur deux a plus de 50 ans, soit plus de neuf millions de quinquas et plus qui vivent en solo.

Dans ce contexte, se (re)marier sur le tard n'a rien d'exceptionnel, c'est même tendance.

L'Insee comptabilisait en 2012 pas moins de 17 286 mariages chez les plus de 60 ans contre 14 748 en 2006. Un bonus de 21 % en six ans ! La retraite ne signifie plus le glas de la vie conjugale, amoureuse et sexuelle, bien au contraire.

Les voyages se multiplient, les activités sportives et les sorties culturelles se développent, les applications spécialisées (Passions, Lumenapp, Tinder en paramétrant l'âge, Disonsdemain, Datingland...) et les sites de rencontre (senior.proximeety.com, www.netsenior.fr, www.maxirencontre.fr, www.senior-rencontre.com) foisonnent... tout cela permet de trouver l'âme sœur, les possibilités sont infinies et plus décomplexées.

C'est dit, c'est écrit

« Aujourd'hui, j'arrête ma vie sexuelle. » Cette phrase est tirée du journal de Freud, qui notait chaque jour ses impressions. Il avait 37 ans !

Au Moyen Âge, on était vieux à 35 ans ! Dans les années 1970, la « fin de la sexualité » se situait en moyenne vers 53 ans. Aujourd'hui, elle est estimée à 73 ans, mais beaucoup d'hommes sont encore sexuellement actifs à plus de 80 ans.

La sexualité des soixante-huitards !

Les sexagénaires d'aujourd'hui et les plus anciens ont été imprégnés par Mai 68, Woodstock, et les slogans babas cool. La légalisation de la pilule en France à cette époque changeait tout. Ils étaient la première génération à pouvoir dissocier l'amour et la procréation. Et de fait, les sexagénaires d'aujourd'hui sont beaucoup moins inhibés que leurs propres parents au même âge. Bon nombre d'entre eux continuent d'assumer une sexualité active, comme le montrent les statistiques un peu partout dans le monde, et ce jusqu'à un âge avancé. Des hommes et des femmes octogénaires voire nonagénaires viennent même consulter pour améliorer leur sexualité, ce n'est pas si rare. À cette première révolution des pensées sont venues s'ajouter deux autres révolutions essentielles – primordiales même –, la « révolution Viagra » et la révolution d'Internet. Il y a eu un avant et un après ces deux événements.

Le dernier printemps de l'amour

Quid de la satisfaction sexuelle quand on a trois fois 20 ans ?

- Près de la moitié des plus de 50 ans interrogés par Terre des seniors se disent pleinement satisfaits de leur vie sexuelle et seulement 20 % trouvent que c'était mieux avant.
- Une grande majorité accordent une grande importance à la fidélité (67 %), mais presque autant (60 %) confient s'être laissé tenter par une aventure d'un soir depuis qu'ils sont à la retraite (souvent, pour 16 % d'entre eux).
- 13 % ont testé le Viagra (sous-entendu, ils vont bien et ils y penseront quand ils seront plus « vieux »).
- 13 % trouvent que leur libido a augmenté

(Source : Terre des seniors, site destiné aux plus de 50 ans.)

Ceux qui avaient 20 ans en 1968 ont été les premiers à bénéficier du Viagra pour bouter l'ennemi hors du lit… à savoir les pannes d'érection dues au vieillissement sexuel. Ils ont aussi bénéficié de la diffusion d'Internet avec, cerise sur le gâteau, les sites et applications de rencontre. Désormais, les seniors dansent avec la souris, même si certains apprécient encore les thés dansants. La modernité ne renie pas forcément les bonnes vieilles recettes du passé.

Quelques chiffres

Selon la *Natsal* (*National Survey of Sexual Behavior*), au-delà de 70 ans, la vie amoureuse se poursuit bien : 54 % des hommes et 31 % des femmes déclarent avoir toujours une vie sexuelle. Si on lit bien les chiffres, cela signifie aussi que près de la moitié des hommes et les deux tiers des femmes n'en ont plus. C'est important à relever, il ne faudrait pas non plus que la sexualité à un âge plus avancé devienne une injonction obligatoire, *je le fais parce que les autres le font ou parce qu'il faut le faire !*

La sagesse des anciens les incite au contraire à poursuivre les activités qu'ils aiment et à ralentir ou cesser les activités qui leur semblent moins essentielles ou plus difficiles à accomplir pour raisons de santé. « On n'a pas l'âge de ses artères, mais l'âge de ses désirs », résume très bien le Dr Marc Ganem, ex-président de la World Association of Sexology.

Le « côté obscur de la force »

Cette génération des sexagénaires et septuagénaires qui a déjà tout raflé n'imagine pas que cela s'arrêtera un jour. Or, avec l'âge, la mécanique fonctionne moins vite, moins longtemps et moins intensément. Il faut accepter cette évidence, on ne va pas réussir les mêmes prouesses qu'à 40 ans. Comme le souligne le Dr Antoine Faix, urologue, responsable du Comité d'andrologie et de médecine sexuelle de l'Association française d'urologie : « L'adaptabilité aux modifications de la physiologie est essentielle à cet âge pour trouver un épanouissement sexuel. À 20 ans on fait du ski de bosses, à l'âge de la retraite on préfère le ski de fond. C'est pareil sur le plan de la sexualité. »

Aussi bien chez la femme que chez l'homme, les vaisseaux sont moins souples, moins irrigués, parfois bouchés. Du coup, la lubrification et l'érection sont altérées. Par ailleurs, chez l'homme la période réfractaire (entre deux rapports) s'allonge. De quelques minutes à 20 ans, elle peut prendre plusieurs heures à 60 ans. Chez la femme, l'excitation met un peu plus de temps à monter, justifiant de vrais préliminaires (sans que ce soit systématique non plus). Et puis, ce qui change réellement, c'est la pulsion, c'est-à-dire la libido. Chez les plus âgés, la stimulation sexuelle doit être plus importante pour provoquer un résultat. Alors comment se satisfaire de cette réalité ? Et comment se concilie-t-elle avec les chiffres si optimistes indiqués dans l'encadré précédent ? La réponse est simple.

À retenir

Les seniors qui poursuivent leur vie sexuelle ne se lamentent pas sur ce qu'ils ne peuvent plus faire mais profitent de ce qu'ils peuvent encore faire. L'important est d'en être averti et de le prendre en compte. Il est possible de continuer à fonctionner de manière très satisfaisante, mais autrement. La pénétration n'est pas nécessairement le but, on n'est pas là pour accumuler les rapports, les orgasmes ou les performances. En prendre acte et l'accepter dédramatise, détend, et permet de partager beaucoup plus finalement.

Les jeunes envient la drague « vintage »

Passions, application de rencontre destinée aux plus de 50 ans qui partagent les mêmes passions, décrypte à travers un sondage ce que les jeunes (moins de 35 ans) envient aux plus vieux (plus de 50 ans). Vous allez voir, c'est intéressant :

Les atouts séduction des sexagénaires

» les + de 50 ans sont plus authentiques (plus vrais), tout simplement ;

» l'expérience (44 %) et la sagesse (37 %), puis la confiance en soi (27 %) sont leurs principaux atouts séduction cités par l'ensemble des sondés ;
» leur authenticité (24 %) est aussi un atout fort, et témoigne d'un refus des faux-semblants !
» la culture (21 %) est également citée.

Enfin, une sexualité épanouie et assumée (16 %) est un de leurs atouts, parce qu'ils connaissent bien leur corps et leurs désirs.

Une méthode « sexe, drague et rock'n'roll »

Plus spontanés, plus libres à l'égard du regard des autres, les plus de 50 ans pourraient bien devenir les nouveaux prescripteurs auprès des millénials, qui vivent des rencontres de plus en plus calculées. Pour 66 % des sondés, ils auraient une façon simple et non prise de tête de draguer. Et, selon les moins de 35 ans, ils expriment plus directement leurs envies (64 %) et ce sans être ni clichés ni vieux jeu (75 %).

Surprise aussi, 38 % des jeunes estiment que les + de 50 ans coucheraient plus facilement le premier soir, cherchant à s'écouter plutôt qu'à se conformer à des conventions. « Je n'ai jamais entendu un célibataire de plus de 50 ans dire "J'attends 3 jours avant de lui envoyer un texto" ou encore "Je vais faire comme si j'étais occupé..." Ils ne sont pas là pour jouer les stratèges mais sont spontanés. Le digital est un allié clé dans leur quête de rencontre et de liberté. Les échanges sont sans blabla, simples et efficaces et vont à l'essentiel », souligne Margot Sitruk – cofondatrice de l'application Passions.

Les plus de 50 ans incarneraient ainsi une drague vintage, avec une manière d'être plus hédoniste et authentique. Comme dans la culture vintage, qui remet l'authentique au goût du jour avec le même plaisir de dénicher la perle rare !

(Source : enquête OpinionWay menée du 7 au 9 mai 2019. Échantillon de 1 001 personnes représentatif de la population française âgée de 18 ans et plus.)

Que se passe-t-il (physiologiquement et émotionnellement) pour les hommes ?

À 60 ans, certains hommes ont une sexualité bien plus satisfaisante que d'autres à 40 ans ou à 30 ans. Ils sont partis de haut hormonalement, et même si leur sexualité décline un peu, ils continuent de fonctionner intensément. Pour les autres, le déclin sexuel est plus rapide. L'envie n'est plus là. Les érections tiennent moins bien. Parfois un bilan hormonal s'impose pour savoir s'il ne s'agit pas d'andropause, c'est-à-dire d'une chute spectaculaire de la sécrétion d'hormones mâles. La testostérone étant l'hormone du désir, elle est indispensable pour maintenir un bon fonctionnement sexuel et génital. En consultation, il y a ceux qui constatent leurs transformations et se demandent comment y remédier. Et ceux qui estiment leur déclin comme normal parce qu'ils vieillissent. Du coup, ils ne font rien pour que cela change. Comme le corps humain ne comprend que la répétition, si ces hommes fonctionnent « répétitivement bien », ils fonctionneront de mieux en mieux. Par contre, s'ils fonctionnent mal ou de manière trop épisodique, ces hommes cesseront de bien fonctionner, voire de fonctionner tout court.

Anecdote

« Je fais partie de la génération 68, la génération "Libération". Les femmes faisaient l'amour avant le mariage et prenaient la pilule. Nous étions libérés de la peur ancestrale qu'elles tombent enceintes. Tout flambait autour de nous, on s'aimait, on se quittait. On essayait tout sans culpabilité. La pudeur et la fidélité, c'était vieux jeux, ça appartenait au monde d'avant. Les féministes défilaient dans la rue. Nous, on défilait avec elles. Bref, rien à voir avec le nouvel ordre moral qui prévaut maintenant. Aujourd'hui, j'ai des petits problèmes d'érection, mais il y a de très bons antidotes à cela. Un comprimé et la tour de Pise se redresse. À chaque nouvelle amante, c'est comme si je ravissais à la vie un tour de manège supplémentaire. C'est grisant » (Antoine, 72 ans).

« Je fonctionne sexuellement et pourtant je ne fais plus l'amour. J'ai ôté ça de ma tête. Depuis sa ménopause, ma femme se plaint de douleurs et de brûlures lors des rapports sexuels, malgré son désir. Alors, nos relations se sont progressivement réduites. Pourtant, je n'imagine pas d'aller "voir si l'herbe est plus verte ailleurs" comme le font certains de mes amis. Je m'entends merveilleusement avec ma femme. Sa simple présence me rend heureux. Au fond, je préfère "moins de sexe et plus d'amour" que l'inverse » (Paul, 64 ans).

« Ce qui est important, ce n'est pas que le sexe existe encore entre nous, c'est qu'il ait existé. Avec la femme que j'aime, nous avons vécu cette aventure ensemble, nous avons partagé ça, la passion et l'ivresse des corps. Même si le souffle s'est tari avec le temps, il a existé, la trace est inscrite en nous, elle nous a soudés, et tous les deux nous le savons » (Arnaud, 67 ans).

« Si aujourd'hui je devais être séduit par une autre femme que la mienne, je crois que je me tournerais vers une femme beaucoup plus jeune, j'y puiserais cette énergie, cette vitalité, ce souffle grisant de la jeunesse. On a tous envie de remettre les compteurs à zéro, n'est-ce pas, et de croire que l'on est encore capables de tout, d'attirer un regard, de séduire, de faire l'amour... On appelle ça le "démon de midi", non ? » (Louis, 56 ans).

Que se passe-t-il (physiologiquement et émotionnellement) pour les femmes ?

À 51 ans en moyenne, les femmes sont ménopausées, parfois plus tôt, parfois plus tard, sans que cela soit anormal. La ménopause se caractérise par l'arrêt de sécrétion des hormones féminines (estrogènes et progestérone) par les ovaires. Cette privation hormonale s'ajoute au vieillissement naturel. Le tout entraîne des réactions en cascade, notamment au niveau du vagin.

À ce stade, les femmes ont deux options : soit elles considèrent que le temps n'est plus à la séduction (elles ne s'aiment plus physiquement, donc elles n'imaginent pas qu'on puisse les désirer ; elles-mêmes n'ont plus de désir pour leur compagnon) et elles vont investir ailleurs, dans d'autres activités ; soit elles vont se sentir enfin libérées des contraintes d'autrefois, des enfants, des règles, de la peur d'être enceinte, etc. Généralement, celles qui ont eu une vie sexuelle régulière et épanouie préfèrent la seconde option. Là encore, plus le vagin fonctionne, mieux il fonctionnera. La fonction crée l'organe. Il arrive toutefois que certaines femmes découvrent l'orgasme sur le tard. Après un divorce, la rencontre avec un autre homme va tout changer pour elles. Le nouvel amant caresse les « bonnes » zones érogènes, il sait les écouter et les émouvoir, elles se sentent à nouveau vibrer et vibrantes. Et quand ces femmes restent avec le même homme en couple, ce n'est pas lui qui change, mais elles, parce qu'elles s'autorisent enfin le lâcher-prise.

C'est dit, c'est écrit

« Raides, fragiles, courbées, ridées et apathiques elles traversent en trébuchant leurs dernières années. [...] La douleur de l'alcoolisme, de la toxicomanie, du divorce et des foyers brisés par ces femmes instables privées d'œstrogènes ne pourra jamais être racontée. »

De quelle funeste transformation parle-t-on ? De la ménopause, un texte rédigé en 1966, deux ans avant 68 !, par un gynécologue américain. Robert Wilson se lâche dans un article qui précédera la parution de son essai *Feminine Forever*, un texte en faveur du traitement hormonal de la ménopause. En 1975, Anne Denard-Toulet, médecin français, voit tout simplement cette période comme « la peste, puisqu'il faut l'appeler par son nom ».

Anecdote

Quand *Paris Match* interviewe l'actrice Jane Fonda, celle-ci proclame : « À 74 ans, je n'ai jamais eu une vie sexuelle aussi épanouie. » L'interview porte sur sa rencontre avec son nouveau compagnon, Richard, 69 ans, producteur de musique. Quatre ans plus tard, l'actrice féministe continue d'incarner un modèle de féminité pleinement assumée. Et pourtant, sa perfection plastique serait liée au traumatisme d'un père qui lui a répété qu'elle était trop grosse. Parfaite aussi malgré un cancer du sein, une hanche et un genou en plastique (source : www.purepeople.com).

Quatre points d'appui qui transforment ses faiblesses en une vraie force

1. Avec le temps qui passe, les hommes deviennent moins instinctifs et plus « émotionnels », un vrai plus dans la relation sexuelle, ils privilégient davantage la qualité que la quantité ou la performance.

2. Tout est plus long (ou plus fugace) dans la relation sexuelle, l'excitation et les préliminaires, le maintien de l'excitation, l'éjaculation, la période réfractaire, la qualité de l'orgasme… il faut donc soutenir davantage les stimulations sexuelles, ce qui oblige à renouveler son cinéma érotique et à faire preuve d'imagination.

3. Chacun connaît son corps, son orgasme, ses faiblesses, ses forces, cela permet d'exprimer plus facilement ses désirs, ses attentes, ses refus, ouvertement et sans complexe.

4. La routine des vieux amants a des qualités à ne pas sous-estimer. Elle sécurise et n'oblige pas à se remettre en question chaque fois (ce qui est épuisant à la longue !). Elle s'appuie sur une solide connaissance de l'autre et s'accompagne de rituels apaisants (retrouvailles qui rythment et ponctuent le quotidien).

Vers l'érotisme oriental

La fin de l'obligation de séduction et d'orgasme permet de se rapprocher des arts d'aimer orientaux et d'une sexualité plus « spirituelle ». Même quand l'érection se fait moins vaillante, même quand la lubrification décline, il reste la peau, les baisers, les caresses, la fellation, le cunnilingus… une multiplication à l'infini de sources de volupté sans fatigue.

Dans la droite ligne de petits chefs-d'œuvre comme le *Kama-sutra*, l'*Ananga Ranga* et autres ancestraux « manuels de l'alcôve », le sexologue Gérard Leleu, auteur d'*Il n'y a pas d'âge pour s'aimer* (éditions Flammarion, 2015), explique que la pénétration n'est pas le but impératif et incontournable de la relation sexuelle. C'est une option parmi d'autres. « Et quand il y a pénétration, écrit-il, ce n'est pas nécessairement pour faire comme en Occident, des va-et-vient brutaux et rapides, ce que j'appelle faire le "marteau-piqueur". Au contraire, s'il y a des phases où le pénis bouge dans le vagin, il y a d'autres moments où il reste blotti sans bouger. L'union est alors une sorte d'échange tacite voire une méditation commune. Ce qui apporte des bonheurs insoupçonnés. »

On veut le croire, ce délicieux sexologue octogénaire s'est marié à plus de 82 ans. Et pas seulement pour contempler son épouse dans les yeux, comme il le confie lui-même.

Conseils pour la femme

De tous les sens, le tactile est celui-ci qui s'abîme le moins, il reste neuf jusqu'au dernier souffle. Chez les femmes, le clitoris triomphe. Non seulement, il ne s'atrophie pas avec le temps comme le vagin, mais il devient plus sensible et il lui arrive même de se développer sous l'effet de la testostérone (l'hormone du désir). Le point embêtant, c'est le vagin ! Il devient moins souple et plus irritable lors de l'intromission du pénis. Ce qui peut ôter chez certaines tout désir de faire l'amour. Les solutions « anti-sécheresse » existent, nous les avons détaillées. Elles ne sont pas seules, on peut aussi remédier aux irritations avec des préliminaires qui aideront à la lubrification et de manière préventive. On peut y ajouter un entraînement régulier soit en faisant l'amour, soit en se masturbant.

Conseils pour l'homme

Outre les miraculeux traitements sexoactifs qui peuvent aider bien des hommes, il reste la manière tantrique de pratiquer le sexe. « Nous, les hommes, nous croyons à tort devoir être en permanence dans l'action, et nous passons notre temps à agir pour ne pas dire à nous agiter, explique le Dr Gérard Leleu. Il nous faut apprendre à "être" et à être "ici et maintenant", c'est-à-dire présents tout entiers à nos sensations et à l'écoute du ressenti de notre aimée. Car la peau des mains qui donnent ressent bien des réactions de l'être touché. La caresse est un vrai dialogue. » Les pénétrations peuvent être lentes et conscientes, prodiguées comme des caresses intimes. Dans le tantrisme, le pénis peut même demeurer à l'intérieur sans bouger, au contact. Parfois, des petits redressements sont associés aux contractions du périnée, ce qui amplifie la volupté.

L'âge, le sexe et les médicaments

L'alcool joue de bien mauvais tours à la sexualité, c'est vrai à 20 ans, ça l'est encore plus à 60 ans. Si le breuvage lève les inhibitions au début, à forte dose, il provoque chez l'homme une constriction des vaisseaux sanguins. Or pour que la verge se gonfle, les tissus doivent être parfaitement détendus et dilatés. Chez la femme, même constat, l'alcool entraîne au fil du temps des modifications hormonales responsables d'une diminution de la sensibilité du clitoris et d'une moindre lubrification (voir aussi le chapitre 9, « Sexe et paradis artificiels », p. 145).

Gare aussi au tabac, qui, à la longue, durcit les vaisseaux sanguins. Dès 50 ans surviennent les premières insuffisances érectiles liées à cette substance, et, chez la femme, les troubles de l'excitation (lubrification) et une sécheresse vaginale persistante.

Certains médicaments sont également sur la sellette. Les anxiolytiques (contre l'angoisse) ou les somnifères diminuent le désir et la capacité orgasmique. Les antidépresseurs retardent en plus l'orgasme. Dans 75 % des cas, on pourrait s'en passer et les remplacer par la psychothérapie, la phytothérapie, la relaxation, le yoga ou l'acupuncture, estime le Dr Gérard Leleu. Certains médicaments comme les bêtabloquants prescrits pour l'hypertension et les troubles du rythme cardiaque diminuent l'érection. « Les diurétiques peuvent provoquer des insuffisances d'érection par fuite de potassium dans les urines. De plus, une variété de diurétiques (les spironolactones) ont un effet anti-androgène et sont donc anti-érectiles », ajoute le sexologue. Les anti-hormones prescrites en cas de cancer (sein, prostate) font chuter la libido et la lubrification. Dans tous les cas, il faut en parler à son médecin. Il pourra adapter le dosage, proposer une molécule différente, voire des petits moyens qui atténuent ces effets.

Le traitement de la ménopause est-il aphrodisiaque ?

A priori oui, même si ce n'est pas un traitement direct du désir. Dans la mesure où il lubrifie la muqueuse vaginale, tout sera plus simple, plus léger et plus facile. La femme se sentira plus performante donc plus désirée. Par ailleurs, le THM (traitement hormonal de la ménopause) joue sur l'humeur. Les estrogènes sont des antidépresseurs light. La progestérone est plutôt un relaxant. Le corps fonctionnant mieux, c'est assurément un plus pour la sexualité. Cependant, la tendance actuelle est à utiliser des demi-doses de THM voire des quarts de dose pour diminuer les risques de cancer du sein, si bien que l'effet s'estompe.

Le vrai traitement aphrodisiaque pour la femme est pourtant bien hormonal, c'est la testostérone, dont nous avons déjà parlé, prescrite hors AMM (voir l'encadré p. 201 « Une stratégie ciblée pour la ménopause »).

Partie 4

Le couple au fil des époques et du temps

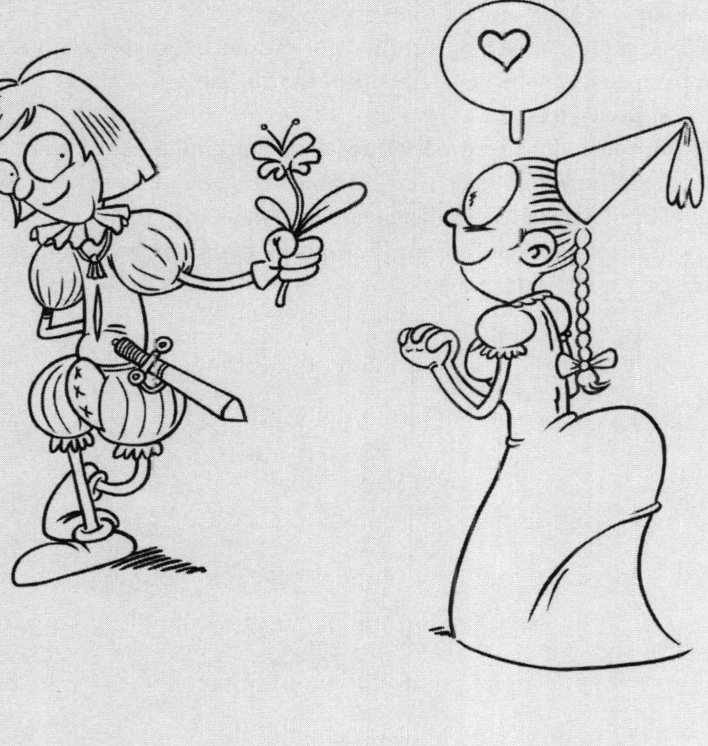

Dans cette partie...

Ça y est, vous savez tout sur le sexe et vous n'ignorez plus rien de ses problèmes.

Nous allons donc (enfin !) aborder la question du couple et de sa sexualité, celle de son histoire, au temps des *Mille et Une Nuits* ou au Moyen Âge. Nous allons vous expliquer pourquoi la religion – quelle qu'elle soit – a toujours eu des problèmes avec le sexe. Nous allons nous plonger dans l'histoire des mœurs à travers la braguette, nous pencher sur les plus belles histoires d'amour, et nous découvrirons que romance et sexe vont souvent ensemble.

Puis c'est le couple d'aujourd'hui qui va nous intéresser, comment il se forme, quels sont ses piliers, les périls qui le menacent, les attitudes à éviter peut-être.

Enfin, nous allons vous parler de jalousie et d'infidélité, d'amours à géométrie variable, de conseils pour rompre avec élégance. Sans oublier la part de Freud dans toute cette histoire.

Ici, le fil rouge, c'est l'amour, rien que l'amour... et les sentiments obscurs qu'il renferme aussi !

DANS CE CHAPITRE

Chapitre 14

L'art d'aimer au fil des époques

Les premiers hommes modernes étaient-ils monogames ou polygames ?

Dans les sociétés humaines, on trouve toutes les possibilités et évolutions dans le temps, de la monogamie exclusive à la polygamie occasionnelle ou constante, voire la polyandrie. Sur le plan strict de l'Évolution, la polygamie autorise la multiplication des femmes, donc la progéniture… à condition que l'époux puisse subvenir à l'entretien de tous. Inversement, la monogamie s'accorde avec un état de moindres ressources. Cela dit, la polygamie humaine apparaît volontiers comme un fantasme masculin plutôt qu'une réalité, y compris aux temps les plus reculés. Après avoir étudié 250 peuples de cultures différentes, l'anthropologue George Murdock a en effet montré que les hommes avaient tendance à n'épouser qu'une seule femme… à la fois, ce qui ne les empêchait pas de recourir à l'adultère.

Les premières représentations sexuelles sont relevées sur la paroi de grottes dans le désert en Algérie (oued Djerat) ou en Libye. Les gravures y sont nombreuses et certaines anciennes de 7 000 ans. Elles montrent des couples en pleins ébats, dans toutes les positions, mais des couples isolés, pas des harems orgiaques et lubriques. On peut imaginer que chez les chasseurs-cueilleurs comme Cro-Magnon, la polygamie demeurait exceptionnelle, sous peine d'avoir à chasser davantage, et de s'exposer ainsi inutilement au danger.

La polyandrie en cas de pénurie

La polyandrie, qui consiste pour les femmes à épouser plusieurs hommes en même temps, s'est pratiquée ou se pratique encore en quelques rares contrées du globe, parfois dans des groupes humains minuscules, au Tibet, au Bhoutan ou dans certaines sociétés d'Amazonie. L'explication en est souvent économique, en raison de faibles ressources (y compris sexuelles quand il subsiste beaucoup moins de femmes que d'hommes, chaque femme s'attache donc à plusieurs hommes, souvent frères). Si les relations sexuelles se multiplient pour elles et la possibilité de procréer aussi, il n'en demeure pas moins qu'une femme ne peut enfanter qu'une fois et au bout de neuf mois, ce qui limite les bouches à nourrir.

Le paradis des hommes préhistoriques

Au début, avant que la sexualité devienne un véritable enjeu social, c'était le paradis. Il y a 35 000 ans en Europe, à l'époque des Cro-Magnon, la population des premiers hommes modernes était restreinte, les ressources importantes, et la société réduite à des petits clans. L'*Homo sapiens* pouvait aimer à sa guise, sans tabous ni interdits. Il était capable de sensibilité et d'attachement, il enterrait ses morts avec des rituels raffinés et des ornements. Il éprouvait de l'affection pour ses enfants. On a retrouvé dans une sépulture danoise une mère âgée de 18 ans et son bébé recouvert pour l'éternité d'une aile de cygne ; dans la grotte de Grimaldi, en France, deux enfants recouverts de coquillages sans doute attachés à un pagne. « Les Cro-Magnon parlaient, ils avaient le même cerveau que nous, éprouvaient les mêmes émotions, les mêmes sentiments que nous, et devaient connaître eux aussi le désir, la jalousie, la pitié et les caprices de la passion, explique le préhistorien Jean Courtin dans *La Plus Belle Histoire de l'amour*, ouvrage collectif publié au Seuil en 2003. On peut même imaginer que ces amours originelles étaient plus intenses, plus vraies que les nôtres, parce que dégagées de toutes contingences, de règles sociales et de soumission à une norme. »

La fin de l'Éden

Avec l'avènement de l'agriculture, les villages, l'élevage et l'accès aux ressources simplifié, la polygamie est devenue plus facile. C'est à cette période sans doute aussi qu'ont commencé le partage des tâches et, dans une majorité de sociétés, la domination des femmes, le rapt, le viol et l'esclavage. Avec les biens et les regroupements naissent les hiérarchies, les territoires, les propriétés, la nécessité de les protéger, donc la guerre. Les seigneurs protègent les vassaux, les hommes protègent les femmes, ce qui signifie aussi qu'ils les dominent.

Avec les sociétés qui se structurent, les mentalités changent et les comportements s'uniformisent. Un argument qui vient l'étayer est cité par le préhistorien Jean Courtin : « Dans les villages danubiens, les habitations sont toutes semblables, elles ont le même plan, les mêmes dimensions, elles sont alignées sur le même axe ; au Proche-Orient, ce sont les mêmes villages groupés, comme à Jéricho [...] L'autorité qui décide du partage des tâches régente aussi la vie privée. » Ce qui se voit dehors reflète ce qui se passe dedans, les mentalités de l'époque tendent vers une pensée normalisée ! Ce qui est codifié rassure et fait moins peur, c'est encore vrai aujourd'hui.

C'est sans doute aussi à partir de cette époque que les familles et les clans vont jeter leur emprise sur le sexe et les sentiments. Les parents choisiront les promis en fonction de leur situation financière, de leurs terres et de leurs biens. La question économique sera sous-jacente à l'ensemble des relations sexuelles et affectives. Il existera désormais et pour toujours un « continuum de l'échange économico-sexuel », selon l'expression du sociologue Philippe Combessie, « sur tous les continents de la Terre, les hommes payeront pour avoir accès au corps des femmes ».

Dans nos sociétés modernes, bien des sociologues estiment que cela continue d'agir en filigrane, mais on aura à cœur de masquer l'intérêt économique pour mettre en avant l'affect et la liberté de se choisir.

L'invention du couple

Dès les origines, la reproduction est au cœur des préoccupations du groupe social soucieux de sa perpétuation. La sexualité sera donc codifiée par des tabous culturels et des interdits religieux. Se reproduire d'accord, mais pas question d'autoriser la fornication à tout va, encore moins l'adultère et la débauche. Pourquoi ça ? Ces pratiques sont à terme source de chaos économique et social, familial et conjugal. Tromper, c'est menacer la filiation et le patrimoine, c'est désorganiser le clan familial et la société, c'est transmettre aussi le risque de maladies.

Dans les sociétés traditionnelles et en Occident jusqu'au début du XXe siècle, l'amour est le plus souvent arrangé à l'avance, le mariage contracté en signe d'alliance entre familles de même niveau économique et social, ce qui n'exclut pas forcément de tenir compte des aspirations des « promis ». Ce sont les titres, les terres, les richesses, les statuts sociaux qui se jouent en réalité dans le couple et dans la sexualité. Et quand l'enfant paraît dans la famille, l'alchimie du sexuel qui a présidé à sa naissance se transforme en économie et en social. Les fils héritent des terres des parents, certaines charges se transmettent de père en fils, etc.

La naissance du couple romantique dans la population générale est relativement récente, il faudra attendre pour cela le XIXe siècle, l'industrialisation et l'exode rural. La famille perdra alors de son emprise et les individus deviendront plus autonomes, ils pourront davantage choisir selon leur propre inclination et rencontrer l'heureux ou l'heureuse élu(e).

Les prémices de cette naissance du « couple amoureux » apparaissent un peu plus tôt, mais seulement dans la haute société du XVIIIe siècle, celui des Lumières. La famille acquiert le monopole du sentiment et de l'amour, c'est dans le mariage désormais qu'on espère trouver ce qu'on allait chercher autrefois à l'extérieur avec les maîtresses ou les amants. C'est encore au XVIIIe siècle que l'enfant devient précieux, que la famille se resserre, devenant moins nombreuse, et qu'on utilise un mode de contraception relativement efficace pour l'époque puisqu'il protège des naissances à 80 % : c'est le *coitus interruptus* (retrait avant éjaculation) !

« La réduction des naissances ne répondait pas à une quelconque poussée de l'hédonisme, explique Philippe Ariès, spécialiste de l'histoire des mentalités, auteur de *L'Enfant et la Vie familiale sous l'Ancien Régime* (Le Seuil, coll. « Points Histoire », 1975). Elle correspondait au contraire à une conception ascétique de la vie où tout, y compris le plaisir du sexe, était sacrifié à l'élevage patient de la génération suivante. Les exigences de l'enfant et de son avenir ont alors été beaucoup plus impératives qu'en d'autres temps les pressions des religions et des Églises. L'époque a été marquée par l'importance à la fois morale et économique de l'épargne : l'épargne et l'éducation des enfants ont été les deux projets d'avenir essentiels. » Ce monde de calcul, de prudence, de prévision se poursuivra et éclatera deux siècles plus tard, après la Seconde Guerre mondiale, durant le baby-boom.

Anecdote

Émile, traité d'éducation de l'enfant « selon la nature », de Jean-Jacques Rousseau, est publié en 1762. Son approche innovante le fait aussitôt interdire par les autorités, brûler en place publique, et condamner par le Vatican. Le philosophe y défend l'idée que l'homme est naturellement bon et que la société le pervertit.

Le couple et le capitalisme

Dans l'exposition « De l'amour », au palais de la Découverte, Eva Illouz, directrice d'études à l'EHESS, montre que le bonheur et l'amour sont tous deux des valeurs centrales de la société capitaliste. Selon les théories de cette sociologue, les injonctions à se mettre en couple, à s'aimer et à être heureux alimentent une idéologie très puissante de la consommation. Quand on veut célébrer sa rencontre ou sa date de mariage, on dépense. À la Saint-Valentin, on se met en frais, pour un rendez-vous amoureux aussi (fleurs, restaurant, cadeau, sous-vêtements, coiffeur, etc.). L'amour et l'argent, piliers du romantisme ?

Les premiers interdits religieux et tabous culturels

Toutes les sociétés et toutes les époques ont instauré le tabou de l'inceste. À certaines exceptions près (mariages entre frères et sœurs chez les Égyptiens ou les Romains, notamment de familles royales), la règle a rarement été violée, elle a été sévèrement réprimée par le bannissement, la mutilation, voire la peine de mort.

D'autres interdits ont porté sur le calendrier de la sexualité. Comme l'indique la sociologue américaine Helen Fischer, le tabou qui porte sur la période qui suit l'accouchement est le plus universel, puisqu'il existe dans 94 % des cultures connues. Les couples sont censés s'abstenir de tout rapport sexuel pendant près de six mois après la naissance d'un enfant, et de fait dans nos sociétés contemporaines, c'est ce qui se produit souvent implicitement, comme si le tabou opérait encore. De nombreuses religions ont également interdit les rapports sexuels durant les menstruations. Les juifs religieux respectent les lois de la pureté dites « lois de la *niddah* » : une femme ne doit reprendre ses relations sexuelles que douze jours après le début de ses règles, là seulement elle a la certitude qu'elle est bien pure. Coïncidence, alors qu'on l'ignorait à l'époque, cette période se termine à peu de chose près au moment de l'ovulation. Avant la reprise des rapports sexuels, la femme doit s'introduire un linge dans le vagin, pour bien s'assurer qu'il ne subsiste plus la moindre goutte de sang. Les lois musulmanes imposent des rites d'ablution à la fin des règles. Quant aux chrétiens, autrefois ils considéraient les femmes jeunes et réglées comme des séductrices en puissance ; elles n'avaient donc pas le droit de toucher des livres sacrés ni de s'approcher de l'autel. Seules les jeunes filles prépubères ou les femmes ménopausées – ayant de ce fait cessé d'avoir leurs règles – fréquentaient l'église de près.

L'invention de la pudeur

Si les humains ne font pas l'amour n'importe où comme les chevaux, les chimpanzés ou les chiens, à la vue de leurs congénères, s'ils se cachent, s'ils prennent des précautions, s'ils occultent le plus souvent leurs parties génitales, ce n'est pas parce qu'ils risquent de prendre froid ou que la chambre à coucher est plus accueillante, c'est parce que les humains sont des êtres de langage qui vivent en société, avec des interdits, des tabous, des codes qui énoncent des comportements pudiques, gestes, postures, regards, tous codifiés pour éviter les conflits entre individus ou entre groupes voisins. Même les tribus qui vivent nues comme les aborigènes australiens ou les Yanomamis d'Amazonie accordent une attention particulière à leur manière de s'asseoir ou de se présenter aux yeux des autres. On peut donc être pudique en société tout en dévoilant son sexe.

La religion et le sexe

L'indouisme et le bouddhisme ne sont pas tout à fait contre. À l'origine, dans ces deux traditions, la chasteté est recommandée, non parce que la sexualité est mauvaise ou condamnable, mais parce qu'elle empêche d'atteindre l'ascétisme, qu'elle est génératrice de désirs et de tentations permanentes et puissantes, donc incompatible avec la sérénité, essence même du nirvana. Chez les moines bouddhistes, le célibat est considéré comme la forme de purification la plus propre à mener à la spiritualité et à l'illumination.

Chez les hindouistes, le célibat permet de canaliser l'« énergie sexuelle ». Les gourous le prescrivent comme une méthode favorisant les performances physiques et intellectuelles. Le yogi Paranahansa Yogananda, connu internationalement pour son enseignement de la méditation et du yoga, recommandait la retenue aux couples mariés et considérait l'abstinence totale comme une condition de l'accès à la connaissance de l'amour divin dans une relation de pure amitié. Le Mahatma Gandhi s'est inscrit lui-même dans cette tradition, faisant le vœu de célibat. Mais l'hindouisme est aussi la religion du *Kama-sutra*, le plus vieux texte sanscrit sur l'art de l'amour. Si *Kama* signifie « désir » ou « amour », *sutra* signifie « fil » ou « cordon », dont le sens savant s'avère être « règle » ou « recommandation ». Pour les hindous, cet ouvrage ne se résume donc pas, loin s'en faut, à un manuel d'érotisme, mais à un traité philosophique qui vise à donner une boussole en matière de conduites amoureuses. Il n'est que de lire cette recommandation : « Les gens raisonnables qui connaissent l'importance de la vertu, de l'argent et du plaisir ainsi que celles des conventions sociales, ne se laissent pas entraîner par la passion » (*Kama-sutra*, 7.2.53).

Le judaïsme oscille entre le droit au plaisir et la nécessité de procréer. « Croissez et multipliez-vous » (c'est une *mitzvah*). La religion est très cadrée, avec des lois qui régissent la sexualité comme les périodes d'abstinence obligatoires (*niddah*). La Bible est pourtant traversée de magnifiques récits amoureux qui exaltent l'amour charnel. « L'érotisme n'est pas condamné, qu'il soit pur objet de satisfaction ou qu'il préserve la continuité des générations, mais il est toujours quelque part sublimé, écrit Salomon Malka dans *Le Monde des religions*, en juillet 2009. Tout le Cantique des Cantiques est travaillé par l'idée d'une sanctification des relations entre l'amant et sa bien-aimée, comme métaphore des liens entre Dieu et sa créature, ou entre Dieu et la communauté d'Israël. » Toutefois, la Bible condamne l'adultère (David et Bethsabée), la masturbation (Onan). La pratique homosexuelle est considérée comme une abomination, mais pas celui qui s'y adonne, l'acte seul est condamné. La notion de péché originel lié à la chair n'existe pas dans l'Ancien Testament, le plaisir n'est jamais prohibé, à condition de ne pas en faire étalage.

Comme la plupart des religions, **l'islam n'aborde le sexe que sous l'angle de la procréation**. Le Coran interdit l'adultère, l'homosexualité, l'onanisme, la pénétration anale, l'inceste et la fornication. Toute relation sexuelle est prohibée durant le ramadan ou durant les règles. La polygamie est autorisée jusqu'à quatre épouses légitimes, plus un nombre indéterminé de concubines. Le divorce est toléré. Comme dans le judaïsme et le christianisme, l'avortement est condamné. Malgré l'idée que l'on se fait de cette religion incompatible avec le plaisir et la joie du corps (pour les femmes en tout cas), certains spécialistes, comme la sexologue

Nadia El Bouga dans *La Sexualité dévoilée* (éditions Grasset, 2017), proposent une nouvelle lecture du Coran à partir des textes anciens. Une lecture plus charnelle où le plaisir et l'amour ne sont pas interdits dans le cadre du mariage. Le plaisir de la femme serait même inscrit dans le Coran ! Et la sexologue voilée de citer le Prophète, qui a dit à l'homme : « Ton corps a un droit sur toi et ton épouse a un droit sur toi. » Le Prophète souligne ainsi la force du désir masculin et féminin et n'oublie pas le droit des femmes à satisfaire leurs propres pulsions, insiste Nadia El Bouga dans le journal belge *Le Soir*. « Malheureusement, ces messages ont souvent été mal compris et interprétés dans le sens d'une domination des hommes sur les femmes : les hommes imposent et les femmes disposent. Du coup, beaucoup de femmes musulmanes vivent la sexualité comme un devoir. » Pour elle, la grande misère sexuelle qui existerait actuellement dans le monde arabo-musulman s'explique par quatorze siècles d'interprétations coraniques erronées par des hommes qui ont bridé et contrôlé la sexualité de tous à des fins politiques. L'islam d'aujourd'hui serait rétrograde et dénaturé alors que dans le Coran et les textes originels la vision de la sexualité apparaît plus saine et plus épanouissante. Elle élèverait au contraire et créerait un lien sacré entre l'homme et Dieu.

Le christianisme semble avoir eu d'emblée un problème avec le sexe. Cette religion a suivi le judaïsme et précédé l'islam. Marie enfante Jésus en restant vierge, tout est dit ! La doctrine chrétienne admet les relations sexuelles dans le cadre de la procréation, pas dans celui du plaisir. Plus fort encore, la pensée de chair apparaît aussi grave que le péché de chair lui-même. Pourtant, le message du Christ n'est qu'amour, il pardonne à la prostituée ou à la femme infidèle, il dit que celui qui n'a jamais péché lui jette la première pierre, mais c'est bien après lui, avec saint Augustin, au IVe siècle, que les affaires (sexuelles) se corsent sérieusement pour les fidèles. Augustin considère que le sexe éloigne l'homme de la transcendance et de Dieu ; avec lui, la sexualité devient impure. Au XIIe siècle, le sexe devient péché sans la finalité de la reproduction et le mariage devient un sacrement pratiqué à l'Église.

C'est dit, c'est écrit

Dans *Études théologiques et religieuses* (2008), Alain Houziaux, pasteur de l'Église protestante unie de France, docteur en théologie et en philosophie, résume la dualité de la doctrine chrétienne : « Le christianisme a eu pour obsession de vouloir concilier ce qui peut paraître inconciliable. Il a voulu réconcilier et même unifier la chair et l'esprit, le corps et l'âme, le plaisir et la vertu, le mariage et le célibat, et aussi le monde et le ciel, le temps et l'éternité, la vie dans le monde et le détachement du monde. Il a voulu à la fois, et contradictoirement, valoriser l'homme dans sa réalité incarnée et appeler à vivre ici-bas les promesses d'un Royaume purement spirituel. La question est de savoir s'il y est arrivé et s'il a pu répondre à la question : comment être à la fois du monde et hors du monde ? Comment vivre dans le monde en étant détaché des exigences de la nature et des aliénations de la chair ? Les constructions quelque peu alambiquées de la théologie chrétienne sur la double nature, charnelle et spirituelle, du Christ sont révélatrices d'une tentative, sans doute inaboutie, d'élaborer une anthropologie, une éthique et une prédication qui concilient l'ange et l'homme, ou pour le dire autrement, la chasteté et le mariage, l'angoisse de la souillure et l'acquiescement à la nature. »

En septembre 2020 pourtant, répondant à l'écrivain italien Carlo Petrini, le pape François remet les choses en perspective : « L'Église a condamné le plaisir inhumain, brut, vulgaire, mais elle a en revanche toujours accepté le plaisir humain, sobre, moral. » Et il surprend davantage encore avec ces mots : « Le plaisir arrive directement de Dieu, il n'est ni catholique, ni chrétien, ni autre chose, il est simplement divin. »

Anecdote

Pourquoi toutes les religions craignent-elles à ce point la sexualité ? Cette question, deux chercheurs du Centre de psychologie de la religion de l'université catholique de Louvain, Vassilis Saroglou et Caroline Rigov, se la sont posée. À l'aide de trois études, ils ont cherché à comprendre l'impact du sexe sur la pratique religieuse. Résultat de leurs travaux : le sexe détourne les croyants des valeurs fondamentales de la religion et réduit leur sensibilité spirituelle. Ce serait aussi simple que ça ! Saint Paul, en son temps, qui défendait le célibat, ne disait pas autre chose quand il le recommandait à tous ceux qui proclament l'Évangile : « J'aimerais que vous soyez épargnés par cette distraction. Celui qui n'est pas marié a souci des affaires du Seigneur. Il cherche comment plaire au Seigneur. Mais celui qui est marié a souci des affaires du monde : il cherche comment plaire à sa femme, et il est partagé » (1 COR 7.32.33).

Amours antiques au pays des *Mille et Une Nuits*

Voilà 5 000 ans à Babylone, ville antique de Mésopotamie à une centaine de kilomètres de l'actuel Bagdad, en Irak, on a retrouvé un incroyable amoncellement de tablettes gravées qui révèlent les pratiques amoureuses en ce temps-là. Un amour où régnait une solide organisation sociale accompagnée d'une grande liberté de pratiques.

Dès l'enfance, les futurs fiancés étaient promis l'un à l'autre, et la jeune fille à peine nubile rejoignait sa belle-famille pour n'en plus sortir jusqu'à sa mort, à moins qu'elle soit déclarée stérile. Les tablettes retrouvées sur les sites archéologiques attestent toutefois une sexualité assez débridée, des hommes qui séduisent et qui violent, des entremetteuses complaisantes, des femmes qui trompent leur mari, voire s'en débarrassent lorsqu'ils deviennent trop gênants, d'autres qui se prostituent (fautes parfois sévèrement réprimées lorsqu'elles menacent la paix sociale). Mais le plaisir n'est pas encore une faute ni un péché. On n'hésite pas non plus à demander aux dieux leur contribution, souligne Jean Bottéro, spécialiste mondial de la Mésopotamie ancienne (dans « L'amour et la sexualité », *Les Collections de* L'Histoire, hors-série n° 5, 1999) : « Pour [favoriser] l'amour d'un homme envers une femme », « d'une femme envers un homme », ou encore « d'un homme envers un homme ». D'autres prières réclament de l'aide pour mieux séduire ou parvenir à faire l'amour. « De telles "prières" sont tout à fait remarquables, indique le spécialiste. Adressées aux dieux et déesses, elles soulignent à quel point plaisir sexuel et sentiment religieux étaient compatibles. Elles attestent aussi que dans une société apparemment aussi "machiste", la femme en amour était vraiment l'égale de l'homme : elle avait droit comme lui au plaisir, elle n'était ni un objet ni un instrument, mais une véritable partenaire. »

L'amour (pas si) courtois au Moyen Âge

Prenez une époque et ses interdits, vous aurez une idée de son imaginaire érotique. En simplifiant, tout ce qui n'est pas permis produit le désir, la transgression et les fantasmes.

Au Moyen Âge, où les démons et la sorcellerie font peur, on craint les sorcières qui inventent des philtres d'amour et jettent des maléfices (vous rendant stérile ou impuissant), on redoute les démons qui viennent tourmenter les dormeurs et abuser d'eux pendant leur sommeil.

Cette longue période moyenâgeuse a duré 1 000 ans, de la fin de l'Empire romain (476 apr. J.-C.) à la Renaissance (1500). Dans le haut Moyen Âge, qui s'étend jusqu'au XIe siècle, l'époque devient catastrice, la chair devient un péché capital et entraîne la proscription de nombreuses pratiques. « La sexualité devient alors luxure, concupiscence, fornication, ce que condamne le sixième commandement ("tu ne forniqueras point"), explique l'historien Jacques Le Goff dans *La Plus Belle Histoire de l'amour* (Seuil, 2003). Le haut Moyen Âge avait repris les interdits de l'Ancien Testament (inceste, nudité, homosexualité, sodomie, coït pendant les règles). L'Ecclésiaste est déjà antiféministe ("C'est par la femme que le péché a commencé et c'est par elle que nous mourrons"). Désormais, le corps est assimilé à un lieu de débauche, il perd sa dignité. » Même dans le mariage, le sexe doit avoir une fonction procréatrice et ça s'arrête là.

Mais comme toujours le sexuel rejoint le social ou l'économique, les paysans étant frustes et rustres dans leurs désirs, il devient naturel de les réduire au servage, puisqu'ils sont esclaves de la chair, ils méritent leur condition de serf et d'esclaves de leur seigneur.

Progressivement, l'étau va se resserrer, l'Église prône l'ascèse et la pureté, elle va enfermer la sexualité dans sa vision monacale, la chair ne peut être que disqualifiée et entachée, même dans le mariage. Naturellement, tout cela génère les fantasmes inverses et la transgression. C'est dans ce contexte que l'invention du purgatoire va venir alléger la damnation si l'on peut dire. Le purgatoire peut sembler être une punition pour nous, mais à l'époque, c'est le moyen de se racheter et d'éviter l'enfer, auquel on croit dur comme fer. Comme l'affirme le médiéviste Jacques Le Goff, le purgatoire, c'est l'espoir pour les fornicateurs !

Le célibat des prêtres finit par être institué au XIIe siècle (concile de Latran). Désormais, les moines ne peuvent plus se marier ni vivre en concubinage, cependant certains continuent d'avoir une concubine, risquant ainsi l'amende.

Et l'amour chaste fut inventé

Et pourtant, du Moyen Âge, on retient deux images, celle d'une époque féodale, cruelle et virile, où les femmes sont sous domination complète des hommes, et celle de l'amour courtois, gracieux, délicat et chaste, où les femmes sont célébrées et adorées. Quelle image est la bonne ? Si l'on s'en tient à certaines archives judiciaires de l'époque, l'abus sexuel et le viol collectif, hors du foyer, sont monnaie courante et certains historiens y voient la conséquence de l'urbanisation et de la concentration de célibataires dans les agglomérations. La peine endurée pour ces délits ou crimes sexuels est pourtant sévère, la mort quand il s'agit d'une religieuse, d'une épouse ou d'une vierge, mais pour les femmes de modeste condition, il y a toujours moyen de négocier des compensations avec la famille.

C'est dans ce creuset brutal et conquérant que s'épanouit l'« amour courtois », qui allie l'imaginaire poétique des troubadours et l'esprit chevaleresque. Les jeunes chevaliers célibataires vont célébrer la femme de leur seigneur en espérant qu'elle les distingue et les gratifie d'un amour authentique bien que platonique. Le chevalier chantera les mérites de sa belle et exaltera ses qualités ; en retour, elle lui prodiguera toute son attention et l'autorisera à de chastes baisers, voire à la contempler nue ou la prendre dans ses bras sans jamais la pénétrer.

L'amour courtois a-t-il vraiment existé ou n'est-il que poésie et littérature ? Des historiens le pensent. Héloïse et Abélard, les merveilleux amants du Moyen Âge – qui se rapprochent sans doute le plus de l'amour courtois –, n'y ont pas résisté. Ce ne sont pas des personnages de roman, mais des amants qui ont réellement vécu à cette époque ! Le professeur de mathématiques Pierre Abélard tombera follement amoureux d'Héloïse, son élève de 16 ans. Elle le subjugue, il succombe, les deux amants auront un enfant et se marieront secrètement, déclenchant la vengeance de l'oncle de la jeune fille, le moine Fulbert. L'histoire finit mal, Héloïse sera cloîtrée et deviendra abbesse, Abélard sera émasculé, il deviendra moine à l'abbaye de Saint-Denis. En 1817, la dépouille des deux bien-aimés, symboles de la passion charnelle la plus folle du Moyen Âge, sera transférée au cimetière du Père-Lachaise. Chaque année, des visiteurs amoureux viennent encore la fleurir.

Quoi qu'il en soit, qu'il ait été mis en pratique ou pas dans la vraie vie, l'amour courtois permet d'échapper à la chape de plomb que fait régner l'Église sur la sexualité. Il exalte l'adultère. Un peu comme avec une cocotte-minute, les récits de l'époque parlant d'amours passionnées et infidèles permettent au moins de s'évader par l'esprit. Ce couvercle de la morale chrétienne pèsera lourd sur les mentalités et les pratiques sexuelles occidentales pendant des siècles.

Anecdote

Tristan et Yseult, personnages de légende, symbolisent la passion destructrice et le reniement des règles chevaleresques ! Mais la morale est sauve puisque l'amour scandaleux est purifié par la souffrance et consacré par la mort. Voilà ce qui plaît aux hommes et aux femmes de ce XIIe siècle.

Le XIXe siècle

Du Moyen Âge jusqu'au XIXe siècle, l'Église s'impose dans le lit des amants. Mais à cette nouvelle période, il se passe quelque chose de tout à fait extraordinaire, les médecins vont damer le pion aux curés et imposer leurs normes sexuelles, au prétexte de la science. Les manuels de « savoir-aimer » circulent à profusion et la philosophie qui sous-tend la plupart des recommandations médicales est simple : éjaculer épuise et gaspille le précieux élixir des hommes, il s'agit donc d'économiser la semence et de se prémunir de l'insatiable désir féminin. Certains médecins parlent des « fureurs utérines ». Des forces sommeilleraient en chaque femme, cependant révélées au grand jour chez les hystériques et les nymphomanes. Nécessité donc d'assurer une économe gestion spermatique afin que les mâles ne perdent pas leur vitalité.

C'est dit, c'est écrit

Ainsi, l'historien Alain Corbin écrit de façon savoureuse dans « L'amour et la sexualité » (*Les Collections de* L'Histoire, hors-série n° 5) : « Les médecins du XIXe siècle ne cessent de répéter qu'à l'état naturel, la femme se trouve dotée d'une capacité de jouissance répétitive qui dépasse de beaucoup celle de l'homme. Cette supériorité évidente engendre une arithmétique anxieuse. [...] Le grave Pierre Larousse note de manière péremptoire dans son dictionnaire qu'une femme en ce domaine équivaut à deux hommes et demi. »

Plus loin Alain Corbin évoque la découverte des mécanismes de l'ovulation en plein milieu du XIXe siècle, sous la monarchie de Juillet. La femme pondant automatiquement, et spontanément son ovule, un certain nombre de médecins (pas tous) en concluent qu'il n'est plus besoin pour la femme de jouir pour concevoir. Plus besoin pour elle de ressentir le spasme de la volupté. Seule l'éjaculation de l'homme demeure essentielle (allons donc !). « Procurer du plaisir à sa femme importe moins que de la couvrir de soins attentifs. »

Nous voilà donc embarqués pour une interminable période où le plaisir féminin redeviendra complètement facultatif, étant scientifiquement prouvé qu'il n'apporte rien à l'affaire ! Pendant ce temps, la morale victorienne triomphe en Europe. On n'en sortira qu'à partir des années 1960, avec Kinsey, Master et Johnson, et Hite. Ces sexologues remettront de l'ordre dans la chambre à coucher et le lit des pauvres patients...

Au XIXe siècle, les médecins se montrent cependant lyriques et très inspirés sur l'orgasme, analysé et décrit comme un « spasme », un « ébranlement voluptueux », une « haleine de feu », il fait « s'entrouvrir le ciel », « gronder le tonnerre », ou bien « sonner le clairon » pour ceux à la fibre plus militaire. Chaque praticien y va de son hygiène sexuelle et de ses prescriptions, rappelle encore l'historien. Le coït doit être discipliné, la masturbation combattue, l'infidélité réprimée, les ébats chez les couples tardifs (plus de 50 ans) régulés voire interdits comme aujourd'hui on le ferait avec le cholestérol, l'alcool ou la cigarette. Les hommes de l'art vont jusqu'à se mettre dans le lit des patients, prescrivant les positions et les lieux les plus convenables. La « position du missionnaire » est parfaitement raisonnable de leur point de vue, mais pas n'importe où, dans la chambre à coucher. « Un bon lit est le seul autel où puisse dignement s'accomplir l'œuvre de chair », écrira le bon Dr Montalban.

Le baiser, une pratique singulière

Au Moyen Âge, les chevaliers s'embrassaient sur la bouche, de même qu'ils pouvaient se prendre par la main ou dormir dans le même lit. Mais honni soit qui mal y pense, selon Yannick Carré, auteur du livre *Le Baiser sur la bouche au Moyen Âge* (Éditions du Léopard d'or, 1992), c'était là une marque de distinction entre toutes, la plus haute marque d'amitié, rien de sexuel là-dedans !

Avec la Renaissance, le baiser fraternel devient suspect, on ne croit plus à l'union des âmes par le mélange des souffles, on préfère une pratique anglo-saxonne, le *shake-hand*, ou l'accolade en public. Le baiser sur la bouche sera alors réservé aux amants.

Pas partout cependant, en Russie, ce baiser « de paix » échangé entre inconnus pour se saluer se poursuivra jusqu'à l'intervention de l'État lui-même. En 2013, il sera proscrit par la Douma car jugé comment dire ?... Trop gay !

Le contact intentionnel des lèvres à visée romantique et sexuelle est connu de la plupart des civilisations humaines actuelles. On est pourtant loin de l'universalité. Des chercheurs américains ont ainsi découvert que sur les 168 cultures qu'ils avaient étudiées en 2015, à travers des documents ou les dires d'ethnologues, 46 % seulement pratiquaient le baiser romantique.

Une géographie du baiser

En Asie et en Europe, le baiser est volontiers pratiqué par les deux tiers de la population, alors qu'en Amérique du Nord cet usage concerne à peine la moitié de la population. Les Inuits, les Maoris et leurs voisins polynésiens préfèrent se frotter le nez afin de respirer l'odeur de l'autre. Les Papous se prouvent leur amour en se coupant les cils avec les dents. Rapprocher son visage, accoler ses deux lèvres, sa bouche, exposer son intimité dans ce qui peut être considéré comme un simulacre sexuel, tout cela n'a rien d'évident.

Anecdote

En 1864, l'explorateur britannique William Winwood Reade rapporte dans un récit de voyage publié sous le nom de *Savage Africa* (« L'Afrique sauvage », inédit en France) qu'il provoqua la terreur d'une princesse africaine, courtisée des mois durant, en s'approchant pour essayer de lui voler un baiser. La pauvre créature s'enfuit en hurlant, imaginant qu'il tentait de la dévorer. Certaines tribus africaines redoutent encore d'avaler l'âme de leur partenaire par l'haleine.

Même dans les pays où le baiser est largement pratiqué, il peut s'avérer indécent en public. Ainsi en Inde, on peut censurer un film pour un simple bisou langoureux. En Chine et au Japon, le baiser sur la bouche demeure strictement réservé à l'alcôve, il fait partie intégrante des préliminaires.

Et le fameux *French kiss*, si fougueux et si romantique, langues enchevêtrées ? Il aurait été nommé ainsi par les soldats américains de retour chez eux à la fin de la Première Guerre mondiale. En réalité, le *French kiss* a largement été décrit dans le *Kama-sutra* et les Romains de l'Antiquité le pratiquaient avec conviction.

C'est dit, c'est écrit

« Un baiser, mais à tout prendre, qu'est-ce ? Un serment fait d'un peu plus près, une promesse plus précise, un aveu qui veut se confirmer, un point rose qu'on met sur l'i du verbe aimer ; c'est un secret qui prend la bouche pour oreille, un instant d'infini qui fait un bruit d'abeille, une communion ayant un goût de fleur, une façon d'un peu se respirer le cœur, et d'un peu se goûter, au bord des lèvres, l'âme ! » (*Cyrano de Bergerac*, Edmond Rostand).

Une Journée mondiale du baiser

Il existe une Journée internationale du baiser, tous les 6 juillet, et une discipline qui étudie les rites et l'histoire du baiser : la philématologie. D'après les spécialistes, cette pratique remonterait à l'Inde ancestrale, voilà près de 3 500 ans. Évoquée dans les textes anciens, elle consistait plutôt à « se renifler avec la bouche ».

L'histoire des mœurs racontée par la braguette

Devinez à quand remonte l'invention de la braguette ? À James Dean, irrésistible en jean serré ? À Michael Jackson déchaînant ses fans mains posées là où vous savez ? Plus loin encore, à la naissance de la fermeture Éclair dans les années 1960 ? Que nenni ! nous dévoile le superbe ouvrage *Braguettes. Une histoire du vêtement et des mœurs* (Éditions du Rouergue, 2010). La toute première braguette fait son apparition pendant la guerre de Cent Ans, à la fin du Moyen Âge. Et ce sont les soldats qui vont lancer la mode ! À l'époque, les hommes portent des tuniques amples sur de longues culottes. Pas très pratique pour se mouvoir facilement ! Les hommes d'armes se débarrassent de cet attirail : ils portent désormais des vêtements du haut, les pourpoints, qui s'arrêtent aux fesses et révèlent des chausses, des collants passablement moulants. Du coup, le membre viril est exposé, il sera protégé par une coque, ancêtre de la braguette.

Chez les militaires, la « brague » est la partie saillante de la cuirasse, située au-dessous de la ceinture. Grâce aux lansquenets, les coques métalliques vont faire fureur. Elles deviennent le symbole de la virilité flamboyante et de la lutte armée.

On assiste alors à une exhibition d'hommes se pavanant en moule-burnes médiéval. Spectacle qui va d'ailleurs susciter bien des réactions outrées. Messire Mathieu de Coucy, chroniqueur de l'époque, s'emporte ainsi contre « des hommes vestus plus court qu'ils n'eurent oncques fait. Tellement qu'on voit la façon de leurs culs et de leurs génitoires ». On jurerait une discussion de comptoir d'aujourd'hui, parlant cette fois des femmes trop court vêtues !

Au XVe siècle et au XVIe siècle, avec la Renaissance, la braguette va connaître une vitalité tapageuse dans la belle société. Les religieux s'offusquent, mais le mouvement prend de l'ampleur. Les génitoires masculines s'affichent au moins autant que les poitrines féminines. Les braguettes se présentent alors sous forme de tissus rembourrés triangulaires qui se ferment à l'aide de lanières – les aiguillettes –, le tout empêche le service trois pièces de ces messieurs de batifoler à tout vent. Les coquets vont orner la chose de rubans, de bijoux ou de dentelles. Il aurait même été possible d'aménager cet espace pour y fourrer lettres, mouchoirs, menue monnaie, etc., bien au chaud, dans un lieu où nul larron n'irait dérober la marchandise. Montaigne s'offusque pourtant de cet exhibitionnisme outrancier, il qualifie ce protubérant artifice de « ridicule pièce » qui « accroît leur grandeur naturelle par fausseté et imposture ». Mais « le mâle est fait » si l'on peut dire, et dans toute l'Europe, l'usage se répand, comme en témoignent les peintures de l'époque.

Avec la Réforme protestante (culminante au XVIe siècle) et la montée en puissance des dévots, la pudeur et l'indignation reprennent progressivement le dessus.

Pourtant, c'est la mode de la culotte bouffante qui sonnera le glas de la braguette. Sous le règne d'Henri III, petit-fils de François Ier, on a des mignons, mais on ne badine plus ! Le membre viril sera camouflé sous une tonne de volume et d'étoffes dissimulatrices.

Au XIXe siècle, la braguette n'est plus que la partie honteuse du costume masculin. Discrète, boutonnée, plate, dissimulée.

Avec la révolution industrielle, la braguette devient fonctionnelle et ergonomique. Le zip est inventé à la fin du siècle, tout comme le caleçon (eh oui, auparavant il n'existait pas, les hommes se contentaient d'une longue chemise glissée sous l'étoffe du pantalon). En 1890, Levi Strauss lance le mythique jean « 501 ». Les grands magasins qui se répandent un peu partout permettent la diffusion de tous ces nouveaux produits.

Après la Seconde Guerre mondiale, les femmes se mettent à porter le pantalon, au sens vrai et métaphorique du terme. Elles ont largement prouvé pendant cette guerre et celle d'avant qu'elles en étaient capables, faisant tourner les maisons, les fermes, les entreprises. Mais à chacun selon son mérite, pour bien différencier les braguettes des hommes des braguettes des femmes, on fabrique des systèmes qui se boutonnent en sens inverse, s'ouvrant sur la droite ou sur la gauche selon le cas. L'instrument reste neutre et passablement pratique, c'est une fermeture, voilà tout ! Le zip peut facilement être cousu grâce aux machines industrielles qui se développent.

Anecdote

Le slip moderne fait son apparition, d'abord pour les sportifs puis pour monsieur Tout-le-monde, dans les années 1940. Auparavant, les hommes ne portaient pas de sous-vêtements et se contentaient d'enfiler les pans de leur chemise longue dans leur pantalon, d'où l'expression être « comme cul et chemise ». Le slip se veut pratique et ergonomique, le mot vient de l'anglais *to slip*, qui signifie « glisser ».

La publicité du minislip Hom d'après-guerre dira de lui : « Séduit par sa forme enveloppante, ne glisse pas grâce à sa ceinture brevetée, ne comprime pas avec sa coque galbée, et reste net puisqu'il est doublé partiellement. »

La suite, on la connaît ! Les jeans puis le slim deviennent aussi moulants que possible. Avec toujours pour objectif d'attirer le regard sur l'obscur objet du désir.

Chez les femmes, le slim restera parfois caché par une robe ou une jupe, constituant ainsi une double barrière à l'égard du regard palpeur des hommes. Ici l'expression « ceinture plus bretelles » trouve tout son sens.

Les plus belles histoires d'amour finissent mal en général

Le premier grand couple mythique est celui d'Adam et Ève. Ève se laisse tenter par le serpent et croque la pomme de la Connaissance. Le couple maudit est chassé du jardin d'Éden. Ça donne le ton pour la suite, le grand amour absolu et éternel, celui qui enflamme les cœurs, finit souvent dans la tragédie ou la transgression. Pour entrer dans la légende, il faut souffrir ou mourir... Roméo et Juliette périssent de n'avoir pas respecté le code de fidélité à leur famille, qui implique la haine du clan adverse, les Capulet contre les Montaigu. Don Juan transgresse les usages de son temps, méprise le mariage, bafoue l'honneur et les lois divines. Etc.

La princesse de Clèves et le duc de Nemours, une passion vertueuse

La Princesse de Clèves paraît en 1678, durant le Grand Siècle, au temps de Louis XIV. Ce roman de la comtesse de Lafayette est un best-seller. L'histoire racontée, qui mêle à la fois fiction et grande Histoire, symbolise les aspirations d'une époque à la pureté.

En ce XVIIe siècle de Mme de Lafayette, on valorise l'amour vertueux, idéale conjonction de l'âme, du corps et des sentiments. L'action romanesque se situe dans les années 1550. Les personnages évoluent dans une cour brillante et raffinée. Au cours d'un bal, la princesse de Clèves échange un regard puis une danse avec le duc de Nemours. Bruissements dans la salle... Coup de foudre et début d'un amour passionné. La princesse mariée va héroïquement résister au feu qui la consume. Pour mieux se défendre de Nemours, elle avoue sa coupable inclination à son époux. Celui-ci mort, elle résistera encore et se refusera toujours au duc de Nemours. Ici, encore et toujours, la morale de la société s'impose à l'individu. La mère de la princesse de Clèves est son directeur de conscience : « Songez à ce que vous devez à votre mari ; songez à ce que vous vous devez à vous-même, et pensez que vous allez perdre cette réputation que vous vous êtes acquise, et que je vous ai tant souhaitée. » La norme, intériorisée par l'héroïne, la conduira finalement à repousser encore l'homme qu'elle aime alors que plus rien ne l'y oblige. La princesse de Clèves fera donc la démonstration d'une vertu austère mais utile puisqu'elle laissera derrière elle « des exemples de vertu inimitables », pour citer les derniers mots du roman.

Mme de Lafayette éclaire ici le XVIe siècle à la lumière de son époque, le XVIIe, avec ses codes sociaux et moraux. Et la morale de l'histoire est claire, la raison doit l'emporter sur le cœur pour faire triompher la vertu donc le bien.

Rousseau et Mme de Warens : la transgression d'un fils

En 1728, Rousseau s'enfuit de Genève et de la maison paternelle, sa mère est morte en couches. À Annecy, il est recueilli à l'âge de 16 ans par Mme de Warens, qui va non seulement l'initier religieusement et le convertir au catholicisme mais l'initier sexuellement. Il restera avec sa protectrice pendant une dizaine d'années, donnant des cours de solfège aux jeunes filles bien nées et filant de merveilleux cotons dans le vallon des Charmettes, sur les hauteurs de Chambéry. « J'engageai Maman à vivre à la campagne. Une maison isolée au penchant d'un vallon fut notre asile, et c'est là que dans l'espace de quatre ou cinq ans j'ai joui d'un siècle de vie et d'un bonheur pur et plein... » écrira-t-il dans *Rêveries d'un promeneur solitaire*.

Le couple finira par se séparer quand Mme de Warens trouvera un nouvel amant. Rousseau en parle comme de « la plus tendre des mères, qui jamais ne chercha son plaisir mais toujours [son] bien ». Elle l'appelle « petit », il l'appelle « maman » et « s'enivre du charme d'avoir une maman jeune et jolie qu'il était délicieux de caresser ». Rousseau est sans doute le seul écrivain français à avoir possédé sa mère.

Verlaine et Rimbaud : la fascination infernale

Rimbaud lit Verlaine. Fasciné, le jeune poète écrit à son aîné et lui adresse ses propres poèmes. Verlaine lit Rimbaud. Début septembre 1871, il lui répond : « Venez chère grande âme, on vous appelle, on vous attend. » Très vite, les deux amants vont s'afficher ensemble et vivre une aventure tumultueuse. Abandonnant femme et enfant, Verlaine file en Belgique avec l'« ami au visage d'ange en exil ». L'exil va durer un peu plus de deux ans. Ce sera une montée dans l'alcool et une descente aux Enfers, du *chemsex* avant l'heure. Fascination et rejet, le jeune Rimbaud menace sans arrêt de quitter Verlaine. Puis, à Bruxelles, Verlaine, ivre de rage, tire un coup de feu sur son amant. Rimbaud, blessé, prend peur et le dénonce à la police (il faut savoir que Verlaine a déjà tenté par deux fois d'assassiner sa mère sous l'emprise de l'absinthe). De juillet 1873 à janvier 1875, il croupira sous les verrous. C'est là qu'il écrira son recueil *Sagesse* et se convertira au catholicisme. De son côté, Rimbaud publiera *Une saison en enfer*, il y parle de son ex-amant comme d'une « vierge folle » et décrit leurs rapports sous un angle religieux, démoniaque et symbolique.

Adèle H. et son lieutenant anglais, une passion aveugle

« L'histoire d'Adèle H. est authentique. Elle met en scène des événements qui ont eu lieu et des personnages qui ont existé. » Le réalisateur François Truffaut prévient d'emblée le spectateur, dès le générique de son film, Adèle H. a vraiment existé et c'est sa folle histoire d'amour qu'il a décidé de raconter. Elle, c'est Adèle Hugo, seconde fille du poète, née en 1830. Elle va vivre une passion folle, « une histoire d'amour à un seul personnage », dit Truffaut, car Adèle est ignorée et méprisée par celui qu'elle porte aux nues. C'est en exil à Guernesey qu'elle aperçoit pour la première fois Albert Andrew Pinson, lieutenant anglais. Dès lors, toute sa vie bascule et se résume en une poursuite interminable. Il s'embarque pour Halifax, dans le Grand Nord canadien, Adèle le suit et y reste trois ans, le rencontrant à peine, ou par hasard, ou par ruse. Plus tard, Pinson est transféré à la Barbade. Elle y court sans hésiter. Il l'ignore ou la fuit. Qu'importe ! Le destin pathétique d'Adèle Hugo se nourrit de son propre feu. L'objet va s'effacer devant la passion : Adèle croise un jour le lieutenant dans une rue de la Barbade, elle ne le reconnaît pas ! Malade, elle sera rapatriée en France et internée dans un asile d'aliénés où elle finira ses jours, à 85 ans.

Beauvoir et Sartre : libertins et complices

Les *Lettres au Castor*, de Jean-Paul Sartre, et les *Lettres à Sartre*, de Simone de Beauvoir – exhumées d'un placard –, permettent de pénétrer l'intimité du couple d'intellectuels le plus légendaire du XXe siècle. Simone aime Jean-Paul très tendrement, elle l'appelle « cher petit être » « tout petit charme, petit tout charme, petit charme tout », « petit être de chair et d'os avec vos petits pull-overs au ras du cou ». Il lui donne du « petite épouse morganatique » et du « je vous aime, mon doux petit, je vous aime si fort, petit durci, petit tout en arêtes ». Pourtant, dans ce monde de lilliputiens, le Castor ne sait plus où donner de la tête pour gérer ses « amours contingentes » et avoir le temps de les raconter à Sartre. Il y a Bost, Olga et Wanda, Védrine, Sorokine, Toulouse et les autres. Il faut ménager des rendez-vous, inventer des alibis, retenir, entretenir, divertir et savoir garder le juste équilibre dans la petite troupe amoureuse. Au besoin, Beauvoir appellera Sartre à la rescousse pour remettre les pendules à l'heure. À propos de Védrine, qui veut partager Sartre à égalité : « J'ai dit que je croyais que vous pensiez aussi que ces dix ans de vie commune m'avaient donné sur vous des droits que personne d'autre ne pouvait avoir. » Un peu plus tard : « Nous avons fait vous et moi du bon travail. Il suffira d'un peu d'application pour que cette petite personne puisse être heureuse sans trop gêner. »

Marilyn Monroe-Arthur Miller : un amour torride

« Je l'ai vu dans un brouillard, raconte Marilyn. Je lui ai demandé une liste de livres à lire. Je l'ai aimé dès cet instant. » Miller, le grand scénariste, l'auteur dramatique le plus adulé d'Hollywood, impressionne la flamboyante Marilyn à l'apogée de sa gloire. Lui déclare : « Cette femme pour tout homme est un défi. » En 1956, après quatre ans d'une longue correspondance, ils se marient. Pour Marilyn, il devient le père, le protecteur, l'amant, celui qui sait et qui rassure. En 1958, Marilyn perd un bébé, en 1959, elle fait une fausse couche. Le commencement de la dérive... En 1961, un mois après le tournage des *Misfits* (« Les Désaxés »), le couple décide de se séparer. La suite, on la connaît... Marilyn retrouvée morte un matin d'août 1962, nue dans son lit, sa main gauche crispée sur le téléphone blanc.

Belle du Seigneur : le feu de la passion

Belle du Seigneur, le roman d'amour phare du siècle dernier est dédié à Bella Cohen, la troisième épouse d'Albert Cohen. Pourtant, elles sont légion à se disputer le privilège d'avoir été les muses du Seigneur. Qui est Ariane ? Élisabeth Brocher, la première femme d'Albert Cohen ? Marianne Goss, la seconde ? Yvonne Imer, la future troisième, morte avant d'avoir enfilé l'anneau ? Jane Fillion, une liaison de passage, qui affirme se reconnaître dans le portrait de l'héroïne et tente de le prouver au cours d'un procès ? Qu'importe ! Toutes ces femmes furent sans doute mêlées à l'œuvre du romancier, inspiratrices et muses. « J'ai 85 ans et je vais mourir bientôt, confessera l'écrivain. Mais je suis heureux d'aimer ma femme en ma vieillesse, et d'être aimé par elle en ma vieillesse, et seul cet amour donné et reçu m'importe, seul m'importe. Oui, être aimé et aimer à 85 ans et rire de bonheur alors que je sais que je vais mourir est ma seule réponse à votre lettre. Tout le reste est poussière soulevée par le vent. » Ce fut le dernier texte d'Albert Cohen, confié cinq mois avant sa mort au magazine *Le Nouvel Observateur*.

Chapitre 15

Les lois secrètes du couple

DANS CE CHAPITRE

Psychologie des émotions
•
Freud et le prince charmant
•
Chimie des émotions
•
L'amour dure-t-il *vraiment* trois ans ?
•
Les lieux pour rencontrer l'âme sœur
•
Les symptômes de l'amour
•
Le polyamour, la jalousie et l'infidélité
•
Les raisons du divorce
•
Quelques conseils pour rompre avec élégance
•
Dix secrets des couples qui durent
•
Piaf, Hugo et Cie

C'est quoi, l'amour ?

Les Grecs distinguaient *éros*, l'amour érotique et le plaisir des sens ; *agapè*, l'amour spirituel, inconditionnel ou désintéressé, celui qui désigne tout à la fois les sentiments pour Dieu, son conjoint ou ses enfants ; *philia*, l'amour affectueux pour un ami ou sa famille.

La psychologie moderne fondée sur l'étude des comportements va proposer une approche intéressante avec la « théorie triangulaire de l'amour », du psychologue Robert Sternberg (université Yale). Cette théorie repose sur trois entités : l'intimité, la passion et l'engagement. **L'intimité** est la composante affective de l'amour, c'est la complicité du couple, le besoin de la présence de l'autre, les confidences, les rêves et les émotions partagées. **La passion** est la composante motivationnelle de l'amour. L'attirance est irrépressible accompagnée d'excitation et du désir de s'unir physiquement à son partenaire. Ici, la chimie opère à 100 %, provoquant un besoin quasi addictif de l'autre. **L'engagement** est la composante à la fois cognitive et comportementale, elle se joue sur un double tempo : maintenant, je décide d'aimer, et à plus long terme, je m'engage à poursuivre la relation. L'engagement représente l'implication des deux partenaires dans un avenir commun. Il sous-entend une sécurité affective qui s'accompagne d'une certaine prévisibilité (habitudes et routines communes...)

Pour que l'amour soit accompli (*consumate love*), nous dit Sternberg, ces trois composantes doivent exister à un niveau d'intensité suffisant dans l'attachement au conjoint. Mais parfois, il manque une composante à l'amour, et celui-ci peut évoluer dans une direction ou une autre. Au total, le psychologue décrit huit situations qui vont de l'absence d'amour à l'amour idéal.

L'amour fou, par exemple, associe la passion et l'engagement. Quelques semaines seulement après s'être rencontré, le couple va vivre ensemble ou se marier sans l'expérience de l'intimité et de la vie à deux. L'amour romantique associe la passion et l'intimité. C'est la rencontre de deux êtres qui se chérissent et s'admirent mais vivent leur relation au présent, sans se projeter (encore ?) dans un futur durable. Etc.

Quand l'amour est « incomplet »

Il arrive qu'une seule composante s'exprime. Sternberg décrit alors trois situations possibles : le choc amoureux, l'affection et l'amour vide. Le choc amoureux, tissé de la seule passion, se limite au « coup de foudre ». Il est généralement éphémère puisqu'il n'est pas soutenu par une nécessaire intimité du couple et un désir d'engagement.

L'affection, se limitant à l'intimité, concerne les couples devenus amis, proches émotionnellement, mais sans attirance physique ni engagement à terme.

Enfin, l'amour vide se borne à l'engagement. C'est l'amour des couples qui se connaissent depuis longtemps, qui ont perdu la passion et la communication. Sans cette dernière, plus d'intimité. L'amour vide est aussi le fait de mariages « arrangés », quand le choix du partenaire vient de la famille.

Figure 19

La théorie triangulaire de l'amour.

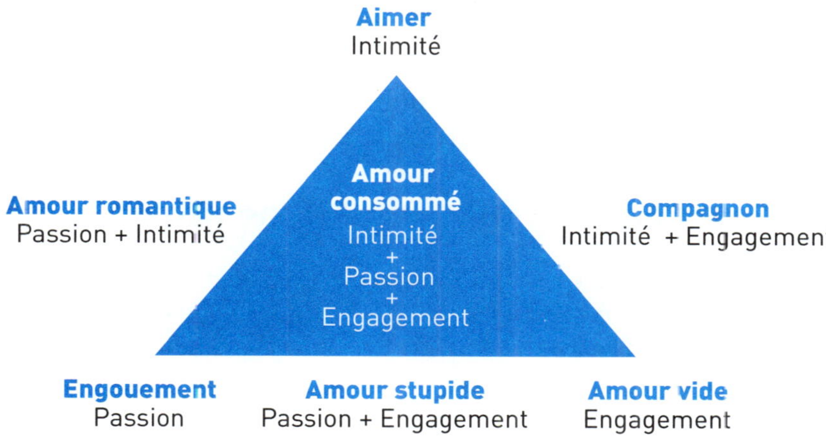

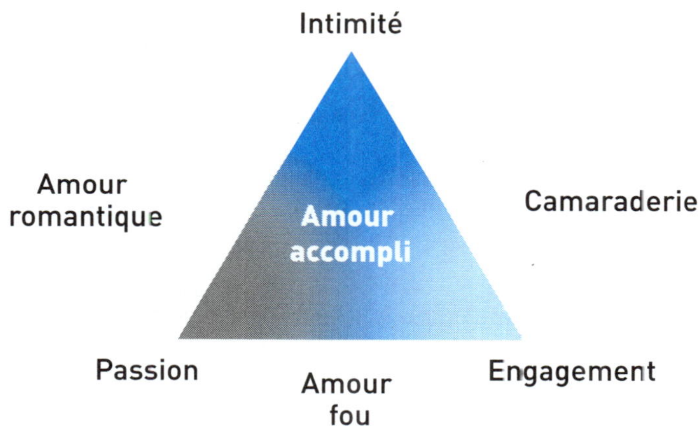

Les modèles de l'amour sont multiples

Dans une autre approche, celle du psychologue Fehr qui survient en 1988, deux ans après celle de Sternberg, les caractéristiques répandues de l'amour sont les suivantes :

– confiance : prendre soin de l'autre ;

– honnêteté : se soucier du bien-être de l'autre ;

– amitié : respect ;

– loyauté : accepter l'autre tel qu'il est ;

– engagement : soutenir l'autre.

Les diagrammes, si limpides soient-ils, ne peuvent pourtant définir l'amour, entité mystérieuse entre toutes, voilà sans doute pourquoi les poètes et les artistes s'en débrouillent merveilleusement et parfois bien mieux que les psychologues ou les neuroscientifiques, dans toute équation il demeure toujours cet epsilon inconnu qui change tout.

L'amour commence par une illusion

L'illusion que 1 + 1 = 1, l'illusion que toi plus moi, c'est pareil. « Inutile de parler pour se comprendre » ; « C'est mon double, nous pensons pareil ». On adore l'autre, son absence est une souffrance ; il est l'alpha et l'oméga, il rend le ciel plus bleu, le goût des choses plus intense. L'autre nous augmente, il nous enrichit, il nous ouvre tous les « chakras », comme on dit dans la philosophie indienne, quand on est amoureux et que cet amour est réciproque, on se reconnecte au monde, aux éléments, au ciel, à la terre et aux étoiles. L'écrivain Kamel Daoud, prix Goncourt du premier roman, l'exprime si bien : « Ça ressemble à de l'ébriété. On éprouve la perte de l'équilibre et des sens, mais qui s'accompagne d'une acuité étrangement précise et inutile ». « Aimer, c'est porter l'autre à son plus haut niveau », résume de son côté l'écrivaine anglaise Virginia Woolf.

C'est dit, c'est écrit

Les philosophes aussi ont leur mot à dire dans cette partition. Nathalie Sarthou-Lajus, dans le journal *Le Un*, s'empare de manière subtile de la question : « Si la relation amoureuse est l'archétype de la relation salvatrice, celle qui nous rend plus vivant, elle ne peut en aucun cas nous guérir de nos fêlures. L'être aimé ne comble pas nos failles, mais il nous les rend plus supportables, il nous permet d'en faire des foyers de sensibilité et de créativité. La solitude et la séparation ne sont pas abolies mais consolées. En ce sens, l'amour est salvateur. Nous passons beaucoup de temps à halluciner l'être aimé, à le créer et le recréer en fonction de nos désirs, de nos angoisses, de nos délires. Le passage obligé par la désillusion amoureuse est l'épreuve de la force de l'amour. » On ne saurait être plus visionnaire. Car oui, après le coup de foudre ou la passion, il faut survivre au quotidien et même y trouver du plaisir !

Cette phase initiale de passion est si exaltante, si merveilleuse que certains ne sont pas prêts à supporter une baisse de régime. Ils exigent l'exaltation ou rien, la passion ou la rupture. Ceux-là enchaînent les histoires d'amour pour avoir le bonheur de rencontrer encore le sentiment si intense des premiers temps, ce sont des *serials lovers*, selon les psychologues comportementalistes américains. Jamais ils ne passent à la phase suivante, celle que Robert Sternberg nomme l'« intimité » (*intimacy*).

Pour que l'amour dure, il n'est pas seulement nécessaire de tisser du lien affectif avec l'autre, il est tout aussi impératif de se retrouver soi-même, de penser par soi-même, d'exprimer ses goûts, ses différences et ses priorités. Pour ceux qui y parviennent, l'équation change alors : 1 + 1 = 3 (toi + moi – notre relation). C'est la période de défusion amoureuse et de formation de l'« entité couple » en tant que telle. Beaucoup se perdent à ce moment-là, c'est la première crise amoureuse.

Ceux qui restent ensemble vont réouvrir l'horizon, revoir les amis d'avant, reprendre les activités hors du couple voire vivre certaines expériences en solo. Les premières vraies discussions et négociations vont s'instaurer, chacun essayant de protéger ses incontournables.

C'est dit, c'est écrit

Selon l'expression du psychiatre Serge Hefez, coauteur de *La Danse du couple*, « Un pas en avant, un pas en arrière, un pas sur le côté, les couples ne cessent de danser une espèce de tango pour réguler ce qu'ils mettent dans le pot commun et qu'ils gardent pour eux dans leur vie personnelle : leurs investissements professionnels, sportifs ou amicaux. La bonne distance se détermine à l'issue d'une négociation implicite et féroce car elle met en jeu des questions existentielles extrêmement fortes. En réalité, les premiers mois, voire les premières années de la vie du couple passent à régler cette distance qui évolue et fluctue avec la vie et n'est jamais la même pour les deux partenaires ».

Une vie de couple est une succession de couples différents

On forme un premier couple sur certaines bases (par exemple, la fusion, l'amour fou, l'émerveillement, la curiosité, le sexe…), puis un deuxième couple sur d'autres bases encore (la complicité, l'attachement, le sexe, l'écoute, la négociation…), puis un suivant avec des ingrédients communs, d'autres qui ont disparu, de nouveaux qui sont apparus (souvent la tendresse, l'échange intellectuel, des projets communs…).

Il se peut qu'on survive à toutes ces étapes et qu'on avance ensemble main dans la main. Les couples au long cours existent, ceux qui vivent 20, 30 ou 40 ans ensemble tout en gardant le cap, ce ne sont pas des dinosaures fossilisés dans la nature, et perdus dans les couloirs du temps, ils sont simplement dotés d'une intelligence émotionnelle particulière et ils passent leur vie à régler la situation plutôt qu'à régler leurs comptes.

Attention !

Dans ces couples qui durent, l'erreur serait de croire que la vie est douce tout le temps, elle est simplement plus souvent douce que triste, et les événements heureux sont un peu plus nombreux que les événements malheureux, mais ces derniers sont bien là, comme dans tous les couples ordinaires.

Il se peut aussi qu'on se sépare la première fois et qu'on réussisse la seconde fois ou les suivantes. Comme le dit si bien l'opéra, « l'amour est enfant de bohème », il n'obéit à aucune règle.

Anecdote

Aux siècles précédents, les couples successifs étaient la norme, les adultes mourant de manière précoce, et les femmes souvent très jeunes, en couches. Il n'était pas rare qu'un homme se marie trois voire quatre fois de suite. Les nouvelles noces survenaient souvent très vite, dans les six mois qui suivaient le décès du conjoint.

Mariages plus tardifs, divorces plus précoces

D'après l'Insee, les mariages hétérosexuels sont de plus en plus tardifs : en 2016, les hommes se mariaient en moyenne à 37,8 ans et les femmes à 35,3 ans, soit environ cinq ans plus tard qu'en 1996.

Au cours des années 1980, 70 % des personnes âgées de 20 à 31 ans en couple le restaient au moins durant quinze ans. Cette proportion a chuté à 65 % dans les années 1990. Cinq ans après le début de la cohabitation, 20 % des couples sont séparés. Au bout de dix ans, 27 %. La moitié des unions ne dépassera pas les 35 ans de vie commune.

Chez les millénials (nés entre 1980 et 2000), les relations durent aujourd'hui en moyenne 4,2 ans. Sans doute à cause de l'environnement numérique. Biberonnés aux applis de rencontre et aux sites en ligne, les jeunes sont plus vulnérables aux tentations.

Les mystères de l'attachement amoureux

Pour tomber amoureux, il faut avoir un espace libre dans son cerveau et être disponible à la rencontre.

Dans la théorie freudienne, Cupidon ne lance pas sa flèche par hasard, mais bien parce qu'il existe tout un théâtre inconscient qui prépare la rencontre. Le premier objet d'amour a été le parent de sexe opposé (voir aussi « Complexe d'Œdipe », chapitre 17, p. 293, ou la partie des X p. 383). Les amours suivantes seraient une réactivation de ce premier objet d'attachement. On va reconnaître chez l'être aimé une caractéristique (ou plusieurs) de ce qui nous a tant émus chez le parent adoré, la vibration ou l'intonation de sa voix, une manière de marcher décidée et pesante ou bien silencieuse et presque absente, les pommettes hautes, les fossettes au creux du menton, etc. Comme l'écrivait le père de la psychanalyse : « Trouver l'objet sexuel (l'objet aimé) n'est en somme que le retrouver. » La petite fille ou le petit garçon vit toujours en soi et aspire à retrouver le bonheur originel. Lors du choc amoureux, l'enfant remonterait à la surface, s'immisçant dans les interstices et les replis de son inconscient. Il jaillirait de sa source comme une eau qui n'aspire qu'à la lumière.

Quid alors des partenaires à l'opposé du parent ? Là encore, le complexe d'Œdipe jouerait en sourdine et exprimerait justement la peur inconsciente d'un amour trop menaçant. En clinique, on peut effectivement entendre en consultation des patients qui rejettent inconsciemment une relation justement à cause de cette proximité. L'écoute permet de comprendre ce lien entre l'amour présent et l'amour passé et de donner du sens au rejet.

Où se rencontre-t-on ?

N'allez pas croire que l'on s'est toujours rencontré par hasard, les sociologues sont là pour nous faire déchanter. On ne se rencontre que dans son milieu (homogamie), mais aussi selon certains critères. Autrefois, on se fréquentait dans son voisinage, on flirtait dans les bals qui permettaient de marier un couple sur cinq (dans les années 1950) et on se mariait. Dans les années 2000, ce sont les lieux d'études, les soirées entre amis, les clubs de sport, les lieux de vacances qui favorisent les rencontres. Aujourd'hui, Internet et les applications pour téléphones mobiles marquent une vraie rupture par rapport à nos « sociabilités habituelles », puisque la rencontre résulte d'une démarche individuelle et souhaitée (voir le chapitre 21, « Sexe 2.0 et porno, les révolutions secrètes », voir p. 367).

La chimie de l'attachement

Que nous le voulions ou non, l'attachement (que cela soit celui d'un parent à son enfant ou d'un homme à une femme), l'amour, la passion, le coup de foudre, le désir sexuel, le chagrin d'amour, tous se manifestent physiquement et chimiquement. Nous ne voulons pas dire ici que l'amour est dicté par la chimie, nous voulons juste dire que l'amour, c'est *aussi* de la chimie, avec un soubassement biologique. Bien sûr, chez l'homme, les dimensions psychologiques, imaginaires et sociologiques s'avèrent cruciales, une mystérieuse alchimie opérant au niveau émotionnel.

Dès les premiers regards donc, la partie antérieure du cortex préfrontal (tout à l'avant du cerveau) trie les informations sur la personne qui surgit dans son champ de vision. Sera-t-elle associée à un ressenti agréable, désagréable ou neutre ? Pour le savoir, la perception va directement interroger les zones cérébrales dévolues aux souvenirs inconscients et aux émotions. L'amygdale, une petite zone en forme d'amande, est à l'œuvre dans les informations émotionnelles. Elle amplifie la fixation du souvenir qui sera ensuite stocké dans l'hippocampe, la « zone de la mémoire » par excellence, située tout à proximité.

Figure 20
Manifestation de l'attachement dans le cerveau.

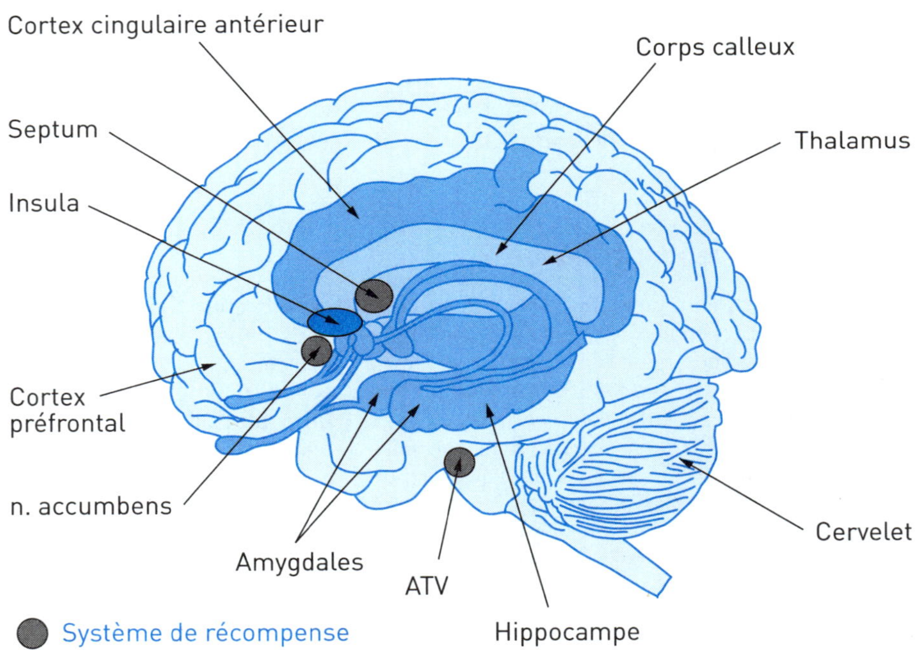

Si la personne rencontrée déclenche une réponse positive (voire très positive, type coup de foudre), de nombreuses zones « s'illuminent » dans la tête de celui qui l'aborde, visibles grâce à l'imagerie cérébrale, ce sont les zones habituellement dévolues à l'amour ou au désir ; le cœur galope, la respiration s'emballe, la pupille se dilate, le flux de salive se tarit, la voix chancelle, la peau, échauffée comme tous les sens, diffuse de fines gouttelettes de sueur. Tous les symptômes du stress !

Le « circuit de la récompense » entre lui aussi dans la danse. En cas de coup de foudre – ou de situation où l'on tombe amoureux (mais sans le « choc électrique » des premières fois) –, le circuit s'emballe et sécrète de la dopamine à tout va, avec d'autres messagers chimiques comme la noradrénaline, la prolactine, la lulibérine et l'ocytocine. Une petite molécule, la phényléthylamine (PEA), surnommée l'« hormone de l'amour », déclenche des sensations d'allégresse, d'exaltation et d'euphorie, elle diminue l'impression de faim, de soif ou de fatigue, elle fait voir la vie en rose.

L'amoureux devient littéralement dépendant de l'être aimé. Toutes les zones activées fonctionnent en réseau. Le circuit de la récompense n'est pas le seul à s'activer dans cette aventure, l'insula, elle aussi, est sollicitée. Cette zone cérébrale intervient aussi bien dans l'attachement et le désir sexuel que dans l'amour maternel et l'ensemble des émotions. Elle permet de percevoir consciemment certaines des réactions viscérales inconscientes, on réalise ce qui se passe. Mon cœur bat la chamade, j'ai la voix qui déraille, le regard flou, la peau qui s'embrase…

Selon les spécialistes, il existe des différences entre le désir et l'amour, observables à l'imagerie cérébrale (en montrant des photos de sujets désirés ou aimés aux personnes soumises à l'expérience). Le désir serait plus « corporel », activant davantage des aires sensorielles et la conscience du corps. L'amour lui serait plus « conceptuel ». Les aires impliquées dans le langage, l'empathie, les interactions sociales, l'image de soi ou la capacité d'abstraction s'activent.

Pour autant, lors de la rencontre amoureuse et de la naissance du désir, tout n'est pas que bouillonnement sous le cortex, au contraire, certaines zones spécifiques se « désactivent ». C'est le cas de l'amygdale, une structure cérébrale qui joue un rôle important dans la peur, et si la peur n'existe plus, le rapprochement n'est plus un obstacle insurmontable. Le cortex préfrontal, impliqué dans le jugement critique, est lui aussi désamorcé. Les défauts de la personne qui nous émeut deviennent alors bien moins discernables. L'expression « L'amour rend aveugle » n'est en rien une vue de l'esprit, la sagesse populaire l'a bien compris.

Anecdote

Lettre de Piaf à Cerdan, 1949 : « Dès que je pense qu'une chose peut te faire de la peine, même si tu ne le sauras jamais eh bien, il n'y a rien à faire, c'est plus fort que moi, je ne peux pas la faire. J'imagine tes beaux yeux chéris posés sur moi et j'ai comme l'impression d'être mise à nu. Quelle puissance et quelle domination tu as sur moi !

« Vrai de vrai, tu m'as bien eue ! Chéri ! N'oublie pas tes médailles, pense à moi. Si tu peux aller à l'église cinq minutes le jour du combat, vas-y ! Mon petit que j'adore, à tes pieds que j'aime, je suis à toi, tout à toi. Mon souffle est lié au tien. Je suis tout ce que tu veux, ton esclave, ta servante, ta maîtresse et surtout celle qui t'aime. Oh ! Qui t'aime, plus que jamais. Personne ne t'a aimé et ne t'aimera jamais plus que moi. Au revoir, mon petit maître adoré, mon seigneur si grand. Je t'aime, t'aime, t'aime. Moi. »

L'amour dure-t-il trois ans ?

Pendant deux à trois ans, les systèmes cérébraux de l'attachement fonctionneront, sécrétant leurs messagers chimiques à tout va. C'est de là que vient la fameuse théorie de « l'amour qui dure trois ans », si chère à l'écrivain Frédéric Beigbeder. Progressivement, le système s'épuiserait et se mettrait à tourner à vide, d'où une chute du désir inéluctable et certaines ruptures.

Attention !

Ces CDD (ou couples à durée déterminée) ne sont pas une fatalité, ni une prédiction. La preuve, les divorces surviennent en moyenne au bout d'une quinzaine d'années en France (même si dans certaines tranches d'âge ou catégories, cela peut être plus précoce [voir encadré]) ! Mais dans une majorité de couples, l'attachement et les autres joies partagées à deux permettent de dépasser la crise du désir ou bien celle de la griserie des premiers temps. Le couple finit par s'installer dans une réalité différente, tissée d'attachement et de complicités mutuelles. Reste que d'autres crises peuvent survenir au-delà des deux, trois ou quatre ans (on ne va pas chipoter !), mais nous n'en sommes pas là...

Que se passe-t-il après trois ans ?

Comment évolue la chimie amoureuse, au-delà des premières années quand l'amour s'installe durablement ? Plusieurs zones liées au système de l'attachement (et base biologique des liens du couple) restent activées, mais on entre désormais dans une phase d'apaisement. La tendresse mutuelle et la complicité renforcées entretiennent la libération régulière de l'ocytocine. Par ses effets positifs, l'hormone de l'attachement participe à la diminution du sentiment de stress, le couple se sent *secure*, comme disent les Anglo-Saxons, et heureux. Bien au-delà de ces premières années, le cerveau peut donc « tricher » et alimenter la mécanique des sentiments.

Chagrin d'amour

Le circuit de la récompense est perturbé et provoque une sensation de manque. Comme dans la phase de manque des accros à la drogue, la vue de l'ex-partenaire crée une multitude de sentiments contradictoires, passion, haine, désespoir, souvenirs heureux et douloureux, sentiments de perte parfois accompagnés d'une véritable dépression ; avec le temps, ces symptômes s'estompent, les cœurs brisés cicatrisent, font de nouvelles rencontres et repartent de l'avant.

Le couple, temple de l'amour ?

Au XVIIIe siècle pour les gens de la haute société, et au XIXe pour tous les autres, l'idée de l'amour romantique se généralise, nous l'avons évoqué dans le chapitre précédent. Les individus ne se disent plus qu'ils finiront bien par s'aimer parce qu'ils sont mariés, mais ils se marient parce qu'ils s'aiment. Le mariage d'amour se substitue au mariage arrangé par les familles.

L'idée qui sous-tend ce mariage romantique est qu'il est le fruit de la destinée et que l'on s'aime parce qu'on s'est trouvés et que l'on est faits l'un pour l'autre. « Ces idéaux-là, on ne le dit pas assez, sont toujours très forts, affirme la sociologue et chercheuse Marie Bergström, dans un entretien publié en 2020 dans le magazine *Le Un* (n° 267). On se sépare de plus en plus, non parce qu'on croit moins en la conjugalité mais, au contraire, parce qu'on est plus que jamais exigeant vis-à-vis du couple, raison pour laquelle, parfois, ça ne tient pas. Les enquêtes auprès des jeunes montrent qu'ils aspirent très fortement à vivre en couple et se marier. »

Oser dire « je t'aime »

Pour Anne Dufourmantelle, philosophe et psychanalyste : « Dire "je t'aime" est un risque. Et ce que je trouve assez joli, c'est que ça reste un risque pour toutes les générations. Le moment où on dit "je t'aime" reste une espèce de saut dans le vide vertigineux. C'est étonnant que cette parole ait perduré le long de toutes les métamorphoses des siècles comme un des moments les plus intenses du risque. Le seul vrai "je t'aime", c'est celui qui est donné et qui n'attend pas de réponse. »

(Source : entretien à France Inter lors de la sortie de son livre Éloge du risque, *en 2011, aux éditions Payot. Anne Dufourmantelle s'est éteinte en 2017 dans les flots de la Méditerranée en venant au secours de deux enfants qui se noyaient.)*

Le mariage sacralisé

Les cérémonies actuelles font l'objet de rituels (simulacres ?) encore plus nombreux : l'enterrement de vie de jeune fille ou de garçon, la limousine, la robe blanche, la pièce montée, la fête organisée comme un spectacle avec l'irruption récente d'un nouveau métier, celui de *wedding planner* (ça nous vient des États-Unis). L'organisateur de la cérémonie a pour mission explicite de tout faire pour que ce jour reste le plus beau jour de la vie des mariés (ils y ont mis le prix !), et qu'il demeure dans la mémoire émerveillée des témoins. Sacrée pression pour le couple ! Tous ces rituels ne vous rappellent-ils rien ? Un peu quand même... Le carrosse d'autrefois, la princesse en robe blanche et son prince charmant, le bal qui accompagne les festivités ? La synthèse de l'amour follement courtois et de la série américaine.

Et le sexe avant le mariage ?

Jusqu'en 1950, pas de relations sexuelles entre les fiancés avant le mariage pour la majorité d'entre eux. Après les années 1970, les couples se marient pour montrer leur engagement et leur amour, les relations sexuelles ont eu lieu avant et ils ont testé la vie à deux.

Le secret bien gardé des couples qui durent

Pour une fois, les chiffres ont le mérite de poser les choses et d'être ancrés dans une réalité mal connue. Selon l'Insee, 56 % des mariages durent, donc une majorité ; et, selon un sondage Ifop réalisé en 2014, 17 % des personnes (environ une personne sur six) n'auraient connu qu'un seul partenaire tout au long de leur existence (les trois quarts d'entre elles ne l'ayant jamais quitté).

Le désir dure-t-il chez les couples qui durent ?

La réponse est complexe. Le sociologue Jean-Claude Kaufmann, chercheur au CNRS, grand érudit de l'intimité des couples, pionnier de la microsociologie, explorée au fil de ses nombreux ouvrages (*Premier matin. Comment naît une histoire d'amour*, éditions Armand Colin, 2002 ; *Agacements. Les petites guerres du couple*, éditions Armand Colin, 2007 ; *Un lit pour deux. La tendre guerre*, éditions JC Lattès, 2015 ; etc.), s'est franchement posé la question. Dans *Pas envie ce soir*, paru aux éditions Les Liens qui libèrent en 2020, il mène une enquête unique, explosive et dérangeante. Le sociologue s'y intéresse notamment à la notion de désir et au consentement qui va avec chez les couples hétérosexuels. Pour cela, il se fonde sur le témoignage d'une centaine d'entre eux. Ces couples lui ont révélé les « zones grises » de l'intime. Contrairement à l'idée reçue que l'homme aurait des besoins sexuels supérieurs à celui de la femme, Kaufmann estime qu'il n'y a rien de quantitatif dans la distinction entre les désirs masculins et féminins, mais des différences qualitatives dans leur manifestation et leur trajectoire. Côté masculin, le désir sexuel serait régulier et continu avec les années qui passent, que la relation soit épanouie ou pas. Tandis que côté féminin, le désir connaîtrait de grandes fluctuations, plus intense au début de la relation, il se diluerait dans la vie à deux et l'arrivée du premier enfant (et pourrait éventuellement s'enflammer avec un amant). Le décalage s'installerait alors dans le couple avec des désirs qui ne coïncident plus, pas toujours aussi forts, pas toujours en même temps, mais avec souvent l'homme qui a envie plus régulièrement, et la femme qui lui est profondément attachée sans forcément le désirer. Bien sûr l'inverse peut arriver aussi, la femme plus régulièrement désirante et demandeuse que l'homme, mais c'est plus rare.

Dans plusieurs enquêtes, il apparaît que les femmes en couple sont une immense majorité à avoir eu des rapports sans les désirer. Elles l'avouent rarement à leur partenaire pour ne pas le peiner ou fragiliser leur couple (voir aussi la question de la simulation, p. 395).

Quant aux hommes, selon une enquête de 2011 du psychiatre et sexologue Philippe Brenot, ils seraient une immense majorité à espérer faire l'amour plus souvent et à se sentir parfois en manque (84 %). Face au refus de leur partenaire, leur réaction oscille alors entre la compréhension (50 %), la frustration (46 %), voire la colère (5 %) ; et quand ces hommes fantasment, ils imaginent leur propre femme plus audacieuse et plus demandeuse !

Sur la question du désir, nous nuançons toutefois l'idée d'un désir constamment régulier chez l'homme. Nous l'avons déjà dit, et le redirons ici, les hommes ne sont pas des automates qui auraient toujours envie et en toutes circonstances. En réalité, leur désir est fragile. En période de stress notamment, il peut s'éteindre complètement. De même, avec l'âge, les hommes ont besoin de plus fortes stimulations pour désirer encore, même s'il faut moduler en fonction de chacun.

Le sociologue Jean-Claude Kaufmann observe que c'est donc du côté féminin que se pose le plus la question du consentement, avec des femmes qui ne savent finalement pas très bien si elles ont envie ou pas. Elles laissent faire, elles attendent, parfois le désir vient après les premières

»

Le désir dure-t-il chez les couples qui durent ? *(suite)*

caresses, parfois elles doivent se forcer un peu, elles n'ont pas trop envie, ou alors pas trop de plaisir, et elles refoulent leur insatisfaction parce que au final, elles estiment que c'est le prix à payer pour conserver l'harmonie et la stabilité du couple. Les compagnons ne sont pas dupes, ils souffrent de cette différence de désir et l'interprètent comme un rejet de leur personne (ils sont devenus moins attirants) et un affaiblissement de l'amour dans le couple. *Pourtant le désir et l'attachement ne sont pas liés*. Souvent, ces femmes aiment profondément leur mari ou leur compagnon.

Petits accommodements raisonnables

Il n'y a pas une manière de vivre ou d'agir dans un couple, il y en a autant que de couples singuliers. Nul ne détient la vérité pour réussir en amour, tout le monde expérimente *sa* vérité, espérant que ce sera ce qui fonctionnera le mieux pour lui ou pour son couple. L'époque est bien révolue du mode de vie bourgeois classique d'autrefois, dans le meilleur des cas le mariage fidèle (avec ou sans amour), parfois l'amant dans le placard ou la maîtresse en ville... Aujourd'hui, les couples font preuve d'une plus grande imagination, et la société est plus permissive, du moins en Occident.

Faire chambre à part

Pour cette option, disons-le franchement, deux camps se font habituellement face, les *full contact* et les « chacun chez soi ».

Les opposants à l'idée de faire chambre à part possèdent de sérieux arguments : « Autant se séparer » ; « Un vrai couple, ça dort ensemble ! » ; « Comment se passer de la chaleur de l'autre ! » ; « Le lit conjugal est LE lieu de la tendresse par excellence » ; « J'ai besoin de mon doudou à côté de moi » ; « Ne plus dormir ensemble, c'est une manière de ne plus coucher ensemble » ; « C'est aussi une manière de dire "je ne t'aime plus" ».

Dans le camp adverse, celui qui défend ardemment l'idée d'être un peu chez soi, on réfute chaque argument en bloc, affirmant qu'il est erroné. Ceux qui possèdent la fibre historique ajoutent que du Moyen Âge jusqu'au XIXe siècle, les riches avaient le plus souvent leurs « appartements » respectifs pour recevoir amants et maîtresses, le mariage d'intérêt n'étant pas confondu avec l'amour ou la bagatelle.

Les adeptes du lit personnel défendent aussi l'idée qu'être à deux, c'est beaucoup de nuisances, un ronfleur peut facilement émettre jusqu'à 100 décibels pendant la nuit, l'équivalent d'une alarme incendie ! Sans parler des petites manies nocturnes de certains comme le « syndrome des jambes sans repos », qui peut carrément vous éjecter du lit. Une goutte d'eau à faire déborder le vase et vous inciter à prendre couette, armes et bagages pour une installation dans la chambre d'amis ou le canapé voisin. Autre argument de choix, l'éloignement raisonnable peut pimenter une histoire d'amour si chacun prend la peine de se donner des petits rendez-vous câlins et de s'envoyer des textos d'une chambre à l'autre. Les partisans du second camp trouvent parfois très romantique l'amoureux qui frappe à la porte. Aller dans la chambre de l'autre, c'est un peu comme un rendez-vous à l'hôtel. On peut aussi se retrouver le matin réunis dans le lit, ce sont de jolis moments d'intimité. Il arrive aussi qu'on s'endorme ensemble, qu'on se réveille ensemble et qu'on se quitte au milieu de la nuit. On est séparés à temps partiel, ce n'est pas pire que certains couples qui ne se voient que le week-end.

Mais les adeptes du *full contact* (camp nº 1) ne voudront pas en rester là. Les pieds qui remuent, on achète un *king size*. Les problèmes de chaleur, on trouve des couettes adaptées, la lumière, on se procure une lampe frontale pour ne pas gêner l'autre en lisant ou alors on investit dans une liseuse numérique. Les ronflements, on trouve des Calmor (l'équivalent des boules Quiès) ou un casque de travaux publics. C'est bien simple, il y aurait une solution pour tout, et c'est là aussi une manière de réinventer son couple. Une manière de rendre compatibles les différences entre les deux partenaires.

On le voit bien, dans cette affaire du lit conjugal et de chambres séparées, se jouent en réalité des enjeux bien plus vastes que la simple prise d'autonomie ou de confort : la peur viscérale de l'abandon ou peut-être bien celle de l'exclusion.

Faire « chambre à part » ne peut donc faire partie que d'un projet commun, désiré par les deux membres du couple.

Chacun chez soi

Cette fois, les bons moments sont ceux passés ensemble en week-end ou en vacances. Les avantages revendiqués de ce mode de vie : la liberté ensemble (mais plus grande la liberté, avec plus d'indépendance et une gestion du temps différente) ; la paix du couple sans les petits ennuis (le quotidien qui mine, la routine qui ennuie, les enfants qui s'additionnent en cas de famille recomposée) ; l'esclavage de la domesticité auquel on échappe (surtout pour les femmes qui se lancent dans un nouveau couple) ; la nécessité (on travaille dans une autre ville et on se retrouve le week-end) ; enfin, la préservation du désir à tout prix… Mais soyons honnêtes, selon l'Ined (Institut national d'études démographiques), c'est loin d'être la motivation première, peu de gens revendiquent l'idéal de Sartre et de Beauvoir.

Vacances séparées

Ceux qui aiment partir seuls en vacances, sans leur conjoint, arguent qu'ils ont besoin d'oxygène et d'un peu de liberté. Les opposants viscéraux à cette requête estiment que si on ne prend même plus ses vacances ensemble, alors que reste-t-il de la chaude complicité du couple ? On ne peut se passer des échanges qui tissent une chaude complicité et des loisirs qui soudent.

Personne n'a jamais prétendu qu'il fallait prendre *toutes* ses vacances sans l'autre, tempèrent les pigeons voyageurs. Non, leur proposition est habituellement beaucoup plus modeste et raisonnable. Ils se contentent de revendiquer quelques week-ends disséminés pendant l'année avec les copains de promo ou de sport, d'une petite semaine en solo au ski, d'une virée en bateau pendant quelques jours… Et ça fonctionne très bien ! Pas seulement dans les milieux bohèmes, intello ou artistiques. Chez les couples « tradi » aussi. Pourquoi ça marche ? Parce que l'identité du couple ne se résume pas à un copier-coller de chacun des deux partenaires qui serait superposable. Ni à une fusion viscérale. Chacun a besoin d'affirmer son propre espace et ses besoins. Chacun a besoin de décompresser. D'être étranger à lui-même et à son couple. De s'étonner et de se renouveler. De sortir des sentiers battus. D'élargir l'horizon. De faire le point.

Et miracle, une simple absence de quelques jours permet tout cela. L'éloignement apporte le bonheur de se retrouver, exalte le désir, offre au couple l'occasion de se redécouvrir et de partager l'expérience vécue loin de l'autre. Le psychiatre et thérapeute de couple Serge Hefez le dit très bien dans *La Danse du couple*, les couples ont besoin de redéfinir en permanence la « bonne distance » et la ligne de partage de l'autonomie. Ce réglage permanent permet de réguler les crises et de les éviter souvent.

À retenir

Aucun de tous ces accommodements raisonnables n'est toutefois possible sans confiance en l'autre et en soi. C'est ce qui advient quand la relation est mature, quand les années vécues ensemble garantissent l'absolue certitude d'une fidélité d'âme et de sentiments.

Couples à géométrie variable

La question de la fidélité

Certains couples posent la fidélité comme un principe implicite, c'est-à-dire non dit mais attendu ; ou explicite, c'est-à-dire clairement formulé. Pour d'autres couples au contraire, la fidélité n'est pas impérative, et le badinage toléré voire encouragé.

Dans le premier cas, la fidélité constitue un pilier essentiel de la relation et un apaisement qui permet d'être en confiance totale et en sécurité ; dans le second cas, le besoin de liberté passe avant tout, avec parfois la nécessité de vivre à deux cents à l'heure ou de frôler le danger ; ces atouts compensent largement les avantages de la sécurité.

Dans les couples où la fidélité a été posée comme nécessaire et précieuse, l'infidélité aura forcément des conséquences, ébranlant parfois le socle de la relation. Le conjoint « trompé » pourra ressentir tristesse et trahison, il perdra confiance en lui, pensera qu'on ne l'aime plus, et, par effet rebond, ressentira de la jalousie (voir plus loin).

Celui qui a été infidèle, lui, peut craindre qu'on lui retourne la monnaie de sa pièce, il peut redouter de ne pas retrouver la confiance et la complicité d'autrefois, voire se maudire d'avoir bêtement cédé à une pulsion irrépressible. L'attirance a été forte et non raisonnée le plus souvent. L'infidèle peut aussi relativiser la situation, la minorer et accuser l'autre d'en faire trop (en vertu du principe que la meilleure défense, c'est l'attaque). Il argumentera avec plus ou moins de sincérité : c'était une simple aventure sans lendemain (souvent le « coup d'un soir »), « sans affect », cela ne mérite pas tant d'infamie. La faute en revient au tentateur ou à la tentatrice qui a tout fait pour les séduire. En désignant un coupable hors de soi, on espère l'indulgence pour son marivaudage en vertu du bon vieil adage « Faute avouée à moitié pardonnée ».

Les femmes infidèles ne jouent pas forcément profil bas, elles se montrent même exigeantes, beaucoup exhortent leur conjoint blessé à réagir et à les reconquérir, non en quémandant de l'amour mais en reprenant sa place. Après tout, si elles ont cédé, c'est bien parce qu'il y avait frustration quelque part.

Dans les couples où la fidélité n'a pas été posée comme une nécessité, les petits pas de côté peuvent aussi laisser des traces et surprendre les deux partenaires qui ne s'attendaient pas à en souffrir. Mais dans cette situation, le recadrage est plus facile… *a priori*, à condition de donner du sens à ce qui fait mal et de comprendre pourquoi chacun réagit de la sorte.

Qu'est-ce qui pousse une personne à aller voir ailleurs si l'herbe est plus verte ?

La première grande explication est la routine et la morne répétition de l'ennui, sans l'exaltation des premiers temps. L'infidèle veut retrouver le jaillissement, la folie amoureuse, l'euphorie, l'étincelle, les pas de deux, avec, cerise sur le gâteau, le désir sexuel. La personne peut aussi se tourner vers de nouveaux horizons pour reprendre confiance en elle, pour désormais ne plus rester invisible et faire partie du décor comme une simple commode. L'amant ou l'amante a un avantage immense sur le conjoint légitime, il découvre la personne que l'on est, il la révèle telle qu'elle est aujourd'hui, il la rassure, du coup, la personne infidèle se sent revivre, rajeunir, elle existe, elle est réveillée et sort de sa douce (ou moins douce) torpeur. Elle estime en tout cas que ça vaut le coup de tenter l'aventure, surtout quand la crise du milieu de vie (la fameuse *middle life crisis*) vient sonner à la porte, vers 40, 50, voire 60 ans (voir le chapitre 13, « Vieillir sans subir », p. 209). Et puis, il y a le désir tout simplement, qui survient alors qu'on ne l'attend pas, on est grisé par le moment et par l'ambiance ; l'autre est là qui se montre entreprenant, tous les principes d'une vie s'effacent dans les vapeurs alcoolisées, on se dit que demain il fera jour, que l'autre n'en saura rien, qu'il ne souffrira pas, que cet instant d'intense désir est vital pour soi, vital pour son couple même, on se dit mille choses rationnelles qui apaisent l'âme et rendent possible la reddition. On se dit juste qu'on en a envie et que ça n'engage à rien. Parfois, c'est le cas effectivement, parfois ça ne l'est pas.

Aller sur Internet, c'est tromper ?

Tchatter avec un(e) inconnu(e), envoyer des *sextos* ou nouer une conversation romantique en ligne, tout ça n'est pas anodin. Une véritable relation se noue parfois même si elle n'est pas consommée sexuellement. Émotionnellement, tout est (très) chargé, tout existe, dans l'imaginaire et dans le langage. Donc, oui, l'amour virtuel peut légitimement être considéré par le conjoint comme une infidélité, inutile de se cacher derrière son petit doigt ! D'ailleurs, c'est un motif croissant de séparation dans le couple ou de divorce.

Rattraper une infidélité, est-ce possible ? Est-ce même souhaitable ?

Oui c'est possible, mais les deux partenaires (ou au minimum celui qui a trompé) doivent en avoir le désir. Il le faut pour les bonnes raisons (la paix en soi et l'harmonie du couple), non pour retrouver sa tranquillité.

Comment y parvenir ? Il faut donner des preuves d'amour au conjoint blessé et le rassurer. Le paradoxe – et ce qui est contre-intuitif à comprendre –, c'est qu'on ne doit pas être le seul à agir, mais les deux, *chacun doit faire un pas vers l'autre.* Cela fait deux pas de gagnés pour les deux. Il s'agit donc de dire non seulement d'un côté « Excuse-moi », mais aussi de l'autre « Je te pardonne, je te crois ».

Par ailleurs, celui qui a fait son pas de côté doit avoir des attentions supplémentaires pour que l'autre y trouve un bénéfice sans pour autant se sentir acheté, il s'agit juste de laisser un nouvel espace pour que la situation puisse évoluer.

Attention !

Les trois erreurs à éviter :

1. Parler de l'infidélité autour de soi, cela ne fait qu'exacerber les tensions et majorer un fait qui aurait pu rester banal, en plus l'infidèle se sentira jugé.

2. Se venger en devenant harceleur (ou harceleuse) et en répétant les critiques voire en trompant à son tour.

3. Vouloir tout savoir (l'espionnage du portable, des e-mails, les circonstances de la rencontre, comment c'était au lit, etc.). Ne jamais entrer dans les détails de la relation adultère, parce que les détails ne sont pas détails justement. Qu'est-ce qui est émotionnellement touché dans cette affaire ? L'ego ? l'amour ? les deux ?

Faut-il avouer son infidélité ?

Dans un vieux numéro *Psychologies magazine*, la psychothérapeute Sara-Anne de Saint Hubert expliquait quelque chose de très convaincant là-dessus : « Dire ou ne pas dire dépend de la maturité de l'autre, car s'il n'est pas suffisamment construit à l'intérieur de lui-même, il va se sentir dévalorisé et souffrir. C'est à chacun d'évaluer ce qu'il peut, ou non, révéler. Et si l'autre nous aime d'un amour non possessif, s'il a conscience que l'on ne peut pas uniquement se nourrir de lui et qu'aimer une autre personne ce n'est pas l'aimer moins, la situation est supportable. »

La question de la jalousie

Ce sentiment peut survenir dans le couple à juste raison ou pas, après une infidélité le plus souvent, voire un simple soupçon. Freud parlait de jalousie « normale » et de jalousie « pathologique » (quand l'espace de réflexion interne n'existe plus).

Dans un couple, le jaloux ressent une souffrance extrême. Il s'agit de l'entendre (même si elle n'a aucun objet) et de la travailler pour en sortir positivement tous les deux. Le but du jeu n'est pas de régler des comptes, mais de régler la situation.

S'agit-il d'événements réels ou fantasmés ? Doute-t-on de ce que fait l'autre ? Doute-t-on de l'autre dans son entier ?

En cas de suspicion non fondée, il faudrait arriver à dégoupiller la grenade avant qu'elle éclate et que la jalousie prenne des proportions plus importantes. Si la souffrance va trop loin, s'il y a trop de puissance dans la rancœur exprimée, l'explosion pourra s'avérer dévastatrice. En expliquant la réalité des faits, en démontant patiemment les mécanismes, les dates, les lieux, les personnes, etc., on peut montrer à l'autre qu'il se trompe et qu'il se fait tout un cinéma qui n'a pas lieu d'être.

En revanche, quand la jalousie est justifiée, l'un des moyens de désamorcer la tension, c'est d'avouer *a minima* pour calmer le jeu, sans tout dire (voir l'encadré « Faut-il avouer son infidélité ? », page précédente), en insistant au contraire sur son affection ou son amour.

Les scènes de ménage provoquées par la jalousie réveillent des sentiments très douloureux, parfois ancrés dans l'enfance, qui ressurgissent inconsciemment à cette occasion.

Pourquoi les hommes sont-ils plus jaloux que les femmes ?

Dans la théorie freudienne et dans le complexe d'Œdipe, le petit garçon remonte à la surface, et voilà le mari bafoué dans la position de l'ex-enfant jaloux, castré par son père, qui lui vole le premier objet de son amour, sa mère.

Les raisons de la colère

La jalousie s'installe parfois chez celui ou celle qui ignore des pans entiers du jardin secret de l'autre et qui questionne. Pourquoi ne dit-il rien ? Pourquoi sort-elle ? Pourquoi s'est-il acheté une nouvelle cravate ? Pourquoi ces sous-vêtements si jolis ?

Il est difficile de comprendre qu'en réalité ce n'est pas parce que l'autre ne dit pas tout qu'il a quelque chose à cacher, il souhaite simplement conserver pour lui certains aspects de son intimité, ils sont à respecter. Chacun a droit à son jardin secret, sans quoi il se sentirait comme nu, trop exposé et vulnérable.

Il peut y avoir des jalousies banales et normales, des jalousies plus sérieuses mais non pathologiques, et des jalousies pathologiques (plus rares). Dans les deux premiers cas, les explications sont possibles, dans le dernier, c'est une psychothérapie qui devient nécessaire. La jalousie repose alors uniquement sur l'imaginaire perturbé du jaloux et sur ses blessures internes sans cesse réactivées par le comportement de l'être aimé.

Aimer deux personnes à la fois

Le mythe de Jules et Jim n'est-il qu'un mythe de cinéma ? Peut-on aimer deux fois en même temps avec la même sincérité et autant d'intensité, sans pouvoir se résoudre à choisir ? En se disant qu'en n'aimant *que* l'un on s'ampute de l'autre ? Beaucoup se sont posé un jour la question, peut-être même beaucoup l'ont-ils vécu ? Ou ont-ils renoncé à le vivre... ?

Le plus souvent, cette situation vous tombe dessus à l'improviste, au moment où vous vous y attendez le moins. L'autre vient apporter une dimension inexplorée à votre amour, il vient combler un espace intime laissé vacant. Vous tissez alors une nouvelle histoire, d'une étoffe différente de la première. Vous recréez une œuvre unique et singulière, parce que c'est lui (ou elle), parce que c'est vous.

Un peu comme avec les enfants qu'on aime en tant que parents, la magie se renouvelle, vous croyiez avoir tout donné au premier, vous vous apercevez qu'avec le suivant l'émerveillement est là, tout aussi fort, tout aussi intense, tout aussi beau, mais... différent. Vous aimez le cadet pour ce qu'il est *lui*, c'est-à-dire autrement. Pourtant, ni la morale, ni l'éducation, ni la culture familiale ou sociale ne vient vous assener qu'un parent qui aime ses enfants trahit le premier ou le précédent au détriment du dernier. Au fond, tout le monde sait bien que l'amour ne se divise pas, il se multiplie. Le cœur ne se réduit pas, il s'agrandit. Mais on parle d'amour filial...

Peut-on étendre la métaphore au couple amoureux ? Oui, parce que aimer un autre instaure forcément une relation différente de la précédente. Non, parce que, très vite, l'éducation que l'on a reçue, la culture et la morale s'en mêlent. Ils viennent insuffler l'haleine de la culpabilité et de la raison, surtout pour les femmes. C'est mal d'aimer deux personnes en même temps. C'est forcément tromper, donc aimer l'un et trahir l'autre. Et finalement être infidèle aux deux. C'est briser la sécurité du couple et cisailler son assise à la base. La loi, épaulée par la religion, a très vite établi que les « couples à trois » ou les relations multiples déstabilisaient la société, le mariage, les successions et mettaient le bazar dans la filiation. De qui est vraiment cet enfant ? Du mari ou de l'amant ? Ça explique pourquoi la société est depuis toujours si réticente à ce genre d'équation à paramètres multiples. Cela nous dit aussi pourquoi les hommes qui mènent une double vie avec femme et maîtresse régulière sont si discrets, ils ont intériorisé le message social. Le fameux trio de vaudeville, le mari, la femme, l'amant(e), se nourrit de non-dits à la ville comme au théâtre ! Pas seulement à cause des scènes de jalousie et des portes qui claquent.

Nos propres rationalisations nous disent très vite, très haut et très fort « attention danger » ! Après cette aventure viendra forcément le chaos. Les histoires à trois finissent mal en général. Dans les romans et dans les films, c'est vérifié en tout cas. L'un des deux amants meurt et la morale est sauve (voir *L'Invitée*, *Le Docteur Jivago*, *Jules et Jim*, etc.).

Mais dans la vraie vie ? Certains couples ne résistent pas à la secousse en effet. D'autres s'aiment pendant des années, tandis que le couple d'origine perdure et poursuit son fleuve tranquille, à moins que ce soit l'inverse, le couple d'avant meurt et le couple nouveau a pris le relais... Il suffit de regarder autour de soi, les exemples ne sont pas si rares.

Le polyamour, aimer hors des sentiers battus

Polyamour. *Nom commun, masculin.* « Relation sentimentale honnête, franche et assumée avec plusieurs partenaires simultanément », d'après la définition du dictionnaire.

Le polyamour est une notion qui implique que l'on aime sans se réduire à son couple ou à un couple, que l'on sort du « droit chemin » et que l'on se comporte en nomade de l'amour. Si l'on a un partenaire stable, il sait qu'il y en a d'autres possibles en même temps que lui. Ce partenaire n'est pas jaloux en principe, c'est un contrat tacite entre deux adultes éclairés et consentants. Le polyamour se distingue du libertinage, il n'y est pas question que de sexe mais d'amour aussi, de relations et de sentiments.

Il n'empêche, le polyamour n'a jamais été très bien vu par la société organisée autour de la notion de couple monogame. Déjà avec deux amants, ses édifices se fissurent, alors avec plusieurs… l'équation se complique encore.

Et puis le polyamour se fonde sur une idée qui séduit le féminisme, la symétrie du désir, l'égalité entre les hommes et les femmes, chacun ayant le droit d'avoir une vie sexuelle libre en dehors du couple. Pas facile non plus à accepter.

Enfin, sur le plan individuel, le polyamour s'appuie sur un socle de départ : personne ne peut – et ne devrait – à lui tout seul combler tous les désirs de l'autre et ses besoins.

Soyons clairs, le polyamour ne convient pas à tout le monde, même si l'idée est séduisante *a priori*. Parfois, on se lance et on découvre que l'on vit très mal certains sentiments de jalousie, de culpabilité ou d'abandon qui viennent submerger la personne malgré ses choix rationnels. Mais cette liberté de choisir sa sexualité et ses relations peut aussi fonctionner, car elle libère de certaines contraintes du couple, vécues comme trop oppressantes et routinières.

Anecdote

« J'ai vécu la monogamie, mais ce n'était pas moi. J'ai essayé. Très fort. Je n'y suis jamais parvenue. Je "sacrifiais" ma voie "par amour" pour un homme et j'ai fini par devenir une ombre. Je ne connais personne qui puisse être heureux sincèrement avec une personne-ombre. Au final, il aurait fini par me quitter, pour une fille plus entière, avec qui il ne pouvait être que plus heureux. Dès lors, j'ai décidé de ne plus jamais devenir cette ombre une fois encore, pour qui que ce soit. Est-ce que cela m'a simplifié les choses ? Oui. Est-ce que j'ai dû faire face à de nouveaux problèmes ? Est-ce qu'aujourd'hui encore, j'ai des difficultés, des obstacles ? Oh oui. Plein. Autant en fait » (témoignage retrouvé sur le site Polyamour.info).

Attention !

Être polyamoureux, est-ce tromper en permanence ? Non ! dixit le site Polyamour.info, il y a de vraies différences entre les amours multiples et la banale infidélité. « Si vous êtes marié, et si vous avez une relation amoureuse ou sexuelle dont votre femme n'est pas au courant du tout, si votre femme a simplement une suspicion mais ne sait pas trop, ou si votre femme le sait mais n'est pas heureuse de ce fait, vous n'êtes pas "poly", vous la trompez. De même, si vous couchez avec le facteur pendant que votre mari est au boulot, vous n'êtes pas "poly", vous le trompez. Le polyamour est défini par le consentement informé de tous les participants. Sans ça, ce ne peut être une relation polyamoureuse. […] Tromper c'est briser les règles (et la confiance). Si vous ne brisez pas les règles de votre relation, vous ne trompez pas, par définition. »

L'enfer conjugal

Si certaines attitudes consolident le couple, d'autres répétées au long cours finissent par le laminer et le détruire.

La moquerie et la dérision (permanentes) s'assimilent à du harcèlement et elles sont ravageuses. D'« innocentes » plaisanteries proférées à répétition doivent être questionnées. Il faudrait se souvenir du temps où nos parents nous titillaient eux aussi avec les mêmes blagues sans importance. Des décennies plus tard, ces blagues restent pourtant bien vivaces et appuient encore « là où ça fait mal ». Par ailleurs, certaines affirmations finissent par lessiver la relation, surtout quand on grave le comportement de son conjoint dans une durée. Ces « toujours » et « jamais » inscrivent l'autre dans un rôle qu'il est amené à reproduire puisqu'on le lui a assigné dans le temps.

La critique et le dénigrement (répétés) engendrent l'escalade, il en ressort une violence (rentrée ou pas) qui fragilise le couple.

Essayez ça !

Essayez de discuter avant que la dispute explose avec son armada d'accusations, quand la rancœur couve encore *a minima*. Il est plus facile d'utiliser un arrosoir quand il y a quelques étincelles qu'une lance à incendie quand le feu prend de toute part. Identifiez ce qui va mal, donnez-lui du sens, communiquez dessus en faisant part de vos ressentis pour assainir la situation et repartir sur le bon pied.

Les quatre « cavaliers de l'apocalypse »

Le psychologue américain John Gottman a théorisé ce qui lamine les relations dans le couple. Selon lui, il existe « quatre cavaliers de l'apocalypse » : le mépris, les critiques, la contre-attaque et l'évitement (ou la fuite).

Ce thérapeute a créé le Lov lab et observé, avec des caméras, la communication des couples. À partir de là, le thérapeute s'est même prétendu en mesure de prédire le futur conjugal et la survenue – ou pas – d'une rupture dans le couple, le mépris étant l'indice le plus marquant pour prévoir une séparation ou un divorce.

Mais comme le relativise de son côté le thérapeute familial Nathan Ackerman, « rien n'empêche deux névrosés d'être heureux en ménage ». Nous connaissons tous des couples qui adorent s'engueuler et se réconcilier sur l'oreiller, des couples où l'un ou les deux tirent du plaisir à être sadiques ou masochistes, etc.

Cela dit, le mépris n'est sans doute pas la meilleure chose entre deux individus qui partagent leur existence. Quand l'autre ne les fait plus rêver, ils ne peuvent plus rêver à leur couple non plus.

Quelques conseils pour rompre avec élégance

Les histoires d'amour peuvent finir mal... mais on peut se quitter en se regardant droit dans les yeux, sans s'envoyer des noms d'oiseaux, en respectant l'autre, en se respectant soi-même, en se disant qu'on est parti en beauté, sans remords ni regrets. Voici quelques pistes.

1. Assumer. La rupture est difficile pour tout le monde, celui qui est quitté et celui qui quitte. Mais au moins, celui qui décide doit une explication franche au futur ex. Il s'agit de ne pas disparaître soudain des radars, du jour au lendemain, sans un coup de fil, sans un rendez-vous, sans rien... La technique de l'homme (ou la femme) invisible – le *ghosting* – n'a rien de très glorieux. Alors, du courage !

Attention !

Assumer, c'est s'interdire le SMS laconique (« Je t'aime mais je te quitte »), éviter aussi le message sur le répondeur ou le Post-it sur le frigo. Il faut se résoudre à une vraie annonce, dans un lieu intime. Chacun pourra alors s'exprimer en dehors du regard des autres.

2. Préparer le terrain et anticiper la scène de rupture. Une rupture que l'on voit venir est plus facile à accepter qu'une rupture qui vous tombe dessus comme la foudre dans un ciel serein. Se rendre infernal au point de se faire « larguer » n'est pas très élégant, mais au moins cela a le mérite de montrer qu'il y a problème et que la situation n'est plus tenable.

On connaît l'autre et son mode de fonctionnement (il ou elle va pleurer, hurler, s'énerver, craquer, rester muet(te) le jour J, il vaut donc mieux se préparer mentalement pour ne pas être désemparé(e) ou risquer l'escalade de la colère destructrice).

3. Être authentique et généreux. La vérité est souvent préférable au mensonge, mais quand cette vérité est difficile à formuler parce qu'elle serait trop blessante (on n'aime plus cette personne parce qu'elle a grossi, on ne supporte plus sa manière de manger ou ses ronflements), mieux vaut alors tenter de respecter le narcissisme de l'autre et trouver des explications plus faciles à accepter (« J'ai des difficultés avec l'engagement », « J'ai sous-estimé mon besoin de solitude », « Je m'aperçois que nous ne partageons plus les mêmes valeurs », etc.). Le mensonge est une vertu quand il fait du bien, c'est un vice lorsqu'il fait du mal, disait notre cher Voltaire. Quoi qu'il en soit, même si l'on ne dit pas tout, l'important est de donner des explications qui sonnent juste.

4. Éviter les clichés humiliants : « Je ne te méritais pas », « Tu retrouveras facilement quelqu'un de mieux que moi ». La technique est trop éculée. Une explication « sur mesure » montre à l'autre qu'on le respecte et que l'on reconnaît sa singularité.

5. Déminer la situation. Plutôt que d'armer la kalachnikov « tu es vraiment trop ceci ou trop cela », préférer des phrases qui expriment son ressenti (« Je n'étais plus heureux [ou heureuse] », « Je ne me retrouvais plus dans cette histoire », etc.). En disant « je », on devient inattaquable puisqu'on exprime ce que l'on ressent, l'autre ne peut pas dire que c'est faux et qu'on ne ressent pas ça. C'est l'une des recettes magiques des thérapies de couple.

6. Exprimer ses motivations le plus calmement possible sans se laisser emporter par la détresse ou la colère de l'autre. Il n'y a plus d'enjeu, on part. Ce n'est plus le moment de régler les comptes.

8. Laisser à l'autre tout le loisir de s'épancher ou d'exprimer sa tristesse. On peut naturellement exprimer la sienne aussi, sans toutefois occuper le devant de la scène.

9. Être parfaitement au clair avec la situation, ne laisser aucune possibilité d'espoir de retour. L'autre pourra ainsi mieux tourner la page et renoncer à cette histoire. Comme dans *Les Demoiselles de Rochefort*, « Évitons les amours aux lentes agonies, et disons gentiment toi et moi, c'est fini ».

10. Se protéger aussi. Le ressentiment ou la colère d'un(e) ex s'accompagne parfois d'une vengeance numérique. En réussissant sa rupture – mais évidemment on ne le fait pas pour ça –, on limite le risque d'être traîné(e) dans la boue sur les réseaux sociaux. Petit bénéfice secondaire pas du tout négligeable !

Dix pistes pour réussir sa vie à deux

Finalement, comment éviter l'enfer et essayer de réussir son couple dans le temps et dans l'harmonie ? Il n'y a pas de recettes gravées dans le marbre, cela se saurait ! Chaque couple peut s'inventer et reposer sur ses propres piliers, nous vous livrons ici quelques pistes, chaque couple est unique et peut évoluer dans le temps.

1. L'humour parce qu'il allège le quotidien

Bien après les premiers temps de la séduction, l'humour reste un atout dans le couple et parfois même un véritable gage de « durabilité » lorsqu'il traduit une connivence à deux et une bonne communication. « Rire est une chose, mais rire ensemble en est une autre. Il faut avoir le même humour pour s'entendre, c'est une alchimie dans le couple qui ne s'explique pas et qui peut durer même quand le couple est brisé ! » estime Fabienne Kraemer, psychanalyste et thérapeute de couple, auteure de *Je prends soin de mon couple* (éditions PUF, 2013). L'humour permet aussi de transmettre certains messages en douceur. Dans les disputes, un bon trait d'esprit peut remettre de la parole et du sens là où les mots ont dérapé et dépassé la pensée. Même dans les situations les plus difficiles, une petite blague peut désamorcer la peur, relativiser l'angoisse et mettre celle-ci à distance.

Anecdote

Dans l'une de ses chroniques, Pierre Desproges interpelle sa femme : « Hier, j'ai dit à mon épouse : "Tu sais, mon amour, si un jour je te trompe, ce sera pour une autre femme. Une femme pas comme les autres. Une femme avec le sens de l'humour." Et vous savez ce qu'a fait ma femme ? Elle a ri ! Ma femme a de l'humour ! »

Une infirmière rapporte cette histoire : en chimiothérapie, alors qu'une patiente recevait le goutte-à-goutte, son mari est arrivé, s'est affalé sur le fauteuil avec de grands soupirs et a demandé s'il n'y aurait pas un peu de produit magique pour lui aussi, il était exténué. Tout le monde a éclaté de rire, y compris sa femme !

2. La tendresse parce qu'elle renforce l'attachement

Le toucher, la communication, le don du plaisir à l'autre, la réception du plaisir pour soi, les mots, les émotions partagées et la sincérité du ressenti permettent de cultiver l'amour et de ne pas laisser les sentiments en friche. Il suffit de petits ou de longs baisers (passé une minute, on commence à sécréter de l'ocytocine) ou d'une vraie étreinte, comme ça en passant dans le couloir, une étreinte longue, douce, attachante (là aussi, on sécrète de l'ocytocine). L'amour passe souvent par ces tout petits gestes qu'on néglige au quotidien, on est trop pressé, on oublie de se dire qu'on s'aime, qu'on est contents d'être ensemble, qu'on est heureux que l'autre soit à nos côtés, cela paraît si évident et ça ne l'est pas… On pourrait peut-être s'avouer, comme aux premiers jours, ce qu'on aime encore chez l'autre, les petits riens qui nous charment et qui nous rassurent.

3. Voir le bon côté des choses parce que ça aide à voir la vie en rose

Chez tous les couples, il existe une mathématique des sentiments inconsciente. Chez ceux qui durent, l'amour apporte plus de joie que de souffrance, de plaisirs que d'ennuis, d'harmonie que de chaos, d'émerveillement que de lassitude, de satisfactions que de désenchantements. Dans ces calculs invisibles, le couple oublie l'idée d'un absolu, l'amour s'inscrit dans la relativité, la joie accompagne la peine, mais il y a plus de joie que de peine, et c'est pour cela qu'on est bien ensemble. Au lieu de se fixer sur les défauts qui nous irritent chez l'autre, on préfère se rappeler ce qu'il fait pour nous faire plaisir et tout ce qu'il met dans le pot commun.

Valoriser la personne, voir ses côtés positifs, c'est le défendre à l'intérieur de soi, ne jamais oublier les bonnes choses qu'il a accomplies. Cette valorisation est nécessaire, elle se doit d'être sincère et gratuite. Et quand elle l'est, elle peut rapporter gros. En rassurant l'autre et en le renarcissisant, on l'incite à être meilleur, donc meilleur pour le couple aussi.

Essayez ça !

Quand les côtés négatifs de l'autre nous exaspèrent, mieux vaut laisser passer l'orage, et calmer l'agacement à l'intérieur de soi. Rappelez à votre souvenir les bonnes choses qui ont existé aussi. Cela n'est possible que si vous avez réellement « envie d'avoir envie » que la relation dure. Et si c'est le cas, défendez la relation, d'abord par vous-même, puisque c'est le seul levier sur lequel vous pouvez véritablement agir. Souvenez-vous que, dans le conflit, tout le monde est instable émotionnellement, utilisez toutes vos forces pour vous rapprocher de l'autre et apaiser les tensions. Cela vous permettra à tous les deux de dépasser l'obstacle.

4. Partager des projets communs parce que ça enrichit la relation

« Regarder dans la même direction », écrivait Saint-Exupéry. On peut stimuler la complicité en partageant des passions communes, des activités créatives ou sportives. L'autre est dans nos pensées et dans notre planète la plus proche, il renforce notre plaisir, car son ressenti s'ajoute au nôtre ; parfois ces projets communs sont justement l'occasion de compenser un éloignement et évitent de se perdre tout à fait. Il n'est pas question ici de fusion (néfaste au couple) mais de rapprochement.

5. S'intéresser à l'autre pour qu'il se sente toujours exister

Le b.a.-ba de la vie de couple, c'est de poser des questions à l'autre sur ce qu'il vit, c'est continuer de le suivre au quotidien, considérer qu'il est digne d'intérêt et d'attention, savoir où il en est de sa vie professionnelle, amicale, familiale, voire personnelle. Comme raison invoquée dans un divorce sur cinq, on retrouve l'égoïsme du partenaire. Un couple peut durer très longtemps, l'avis et la vie de l'autre sont essentiels.

6. Avoir des projets personnels pour ne pas se perdre dans la fusion

C'est un autre aspect de l'« égoïsme partagé » si essentiel à la bonne marche du couple. Être à la fois égoïste et dans le partage signifie s'accorder le droit d'avoir des soirées avec des amis en solo et des sorties rien que pour soi. Ça signifie avoir confiance en son couple, en son partenaire et admettre qu'on ne peut suffire à son conjoint, qu'il a besoin de s'abreuver à d'autres sources (nous ne parlons pas d'infidélité ici, mais bien de sources d'enrichissement intellectuel ou autre). Ces moments d'autonomie à chérir revivifient la relation et la nourrissent, même si cette notion est parfois contre-intuitive, au début du couple en tout cas. Mais laisser à l'autre la liberté de partir se ressourcer loin de soi, c'est aussi être capable de ne pas se sentir abandonné(e) ou exclu(e) par lui.

Attention !

L'exercice a une limite, il doit rester équilibré. Se séparer trop et trop souvent, c'est un signe d'alerte, un SOS qui révèle qu'on ne partage plus grand-chose ensemble. Qu'on ne danse plus le même tango. Tandis que se séparer un peu, c'est le pas de côté qui permet de mieux danser ensemble.

Dans le couple mûr, ces petits éloignements sont capitaux et ne signalent pas l'usure de la relation, mais au contraire un processus normal et salvateur. On ne fait pas ça contre le conjoint, mais pour soi. Ce qui nous renforce et permet d'en faire profiter le couple. Les vieux compagnons qui ne pensent que par l'autre ne pensent pas assez à eux-mêmes et ne protègent pas suffisamment leurs propres désirs, leurs objectifs et leurs rêves, alors c'est vrai que leur couple dure, mais au prix du sacrifice.

7. Accomplir chacun un pas vers l'autre pour réduire le chemin

Si ce que réclame l'autre n'est pas insurmontable pour soi et si ça lui fait tellement plaisir, c'est à prendre en compte sérieusement. Après tout, c'est reconnaître qu'il a le droit de vouloir satisfaire un désir, c'est reconnaître l'autre et la valeur de son attente, c'est donc une manière d'entretenir la bonne entente du couple. La fois suivante, la roue tournera, le conjoint fera de même, le contrat est implicite. Rien n'aura été dit, mais tout aura été gravé dans la mémoire. C'est bien ce qui fait qu'un couple continue d'aller de l'avant.

8. Se montrer inventif et fécond dans la relation

Les routines du couple ont leurs avantages certes, puisqu'elles rassurent et permettent de vivre dans un périmètre de sécurité sans se remettre en question chaque fois, elles ont aussi des inconvénients, voilà pourquoi mieux vaut s'attacher aussi à créer de la surprise voire de la magie. Retrouver les élans du début, ceux qui nous ont tellement fait vibrer, est un processus actif. C'est organiser un voyage en amoureux (c'est le plus classique et sans doute aussi le plus efficace de tous les stratagèmes puisque la routine est totalement brisée), mais on peut aussi organiser une soirée qui fait particulièrement plaisir à l'autre (concert, théâtre, opéra, restaurant, lieu aimé, amis imprévus et appréciés par l'autre). Tout cela ravive la mémoire du bonheur à deux, voire la mémoire du plaisir et du corps.

9. Accepter les moments insipides de la vie à deux parce qu'ils sont nécessaires

Le couple est traversé de moments neutres, plus ternes, moins intéressants, moins jaillissants, moins stimulants, cela ne signifie pas que l'amour, la tendresse, l'attachement ont disparu. Ces moments fades sont tout à fait classiques, il faut le savoir pour ne pas s'inquiéter ni désespérer de l'autre ou de la relation. Et puis, ces moments ont aussi une vertu importante, ils font davantage apprécier le jaillissement.

10. Montrer sa gratitude, rien n'est dû dans la relation

Quand l'autre a vidé la poubelle ou le lave-vaisselle, quand il a rempli la feuille d'impôts, qu'il a changé l'ampoule du salon ou planté les fleurs dans le jardin, quand il est allé chez le coiffeur, qu'il a mis du parfum, enfilé un vêtement qui lui va bien, il faut savoir le remarquer ou dire merci. C'est montrer que vous êtes attentif à ses bons soins. C'est lui prêter attention et ne pas considérer que c'est normal. Plus vous remercierez l'autre, plus il se sentira légitime et reconnu, plus il sera encouragé à en faire davantage, c'est la conséquence du cercle vertueux.

Partie 5

Grossesse, enfants et couple

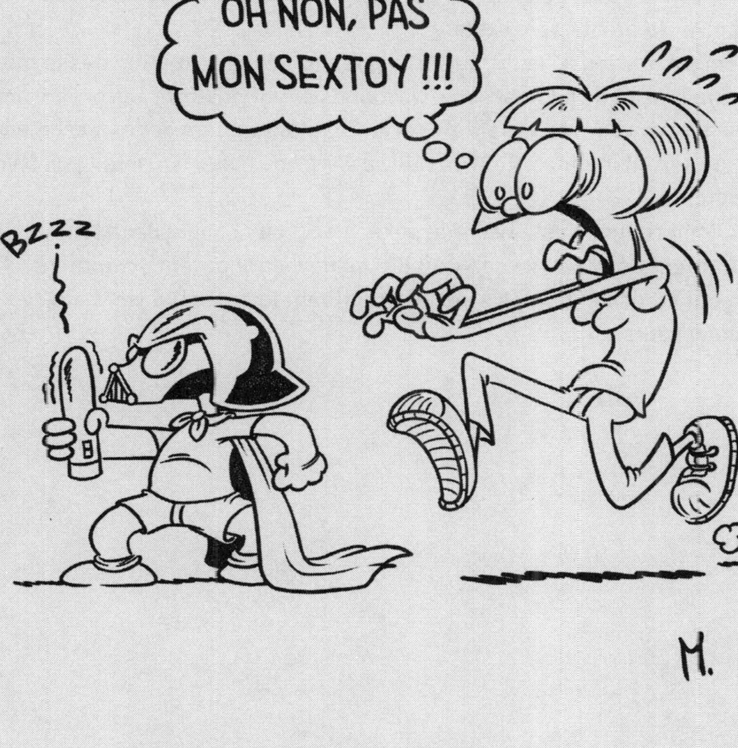

Dans cette partie…

C'est la famille qui nous intéresse, avec ses surprises, ses bonheurs, ses hauts et ses bas. Le premier chapitre porte le nom de « Bébé, le vengeur masqué ». Ce n'est pas qu'une boutade, l'enfant chamboule tout dans le couple, *dès la grossesse*, autant le savoir à l'avance et s'y préparer. Parentalité et sexualité conjugale sont-elles compatibles ?
À partir du moment où l'enfant est là, des dizaines de questions se poseront à vous, nous avons tenté d'y répondre, sur la pudeur en famille, la nudité et le reste.
L'enfant, lui aussi, va découvrir la question de la sexualité, dès le plus jeune âge, et à l'adolescence. Certaines situations vous surprendront alors et vous devez vous y préparer. D'autant qu'une bonne part d'entre elles seront inédites. Tout ce que va vivre votre ado n'existait pas à votre époque !
Ici, le fil rouge, c'est encore le sexe, mais sous l'angle de la famille : comment on préserve sa sexualité en devenant parent ; comment un enfant devient un être sexué ; comment la sexualité vient aux adolescents.

Chapitre 16

Bébé, le vengeur masqué

DANS CE CHAPITRE

Ça fait quoi *en vrai*, d'attendre un enfant ?

L'amour pendant la grossesse

Post-partum et libido

Reprendre le sexe après bébé

L'enfant est-il l'ennemi du couple ?

Surpris en train de faire l'amour

Dès l'annonce du bébé, la sexualité change...

La plupart des couples ont vu ou verront déferler sur eux toutes sortes de microchangements et de doutes. La mère sera de plus en plus centrée sur son ventre et sa transformation physique. Des questions se poseront : serai-je une bonne mère ou un bon père ? Serai-je à la hauteur de la situation ? N'est-ce pas trop tôt finalement pour avoir un enfant ? Mon conjoint est-il le bon père ou la bonne mère ? Des inquiétudes sur l'accouchement ou le bébé aussi, est-ce que ça se passera bien ? Le bébé sera-t-il normal ?

Ces questionnements auront un impact émotionnel sur la vie du couple et sa sexualité. Ils sont tout à fait naturels, la plupart des parents les traversent avec succès s'ils sont exprimés, expliqués, traités et fluidifiés tout au long des mois qui s'égrènent. Toutefois, même naturels, ils ne sont pas à prendre à légère, car le couple peut y laisser des plumes. Un couple sur quatre ou sur cinq va se séparer durant la grossesse ou avant la fin de la première année de l'enfant. Ce chiffre est en progression constante chez les conjoints pacsés comme chez ceux qui sont mariés. Certains psychologues utilisent même le concept de *baby clash.*

Attention !

Un couple averti en vaut deux, les futurs parents ont tout à gagner à anticiper et à se préparer, il faut être lucide, la grossesse n'est pas qu'un moment follement merveilleux, c'est aussi une crise qui se traverse à deux (et plus, si la famille s'en mêle). Il faut en prendre conscience et ne pas sous-estimer les enjeux.

La femme enceinte, c'est une évidence, a des besoins spécifiques qui varient durant les neuf mois de la grossesse, du fait de sa fatigue et des ennuis de santé qu'elle traverse parfois. Elle a donc besoin de soutien matériel. Besoin aussi de compréhension vu son état hormonal, qui la fragilise et lui met la « tête à l'envers ». Une femme enceinte pourra « s'électriser » parce qu'un spaghetti traîne sur la table et s'écrouler en larmes parce que son compagnon a oublié de rapporter du pain. Une réflexion mineure pourra être mal vécue. Si en prime, elle a le sentiment (justifié ou pas) que son conjoint est moins attentionné ou moins désirant qu'avant, elle pourra déprimer.

Et puis, il y a cette idée persistante et infantilisante que son rôle se borne à attendre bébé dans un univers cotonneux, empli de layette et traversé d'échographies régulières. Elle se voit dans l'injonction d'être heureuse, une prison à laquelle elle n'est pas préparée et une représentation de laquelle elle doit se libérer pour être elle-même, avec sa réalité et ses besoins. La femme enceinte demande en réalité patience, compréhension et tendresse, face à cet état qu'elle découvre elle-même et qu'elle ne comprend pas. Une seconde grossesse est habituellement mieux vécue, mais elle peut être aussi différente de la première, et, de ce fait, surprendre également. Le chamboulement vécu est aussi impressionnant que celui de l'adolescence, ou plus tard, celui de la ménopause.

À cette période hormonale particulière, toutes les cartes sont rebattues, la femme se dirige vers un monde qu'elle ne connaît pas, avec une métamorphose qui, selon les moments, peut lui faire ressentir une impression de toute-puissance (ce n'est pas rien de fabriquer un enfant et de créer une vie nouvelle !) mais peut également la conduire à une période de fragilité extrême ou de dégoût. Ce n'est pas rien non plus de se transformer en « grosse vache » comme le disent certaines.

Dans la tête du conjoint

Le père de son côté (ou la compagne dans le cadre d'une relation entre lesbiennes) n'est pas à l'abri des doutes, lui aussi a des besoins psychologiques très intenses. Il peut se sentir accablé par la charge des responsabilités nouvelles, même s'il a désiré très fort cet enfant. Lui aussi a un intense besoin de tendresse et de réassurance. Il sent plus ou moins confusément qu'il doit être totalement intégré dans l'aventure de la grossesse, du début à la fin, même s'il ne le manifeste pas explicitement.

Face aux transformations de sa compagne, il peut se montrer ambivalent, fier et heureux, et aussi… anxieux ou rebuté. Il peut idéaliser la grossesse et renforcer chez sa compagne l'image d'une femme épanouie et encore plus désirable (ses seins sont nettement plus volumineux, son teint radieux, sa peau illuminée, son air planant et serein lui confère un charme particulier…). Ou au contraire, selon son histoire familiale, il peut inquiéter sa compagne, la dévaloriser et prendre de la distance.

Par ailleurs, dans un jeu de miroirs plus ou moins complice, il peut totalement adhérer aux réticences de sa femme et cesser de faire l'amour durant cette période, il peut en souffrir aussi, se sentir exclu et rejeté, craindre qu'on ne l'aime plus, qu'on ne le désire plus, *lui*.

La situation du couple n'est donc pas simple, et elle peut se complexifier encore avec la grossesse qui avance. La compagne, obnubilée par ses besoins et ses métamorphoses, peut se montrer de moins en moins attentive, ce qui par contrecoup le fait se sentir de plus en plus inutile ; il en vient à devenir jaloux du bébé, même pas né et déjà si envahissant.

Il arrive aussi que certains futurs pères éprouvent la folle envie de faire la fête pendant que leur femme s'arrondit et prépare la maisonnée. Une brusque bouffée d'angoisse les prend et les pousse vers plus de liberté (sorties le week-end, soirées avec les copains, voire flirts et aventures). Et cela survient d'autant plus souvent que l'homme se sent rejeté sexuellement. Les rapports espacés deviennent plus ternes, son érection plus fragile, il a besoin de vérifier qu'il fonctionne encore, qu'il est toujours *capable*.

Tout cela entraîne une mise à distance psychologique, la complicité du couple s'effiloche, plus personne n'arrive à danser ensemble. De son côté, la femme isolée chez elle, enfermée dans son corps et dans sa solitude, voit grandir un sentiment de rancœur, de tristesse et surtout d'injustice. Elle ne peut s'échapper en claquant la porte, alors que la situation lui semble tout aussi difficile. Elle n'a pas le choix, il faut bien qu'elle assume ses nouvelles responsabilités de mère.

Essayez ça !

Montrez-vous le plus attentionné possible, à l'écoute des besoins de l'autre et, nous insistons, c'est valable dans les deux sens.

Dédramatisez la situation sans crispation. La crise passera si elle est discutée et traitée au fur et à mesure, si chacun de vous exprime son ressenti sans accuser l'autre.

En cas de situations qui tournent à l'orage, cessez l'escalade symétrique des reproches, avec l'agressivité qui augmente d'un cran à chaque réflexion, et différez l'explication, le temps que les choses se tassent. Soyez convaincus que chacun fait ce qu'il peut. Si cette stratégie d'apaisement ne suffit pas, prenez conseil auprès de la sage-femme qui vous suit, tournez-vous vers la relaxation, l'hypnose ou la méditation pour prendre du recul, consultez éventuellement un psychothérapeute. (Ces conseils sont naturellement valables dans les couples de femmes, dont l'une porte l'enfant et l'autre pas.)

Et puis ce conseil, qui est le b.a.-ba des recommandations en thérapie conjugale : plutôt que de jeter à la figure de l'autre des accusations (« tu fais n'importe quoi », « tu m'abandonnes », « tu ne m'aimes plus »), mieux vaut parler de ses besoins ou de son ressenti (« je me sens triste », « j'ai peur que tu me désires moins », « on fait moins l'amour, ça me manque », etc.).

Dans le cas où un homme se console à l'extérieur comme si la grossesse n'existait pas, cela ne préjuge en rien de son désir d'enfant, de l'amour qu'il éprouve, ni de ce qui se passera plus tard. Dédramatisez le problème, même si la pilule est difficile à avaler. L'important, pour le moment, est de régler la situation plutôt que de régler vos comptes. En laissant la brise disperser le conflit, et ce sentiment de liberté rassurer votre conjoint (au moins provisoirement), vous pouvez espérer un mieux. Le reste adviendra… ou pas.

Le but du jeu n'est pas de trouver qui est le coupable, le vrai responsable se situe dans votre tête à tous les deux. Ce qui est en cause, ce n'est pas l'autre ou vous, mais le chamboulement subi par vous deux sans le savoir, dû aux hormones et à l'émotion.

Quand la libido s'épuise

Chez la femme enceinte, l'intérêt pour le sexe peut diminuer, surtout le premier trimestre de la grossesse, quand les changements se mettent en place (sommeil perturbé, nausées, vomissements, jambes lourdes…) et que la crainte de perdre le bébé avant les trois mois fatidiques la rend anxieuse.

Au deuxième trimestre, l'amour est souvent plus facile, techniquement et moralement.

Au troisième trimestre, le corps s'alourdissant, le désir de la femme peut connaître une chute à nouveau, amplifiée par la crainte de faire mal au bébé et la fatigue accumulée.

À côté de cela peuvent survenir des causes psychologiques totalement inconscientes qui vont affecter sérieusement le désir. L'homme considère subitement sa femme comme « moins touchable » pour ne pas dire moins désirable, car elle devient mère, donc comme SA mère. Le complexe d'Œdipe ressurgit à cette occasion. La femme enceinte elle-même peut se considérer comme intouchable, en devenant mère, elle devient sa mère, celle qui ne fait pas l'amour.

S'ajoute une autre pensée, plus ou moins consciente, celle de n'être plus deux, mais bien trois lors du rapport sexuel. Bébé occupe le terrain et cette pensée engendre une menace quasi incestueuse dans l'esprit de certains futurs parents.

Anecdote

« Parce que j'étais devenue la mère de son fils, Cyril trouvait cela presque incestueux de faire l'amour avec moi, confie Lauriane. Je commençais moi aussi à ressentir ce sentiment fraternel » (Lexpress.fr, 26 septembre 2018).

Il se peut aussi tout simplement que, pour une future mère, le fait de porter un enfant prime tout le reste. Alors elle espacera le sexe à force de rationalisation (je me sens nauséeuse, je suis fatiguée, ça va faire du mal au bébé, etc.).

Essayez ça !

La première question à vous poser en votre âme et conscience quand l'envie de sexe semble avoir disparu est : est-ce juste un peu de fatigue ? Est-ce du dégoût ? Est-ce faisable et envisageable ? Un manque de désir passager se règle facilement par un contournement de l'obstacle. Vous pouvez envisager un plaisir sexuel fait de caresses poussées si vous les appréciez (zones génitales, fellation, cunnilingus), le tout sans pénétration. Personne ne se sentira attaqué, ni en danger dans ce contexte particulier et la situation sera dédramatisée. L'important est de ne pas rester devant le mur, il faut sortir de l'impasse dans laquelle vous êtes, en vous concentrant sur les sensations éprouvées (les vôtres) et celles que vous allez créer chez votre compagnon (ou l'inverse, tout dépend de qui est bloqué). Le tout sans forcing, tendrement, naturellement, avec complicité.

S'il s'agit d'un dégoût inconscient (souvent œdipien), prenez le taureau par les cornes et travaillez ça en psychothérapie, sous peine que la situation perdure au-delà de la grossesse. Quand on devient père ou mère, le sexe peut continuer d'être vécu (inconsciemment toujours) comme un tabou infranchissable, avec l'idée que les parents ne font pas l'amour !

Ce qui se passe sur le plan physiologique

Les femmes enceintes sont soumises à une véritable inondation hormonale, les estrogènes et la progestérone, les deux hormones féminines, sont délivrés en grande quantité. Certaines femmes verront leur désir augmenter de manière fascinante (elles ne sont pas les plus nombreuses), d'autres le verront chuter par périodes, encore la preuve que l'amour, c'est d'abord dans la tête que cela se passe.

Pourtant la grossesse dope *théoriquement* la libido. Le vagin prend de l'épaisseur, la lubrification s'intensifie ; les seins prennent du volume. La présence du bébé « tend » la zone périnéale, autour du clitoris, donc le plaisir est exacerbé du fait de cette simple présence. Une fois l'image du bébé dépassée psychologiquement, chacun peut profiter de la pression mécanique bien réelle qu'il exerce à l'intérieur.

Techniquement parlant, et si la grossesse se déroule sans pépin particulier, les relations sexuelles sont donc possibles du début jusqu'à la fin, et même, elles seront plus voluptueuses. Certaines femmes découvrent l'orgasme pour la première fois durant cette période, en couple, ou en se caressant toutes seules. Certaines présenteront de telles envies que leur compagnon aura du mal à suivre la cadence.

Quelques positions adaptées

La **levrette** est facile, elle n'appuie pas sur le ventre arrondi et l'homme peut doser plus facilement l'intensité et la profondeur de la pénétration, il peut aussi caresser le clitoris de sa compagne avec ses doigts.

La femme peut s'asseoir **au bord du lit**, jambes écartées devant elle, et son amoureux la tient par les hanches et la pénètre à genoux (avec des cousins sous les articulations pour ne pas avoir mal).

La position allongée sur le côté (**cuillère**) est possible jusqu'au dernier trimestre, elle est idéale, confortable, et la pénétration s'avère douce et peu profonde.

Andromaque est tout à fait adaptée. La femme chevauche son homme (il est allongé sur le dos), elle décide du rythme, des pressions et contrôle tout.

Les **caresses mutuelles**, même les plus poussées, ne sont pas contre-indiquées et la masturbation évite la pénétration quand celle-ci inquiète ou que le terme approche.

Deux questions qui se posent pendant l'amour

1. Que faire en cas de contractions (durant le troisième trimestre) ?

Les contractions surviennent n'importe quand, y compris au cours des ébats. Si ça arrive, la femme doit s'interrompre et s'allonger sur le côté, le temps de détendre ses muscles utérins. Les ébats peuvent reprendre ensuite si l'envie est toujours là.

2. Le sperme peut-il déclencher le travail ?

Il traîne parfois l'idée qu en ayant des rapports sexuels les dernières semaines de la grossesse, on peut accélérer l'accouchement. En cause, le sperme, qui contient des prostaglandines, substances justement utilisées par les médecins pour déclencher le travail... mais les doses sont bien plus importantes en ce cas. Donc aucun risque avec le sperme si on veut faire l'amour.

Le doute est pourtant là

Les couples sont cependant inquiets, surtout lors de la première grossesse. Ils ont peur de la fausse couche du premier trimestre, d'un accouchement prématuré le dernier trimestre, d'une rupture de la poche des eaux, des douleurs du bébé pendant le rapport sexuel, ou plus irrationnel encore, d'une anormalité ou d'une malformation du fœtus à cause des ébats répétés.

Toutes ces craintes, sans fondement le plus souvent, sont largement inspirées des interdits religieux ou des recommandations médicales encore en vogue avant-guerre. On sait maintenant que le fœtus est bien à l'abri dans la poche amniotique, elle-même cuirassée par le col de l'utérus, défendu de son côté par le vagin. À ces multiples protections s'en ajoute une ultime, des plus efficaces : le col, orienté vers l'arrière pendant les neuf mois, pivote vers l'avant quelques heures avant l'accouchement pour favoriser la sortie du nouveau-né. La femme enceinte et le couple doivent intérioriser ces notions de physiologie pour faire l'amour sans crainte et sans arrière-pensées.

Figure 21

La formation du fœtus.

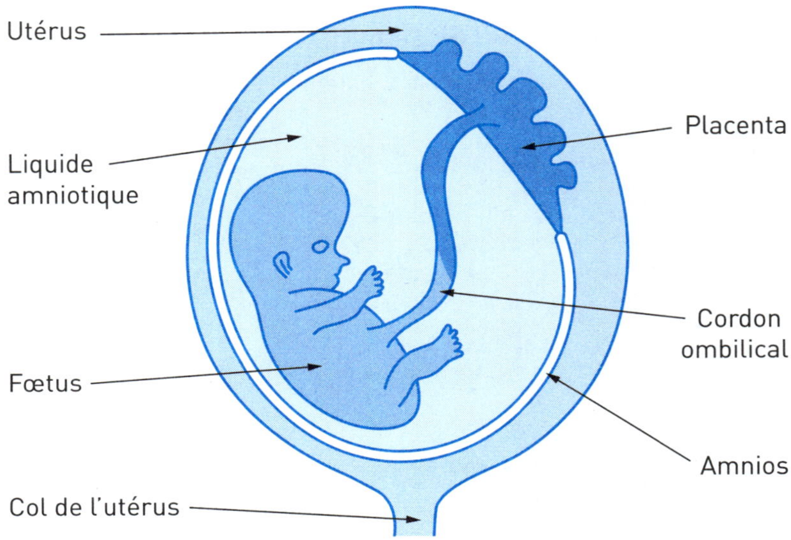

Des cauchemars étranges

Les cauchemars s'invitent souvent pendant la grossesse (emprisonnement, guerre, départ...). Ils reflètent ce qui se passe souterrainement dans l'inconscient de la mère, très riche et stimulé durant cette période. Ces rêves expriment simplement la peur de perdre sa liberté, ou bien de se retrouver seule avec l'enfant, de ne pas être soutenue par la suite, de ne plus être désirée ou ne plus ressentir soi-même de désir, peur que le couple se perde en chemin... Aucune prémonition dans ces sombres représentations. Au contraire, elles sont classiques et banales, rassurantes en réalité, car elles permettent de « rejouer » pendant la nuit les conflits inconscients et ainsi de diluer les tensions, d'apaiser les craintes et les peurs.

Post-partum et libido

« Quand pourrai-je refaire l'amour, docteur ? » Beaucoup de jeunes mères se posent légitimement la question, souvent poussées par leur compagnon, qui commence à manifester son impatience. Si l'on en croit les chiffres retrouvés dans la plupart des études, la reprise des rapports s'effectue au cours des deux premiers mois pour un couple sur cinq. Les autres reprendront progressivement les semaines suivantes, y compris après une épisiotomie. Les médecins considèrent qu'il y a problème après six mois d'abstinence.

Ça va faire mal, docteur ?

Le premier rapport est généralement douloureux (86 % des cas si l'on en croit la revue *Réflexions en gynécologie obstétrique* [2017]). Les six mois suivants peuvent être suivis de gênes ou de douleurs sans que cela soit inquiétant.

Près d'une femme sur deux a encore mal au bout de trois mois.

Anecdote

Dans le passé, les jeunes accouchées ne se posaient pas de questions, pas d'amour avant les « relevailles ». La religion et la médecine veillaient au grain. L'époux devait patienter quarante jours au moins, parfois six mois.

Les hormones s'en mêlent

L'effondrement hormonal après l'accouchement entraîne une chute normale du désir. Les estrogènes et la progestérone, qui culminaient pendant la grossesse, se réduisent comme peau de chagrin. Ceci explique peut-être cela, du fait du manque d'estrogènes s'installe une sécheresse vaginale majeure, dont il convient de s'occuper, car le sexe devient moins confortable voire douloureux, ce qui peut entraîner un espacement des rapports et l'entrée dans une spirale négative.

Attention !

Prenez conseil auprès de votre gynécologue ou de la sage-femme qui vous a suivie. Ce problème est loin d'être secondaire, et il n'est pas honteux d'en parler. Plus tôt vous réglerez ce souci, plus facilement vous reprendrez le cours normal de vos rapports sexuels, sans tumulte ni doutes.

Avec l'allaitement, plongée du désir

Les mères qui allaitent sont encore moins portées sur le sexe, à cause d'une hormone qu'elles sécrètent massivement, la **prolactine**. Cette hormone cérébrale, autoentretenue par la succion du mamelon par le bébé, réduit la sécrétion des estrogènes, ce qui entraîne en retour une sécheresse vaginale, avec une gêne à la pénétration. Donc une diminution de la libido, des caresses et du plaisir ! Or, le corps, qui s'habitue à cette baisse de plaisir, réduit en retour, de plus en plus, le plaisir. Il sera moins soutenu par le désir et les caresses intimes.

Enfin, pendant l'allaitement, les femmes sont inondées d'ocytocine, l'hormone de l'attachement. Mais ce n'est pas vers leur compagnon qu'elles se tournent, c'est vers leur bébé. Parfois trop. Parfois de manière exclusive. Tout leur amour, toute leur sensualité sont guidés vers le petit lové dans leurs bras et le compagnon, exclu, se sent rejeté et a du mal à retrouver sa place.

Attention !

La sécheresse vaginale est inéluctable avec le post-partum et l'allaitement. Elle ne doit pas être prise pour un manque de désir ou un manque d'amour. Elle est tout simplement normale et physiologique. Elle se traite à l'aide de lubrifiants (crèmes hydratantes, ovules, etc.). Demandez conseil à votre pharmacien, à votre sage-femme ou à votre gynécologue.

Les lieux du vagabondage amoureux malmenés

La délivrance n'a pas toujours été un conte de fées. Épisiotomie, forceps, césarienne, parfois l'« intimité » de la mère a subi des revers. Ce qui peut lui faire redouter, au moins fantasmatiquement, que la cicatrice fasse mal ou que l'épisiotomie lâche. Sans parler du périnée, qui a été mis à rude épreuve. Ce muscle soutient les organes génitaux au niveau du bassin. Après l'accouchement, il perd de sa tonicité, avec des conséquences sur l'orgasme et d'éventuelles fuites urinaires ; voilà pourquoi les séances de rééducation périnéale sont si recommandées en postnatal. Ces éléments font partie de l'aspect technique de la consultation post-partum. Si tout est en ordre, si la femme peut contracter normalement son vagin (*testing* à deux doigts), la reprise sera favorable et le couple pourra se remettra tranquillement et sûrement sur ses rails.

Si les dégâts persistent, les dix séances pour le périnée sont d'autant plus nécessaires, accompagnées de petits moyens (ovules, lubrifiants) pour faciliter le retour à la normale. En attendant, le couple peut toujours continuer d'avoir une relation sexuelle non pénétrante pour renouer avec le plaisir charnel. Cela évitera un blocage ultérieur. Mais pas de forcing, le ressenti de la fraîche accouchée avec son propre corps doit absolument être respecté, l'objectif étant qu'elle soit tout à fait à l'aise.

Le périnée, arme de plaisir massif

Le périnée, appelé aussi « plancher pelvien », est une sorte de hamac qui soutient les organes situés dans le ventre (utérus, vessie, anus, etc.). À l'inverse des abdominaux qui sont régulièrement travaillés, lui est négligé alors qu'il est justement indispensable au soutien des organes abdominaux.

»

»

Pendant la grossesse, les muscles périnéaux sont mis à rude épreuve. Grosso modo, un bébé pèse 3 kg, la poche amniotique 1,5 kg, le placenta 1,5 kg aussi. Tous ces kilos à porter *en plus et en permanence* pèsent l'équivalent de quatre grandes bouteilles d'eau minérale. Et puis, l'accouchement par voie basse va malmener le périnée. Celui-ci doit donc être retonifié, pour une meilleure santé gynécologique de la femme et parce que c'est aussi un atout sexuel considérable.

Vous en doutez ? On raconte que les geishas sont capables de décapsuler une bouteille grâce à ce muscle, qu'elles entraînent pour mieux masser le pénis de leur partenaire.

Pour travailler son périnée, outre les séances remboursées par la Sécurité sociale, on peut monter les escaliers. La Sécurité sociale suédoise rembourse certains sextoys qui renforcent le plancher pelvien, c'est dire l'intérêt qu'elle trouve à cette rééducation (voir aussi le chapitre 7, « Masturbation et sextoys », p. 121) !

Figure 22
Le plancher pelvien.

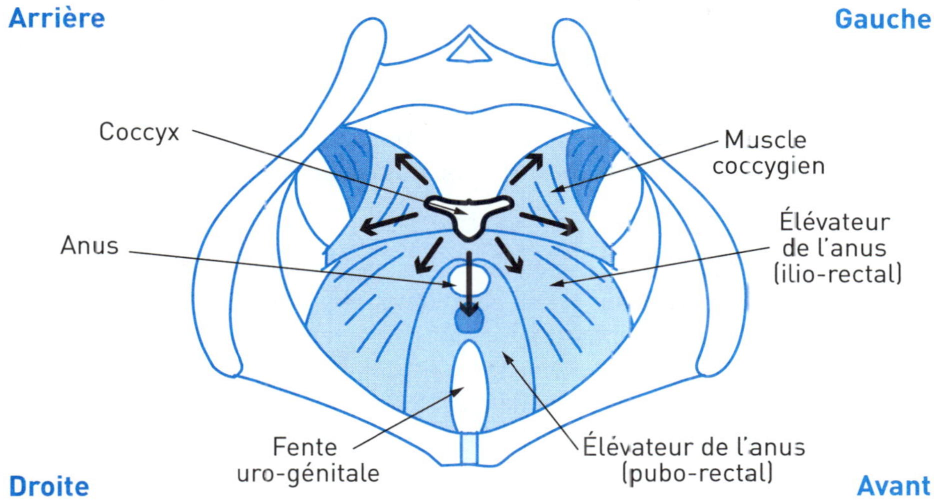

Attention !

Si le plaisir tarde à venir – au bout de six mois – consultez votre médecin pour un nouveau bilan gynécologique ou un médecin sexologue, voire un kinésithérapeute périnéologue. Si les douleurs demeurent, c'est qu'une sécheresse est installée. Les ovules lubrifiants ne suffisent pas forcément en ce cas, il y a une plainte qui doit être exprimée et résolue. Le plaisir, y compris par la masturbation, peut aider à retrouver le chemin et l'élan vers soi et vers l'autre.

En cas de perte importante de l'élasticité vaginale qui ne cède pas au bout de six mois à un an, vous pouvez rendre votre vagin plus tonique grâce à deux ou trois séances de laser vaginal. Mais n'allez pas trop vite non plus, il est normal après un accouchement d'être un peu en « chantier », avec des muscles détendus, et une silhouette déformée. Cela n'a rien d'inquiétant, laissez un peu de temps au temps et vous aviserez si cela persiste.

Et le baby-blues ?

Le baby-blues touche de 50 à 80 % des jeunes accouchées et survient dans les heures, voire les jours qui suivent l'accouchement. Ce trouble banal disparaît spontanément et rapidement, il n'affecte pas la sexualité du couple… les ébats n'ont même pas eu le temps de reprendre.

En revanche, la dépression du post-partum est plus sérieuse. Elle fait suite aux modifications biologiques et hormonales brutales et touche de 10 à 15 % des accouchées. Elle se traduit par un véritable cataclysme intime, c'est une vraie dépression ! Celle-ci se manifeste surtout entre le 2e et le 12e mois après la naissance, avec un premier pic de fréquence de quatre à six semaines après l'accouchement. Cette pathologie se traduit par une intense tristesse, doublée d'un manque de plaisir et d'intérêt pour tout, y compris pour l'enfant, la relation avec le père, ou pour le sexe. Cette maladie se soigne à condition d'en parler, on peut notamment se tourner vers le site d'écoute, de soutien et de conseils www.maman-blues.fr.

Attention !

Cette tristesse incommensurable et incompréhensible ne doit pas être balayée d'un revers de main. Il faut consulter le gynécologue ou la sage-femme, qui à son tour adressera vers un spécialiste compétent (souvent les unités mères-enfants à l'hôpital), éventuellement un psychiatre, à condition de ne pas se contenter d'antidépresseurs, mais de suivre aussi une thérapie par la parole, essentielle en cas ; c'est le prix pour réduire la souffrance et donner du sens à ce qui arrive.

La sexualité des parents quand les bébés grandissent

Le couple se construit *aussi* autour de l'attention à l'autre. La mère doit accepter la délégation des tâches et le père doit prendre sa part pour la soulager, ce qui n'est pas toujours facile au début, sa femme ayant parfois du mal à déléguer. Or, il est important pour elle de souffler un peu et de renouer la complicité conjugale sans attendre des mois pour cela.

Les enfants sont des êtres charmants mais naturellement exigeants, chronophages et envahissants. Ils ont le don d'attirer l'attention exclusive de leurs parents. Et quand le complexe d'Œdipe s'en mêle (voir le chapitre suivant, p. 293), ils excellent dans l'art de les séparer, venant littéralement s'interposer entre eux, dans leur lit, dans leurs bras pour occuper le terrain le plus possible. Les parents doivent donc faire front commun, et opposer un barrage tendre et complice – mais ferme – à ces incursions répétées.

Des parents soudés sur ce point retrouveront plus facilement leur intimité. À deux, ils pourront imposer à leur progéniture la nécessité d'être tranquille et le droit à se retrouver. Une relation intime entre adultes entretient l'amour, qui renforce le couple, donc apporte une chance extraordinaire à l'enfant, qui grandira dans une famille soudée émotionnellement et psychologiquement. L'acte sexuel lui-même est normal, il doit s'accomplir naturellement, sans culpabilité aucune. La sexualité du couple est la promesse d'un bonheur à venir pour les enfants.

Essayez ça !

Fermez votre porte à clé de temps en temps pour vous retrouver en couple, que ce soit pour discuter simplement, vous détendre ou faire l'amour. Vous aussi avez droit à des « temps calmes ».

Si la porte ne ferme pas, installez un verrou. Cela évitera les incursions inopinées dans votre territoire. Votre enfant comprendra très vite que c'est une zone où il n'est pas admis sans y être invité, et si vous l'indiquez naturellement et sans culpabilité, il le prendra naturellement aussi sans se sentir rejeté. Il doit simplement savoir que ce n'est pas « contre lui », « c'est juste que papa et maman ont besoin de se retrouver ».

Surpris en train de faire l'amour !

Dans le panthéon des peurs parentales, il y a celle d'être surpris en pleins ébats, une peur de nos sociétés occidentales contemporaines. Dans beaucoup d'autres cultures, les femmes, les hommes et les enfants dorment côte à côte sans que cela pose problème.

L'âge de l'enfant qui surprend la « scène primitive », comme disent les psys, importe beaucoup. Avant 6 ans, le corps-à-corps, les cris et la perte du contrôle pendant l'amour peuvent l'inquiéter. Il peut se dire « papa fait mal à maman », « maman [qu'il a entendu gémir] souffre ».

Essayez ça !

Dites à votre enfant que tout va bien et que papa s'amuse avec maman et l'aime beaucoup. Votre ton est essentiel, car l'enfant s'identifie toujours aux affects des adultes. Si vous avez l'air retourné(e)s, affolé(e)s, si vous vous sentez coupable(s), il le sera tout autant. En revanche, si vous adoptez un ton serein, il sera apaisé par votre réaction et la scène à laquelle il vient d'assister sera instantanément dédramatisée et prendra le sens que vous lui donnez.

Si malgré tout, vos explications ne le calment pas, alors écoutez-le, lui. Soyez précis et n'allez pas au-devant de ce qu'il vous demande. Aidez-le en formulant des questions ouvertes. « Qu'as-tu vu ? Qu'as-tu pensé ? » Ses réponses vous donneront une idée de son degré d'analyse de la situation et du type de réponse qu'il attend. Au-delà de 6 ou 7 ans, dites simplement à votre enfant que vous êtes désolés, qu'il n'a pas à s'inquiéter, cela fait partie de la vie des couples qui s'aiment, et voilà tout. Ajoutez que c'est de votre faute, vous auriez dû faire plus attention ou fermer la porte. Surtout ne renoncez pas à toute sexualité tant qu'il est petit, il est important pour votre couple d'avoir une vie amoureuse.

En dehors du lit conjugal et de l'acte sexuel, la tendresse du couple devrait pouvoir s'afficher sans gêne. Ces caresses et ces baisers partagés par les parents sont la preuve explicite d'une complicité... Certains adultes n'ont jamais vu leurs parents s'embrasser ou s'enlacer, à leur tour ils ont du mal à se montrer tendres.

Attention !

Si pour vous deux, le sexe était un pilier important de la relation et qu'il s'espace avec la venue de Bébé, réagissez vite. Quand une « nouvelle mémoire du corps s'installe », elle donne aussi une nouvelle norme du plaisir *a minima*. Ne laissez pas tarir la source, ni la situation pourrir.

Lorsqu'on est jeune, on se fait des promesses d'amour éternel et on fait l'amour éternellement. Mais cinq, dix ou quinze ans après, cela devient compliqué de respecter ce contrat implicite ou explicite de départ, la donne a changé. Les enfants sont arrivés. La sexualité s'est modifiée. Ce changement peut s'opérer progressivement ou s'installer du jour au lendemain. Voilà pourquoi il convient de rester vigilant.

Bébé dans le lit des parents

Qu'un bébé ou un petit enfant dorme occasionnellement dans le lit conjugal, ce n'est pas un problème du tout, et même, cela peut être rassurant, en cas de maladie, d'angoisse ou de cauchemar terrible. Mais la faveur doit rester une exception. Sinon ? Une OPA sur l'intimité du couple !

Œdipe à l'horizon

En période œdipienne, c'est-à-dire quand l'enfant a entre 3 et 6 ans, il faut se montrer particulièrement vigilant face à l'envahisseur. Il est alors recommandé de formuler clairement les limites, tant celle de l'interdiction du lit conjugal que celle de l'inceste (« un enfant ne se marie pas avec son papa [ou sa maman] »).

Les parents qui veulent préserver le sommeil de leur enfant et se préserver un avenir de couple paisible doivent à la fois reconduire leur petit dans son lit et savoir le rassurer. Des paroles douces mais assurées, un bisou, le doudou, des accessoires « magiques » pour le défendre s'il a peur (gros nounours, épée de chevalier, toute petite veilleuse...) et la porte ouverte s'il le réclame. Il cédera si le parent ne cède pas avant lui.

Essayez ça !

Si votre bout de chou achève sa nuit auprès de sa maman chérie, pendant que papa, lui, dort sur le canapé (surtout si la situation s'installe), le papa doit réaffirmer ses droits : « Tu dors dans ton lit, ici, c'est ma place ! » À chacun son territoire, l'enfant attend des limites ! Le coup d'État ne profite à personne ; il ne fait que perpétuer chez l'enfant l'incapacité à dormir seul.

Attention !

Le lit du couple est chargé de symboles. Lorsque l'enfant finit par supprimer toute intimité chez ses parents, il est bon de se poser la question de la mise à distance opérée, car soyons clairs, ce n'est pas le petit qui dicte sa loi. La mère profite-t-elle de l'excuse de l'enfant pour cesser tout rapport sexuel ? Est-il un écran et un bouclier contre le désir de son compagnon ? Le couple règle-t-il à travers l'enfant des conflits conjugaux sous-jacents ? Une chose est certaine, les réconciliations sur l'oreiller auront bien du mal à survenir si l'enfant s'impose dans le territoire intime. Non seulement le couple est disqualifié, mais l'enfant aussi, qui construit sa propre identité sexuelle. Car lui n'est pas dupe, un père désiré et aimé à sa véritable place reste le meilleur des exemples pour se construire en tant que fille ou garçon.

DANS CE CHAPITRE

Dessine-moi un garçon et une fille

Les enfants ont-ils une sexualité ?

Peut-on parler de sexualité aux enfants ?

La question de la nudité, de la pudeur et de l'Œdipe

Chapitre 17

Comment le petit d'homme devient un être sexué

Avant l'âge de 6 ou 7 ans, dit l'« âge de raison », les enfants savent parfaitement ce qu'est un garçon ou une fille et ils ont déjà assimilé la plupart des comportements qui vont avec un « zizi » ou une « zézette », ils ont aussi leur petite idée sur l'amour. La « chose » les travaille manifestement en profondeur comme en surface. Certaines situations de la vie quotidienne le prouvent. Ils se caressent ou s'amusent à « touche-pipi » avec d'autres enfants, ils jouent au docteur, ils lancent des regards palpeurs à leur mère ou à leur père, ils posent des questions... Les parents ont intérêt à anticiper pour ne pas se laisser envahir par leurs propres affects.

Un garçon, c'est comme ci, une fillette, c'est comme ça

Socialement

L'identité sexuée qui fait que l'on se reconnaît comme fille ou garçon se met progressivement en place autour de la troisième année de l'enfant. Mais ce n'est pas avant 5 ou 6 ans que celle-ci apparaît vraiment constituée, confortée par les comparaisons avec les autres, renforcée et conditionnée par le sexe souhaité des parents et leur éducation. La fille (et la femme qu'elle deviendra) devient l'« être du dedans », le garçon celui « du dehors » ; la première doit prendre soin des autres, aider les plus petits, câliner, se faire belle, le second doit se montrer fort, fier et dominant.

Entre-temps, des petites explorations vers l'autre sexe surviendront et seront tout à fait naturelles. Faut-il élever un enfant « dans le génie de son sexe », comme le préconisait Françoise Dolto, et lui faire valoir ses atouts spécifiques ? Une petite fille ne sera jamais un garçon, elle n'aura jamais de pénis comme lui – ce qui peut la décevoir –, mais, plus tard, elle aura des seins comme maman et pourra porter un bébé dans son ventre si elle en a envie.

Faut-il au contraire tendre vers une éducation « à la canadienne », où les tout-petits n'associent pas forcément l'identité sexuelle aux parties génitales, et où les proches contribuent à cette démarche en disant par exemple « les personnes qui ont un pénis » ou « les personnes qui ont un vagin » ?

Sans aller jusque-là, en France, combien de fillettes ont été sauvées par Claude, l'héroïne du *Club des cinq* qui préférait jouer les cascadeuses, plutôt que par Martine, ménagère junior modèle... ?

Polémique

À chaque parent de savoir ce qu'il veut transmettre à ses enfants comme idée de ce qu'est un petit garçon ou une petite fille, mais il est certain que dès le plus jeune âge, les pensées de l'entourage modèleront son comportement sexué. Quel que soit le modèle choisi, on peut faire passer dès le début l'idée qu'un garçon et une fille n'ont pas le même sexe mais qu'ils se valent, ils peuvent réussir les mêmes études et pratiquer les mêmes sports, et, plus tard, les mêmes métiers. Il reste encore du travail pour faire passer le message. Une étude publiée en 2020 dans la revue scientifique *Sex roles*, effectuée auprès de 900 enfants de 3 à 6 ans, en France, en Norvège ou au Liban, montre que lorsqu'on soumet les petits à des dessins « asexués » *a priori*, mais révélant une figurine exécutante et une figurine dominante (un chef pour faire simple), dès 4 ans les enfants désignent majoritairement l'homme comme chef et la femme comme exécutante. Vous avez bien lu, dès cet âge ils associent pouvoir et masculinité, que leur culture soit méditerranéenne ou scandinave !

Garçon et fille manqués

Quand l'enfant ne ressemble pas à l'idée que l'on se fait des manières de son sexe, le garçon paraît trop « délicat et efféminé », la fille trop « bagarreuse et téméraire », les parents se demandent souvent pourquoi il en est ainsi.

Plusieurs explications à cela. Le petit garçon devine inconsciemment que son (ou ses) parent(s) rêvai(en)t d'avoir une fille et adopte la fréquence sur laquelle jouer pour se faire aimer et admirer (pareil pour la fillette « hors des clous »). L'imitation est un formidable ressort aussi : l'enfant choisit comme modèle le grand frère ou le copain tant admiré du sexe opposé, et tant pis s'il est supposé agir autrement. Il arrive aussi qu'adopter les attitudes du sexe opposé au sien soit un atout dans les familles où il n'y a que des filles ou que des garçons (voir *Les Quatre Filles du Dr March*). S'affirmer différent de ses autres frères ou sœurs est alors une manière de tirer son épingle du jeu.

La curiosité pour l'autre genre intervient souvent aussi. Pour se comprendre en tant que fille ou garçon, l'enfant a besoin d'explorer le monde du côté opposé et revenir ensuite à ses bases. Enfin, les mentalités évoluent. Aujourd'hui, les frontières éducatives sont plus floues, alors oui, une fille se sent moins obligée de s'habiller en rose Barbie et un garçon de s'identifier à un héros survitaminé pour être bien dans son sexe, ce qui occasionne une confusion des genres à certaines étapes du développement, un jour l'envie de se bagarrer et d'être Son Goku, le lendemain l'envie de s'habiller en princesse. Est-ce pour autant *réellement* un problème ?

À retenir

Avec le temps, le garçon ou la fille apprendra à devenir lui-même et consolidera progressivement son identité sexuelle en s'identifiant au modèle qui lui correspond. En attendant, il n'est ni bien ni mal d'être comme on est, c'est à l'enfant d'être lui-même, et au parent de l'éduquer dans le respect des deux sexes.

Une sexualité mouvante comme un iceberg

Freud a été le premier à parler de « sexualité infantile », il ne faut pas l'entendre évidemment au sens de la sexualité adulte, plus génitale. Non, chez l'enfant, on s'approche davantage d'une curiosité sexuelle à l'égard du corps qu'il découvre et qui change, associée à la découverte de caresses différentes de celles auxquelles il était habitué (succion, etc.), qui peuvent l'apaiser, réduire ses tensions, et se révéler agréables. Freud a aussi parlé de l'importance du complexe d'Œdipe dans la construction de l'enfant.

Complexe d'Œdipe : un grand classique en deux actes

Entre 2 et 4 ans se joue l'acte n° 1. L'enfant est très attaché à son parent de sexe opposé, il le réclame et l'abreuve de câlins. Au second acte, le garçon veut sa maman pour lui tout seul et le papa est vécu comme un rival (vrai aussi pour la fille). L'enfant devient jaloux et s'oppose de plus en plus fréquemment à l'autorité de ce parent. Mais tout cela l'attriste aussi, car il aime ce rival et redoute de perdre son attachement. Le petit œdipien oscille donc entre l'envie de voir son parent disparaître pour rester seul avec l'objet de son amour exclusif et la culpabilité d'avoir eu des mauvaises pensées. Tout cela le préoccupe au point de perturber son sommeil. Il rêve d'ogres menaçants, de méchants rois et de jolies fées ou de gentilles maîtresses. Mais là cesse la tragédie grecque. L'amoureux ne va pas jusqu'à tuer son père et épouser sa mère. Il se contente le plus souvent d'œillades séductrices, de mains plongées dans le décolleté de maman, et d'incursion dans le lit des parents. Le complexe d'Œdipe s'achève le plus souvent entre l'âge de 5 et 7 ans. Le garçon admet qu'il ne pourra jamais se marier avec sa maman et prend alors pour modèle celui qu'elle a épousé, son père. Il s'identifiera à lui jusqu'aux prémices de l'adolescence. Pareil pour la fille. Elle renonce à papa et imite maman.

Tous les enfants ne traversent pas cette étape de leur développement psychologique avec la même intensité. Cette période est en tout cas l'occasion pour les parents de formuler l'interdit de l'inceste de manière légère mais claire comme dans le conte *Peau d'âne* : on n'épouse jamais son papa (ou sa maman). Cette impossibilité est pour l'enfant une déception énorme, mais aussi un puissant moteur qui le poussera à grandir et à rêver d'amour (voir aussi la partie des X, « Freud en dix concepts », p. 401).

Il se caresse sans vergogne

La masturbation démarre très tôt chez l'enfant, parfois dans le ventre maternel. Dès l'âge de 2 ou 3 ans, les enfants expérimentent spontanément certains gestes et prennent conscience de l'existence de leur sexe. Ce sont les réactions de l'entourage qui vont ancrer le message à intégrer par rapport à son attitude. Si ce que perçoit l'enfant est de l'ordre de l'interdit, de la honte ou du tabou, alors ses pulsions à venir seront vécues comme des émotions coupables voire des transgressions. Si le message reçu apparaît plus neutre, la curiosité sexuelle de l'enfant sonnera comme l'heureuse anticipation des pulsions futures et d'émotions joyeuses.

Lorsque ces caresses intimes se limitent à la chambre ou au lit de l'enfant, une seule chose à faire, s'éclipser discrètement. En cas de caresses démonstratives en public ou devant l'entourage, il est nécessaire de poser des limites de savoir-vivre en société.

Essayez ça !

« Tu peux te caresser, mais pas devant les autres… Je comprends que cela te fasse du bien, mais cela ne regarde que toi. » Si vous vous montrez naturel et bienveillant tout en indiquant la direction de manière positive, votre enfant saisira qu'il ne fait rien de mal et que le plaisir ou le besoin de détente sont naturels. Il recevra aussi l'autre message cinq sur cinq, on ne peut satisfaire tous ses besoins dans l'instant. Si l'enfant persiste de manière répétée et ostentatoire, c'est un clignotant qu'il vous adresse. Il a besoin d'être réconforté et ne sait pas comment exprimer ce besoin autrement, il traverse peut-être une période délicate.

On le laisse jouer au « docteur », mais…

Souvent, l'enfant n'attend pas d'avoir la panoplie complète du parfait docteur pour explorer le corps de ses copains ou copines au cours d'examens anatomiques exhaustifs et plus ou moins dénudés. Sans le savoir, l'enfant répète la « scène primitive » de l'amour entre les parents, qu'il pressent ou qu'il a entendue. Ces petites explorations assouvissent son insatiable curiosité, fréquente jusqu'à l'âge de 6 ans. Laissez faire !

Par contre, si l'enfant se cache pour jouer à « touche-pipi », c'est qu'il a repéré l'interdit. Rappelez-lui les limites sans pour autant introduire la notion de culpabilité ou de faute (ce n'est ni mal, ni sale, ni honteux). En cas de gestes problématiques (doigt ou objet introduit dans les orifices), expliquez-lui qu'il n'a pas à caresser, chatouiller, manipuler, le corps de l'autre (même si ce dernier est d'accord), en plus il peut lui faire très mal. Votre ton impératif saura le convaincre de ne pas tenter à nouveau l'expérience.

L'intimité en famille au quotidien

Faut-il se montrer nu(e) devant ses enfants ?

Les enfants sont-ils gênés voire choqués par la nudité de leurs parents ? Celle d'une mère devant sa fille est-elle plus légitime que celle d'un père devant sa fille ? Y a-t-il des âges limites à respecter ? Autant de questions que tous les adultes se posent un jour, notamment devant certains gestes embarrassants ou regards insistants de leur petit(e) chéri(e)...

Soyons clairs, aucune loi psychologique n'inscrit dans le marbre d'éviter toute exposition de seins ou de fesses au regard de sa progéniture. La nudité en famille reste une affaire personnelle, susceptible d'évoluer avec le temps. Certains parents adaptent tout naturellement leur attitude dès que leur enfant a grandi. Un jour, ils ferment les portes afin que le territoire intime de chacun soit respecté, tout cela simplement et sans fracas. D'autres parents revendiquent la liberté d'être nus chez eux quoi qu'il arrive, et il est important qu'ils s'en sentent libres tant que leur enfant n'excède pas les 3 ou 4 ans. Entre un père et un fils, ou une mère et une fille, il peut y avoir de la complicité dans l'air à se découvrir à la fois si semblables et si différents.

Attention !

L'enfant va traverser les turbulences du complexe d'Œdipe. Durant cette période, il vaut parfois mieux se tenir à distance et éviter une trop grande promiscuité en prenant un bain ensemble, par exemple. Les frères et sœurs, eux, peuvent continuer encore un peu, si personne ne se dit gêné.

Les enfants et la pudeur

La pudeur est la base du sentiment de « vie privée », si essentiel à la constitution de la personnalité de chacun. Vers l'âge de 7 ou 8 ans, et parfois plus tôt pour la petite fille, l'enfant s'enferme dans la salle de bains, ce qui signifie « je n'ai plus envie qu'on me voie nu(e) », mais aussi à l'intention de ses parents « je n'ai plus envie de vous voir nus ». À cet âge, l'enfant a déjà intégré les défenses et interdits posés autour de la sexualité et sa pudeur s'exacerbe. À la préadolescence, il commence à s'éveiller au désir, inutile que son père ou sa mère serve de tremplin à ses rêveries sensuelles. Il ricane de la sexualité et se montre parfois grossier, ce qui signale en réalité... sa pudeur et son angoisse.

À l'adolescence, sa métamorphose physique s'accompagne d'un réveil de l'Œdipe, qu'il doit dépasser cette fois pour de bon. Les parents doivent plus que jamais prendre de la distance et ne pas entretenir une proximité insupportable avec lui.

Attention !

Certains parents, en toute bonne foi, refusent de voir leur enfant grandir ou devenir autonome, et ils empiètent régulièrement sur le territoire intime de leur « petit ». À 10 ou 11 ans, il faut clairement éviter de savonner son garçon dans le bain parce qu'il ne sait pas s'y prendre tout seul ou se promener nu dans l'appartement devant lui ou ses ami(es) ; les dégâts sont durables, et ressortiront des années après en consultation chez le psy !

Leur parler de sexualité

Répondre à leurs questions, même lorsqu'ils sont tout petits, et parfois les anticiper, est l'occasion inespérée de faire passer des notions essentielles comme l'égalité des sexes ou la tolérance, le respect de l'autre ou de soi-même (la psychanalyste Claude Halmos parle même de « civiliser la sexualité » de l'enfant). C'est aussi un moyen de prévenir les abus sexuels ou l'homophobie.

L'éducation à la sexualité joue ainsi un rôle primordial dans le développement psychologique et affectif des petits. Grâce à ce décryptage progressif, l'enfant comprendra mieux son propre corps et ses émotions, évitant ainsi des angoisses récurrentes.

Dis, comment on fait les bébés ?

Dès l'âge de 3 ou 4 ans, un enfant peut poser la question et les parents doivent être prêts à lui répondre. En réalité, l'enfant s'interroge sur lui-même et sa question subliminale est « d'où je viens », « pourquoi je suis là ? ».

Si l'on y réfléchit bien, la réponse est assez époustouflante, l'enfant va devoir admettre une histoire digne d'un conte de fées. Papa et maman ont apporté leur graine. Neuf mois à vivre dans une petite caverne ronde, douce et tiède, aux lueurs orangées, emplie de liquide. Il y respirait à l'intérieur comme un poisson dans l'eau. C'est une révélation incroyable et troublante, imaginez, il vivait dedans comme un poisson, relié à sa maman par un simple cordon, ça le renseigne au passage sur ses sentiments d'attachement à sa mère. Ils ont vécu en symbiose l'un et l'autre, ce qu'elle ressentait, il le percevait, ce qu'elle mangeait, il l'avalait, ce qu'elle écoutait, il l'entendait aussi...

Essayez ça !

S'il vous pose vraiment la question, commencez par lui retourner sa propre question pour adopter le niveau d'explication le plus à propos : « D'après toi, comment fait-on les bébés ? » ou « Comment es-tu né ? ». Sa réponse vous donnera le ton, vous saurez jusqu'où aller. Évitez de lui réciter l'encyclopédie Universalis, il n'en demande pas tant... Posez les bases essentielles : l'amour, la petite graine de papa et de maman (voire d'autres si l'enfant a été conçu par PMA), le bébé qui a vécu dans le ventre maternel. Précisez un détail qui, pour lui, a beaucoup d'importance, la « sortie ». Le nouveau-né a franchi un tunnel qui s'est ouvert tout doucement. Cela lui évitera de penser qu'il a fait souffrir sa maman. Les enfants ont souvent le fantasme de l'effraction douloureuse.

En cas d'adoption ou de PMA, adaptez, mais l'histoire demeure finalement assez semblable. Il vient d'un désir profond de sa naissance, le désir de deux parents qui l'ont attendu.

Attention !

Respectez son envie de ne pas tout savoir, à 4 ou 5 ans inutile d'aborder la question du « vrai secret de fabrication », la pénétration. Et puis, évitez les approximations trop floues, à s'imaginer qu'on peut faire des bébés rien qu'en se collant l'un contre l'autre, certains enfants finiront par éviter le contact. Le mystère des origines est une vraie énigme à ne pas traiter à la légère ou avec des pirouettes. Il requiert de l'authenticité.

Prévenir les plus jeunes contre les abus sexuels

La question n'est pas de savoir s'il faut leur parler de ça, mais quand et comment le faire, le silence est l'arme des pervers. La règle d'or est la suivante : à partir du moment où l'enfant peut être exposé à une menace, il faut lui en parler avec des mots et des concepts adaptés à son âge, quitte à préciser progressivement la menace.

Quelques chiffres

Selon un rapport de l'Observatoire national de la protection de l'enfance (ONPE) publié en 2018, 19 700 plaintes ont été déposées pour violences sexuelles sur mineurs en 2016, 78 % des victimes sont des petites filles et 30 % des violences se produisent dans le cercle familial.

D'après l'Organisation mondiale de la santé (OMS), une fille sur cinq et un garçon sur treize ont subi une agression sexuelle ou un viol, un chiffre qu'il faudrait multiplier par dix selon Muriel Salmona, psychiatre-psychotraumatologue et présidente de l'association Mémoire traumatique et victimologie.

»

Différentes études indiquent que la moitié des violences sexuelles sont subies avant l'âge de 11 ans et 23 % avant l'âge de 6 ans. De cela, il découle non seulement le traumatisme présent, mais le préjudice futur : avoir subi des violences sexuelles durant l'enfance est le facteur de risque principal d'en subir à nouveau tout au long de son existence pour les filles et c'est le risque de devenir agresseur à son tour pour les garçons.

Essayez ça !

S'il voit un monsieur tout nu, s'il se sent suivi et qu'il a peur, si on lui propose des bonbons ou de suivre quelqu'un qu'il ne connaît pas parce que maman ou papa ne peut pas venir le chercher, il doit se méfier (« papa et maman préviennent toujours »).

Il doit entrer dans le premier magasin venu, ou bien demander de l'aide à un autre adulte, une maman qui passe, parler à un policier en uniforme…

Dès ses 5 ans, n'hésitez pas à être un peu plus précis. « Un adulte ne doit pas toucher ton zizi et toi, tu ne dois pas toucher le sien », c'est clair, limpide, et le bisou de la tante ou du grand-père ne l'inquiètera pas…

Cette approche, plus les histoires (« et toi, si tu avais rencontré le grand méchant loup, tu aurais fait quoi ? »), plus le respect de l'enfant (le laisser se laver seul ou fermer la porte des toilettes, etc.) l'aident comprendre certains principes autour de son corps, en y allant progressivement.

Le ton et la manière d'en parler sont aussi essentiels. Si vous êtes ambigus et trop flous, votre enfant le sera aussi, il pourra avoir du mal à distinguer la bonne caresse de la mauvaise, le bon adulte du mauvais. Si vous vous sentez gênés avec tout ça, il existe des histoires très bien faites à raconter aux enfants qui vous aideront à aborder la question en fonction de leur âge et vous donneront les mots s'ils ne viennent pas. Parlez-en à votre libraire (voire à l'institutrice ou au psy), ils sauront vous conseiller.

Quelques petites lectures utiles

À partir de 3 ans

Qui s'y frotte s'y pique ! ou Comment Mimi a appris à dire non, de Marie-France Botte et Pascal Lemaître, éditions L'Archipel, 1997.

Dès 5 ans

Non ! dit Petit-Monstre, de Kalle Güettler, Rakel Helmsdal et Aslaug Jonsdottir, éditions Circonflexe, 2010.

Ça suffit les bisous !, de Pascal Bruckner, Jean-Pierre Kerloc'h et Mayana Itoïz, éditions P'tit Glénat, 2016.

Dès 6 ans

Le Petit Livre pour dire non aux abus sexuels, de Delphine Saulière et Bernadette Després, éditions Bayard Jeunesse, 2015.

Zizettes, d'Edwige Planchin et Gerardo Suzan, éditions Le Hêtre Myriadis, 2018.

DANS CE CHAPITRE

Une tempête cérébrale, hormonale et physique

Des repères clés de la puberté

Ce que vous n'avez jamais connu quand vous étiez ados

Quelques situations auxquelles vous préparer (ados et parents)

Quelques notions de droit sexuel des mineurs

Chapitre 18
Comment la sexualité vient aux adolescents

Inutile de relire *Le Petit Chaperon rouge* pour en être convaincu, les adolescents ont besoin d'être confrontés à ce dont ils ont le plus peur : LA SEXUALITÉ. Attitude contraphobique, diraient les psys. Ils bravent les interdits, s'affichent ou se cachent, jouent à se faire peur, font trois pas en avant, deux en arrière, et c'est finalement comme ça qu'ils apprennent la vie, avec ses bonheurs, ses frissons et ses dangers.

Dans ce chapitre, il est bien sûr question de la puberté et du chaos qu'elle entraîne chez l'adolescent en plein remaniement hormonal, physiologique et psychologique.

Il est aussi question de la sexualité 2.0 (échanges de textos, images, films porno…), dans laquelle baignent les jeunes.

Ce chapitre peut être lu par les parents d'adolescents comme par les ados eux-mêmes. Mais, par simplicité, nous proposons ici pour commencer un décryptage aux adultes, éventuellement amenés à s'interroger sur certains comportements de leur ado, ou mieux encore, à les anticiper pour ne pas réagir dans l'émotion.

Décryptage également vers la fin du chapitre pour les ados eux-mêmes concernant les grandes questions qui les préoccupent : les « premières fois » ; ne pas être nul au lit ; comment savoir si l'autre est d'accord pour coucher ?

Enfin, la rude question du droit. Y a-t-il un âge légal pour faire l'amour ? Qui peut coucher avec qui ? Est-ce autorisé par la loi de s'envoyer des photos de seins ou de sexe ? Etc.

La puberté qui commence

Chez les filles, la puberté est généralement plus précoce et plus accélérée que chez les garçons : elle débute vers 10-12 ans et s'étend jusqu'à 15-16 ans. Chez les garçons, elle démarre plutôt vers 12 ans et s'achève vers 18 ans.

Cette étape est un tournant extraordinaire. Elle met un terme définitif à la vie de l'enfant et entrouvre la porte du monde des adultes sans y faire pénétrer tout à fait. L'ado se retrouve dans un « entre-deux » exaltant, mais inconfortable, physiologiquement comme psychologiquement. Son corps se transforme, ses hormones le travaillent, son humeur joue les montagnes russes. Un jour, il imagine son avenir sans limites et se sent invincible, le lendemain, il déprime et se dit que tout est joué d'avance, le réchauffement climatique, le chômage, l'effondrement, et maintenant la Covid, pourquoi mettre un pied dehors, autant rester au lit.

Cette étape s'accompagne d'une grande fatigue (croissance oblige), d'un besoin de sommeil accru mais décalé (fatigue oblige), d'une modification de l'appétit redoutable (y compris avec de l'anorexie ou de la boulimie), de l'apparition de boutons et de vergetures qui génèrent des complexes… En simplifiant à outrance, on pourrait dire que la devise adolescente repose sur quatre piliers : dormir pour récupérer, dévorer ou se priver, déprimer ou s'enflammer, penser aux filles ou aux garçons.

Pas de cerveau, pas d'anticipation chez l'ado !

Durant cette période de transition, la matière grise est en chantier elle aussi. Le cerveau connaît une seconde vague d'intense remaniement (la première concernait la fin du développement du fœtus et la petite enfance).

Certaines connexions cérébrales disparaissent, d'autres apparaissent et les plus utilisées sont consolidées. Les zones les plus profondes, au niveau du cerveau limbique, celles dévolues au plaisir et aux émotions, sont les premières remaniées. Mais à l'avant, le lobe cérébral préfontal demeure immature et sera achevé tout à la fin, vers l'âge de 30 ans, comme l'ont montré il y a peu des chercheurs de Harvard. Or, c'est ce lobe préfrontal qui contrôle les pulsions et l'anticipation des conséquences de ses actes.

La puberté, en quelques repères clés

Le calendrier chez les filles

Tout commence dans la tête, et c'est le cerveau qui envoie ses ordres aux ovaires, les glandes génitales féminines, lesquelles vont se mettre à fabriquer des hormones sexuelles, les estrogènes et la progestérone. Sous l'effet de cette inondation hormonale, le corps va réagir, grâce à des petits récepteurs aux estrogènes disséminés un peu partout (les seins, la peau, le cerveau, les organes sexuels…).

Le premier signal manifeste, ce sont **les seins, qui pointent à partir de l'âge de 10 ans**.

Vers l'âge de **11 ou 12 ans, les premiers poils** apparaissent sur le bas-ventre (pubis) puis, douze à dix-huit mois plus tard, sous les bras.

Pendant ce temps, de manière synchrone, les deux à trois ans qui suivent, jusqu'à **13 ans, voire 14 ou 15 ans, la vulve se transforme** elle aussi de manière radicale et saisissante. Alors qu'elle se positionnait verticalement, la face vers l'avant pendant l'enfance, elle se met à « descendre », du fait du basculement du bassin, du coup, elle devient horizontale, la face vers le bas. Les grandes lèvres s'épaississent et leur face externe se couvre de poils.

Là-dessus survient un événement majeur pour les filles, symboliquement et physiologiquement : les **premières règles**. Les adolescentes pubères deviennent fertiles et capables d'enfanter, du moins théoriquement. Les règles surviennent en moyenne **vers l'âge de 12 à 13 ans**, mais certaines adolescentes peuvent les connaître plus tôt ou plus tard sans que cela soit un souci médical. Les règles peuvent survenir régulièrement dès leur apparition, ou au bout de plusieurs mois, voire années sans que cela soit inquiétant non plus. Elles peuvent être irrégulières toute l'existence d'ailleurs...

À retenir

Durant cette période, les filles vont grandir de 7,5 centimètres en moyenne par an, et jusqu'à 25 centimètres entre le début et la fin de la puberté. La silhouette va accompagner cette métamorphose et se transformer, le bassin s'élargit avec des hanches plus larges, les fesses sont plus rondes et bombées, les cuisses plus pleines. Toute la « logistique » est désormais en place pour une éventuelle grossesse. La libido est activée.

Le calendrier chez les garçons

Ici encore, le cerveau prend les commandes. Il ordonne aux testicules, glandes génitales mâles, de fabriquer les androgènes (hormones sexuelles masculines parmi lesquelles la testostérone). Des petits récepteurs hormonaux sont disséminés partout sur le corps et vont recevoir les informations.

De 10 à 12 ans, les testicules vont doubler ou tripler de volume. Les poils du pubis sortent vers l'âge de 12 ans (ceux des aisselles deux ans plus tard).

Parallèlement, la pomme d'Adam apparaît sur le cou, le larynx augmente de 60 % chez les garçons (34 % chez les filles) et les cordes vocales s'allongent. **La voix mue vers l'âge de 12 à 14 ans** ; la transformation s'étale sur six à douze mois.

De son côté, **la verge grandit pour atteindre sa taille adulte vers l'âge de 15 ans. La première éjaculation se produit à l'âge de 13 ou 14 ans**, elle est aux garçons ce que les règles sont aux filles, une étape importante, parfois angoissante, quand l'adolescent n'a pas été prévenu de ce qui l'attend. Le sperme émis n'est pas totalement fécondant, il le deviendra au bout de quelques mois, cependant, il arrive que des garçons à peine sortis de l'enfance mettent enceinte leur copine du même âge.

Les **poils de la barbe** font habituellement leur apparition **entre l'âge de 14 et 16 ans**. La ligne d'implantation des cheveux se creuse en haut des tempes, chez tous les garçons, y compris ceux qui ne deviendront jamais chauves.

À retenir

De 13 à 18 ans, un adolescent grandit de 20 à 30 centimètres et, quasiment durant la même période, il va doubler son poids. La croissance débute par les pieds et le nez, puis les jambes et les bras, elle s'achève par le tronc. L'ado va muer. Il possède désormais un pénis opérationnel aussi bien pour le plaisir que la procréation. Sa libido est en effervescence, il peut jouer aux Pokemon avant les vacances et revenir en draguant les filles.

Pubertés précoces

On constate que l'âge de la puberté des filles baisse parfois vertigineusement et se manifeste avant 8 ans. Les seins commencent alors à pousser. On invoque plusieurs raisons à cela, une prise de poids générale des enfants avec la graisse qui se transforme en estrogènes, les modifications hormonales de l'environnement en raison de la présence de perturbateurs endocriniens, dans les pesticides notamment.

Chez les garçons, on parle de puberté précoce avant 9 ans, le phénomène est dix fois moins fréquent que chez la fille.

Le problème, c'est que la maturité physiologique ne s'accompagne pas forcément d'une maturité psychologique, et les âges de ces différentes maturités sont très variables d'un ado à l'autre. On peut être un ado dans son corps et une petite fille ou un petit garçon dans sa tête, et cela peut changer dans la journée, le fleuve des hormones s'étend entre fougue et méandres, et tout bouge tout le temps ! Le cerveau de l'enfant, lui aussi, est imprégné par les hormones, la libido s'éveille parfois dès l'âge de 11 ou 12 ans chez les filles et se manifeste par l'envie de « sortir » avec les garçons, alors qu'eux ont envie de faire l'amour avec les filles, ce qui n'est pas tout à fait pareil. Elles veulent prouver leur féminité et l'éprouver, la sexualité vient en plus. Les garçons, eux, veulent prouver de quoi ils sont capables et vérifier qu'ils fonctionnent bien sexuellement.

Une perte de repères

Que la puberté soit normale, précoce, ou plus tardive, la croissance va troubler les repères du nouvel adolescent, d'où sa maladresse habituelle, résultant d'un problème de « contours de carrosserie ». La transformation anarchique du corps incite les garçons comme les filles à observer leur métamorphose dans la glace et à passer des heures dans la salle de bains. De tous ces bouleversements, il découle des inquiétudes et des doutes : SUIS-JE NORMAL, suis-je comme les autres ? Mon sexe est-il à la bonne taille ? Mes seins sont-ils ridicules ? La taille du sexe est-elle corrélée au plaisir ? Suis-je assez désirable ? Comment maîtriser les érections ?

Les complexes se mettent en place, souvent amplifiés par la vision des vidéos pornographiques. Les comparaisons apparaissent calamiteuses. Pénis surdimensionnés, érections permanentes, éjaculations spectaculaires avec de quoi remplir un pot de yaourt, pénétrations multiples et acrobatiques, femmes épilées aux seins parfaits, corps aux courbes inatteignables... il y a de quoi se sentir comme un petit pois minable. Certains ados vont alors déprimer en appréhendant l'amour de manière anxieuse et complexée, ou alors ils vont en faire trop. Les collégiens ou les lycéens qui cherchent à éprouver leur virilité ou leur féminité vont se masturber devant les autres, exhiber leurs seins, pratiquer des fellations au collège, prendre du Viagra ; tout cela existe même si cela ne concerne qu'une minorité des ados !

Banalisation du porno et nouvelles pratiques

Avant, pour découvrir le secret de la « scène primitive » des parents faisant l'amour, il fallait regarder par le trou de la serrure. Désormais, il suffit de posséder un portable, les images pornographiques viennent au-devant de l'ado.

La plupart d'entre eux ont visionné des films à caractère pornographique avant l'âge de 14 ans, et la moitié d'entre eux est tombée dessus sans même l'avoir cherché.

À cet âge, les ados sont-ils capables de faire la part des choses entre la réalité des rapports sexuels et le cinéma ? Sont-ils capables de comprendre que la taille des organes sexuels et le temps des ébats ne sont que l'écume des choses ? que la jouissance et la pénétration ne sont pas forcément une fin en soi ? que les chemins du plaisir sont infiniment plus complices et sensibles ? que la sexualité, c'est aussi – et surtout ? – une affaire d'affection et de complicité ?

Certains adultes ont déjà du mal avec ça ! Les spécialistes ont des avis très divers voire opposés sur la question des conséquences de la pornographie sur les plus jeunes.

Les plus optimistes – comme nous – avancent que la pornographie a toujours existé et que les représentations sexuelles se confondent avec l'histoire de l'humanité. Que malgré les valeurs abyssalement négatives véhiculées par ces films (la femme dominée et humiliée, la femme disponible et soumise, l'absence de consentement, la performance systématique, etc.), si les parents transmettent les « bonnes valeurs » et montrent au quotidien du respect entre les sexes, un partage des rôles sans domination, une écoute et de la complicité, la pornographie sera facilement « métabolisée » par les ados, qui feront la part des choses et s'en remettront. Après tout, les enfants n'ont jamais confondu un Tamagotchi (animal virtuel de compagnie) avec un vrai chien ! La sociologue Nathalie Bajos, de l'Inserm, qui a participé à de nombreuses enquêtes et recherches sur la sexualité, estime par ailleurs qu'« aucune étude sérieuse n'étaie un impact négatif spécifique de la pornographie sur leur comportement sexuel[5] ».

D'autres spécialistes se montrent plus circonspects et redoutent de violents traumatismes à venir chez les ados les plus vulnérables, exposés trop souvent à la pornographie ou trop précocement. Émus sexuellement, ces adultes en devenir peuvent ressentir du plaisir (éventuellement par la masturbation) et en même temps de la culpabilité et du dégoût à regarder ces images. Pourtant, ils y retourneront. On sait que plus les ados regardent jeunes du porno, plus ils s'exposent à une addiction au porno.

Environ 15 % des 14-17 ans regardent du X une fois par semaine et 9 % tous les jours, parfois plusieurs fois par jour[6].

À cela s'ajoute un déplacement des normes, avec une banalisation des pratiques autrefois marginales comme les éjaculations faciales, la sodomie, la fellation ou le cunnilingus. Banalisées aussi, l'épilation intégrale chez les filles et l'entrée dans une sexualité active plus précoce. Augmentées, les consultations pour absence d'orgasme ou quantité de sperme éjaculée jugée trop minime. Augmentées, les plasties génitales pour avoir un sexe plus ressemblant aux normes qui circulent.

C'est un fait acquis, la diffusion du porno a ouvert la boîte à fantasmes et l'univers de tous les possibles. En quelques mois, un jeune couple pourra avoir expérimenté tout un répertoire de positions et pratiques sexuelles que ses aînés auraient sans doute mis des années à accomplir.

Parallèlement à l'usage passif de la pornographie, les réseaux sociaux ont fait naître des comportements nettement moins passifs, et parfois franchement problématiques, pouvant mener à du cyberharcèlement ou du cybersexisme. Comme le remarque le Dr Marie-Hélène Colson, sexologue marseillaise, « un certain nombre de jeunes sont devenus aussi acteurs, avec l'usage des *sexting* (échanger des messages, photos et vidéos à caractère sexuel), *live show* sexuel (faire un strip-tease ou un spectacle érotique avec sa webcam), *sextape* (tourner une vidéo

5. Cité dans *L'Express* du 16 août 2019.
6. Les addictions chez les jeunes (14-24 ans), enquête Ipsos, publiée le 8 juin 2018.

porno maison), *revenge porn* (se venger de l'autre en postant des photos porno de lui [elle] sur les réseaux sociaux), *after sex selfies* (selfies après l'amour[7].) »

Le phénomène demeure-t-il marginal et reflète-t-il la peur d'adultes désabusés qui n'ont rien compris à la jeunesse et qui trouvent que c'était mieux avant ? Il faudra attendre la nouvelle grande enquête sur la sexualité des Français pour le savoir (voir l'encadré suivant). Mais déjà, selon une étude menée en 2016 dans des classes de cinquième jusqu'à la seconde, 17 % des filles et 11 % des garçons disent avoir été confrontés à des cyberviolences à caractère sexuel (en lien avec des photos, vidéos ou textos).

Une enquête très attendue

Cette grande enquête a été lancée en 2020 à l'initiative de l'ANRS (Agence nationale de recherche sur le sida) et ses résultats devraient tomber en 2021 avec des points de repère et éclairages scientifiques. Enquête qui interrogera la nouvelle norme sexuelle après la vague numérique, après #MeToo, après la diffusion massive du porno, après l'affaire Matzneff, qui interroge la question du consentement…

Quelque 10 000 personnes seront interviewées par téléphone.

Wait and see…

Le retour des vieux stéréotypes…

Alors que l'égalité homme-femme est de plus en plus souvent débattue et revendiquée par les femmes comme par les hommes eux-mêmes, les préjugés persistent chez un certain nombre d'adolescents, de tous les milieux, y compris dans les quartiers chics. L'habillement de la fille vaut signe de disponibilité sexuelle et de consentement. « Madame, elle s'habille comme une pute, qu'elle ne s'étonne pas après », « il faut bien qu'on tâte la marchandise »… Un sondage réalisé pour l'association Mémoire traumatique et victimologie montre qu'un tiers des 18-24 ans considère que « les femmes peuvent prendre du plaisir à être forcées lors d'une relation sexuelle ». Une autre manière de dire qu'elles l'ont bien cherché !

---

7. Intervention au cours de la conférence « Protection des enfants et adolescents contre la pornographie », organisée par le Collège national des gynécologues et obstétriciens français (Gnof) en juin 2018.

Témoignage du Dr Ghada Hatem, responsable du service de gynécologie obstétrique de l'hôpital Delafontaine, à Saint-Denis (93), et fondatrice de la Maison des femmes de Saint-Denis[8].

Anecdote

« Mon urgence dans un si bref laps de temps, c'est de leur donner envie. Envie de penser autrement, de questionner leurs schémas bien ancrés. C'est quoi une pute ? Une femme qui couche pour de l'argent ? OK, alors une fille qui porte une jupe, c'est une pute ? Une fille qui ne se voile pas, c'est une pute ? Une fille qui parle avec un garçon, c'est une pute ? Et finalement, une fille qui couche, mais pas pour de l'argent, c'est une pute ? [...] C'est toutes les semaines qu'il faudrait que nous, les gynécologues, allions à la rencontre des adolescents. »

Les adolescents d'aujourd'hui ont-ils la même sexualité que leurs parents ?

Malgré tout ce qui a été décrit précédemment, la réponse ne va pas de soi. L'espèce humaine ne s'est pas métamorphosée en vingt ans, c'est un fait, les cerveaux, les corps, les psychologies sont les mêmes génétiquement et émotionnellement, même si la culture et les nouvelles technologies sont à l'œuvre. Certains stéréotypes et comportements persistent chez les ados, comme dans les générations qui les ont précédés. Les garçons continuent donc de vouloir multiplier les conquêtes (ou les performances) et de s'en vanter pour se sentir plus virils et valorisés, les filles continuent d'être considérées comme faciles (ou pour le dire plus clairement comme des salopes) quand elles multiplient les aventures et revendiquent le plaisir elles aussi. L'âge du premier rapport sexuel reste sensiblement le même depuis les années 1980 (17 ans environ), il est souvent protégé. Le nombre des avortements demeure relativement stable.

La dernière grande enquête sur la sexualité des Français indique qu'il y a une quinzaine d'années encore, les ados se lançaient dans leur premier baiser vers 13-14 ans, puis les premières caresses venaient deux ans après en moyenne, survenait enfin le premier rapport sexuel des mois voire des années après (17 ans). C'est sans doute encore le cas pour un certain nombre d'ados, mais la révolution du portable et la pornographie ont modifié la donne, et pas seulement dans le détail. Les ados qui passent par les applis de rencontre sélectionnent le partenaire « idéal » et couchent juste après. Cette génération si spécifique pratique le sexe 2.0. Tout le processus sensoriel est alors vécu en accéléré.

8. *Ibid.*

Et les parents dans tout ça ?

Face aux expériences sexuelles de leur progéniture, ils ont un sacré défi à relever : prévenir leur ado des risques encourus sans transformer l'amour en chemin pavé d'embûches, le conseiller sans émettre de jugement, être à son écoute sans être intrusifs...

Les parents ont intérêt à y avoir un peu réfléchi pour répondre autrement que dans l'urgence et dans l'émotion... À froid, on défend mieux ses convictions et ses valeurs, tout en respectant le besoin légitime de liberté de son ado.

D'une manière générale, mieux vaut laisser venir à soi les révélations et ne pas les forcer sous prétexte qu'« en famille on doit tout se dire » ou que l'on a toujours été « très copains ». L'important, c'est de sentir que son enfant va bien et cela implique de respecter son intimité. Une fille ou un garçon bien structuré et informé depuis son enfance ne fera rien contre sa volonté ni le respect de lui-même, et s'il se passe *quelque chose*, c'est qu'il est prêt pour l'aventure.

Essayez ça !

Cantonnez-vous à l'essentiel : l'information sur les valeurs de l'amour (associé au plaisir, à la complicité, à la tendresse), les précautions nécessaires pour se protéger du sida, des infections sexuellement transmissibles ou d'une grossesse non désirée. Si vous abordez la question du premier rapport, avancez les « incontournables », ce rapport, encore moins que les autres, ne doit survenir dans l'urgence. Une soirée trop arrosée, par exemple, amène à vivre une aventure pour laquelle finalement on n'est pas prêt. Avant de se lancer, chacun devrait se demander s'il reste dans le respect de lui-même, s'il ne cède pas à des pressions extérieures, s'il ne le fait pas parce qu'il faut le faire. Une expérience vidée de sens, vécue uniquement sur le plan mécanique sans tendresse, voire avec brutalité, peut laisser d'amères désillusions et être à l'origine de troubles sexuels durant un temps. C'est vrai pour les filles naturellement, mais pour les garçons aussi. Évoquez cela sans faire la morale, juste pour son bien.

Attention !

Évitez de contaminer votre enfant avec vos projections et vos désillusions (« les garçons ne pensent qu'à ça... » ; « tu verras, toi aussi... »). Les réflexions désabusées, les descriptions exhaustives du sexe et des sentiments, les éclairages qui prétendent livrer tous les secrets de la vie avant que l'ado les ait expérimentés lui-même lui ôtent l'élan vital indispensable pour avancer. Pour aimer et pour grandir, il faut avoir des illusions. Il faut aussi avoir des réponses à certaines questions. Parfois, les parents seront là pour les apporter, parfois l'ado devra les trouver tout seul.

Impossible d'y échapper…

Contrairement aux générations précédentes, les ados disposent aujourd'hui de nombreuses sources d'information. Ils peuvent apprendre avec des séries télévisées comme *Sex Education* (excellente !) ; sur YouTube avec des chaînes comme « Dans ton corps » (plusieurs millions de vues pour la masturbation ou le clitoris…) ; sur Instagram (@tasjoui, @jouissance-club, @gangduclito…) ; avec des podcasts (Sexplorer, Cabinet de curiosité féminine, Les couilles sur la table, etc.) ; sur la plateforme internet Slash du groupe France Télévision, avec des émissions comme « Sexy soucis » ou « Sex Talk » pour les plus vieux ; même les nouveaux jeux de société sont un moyen de s'informer sur les transformations du corps, les orientations sexuelles, la contraception, les IST, le consentement (Sexploration…).

Quelques situations concrètes décryptées pour les parents

Vous le surprenez en train de se caresser

À la puberté, le sexe opposé, qui jusqu'alors était « opposé », devient très attirant. Mais ce n'est pas la seule conséquence de l'érotisation du cerveau et du corps : la libido est aussi tournée vers soi-même. C'est souvent entre 12 et 14 ans qu'une masturbation consciente, avec la recherche du plaisir, se met en place chez le garçon, car son pénis est externe et omniprésent. Les adolescentes sont un peu moins précoces de ce point de vue, car leur sexe est plus caché et, statistiquement, elles se masturbent moins.

Ces caresses procurent du plaisir, mais elles ont aussi, comme chez l'adulte, un effet calmant et apaisant, elles sont un antistress facile. Les sexologues et les psychologues considèrent qu'à cette période la masturbation joue un rôle essentiel dans la découverte de l'intimité de son corps, avec la promesse d'une sexualité adulte épanouie.

Essayez ça !

Si vous surprenez votre ado très occupé à se faire du bien, montrez-vous le plus naturel possible : « Pardon, je te dérange, je reviendrai plus tard. » Ou alors avec de l'humour : « Je vois qu'on ne s'ennuie pas ici. Je ferme la porte. » Et c'est tout. N'en reparlez pas, n'y revenez pas. C'est un non-événement… ou cela devrait l'être.

Si vous avez toujours eu un rapport serein à la sexualité et que vous avez abordé ces questions tranquillement, sans gêne ni dégoût, votre intrusion involontaire dans son intimité ne lui posera pas de problème dramatique. La prochaine fois, toquez avant d'entrer.

Vous avez trouvé un sextoy dans sa chambre

Face à une telle situation, vous pourriez vous montrer inquiet, gêné voire choqué. Si l'objet compromettant a été déniché au fond d'un tiroir, donc caché, replacez-le comme si de rien n'était et restez discret, vous n'aviez pas à fouiller ce territoire intime. Vous savez désormais que votre ado a une vie personnelle et que son identité sexuelle est en pleine élaboration. Si vous découvrez en revanche le sextoy au milieu des chaussettes et du bazar ambiant, là vous êtes en droit de vous sentir interpellé. Lancez au moins la remarque que vous êtes tombé « sur ça » avec un ton neutre. Votre ado ne laissera sans doute plus traîner son joujou, et à partir de là, elle (il) saura que vous lui reconnaissez la possibilité d'avoir une vie intime sans culpabilité ni condamnation. Et tout ça sans en avoir parlé !

Vous le surprenez en train de voir un porno

Même situation que précédemment, avez-vous fouillé son ordinateur et son historique, a-t-il (a-t-elle) oublié de s'enfermer ? Dans le premier cas, motus, dans le second, il est bien possible que votre ado se soit mis en situation d'être découvert (inconsciemment bien sûr), cela a un sens, il veut signifier qu'il en train de grandir. Si vous vous sentez suffisamment à l'aise avec le sujet, indiquez que vous trouvez ce genre de films et de situations trop réducteurs et loin, bien loin, de la vraie vie.

Que du sexe et pas de sentiments, où a-t-on vu ça ?

Vous l'entendez faire l'amour à travers la cloison

Certains parents peuvent admettre la sexualité de leur adolescent(e), et cependant se montrer embarrassés par ce qui se passe sous leur propre toit. Les soupirs, le mur qui vibre de milles émois, c'est trop ! De la même manière qu'autrefois les petits n'avaient pas à être dans le lit des parents, à présent les parents n'ont pas à être dans le lit de leur ado, en situation d'imaginer sa sexualité. D'ailleurs, les premiers concernés ne sont pas dupes. Ce n'est pas pour rien qu'ils appellent à tout bout de champ pour savoir à quelle heure vous allez rentrer. Pas seulement pour évacuer l'odeur de cigarette et remettre de l'ordre dans l'appartement, vous pouvez en être certain.

Essayez ça !

Manifestez votre présence ! Affirmez calmement (et avec humour si vous le pouvez) qu'ici on ne fait pas « journée portes ouvertes », vous préférez qu'ils s'aiment ailleurs. Si vous formulez le tout calmement, sans reproche ni jugement moral, et si ensuite vous vous montrez amnésique sur la question, aucune raison que votre ado se sente traumatisé par votre intervention.

Vous voulez l'emmener chez le gynéco

Si votre fille souhaite aller chez ce médecin en dehors de toute actualité dans ce domaine, c'est bien. Laissez-la voir la personne de son choix, ce ne sera pas forcément votre gynécologue à vous. La première consultation lui permettra de comprendre sa physiologie intime et *comment ça marche*. Cette visite fait partie d'un rite initiatique menant vers l'âge adulte. Si votre fille ne veut pas entendre parler du gynéco, c'est qu'elle n'est pas prête, ne lui forcez pas la main.

Quand parler de contraception ?

Des premières règles à la « première fois », il se passe cinq ans en moyenne. Il est donc inutile d'aborder la question avec à votre fille à peine réglée. Expliquez-lui seulement les cycles, l'hygiène d'une jeune fille, les transformations de la puberté à venir et rassurez-la sur sa normalité. Quant au garçon, il doit savoir qu'il est partie prenante dans cette affaire-là. L'amour se fait à deux, la contraception s'assume à deux, au minimum en enfilant un préservatif…

Vous voulez aborder la question des préservatifs

Le parent le plus à l'aise avec le sujet peut lancer la discussion à la faveur d'une émission, d'un article, d'un sujet abordé à table en famille ou en tête à tête. Demandez, par exemple, s'il y a eu un cours d'éducation sexuelle ou de sciences de la vie et de la Terre à l'école et si ce dernier aborde la question des préservatifs. Sinon, vous savez ce qu'il vous reste à faire. Habituellement, on en parle quand les premières éjaculations ont eu lieu, ou que l'on sent que son enfant est préoccupé par ça. Notre conseil : posez des questions plutôt que d'assener la vérité. Vous saurez quel ton adopter.

Lui acheter des préservatifs ? Vous pouvez tout au plus laisser une boîte déjà ouverte à disposition à la maison, bien avant le jour J, sans faire de comptes d'apothicaire...

Vous le trouvez macho

Avant 14 ans, les ados sont très intimidés par les filles qui commencent à les attirer sexuellement, certains réagissent en « surexprimant » de la prestance. Ils savent bien que les filles sont très en avance sur eux, en particulier sur les aspects relationnels et amoureux. Alors, ils vont jouer un rôle, l'hypermasculin et même le macho, ils vont se liguer en bande avec leurs copains pour se rassurer. Et puis pour eux, être un homme, c'est surtout ne pas être une femme (enfin, la plupart du temps). Ça les rassure sur leur identité sexuée à une période où les chamboulements physiques les perturbent. Pas de soucis à se faire pour les parents donc, sauf si ces comportements machos s'installent dans le temps, s'expriment par du mépris ou de l'humiliation et contaminent les relations de l'ado avec les filles (y compris sa sœur ou sa mère), là il faudra se poser quelques questions. Reproduit-il des situations vues à la maison ? Est-ce sa manière à lui de s'opposer à sa mère ou à son père en faisant autrement ? À quoi, à qui s'identifie-t-il ?

Essayez ça !

Les pères sont en première ligne avec leur fils sur ce terrain (ce qui n'empêche pas les mères de livrer leur avis aussi). Dites-lui fermement que ce n'est pas comme ça qu'on se comporte avec les filles, que ce n'est pas comme ça qu'on parle d'elles. Vous devez réaffirmer les notions de respect et d'égalité, dire avec véhémence qu'être un homme, ce n'est pas jouer les gros durs. Les pères ne doivent surtout pas démissionner dans ce domaine, qu'ils le veuillent ou non, ils sont des modèles.

Elle s'habille de manière provocante

Vos limites doivent être posées, on ne sort pas sanglée dans sa jupette à peine plus haute que l'espace réservé aux sous-vêtements. Il ne s'agit en rien d'un jugement moral, simplement d'une précaution. À la maison, avec ses amis, pas de problème, elle s'habille comme elle veut avec les codes de séduction de son clan, mais dehors, elle doit respecter le code de séduction des adultes. Donc enfiler un manteau ou une tenue idoine, ça limitera les risques de regards palpeurs voire les remarques désobligeantes ou les gestes déplacés ! Au fait, pourquoi l'adolescente a-t-elle envie de s'exposer à ce point ? Vous l'avez deviné évidemment, pour vérifier qu'elle est une femme et qu'elle plaît !

Elle (il) s'exhibe sur son blog

Que votre ado ait 12 ou 16 ans, s'exhiber sur Internet en maillot ou dans des poses suggestives, c'est se mettre à nu sur la place du village. Alors, alertez-le, de l'autre côté de l'écran, il peut très bien y avoir un pervers qui assouvit ses pulsions devant ses photos. Mettez les points sur les i. Choquant ? C'est le but !

Gare à la pédocriminalité !

Selon la capitaine de police Véronique Béchu, cheffe du groupe central des mineurs victimes (Office central pour la répression des violences aux personnes), la France est le deuxième pays en Europe hébergeur de pédopornographie et, aussi, l'un de ceux en Europe qui s'adonnent le plus au tourisme sexuel.

Les conversations peuvent débuter de manière anodine : « tu es belle », « tu es gentil », « tu veux qu'on se parle sur Messenger ? », « tu veux qu'on se voie dans le réel ? », « Est-ce qu'on t'a déjà demandé de faire l'amour ? », etc.

Elle tombe amoureuse

Face à son adolescente amoureuse, le père ne se fait guère d'illusion. Il se souvient de ses propres émois adolescents. Il oscillait entre le désir de séduire, d'accumuler et de jeter pour prouver sa virilité et le désir de tomber amoureux aussi. Avec certaines filles, on avait juste envie de faire l'amour, avec d'autres juste envie d'être amoureux, tellement le sentiment paralysait. De quel côté se situe ce petit blanc-bec boutonneux ? Le père se pose la question. Il l'observe intensément, il le détaille, il se moque parfois. Il demande encore à sa fille de prendre le temps, d'être prudente. À 15 ans, on ne connaît rien de la vie.

Et puis, le temps passe encore. La bambine a bien grandi. Elle demande que l'amoureux dorme à la maison. Qu'il parte en week-end avec elle. Le père se sent de plus en plus seul. Quelque chose se brise en lui peut-être. Il a honte de ses sentiments, il sait qu'un enfant, on l'élève pour qu'il s'envole un jour. Mais là, son oiseau est en train de lui échapper définitivement. Il doit faire le deuil d'un temps merveilleux où il était tout pour sa petite fille, le héros, l'homme qui savait tout, la merveille, l'idéal, Superman et Peter Pan réunis. Il n'est plus maintenant pour elle qu'un père timoré, vieillissant, amnésique, il a oublié ce que c'est que d'être amoureux. Il n'a que des précautions à la bouche. La pilule. Le préservatif. L'alcool. La drogue. La vitesse. Et l'amour ?

Quelques situations décryptées pour les ados

La première fois

En réalité, il n'y a pas une « première fois », mais cent premières fois, premier regard, premier baiser, premier texto, premier préservatif, première pilule, première vidéo X, premier orgasme, premier doute, premier chagrin… Et toujours au milieu de ces premières, la rencontre avec un AUTRE. C'est la période des premiers élans et des grandes passions avec un corps qu'on ne maîtrise pas encore et une tête qui n'en fait qu'à sa tête aussi.

Côté filles

Peut-on être enceinte du premier coup ?

Oui, il suffit d'une fois… Une fille peut l'être à 12 ans, même dès ses premières règles. Voilà pourquoi il faut vous protéger, au minimum avec un préservatif, et, dans l'idéal, avec une contraception (les deux ensemble, c'est encore mieux).

Je n'ai pas eu mal, suis-je encore vierge ?

S'il y a eu pénétration, votre hymen a sans doute été rompu et vous n'êtes plus vierge. L'absence de douleur traduit seulement le fait que tout s'est passé en douceur et que vous n'étiez pas (trop) angoissée. La défloration (perte de la virginité) n'est pas forcément déplaisante, même si certaines s'en font tout un monde. C'est plutôt une bonne nouvelle, non ?

Il m'a caressée partout sans me pénétrer devant, suis-je toujours vierge ?

Si être vierge, c'est avoir son hymen intact, alors oui, vous êtes encore vierge. Pour le reste, c'est vous qui savez. Il y a des jeunes filles très expertes, qui ont des relations sexuelles poussées (fellation, pénétration anale) sans jamais avoir été déflorées. Généralement, elles se « réservent » pour raisons religieuses.

Une seule remarque ici : même vierge, vous pouvez attraper et transmettre des IST (infections sexuellement transmissibles), mieux vaut donc utiliser un préservatif.

Quelle est la meilleure position quand on débute ?

C'est la position où vous vous sentez en confiance, celle où vous pouvez vous abandonner avec plaisir. Pour beaucoup au début, c'est allongée sur le dos.

Je n'ai senti aucun plaisir, suis-je frigide ?

Là, il y a des notions vraiment importantes à comprendre. Il est habituel de ne pas avoir d'orgasme au début, même si le moment est doux et qu'il fait du bien. Une bonne connaissance de l'anatomie et la masturbation du clitoris permettent d'aller plus vite dans l'apprentissage de l'amour et la survenue de l'orgasme. La réalité est plus patiente que dans les films porno. Il faut parfois des mois ou des années pour ressentir un premier orgasme.

Dois-je avouer à mes parents que je l'ai fait ?

Votre sexualité vous appartient, c'est votre intimité et si cette relation a été choisie par vous en toute conscience, tout va bien. Rien ne vous oblige à en dire quoi que ce soit. Si vous êtes en confiance, abordez simplement la question avec votre parent confident habituel. Vous pouvez aussi attendre une occasion plus favorable. Mais sachez-le, vous n'avez rien fait de mal, y compris si votre première expérience se déroule avec une fille.

Côté garçons

L'éjaculation au cours de l'amour est-elle plus agréable qu'avec la masturbation ?

En théorie oui. La rencontre avec l'autre n'est jamais « que » physique, elle est aussi émotionnelle, relationnelle, affective, même sans être amoureux. Tout participe au plaisir : le fait d'être deux, de s'abandonner, de parler...

Puis-je éjaculer et faire pipi en même temps ?

Rassurez-vous, cela n'arrive jamais. Il existe un système réflexe automatique : lorsque le pénis est en érection, l'orifice de la vessie est immédiatement bloqué par les muscles qui l'entourent. Seul le sperme peut sortir.

Je peux avoir une panne sexuelle au début ?

Oui. La crainte de l'échec engendre l'échec, mais fort heureusement aussi, la confiance engendre la confiance. Alors, si vous n'êtes pas sûr de vous, misez sur les préliminaires et les caresses de votre partenaire. Elle (il) aura du plaisir qui servira de dopant à votre propre plaisir. Sachez aussi qu'avec ou sans médicament, dans 100 % des cas, les ados finissent par dépasser ce type de problème à condition d'avoir envie d'avoir envie.

J'ai souvent des éjaculations trop rapides, ça passe ?

Les éjaculations prématurées sont un trouble sexuel fréquent chez les adolescents. L'émission de sperme vient trop vite à cause de l'émotion et de l'anxiété qui « déborde ». Au bout d'un certain temps, si cela ne passe pas spontanément, il se met en place un réflexe conditionné. Le médecin (andrologue ou sexologue) vous aidera à y remédier de différentes manières.

Un garçon parvient-il toujours à avoir du plaisir la première fois ?

Habituellement, le pénis se dresse sans effort et sans douleur, sauf si le prépuce est trop serré ou le frein trop court. Les garçons ont un orgasme, à moins… d'être tellement obsédés par l'idée d'avoir une bonne érection ou celle d'être un bon coup qu'ils finissent par s'oublier eux-mêmes et ne plus avoir de plaisir.

Quand et comment utiliser le préservatif ?

Pour ne pas être pris au dépourvu le jour J, il vaut mieux s'être entraîné à l'avance, trois fois ou plus afin de maîtriser l'objet. Le moment venu, laissez le préservatif à portée de main, avec l'emballage déjà déchiré sans ciseaux ni dents. Cela évitera une abstention par peur de perdre la dureté de la verge. Préférez un modèle lubrifié et avec réservoir. Et surtout pas d'excès de zèle : une seule capote suffit et pas deux superposées (risque de rupture par frottement).

Est-il normal de ne pas penser du tout au sexe ?

Oui, vous pouvez être parfaitement épanoui sans vie sexuelle et investir plutôt votre intérêt dans le sport, les études ou d'autres domaines. Vous pouvez aussi vouloir vous « réserver » pour une relation qui en vaille vraiment la peine ou pour le jour de votre mariage, même si c'est de plus en plus rare. C'est une question de valeurs qui n'a rien à voir avec la normalité. À chacun ses priorités, les vôtres sont aussi respectables que celles de vos amis.

C'est inquiétant d'avoir toujours envie de se masturber ?

À l'adolescence, les hormones déversées dans l'organisme augmentent la libido et la tension sexuelle. La masturbation permet d'apaiser l'excitation latente. Cette pratique naturelle reste tout à fait banale, voire salutaire, à condition que cela ne devienne pas une habitude qui empêche d'aller vers les autres parce qu'elle est plus facile.

Nulle au lit

On peut se trouver réellement « nulle » parce qu'on imagine qu'un rapport sexuel normal, c'est Versailles avec sons et lumières. La réalité, c'est qu'à 15 ans comme à 25 ans, le plaisir ne va pas forcément de soi pour les filles, c'est un apprentissage. Les garçons ont de la chance, ils découvrent l'orgasme naturellement, très vite au commencement de leur sexualité, ça ne signifie pas pour autant qu'ils sont des champions au lit. C'est même souvent le contraire, ils ont du plaisir, mais ils doivent apprendre à le maîtriser et à « durer » un peu pour que leur partenaire ait le temps, elle aussi, de prendre du plaisir...

Les filles, ayant un sexe interne et un peu plus difficile d'accès que les garçons, connaissent moins leur fonctionnement intime, sauf si elles regardent en boucle *Sex Education*. Elles se sont très peu (voire jamais) masturbées.

Avec un partenaire qui l'a déjà fait, il est plus facile de se laisser guider et de trouver les chemins du plaisir ensemble. Quoi qu'il en soit, on a toujours intérêt à dialoguer et à expliquer ce qu'on attend. Le plaisir de l'un entraînera le plaisir de l'autre, c'est un cercle vertueux !

Essayez ça !

Formulez vos demandes de façon positive et précise : « j'aimais mieux quand tu me caressais là », « c'est bon quand tu es doux », « oui, encore », plutôt que « pas comme ça, ça fait mal » ou « pas trop fort »... Dans le premier cas, vous valorisez votre partenaire, dans le second cas, vous insistez sur sa maladresse, donc vous le déstabilisez et le fragilisez, ce qui vous revient en boomerang.

À retenir

Lorsque vous apprenez le russe ou le chinois, vous apprenez chaque fois des mots nouveaux et la fluidité de la langue vient avec le temps. Pour l'amour, c'est pareil, et c'est plutôt rassurant, vous n'êtes pas frigide si vous n'avez pas eu de plaisir lors des premiers rapports sexuels. Et puis, pour être un « bon coup », vous n'êtes pas obligée d'adopter certaines pratiques, la fellation, le cunnilingus, l'amour à plusieurs, l'utilisation de sextoys, les films porno... Vous n'êtes pas obligée non plus d'avoir un, deux ou trois orgasmes chaque fois (en réalité, une minorité de femmes affirme avoir du plaisir à tous les coups).

Tu veux ou tu ne veux pas ?

Une sexualité épanouie passe nécessairement par le **consentement** des deux partenaires, c'est la règle de base, la règle absolue de l'amour à deux, que l'on soit hétéro, homo, bi ou trans… Et pourtant, le consentement, ce n'est pas si clair à interpréter. Pas clair du tout même parfois, car on peut dire « oui » à un moment, puis « non » quelques secondes plus tard. Ou alors dire « oui » sous l'emprise de la peur, de la contrainte, de la menace, de l'alcool ou de substances plus ou moins licites. Est-ce que ce oui compte *vraiment* ? Pour le savoir, regardez la vidéo canadienne sur YouTube (en version française), tapez « consentement tasse de thé ». Vous verrez, c'est très drôle, en attendant, nous avons décrypté la vidéo pour vous (voir l'encadré suivant).

Vous prendrez bien une tasse de thé ?

« Tu veux une tasse de thé ? Si la personne vous répond "j'adorerais prendre une tasse de thé", c'est qu'elle veut une tasse de thé ! Si l'on vous répond "je ne sais pas, je ne suis pas sûre", vous pouvez préparer un thé ou non, mais soyez bien conscient que la personne n'en voudra peut-être pas. Si la personne vous dit qu'elle n'en veut pas, du thé, alors ne la forcez pas, ce n'est pas parce que vous avez préparé du thé que vous avez le droit de forcer quelqu'un à le boire. Et si la personne vous dit "non merci", ne lui faites pas de thé du tout ! **Ne la forcez pas à boire du thé, ne vous énervez pas parce qu'elle n'en veut pas. La personne peut aussi vous répondre qu'elle prendrait volontiers du thé et que c'est très aimable de votre part, mais quand le thé arrive, elle n'en veut plus du tout.** Bien sûr, c'est embêtant, vous avez préparé le thé pour rien, mais rappelez-vous que personne n'est obligé de boire du thé s'il n'en a plus envie. Il y a des gens qui changent d'avis en moins de temps qu'il faut pour faire bouillir de l'eau. C'est tout à fait acceptable qu'une personne change d'avis. Vous n'avez pas à la forcer à boire. Et si la personne est inconsciente, ne lui préparez pas de thé, les gens inconscients ne veulent pas boire de thé. En plus, ils sont incapables de répondre à la question "voulez-vous du thé ?" Si quelqu'un commence à boire du thé avec vous, et qu'il devient inconscient ou s'évanouit à côté de vous, rangez le thé, ne continuez pas à boire ensemble. Assurez-vous plutôt que la personne est en sécurité. Et si quelqu'un est venu boire le thé chez vous samedi dernier, ça ne veut pas dire qu'il voudra reprendre du thé aujourd'hui, cette personne n'a pas non plus forcément envie que vous vous pointiez chez elle avec du thé pour l'obliger à en boire en lui rappelant le week-end précédent.

Si vous arrivez à comprendre à quel point c'est complétement ridicule de forcer quelqu'un à boire du thé quand il ne veut pas, et que vous comprenez pourquoi il n'en veut pas, alors pourquoi ce serait si dur de comprendre ça quand il s'agit de sexe ? »

Anecdote

« Vingt-huit têtes brunes, en joli camaïeu, qui s'installent bruyamment, traînent les pieds, les chaises, ricanent. Brusquement, il lève la main, mû par une urgence : "J'peux poser une question, m'dame ?" Je n'ai pas le temps de répondre qu'il lance : "Disons que je suis sur le point d'entrer, et je change d'avis, j'ai envie d'aller plutôt derrière, j'dois lui demander la permission ?" J'ai peur d'avoir compris la question... Seigneur, ils n'ont que 15 ans, 16 peut-être s'ils ont redoublé. Mes neurones s'emballent, que répondre à une telle provocation ? Vite une idée !

"Euh... imagine qu'elle a un godemiché et que brusquement elle a envie de te le mettre dans l'anus. Est-ce que tu aimerais qu'elle te demande la permission ?" "Ah bah, oui m'dame." Ouf, calmé. Je remercie intérieurement Geneviève Fraisse pour son livre *Du consentement*, et avec emphase ce jeune garçon qui me permet d'aborder justement la fameuse question dans cette classe agitée à laquelle je suis supposée dispenser quelques notions de santé affective et sexuelle » (témoignage du Dr Ghada Hatem[9]).

Quelques questions de droit

Pour répondre à ce sujet délicat, nous avons demandé à un homme de l'art, Pierre Filliard, le vice-procureur de la République au tribunal judiciaire d'Annecy. Et vous allez voir que la loi nous réserve de sacrées surprises dans le domaine de l'amour chez les mineurs ou chez ceux qui dépassent de peu la majorité sexuelle (vous pouvez compléter vos connaissances dans la partie des X, en fin d'ouvrage).

Sachez toutefois qu'à l'heure où nous imprimons ces lignes, suite aux nombreux scandales d'inceste, « l'affaire Richard Berry » (qui rappelons-le, bénéficie jusqu'à son jugement de la présomption d'innocence), la sortie du livre de Camille Kouchner *La familia grande*, la libération de la parole et le #MeTooInceste, le gouvernement a annoncé son projet d'une nouvelle loi de protection renforcée des mineurs victimes de violences sexuelles. Ce projet de loi rend criminel tout acte de pénétration sexuelle par un adulte sur un mineur de quinze ans ou moins (voir l'encadré plus détaillé p 326). En attendant l'adoption définitive de cette loi vraisemblablement d'ici l'été ou l'automne 2021, l'ancienne reste d'actualité.

9. Conférence « Protection des enfants et adolescents contre la pornographie », organisée par le Collège national des gynécologues et obstétriciens français, Gnof, juin 2018.

Y a-t-il un âge légal pour avoir des relations sexuelles ?

Oui. Cet âge, c'est la majorité sexuelle. La loi de 1832 introduisait dans le droit français ce seuil, alors fixé à 11 ans. Depuis 1945, l'âge de la majorité sexuelle est passé à 15 ans. Dans les autres pays du monde, il varie de 11 ans à 21 ans et, dans certains pays, y compris les plus proches de nous, comme le Maroc, l'Algérie ou la Tunisie, les relations sexuelles sont interdites avant le mariage ; imaginez que l'on peut écoper de deux mois de prison pour un simple baiser surpris en public.

À partir de 15 ans, le législateur français considère qu'un mineur peut consentir librement et de manière éclairée à des relations sexuelles de toute nature, quelle que soit l'orientation choisie (hétéro ou homo, depuis 1982), ou le comportement sexuel adopté (échangisme, etc.). Une restriction à cela, la majorité sexuelle passe à 18 ans dès lors que l'une des deux personnes est soit un ascendant (parents, oncles, tantes...), soit une personne ayant autorité (enseignants, médecins...). La nouvelle loi ne devrait rien modifier ici

Quelles sont les peines encourues en cas de relations avec un mineur ?

Une **agression sexuelle** sur mineur de moins de 15 ans est punie de dix ans de prison et 150 000 € d'amende ; pour une « simple » **atteinte sexuelle**, c'est-à-dire sans violence ni contrainte (ce qui couvre les hypothèses où l'adulte a persuadé l'enfant, ou a surpris sa naïveté pour le faire « consentir » à des actes sexuels), c'est sept ans ; si les faits d'atteinte sexuelle sont commis par un ascendant ou une personne ayant autorité sur la victime, c'est dix ans. La loi a créé récemment la circonstance d'*inceste*, applicable à toutes les infractions sexuelles commises par un ascendant, un frère, un oncle ou le beau-père, ou compagnon de la mère.

Quid des propositions sexuelles aux mineurs *via* Internet ?

Toute proposition sexuelle à un mineur est punie par la loi : deux ans de prison et 30 000 € d'amende pour une « simple proposition », mais cinq ans et 75 000 € si la proposition est suivie d'une vraie rencontre (même s'il ne s'est encore rien passé !).

Que dit la loi des relations sexuelles entre mineurs ?

Rien, si c'est de manière consentie, « sans violence, contrainte, menace, ni surprise ». Une fille de moins de 15 ans peut parfaitement avoir des relations avec un autre mineur de son âge, plus jeune encore ou un peu plus vieux. La loi n'intervient que si la relation a lieu avec un majeur de plus de 18 ans.

Qu'appelle-t-on au juste un « détournement de mineur » ?

Cette notion reste indépendante de la sexualité. Le détournement de mineur est reconnu lorsqu'on éloigne physiquement un mineur de son lieu d'habitation et qu'on le soustrait à l'autorité parentale. Il y a eu par exemple le cas d'une jeune fille (non majeure) ayant des relations sexuelles avec le médecin de famille au cabinet de celui-ci. Les parents ont porté plainte et ont été déboutés, il n'y avait pas détournement. L'adolescente rentrait tranquillement chez ses parents après la « consultation ». Ce qui aurait été punissable, en revanche, serait l'incitation à la débauche du mineur par l'adulte...

Un garçon de 16, 18 ou même 20 ans, qui a une relation sexuelle avec une ado de 14 ans, est-il qualifiable de « pédophile » ?

La pédophilie n'est une notion ni juridique ni légale, c'est une notion médicale, il s'agit d'une déviation sexuelle d'ordre psychiatrique. Un pédophile a des relations sexuelles avec les enfants. Il est mis en examen pour agression sexuelle ou viol sur un mineur de moins de 15 ans. Un homme de 20 ans qui aurait des rapports sexuels consentis avec une fille de 14 ans ne serait donc pas forcément considéré comme déviant au sens psychiatrique du terme. Ce serait juste illégal.

Dans quel cas les parents peuvent-ils intervenir dans la vie sexuelle de leur enfant ?

Ils peuvent déposer plainte uniquement si leur enfant de moins de 15 ans a des relations sexuelles avec un majeur ; et si leur enfant a plus de 15 ans (mais moins de 18 ans), dès lors que le majeur a autorité sur lui (au hasard : un entraîneur de patinage ou de natation...). Quand les relations ont lieu exclusivement entre mineurs, les parents ne peuvent intervenir, même s'ils estiment que cette relation est néfaste pour leur enfant.

La seule hypothèse où ils pourraient le faire serait en cas de problème qui cacherait une souffrance de l'adolescent, une fille qui multiplierait les aventures ou les conduites à risque sans se protéger. Là seulement, le juge des enfants pourrait intervenir.

La diffusion d'images intimes (voire pornographiques) sur les réseaux sociaux est-elle forcément illégale ?

Mineurs comme majeurs ont le droit de filmer leurs ébats ou de prendre des photos sexuellement explicites ; en revanche, ils n'ont pas le droit de les diffuser sur le réseau (Internet, téléphone). Les risques ? Si le film ou les photos « tournent » entre amis à partir des portables, c'est cinq ans de prison (et 75 000 € d'amende) ; si c'est diffusé par Internet « à l'attention d'un public non déterminé », c'est sept ans (et 100 000 €) pour avoir fabriqué ou diffusé un message pornographique susceptible d'être vu par un mineur.

Y a-t-il en France un âge minimal pour se marier ?

Depuis avril 2006, l'âge légal du mariage en France pour les garçons comme pour les filles est passé de 15 à 18 ans. Pourquoi cette augmentation ? Pour échapper à la multiplication des mariages forcés. C'est une loi de protection des mineurs. Les dispenses peuvent être accordées par le procureur de la République pour les motifs sérieux comme la grossesse...

Une loi de protection renforcée des mineurs victimes de violences sexuelles

Voilà, c'est clair à présent, la loi à venir définit un nouveau crime, tout adulte qui pratiquera une pénétration sur un enfant ou un adolescent de moins de 15 ans sera automatiquement considéré comme un violeur donc un criminel. Un enfant ou un adolescent ne saurait « consentir » à un rapport sexuel avec un adulte. La notion de consentement n'existe plus, point barre ! Actuellement, pour qu'un adulte soit condamné pour viol ou agression sexuelle, il faut prouver qu'il y a eu absence de consentement, c'est-à-dire « violence, menace, contrainte ou surprise ». Or, selon le communiqué du gouvernement en date du 9 février 2021 « *Il s'agit de supprimer la notion de contrainte exercée par l'agresseur qui constitue aujourd'hui un frein* ».

Concrètement, en dessous de cet âge, toute pénétration sexuelle ou tout acte bucco-génital commis par un adulte sur un mineur

»

sera considéré comme un viol et puni de 20 ans de réclusion ; tout acte sexuel, qui n'est pas un acte de pénétration ou un acte bucco-génital, commis par un adulte sera considéré comme une atteinte sexuelle et puni de 10 ans de prison et de 150 000 euros d'amende.

Une clause dite «Roméo et Juliette» est prévue pour éviter de criminaliser les amours adolescentes avec un écart d'âge admis (qui pourrait être de cinq ans), par exemple entre un mineur de 14 ans et un partenaire qui vient d'obtenir la majorité et continue d'avoir des relations sexuelles avec le mineur.

Dans les cas spécifique d'inceste, le seuil est porté à 18 ans. Les peines encourues pour viols et autres atteintes sexuelles sont les mêmes, de 10 à 20 ans de prison.

La proposition de loi prévoit aussi de mieux réprimer les adultes qui poussent un enfant de moins 15 ans à se livrer à des pratiques sexuelles sur internet (la **sextorsion**)

Partie 6

Les trois révolutions de l'amour

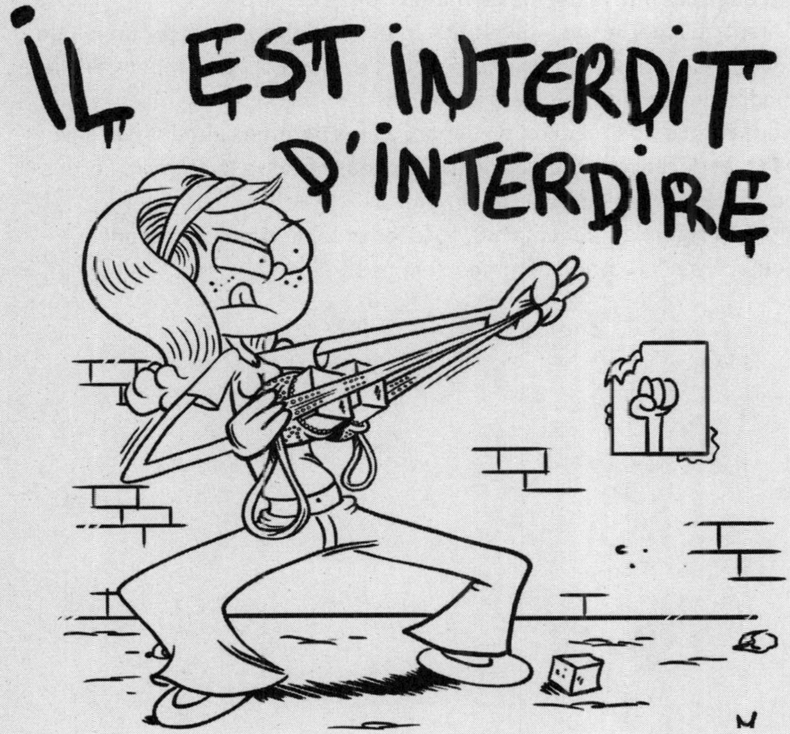

Dans cette partie…

Nous allons nous intéresser à Mai 68 et à #MeToo, à la guerre des sexes – pour ne plus la faire ! – , et à la guerre des genres ou des identités sexuelles – pour ne plus nous en soucier –.
Nous allons comprendre pourquoi et comment l'hétérosexualité s'est imposée comme la norme en matière de sexe.
Et tant qu'à parler de « révolution », nous allons aussi jeter un œil du côté de la révolution numérique et de ce qu'elle a pu changer dans les modes de rencontre et dans le couple.
Nous ferons un bref arrêt au Japon, où les hommes aiment des *love dolls*, et découvrir au passage ce que nous réserve la *sextech*. Ferons-nous bientôt l'amour avec des robots ?
Ici, le fil rouge, ce sont Mai 68, #MeToo et le numérique, qui ont bouleversé la relation hommes-femmes !

DANS CE CHAPITRE

- Avant Mai 68
- Jouir sans entraves, et après ?
- Pédophilie ou amour libre ?
- #MeToo, la deuxième vague
- Adèle, Vanessa, Sarah et les autres
- Qu'est devenu Harvey Weinstein ?
- La guerre des sexes n'aura pas lieu
- Agression sexuelle, pourquoi on ne fait rien !

Chapitre 19

La révolution sexuelle… Et maintenant ?

Les hommes d'aujourd'hui, qui pour beaucoup ont grandi dans l'idée de l'égalité entre les sexes et qui la revendiquent pour leur mère, leur sœur ou leur compagne, ces hommes qui l'ont intégrée comme une évidence, ces hommes qui s'autorisent eux-mêmes à davantage exprimer leur côté féminin ont du mal à se représenter de quelle manière les femmes ont été considérées dans la plupart des sociétés occidentales au long des siècles et quel a été leur fardeau de n'être considérées pendant longtemps que comme des « ventres ». Ce texte tiré du *Deuxième Sexe* et signé par Simone de Beauvoir en dit long sur le chemin accompli depuis quelques décennies, mais aussi celui qui reste à accomplir et qui passe à la fois par la libération des esprits et celle de la sexualité, pas seulement dans ses pratiques mais aussi dans la place symbolique que chacun occupe dans le couple.

C'est dit, c'est écrit

« En effet, l'homme représente aujourd'hui le positif et le neutre, c'est-à-dire le mâle et l'être humain, tandis que la femme est seulement le négatif, la femelle. Chaque fois qu'elle se conduit en être humain, on déclare donc qu'elle s'identifie au mâle ; ses activités sportives, politiques, intellectuelles, son désir pour d'autres femmes sont interprétés comme une "protestation virile" ; on refuse de tenir compte des valeurs vers lesquelles elle se transcende, ce qui conduit évidemment à considérer qu'elle fait le choix inauthentique d'une attitude subjective. Le grand malentendu sur lequel repose ce système d'interprétations, c'est qu'on admet qu'il est *naturel* pour l'être humain femelle de faire de soi une femme *féminine* : il ne suffit pas d'être une hétérosexuelle, ni même une mère, pour réaliser cet idéal ; la "vraie femme" est un produit artificiel que la civilisation fabrique comme naguère on fabriquait des castrats ; ses prétendus instincts de coquetterie, de docilité, lui sont insufflés comme à l'homme l'orgueil phallique ; il n'accepte pas toujours sa vocation virile ; elle a de bonnes raisons pour accepter moins docilement encore celle qui lui est assignée. »

La libération sexuelle

Les faits le prouvent, l'égalité des comportements homme-femme est pourtant en marche et la libération sexuelle l'est aussi. Les deux se reconnaissent à quelques indices évocateurs : le tabou de la virginité a volé en éclats, l'allongement de la vie sexuelle (plus précoce chez les adolescents, plus tardive chez les seniors), la possibilité pour la femme de séparer sexualité et reproduction grâce à la contraception, la légalisation de l'avortement et les procréations médicalement assistées, la vie en concubinage, les enfants hors mariage, le clivage (plus ou moins revendiqué) de la vie sexuelle et de la vie conjugale, le mariage forcé devenu choquant, l'homosexualité plus visible et mieux acceptée socialement, même si elle fait encore l'objet de stigmatisation dans certaines familles, voire de violence.

Tout ce lent cheminement s'est effectué progressivement avant même Mai 68 ou les mouvements #MeToo, lancé en 2017 aux États-Unis, et #BalanceTonPorc, en France, dans la foulée. Ce processus en réalité ne s'est pas effectué en un jour ni même en « deux révolutions », comme nous l'indiquons de manière un peu expéditive dans l'introduction de cette partie, il s'est amorcé bien avant, tout au long des décennies, avec des avancées et des reculs, mais des étapes marquantes aussi.

Tout n'a pas été rose pour les femmes dans l'histoire de l'humanité, mais tout n'a pas été noir non plus, loin de là. Il fut même des sociétés où les femmes régnaient en maîtresses sur la cité (âge d'or du matriarcat, règne des Amazones) et où elles n'étaient pas spécialement soumises. Par ailleurs, de multiples témoignages comme les poteries amérindiennes ou les fresques érotiques découvertes aux thermes de Pompéi (79 apr. J.-C.) font état d'une grande liberté sexuelle et sociale. Selon les âges et les cultures, les femmes ont donc pu être émancipées ou soumises et réprimées.

Les matriarcats aujourd'hui

Selon la philosophe et chercheuse allemande du matriarcat moderne, Heide Goettner-Abendroth, il existe aujourd'hui encore à travers le monde 26 populations matriarcales, en Chine, au Népal ou au Mexique notamment, dont la population peut être réduite mais qui atteint parfois le nombre de la population suisse, comme les Minangkabau, en Indonésie, au nombre de six millions. Dans ces sociétés, la filiation s'effectue par la mère (on la définit comme « matrilinéaire ») et le foyer est celui de la jeune femme (on parle de forme « matrilocale »). Ces sociétés contemporaines sont toutes fondées sur la vénération et le respect de la femme, qui a reçu le don d'enfanter, et qui n'a jamais été considérée comme un objet. Dans ces cultures, la notion de domination n'existe pas. Pas plus que le viol ou la prostitution. Et les enfants peuvent choisir leur sexe, comme chez les Juchitan, au Mexique. Les garçons seront ainsi habillés en fille s'ils le souhaitent, de même que les filles pourront être considérées comme des garçons. La monogamie est perçue comme une violence, les femmes changent régulièrement – mais successivement – de partenaire sans que cela offense les hommes.

C'est au Moyen Âge, dans l'Occident chrétien, pour ce qui nous concerne, que débute une époque particulièrement sombre pour la condition féminine : à cette période, les femmes ne peuvent jouir que de trois statuts, vierge, épouse ou veuve, et sont assignées à la procréation, hormis les religieuses bien sûr. Les textes bibliques plus anciens comme ceux cités juste après ne font que mieux justifier cette « mise à l'écart ». Elles vont donc se résigner durant des siècles à la fatalité de n'être que ce à quoi la nature les aurait dévolues, des « ventres » enchaînant grossesse sur grossesse (le nombre de celles-ci pouvant atteindre dix, douze ou quatorze), alors que la mortalité infantile spontanée demeure très forte...

C'est dit, c'est écrit

« Comme dans toutes les Assemblées des saints, que les femmes se taisent dans les Assemblées ; non, elles n'ont pas à parler mais doivent rester soumises comme la Loi le dit. Et si elles sont prêtes à être instruites en quoi que ce soit, qu'elles interrogent chez elles leur propre mari, car une femme doit avoir honte de prendre la parole dans une assemblée » (I Corinthiens 14, 33-35 ; *Lettres de Paul. La Bible*, éditions Folio, 2004 ; texte conforme à la nouvelle traduction de la Bible, éditions Bayard, 2001).

« Il dit à la femme : j'augmenterai la souffrance de tes grossesses, tu enfanteras avec douleur, et tes désirs se porteront vers ton mari, mais il dominera sur toi » (Genèse 3, 16).

Une liberté périlleuse et chèrement acquise

La première liberté des femmes a peut-être été de choisir d'avoir des enfants, d'y renoncer ou de les limiter en nombre. Bien que ou parce que les femmes accumulent couramment les grossesses, la contraception et l'avortement ont dû exister dans toutes les parties du monde et à tous les âges. En Chine, 2 000 ans avant Jésus-Christ, les plus inquiètes déposaient au fond de leur vagin des boulettes d'argile à visée contraceptive. Le Talmud – livre des juifs qui commente la Bible – préconise le retrait comme méthode de contraception. Le grand Empire romain aurait disparu faute d'habitants en partie à cause du recours à l'avortement. Les civilisations urbaines seront plutôt contraceptives et abortives, l'enfant, en ville, étant une charge très lourde, tandis que les civilisations agricoles traditionnelles seront très prolifiques, l'enfant étant une « paire de bras » vitale.

À la fin du XIXe siècle, la pratique de l'avortement est courante dans toute l'Europe. Les « faiseuses d'anges », les praticiens diplômés et autres sages-femmes utilisent des tringles à rideaux, aiguilles à tricoter ou plumes d'oie. C'est à ce prix que les femmes réussissent à dissocier acte sexuel et reproduction, à leurs risques et périls.

Puis, le grand rêve se réalise enfin, le sexe sans conséquence...

Les jalons qui mènent ensuite à la liberté sexuelle et à la fin de la peur d'une grossesse après un rapport sexuel peuvent se résumer à quelques dates : en 1882, pour la première fois au monde, la Hollande officialise par arrêté royal la contraception (usage de spermicides, préservatifs et diaphragmes). Elle est suivie du Danemark et de la Suède. En Angleterre, la première clinique de *birth control* s'ouvre en 1921. Aux États-Unis, l'infirmière Margaret Sanger ouvre une seconde clinique de contrôle des naissances mais fera surtout progresser les idées contraceptives à l'échelle du continent américain grâce à deux livres au succès retentissant : *Woman Rebel* et *Family Limitation*. Ce n'est qu'en 1950 que la pilule est expérimentée aux États-Unis par les Drs Pincus et Chang. Le phénomène fera rapidement tache d'huile, atteignant en moins de vingt ans la Chine communiste, l'Amérique du Sud catholique et l'Afrique.

En 1959, les gynécologues disposent du stérilet. En France, à peine un an avant la révolution de Mai 68, la contraception est légalisée par la loi Neuwirth. En 1975, c'est au tour de l'avortement d'être réglementé par la loi Veil.

Bien avant Mai 68, une libération à bas bruit est donc déjà à l'œuvre, elle a permis à la femme de sortir de son statut de procréatrice pour devenir une personne en dehors de la reproduction et de la maternité. Les plus grands changements ont donc été amorcés...

La vie des femmes et le sexe avant 68

Au XIXe siècle, notamment dans les milieux ruraux, le rapport sexuel était plutôt brut de décoffrage et se résumait le plus souvent à « labourage et pâturage » sans préliminaires ni baisers, une pénétration, une éjaculation, et voilà tout !

Avant 1914, l'innocent baiser sur la bouche était jugé d'une indécence absolue et pouvait même constituer le délit d'attentat à la pudeur (comme l'attestent certaines archives judiciaires) !

Au cours des « Années folles », les femmes vont connaître leur première émancipation avec la disparition progressive du corset et l'avènement des premiers vêtements « unisexes » (plus amples avec les seins écrasés par des bandelettes, les fesses aplaties dans des culottes, les hanches gommées), les jambes dénudées, les cheveux coupés à la garçonne, etc. La silhouette nouvelle exprime en surface ce qui se passe en profondeur dans la société : après la guerre de 14-18, la femme revendique l'égalité. Impossible pour elle de renoncer à l'autonomie et à l'indépendance chèrement acquises pendant la guerre alors qu'elle a fait tourner la maison, la ferme ou l'entreprise. Les années 1920 innovent en tout, et puis les hommes sont si peu nombreux que les parents ne sont pas très regardants avec leur fille, ils vont laisser faire et l'émancipation va progresser à grands pas.

En 1936, avec les premiers congés payés, les femmes vont à la plage et commencent à se dénuder (maillot de bain, short pour le sport ou le vélo…). Le film *La Garçonne* (réalisé par Jean de Limur, avec Arletty) va scandaliser mais aussi tenir le haut de l'affiche et donner des ailes aux femmes. L'héroïne, écœurée par l'infidélité de son fiancé, y enchaîne les liaisons sans distinction de genre.

Mais ça ne va pas durer, le mouvement de balancier de l'Histoire va repartir en sens inverse, jusqu'à la fin de la Seconde Guerre mondiale. La mode va se « resexualiser », les femmes retourner à leurs activités domestiques et les hommes retrouver leur pouvoir naturel, inscrit dans leurs costumes, épaules larges, taille haute serrée, jambes longues. Question éducation sexuelle, les filles apprennent à se méfier des garçons, les garçons des filles de mauvaise vie ! Pour se « déniaiser », ils vont au bordel ; pour découvrir le grand secret, elles attendent le mariage !

L'amour avant le mariage

À la fin de la Première Guerre mondiale, 20 % des femmes ont des relations avant mariage, elles sont environ 30 % entre les deux guerres et 50 % dans les années 1950.

Durant la Seconde Guerre mondiale, de nouveau, les femmes vont tenir les rênes pendant que les hommes seront au front. En remerciement de leurs bons et loyaux services, elles obtiendront le droit de vote le 21 avril 1944, par une ordonnance signée du général Charles de Gaulle. En 1965, elles pourront exercer une profession sans l'autorisation de leur mari et ouvrir leur propre compte en banque. Ces droits sociaux visibles dehors s'inscrivent aussi dans le couple et dans une forme de reconnaissance implicite d'égalité entre les hommes et les femmes. Que l'implicite soit suivi d'un changement en profondeur des mentalités, c'est autre chose, mais au moins la société a fait ce pas qui met fin à un patriarcat pesant et omniprésent !

Mai 68, on n'échappe pas à l'air du temps

Après la France corsetée du monde d'avant, il devient évident qu'il est « interdit d'interdire ». On aspire à un grand nettoyage des idées, les aphorismes libertaires fusent : « Ni dieu ni maître », « Vivre sans temps mort », « Jouir sans entraves ». Nous aimons beaucoup celui-ci, détourné de l'Évangile, « Aimez-vous les uns *sur* les autres ». Il faut rappeler qu'en ces années 1970 règne une bulle enchantée, pas de sida à l'horizon avant 1983, la syphilis vaincue grâce aux antibiotiques, la pilule et la disparition de la menace de grossesse non désirée, les chaînes du monde d'avant désintégrées… Comment ne pas perdre la tête ?

C'est dit, c'est écrit

Mais tout cela va avoir des effets inattendus et sûrement pas imaginés par les jeunes qui voyaient étinceler la plage sous les pavés. Comme le rappelle le philosophe Pascal Bruckner dans *La Plus Belle Histoire de l'amour* (éditions Seuil, 2003), à force de libération, le sexe va devenir terroriste : « Le plaisir était prohibé. Il devient obligatoire. L'ambiance est à l'intimidation non plus par la loi mais par la norme. L'interdit s'inverse, et un nouveau tribunal s'installe : non seulement il faut faire l'amour de toutes les façons, avec toutes les personnes possibles, sans réticences, sans tabous, mais encore faut-il que le plaisir qu'on en ressent soit conforme. Quiconque s'y soustrait est vu comme une sorte d'épave réactionnaire, un résidu du vieux monde. »

Il en ressort pour les hommes et pour les femmes une nouvelle dictature insidieuse. Les filles qui ne font pas l'amour sont considérées comme des bêcheuses soumises à l'ordre moral d'avant, celles qui ne jouissent pas pendant l'amour sont en échec, les sentiments et le mariage sont disqualifiés, ils deviennent ridicules. On a des aventures à tout va, on s'interdit la jalousie sous peine d'être taxé de vieux jeu. Le sexe devient assurément plus libre, mais il devient aussi plus anxieux, plus normatif, avec l'idée obsessionnelle de la performance et de l'évaluation. Et certains, avec le recul, vont en tirer une certaine amertume. « Nous avons fait Mai 68 pour ne pas devenir ce que nous sommes devenus », ironisait le dessinateur Wolinski.

En 1974, l'Organisation mondiale de la santé (OMS) elle-même va s'en mêler, décrétant la sexualité comme source intégrante « du bien-être et de la bonne santé ». Insidieusement, le sexe devient non seulement une norme sociale, mais une injonction collective à la performance.

Sauf que ce qui est vrai pour les hommes en ces années 1970-1980 l'est nettement moins pour les féministes, qui se révoltent aussi, cette fois, pour leur compte. Cette révolution sexuelle leur a-t-elle vraiment profité ? Dans cette consommation effrénée du sexe, ne sont-elles pas devenues encore plus des objets sexuels pour ces mâles en chaleur ? Elles vont alors se battre pour la diffusion de la contraception, l'avortement, mais aussi sur l'idée d'une sexualité qui ne soit pas *que* mécanique et pénétrative, fondée sur l'orgasme masculin et venant forcément de l'homme. Elles vont tenter de faire bouger les lignes, les horizons, leurs propres désirs, les spécificités de leur orgasme, faisant la part belle au clitoris, à la masturbation et aux caresses, elles vont essayer de changer l'idée que la femme doit tout attendre de l'homme, qu'il la fasse jouir, qu'il la contente, qu'il fasse seul le boulot. La philosophie change, aide-toi et le ciel t'aidera. Tout le monde y gagne, les hommes, moins sur la sellette, les femmes, plus autonomes et responsables. Les travaux du biologiste Alfred Kinsey dans les années 1950, puis de Master et Johnson dans les années 1960-1970, sur la sexualité (notamment la masturbation et l'orgasme), vont servir de tremplin à ces idées nouvelles. Le chemin est long, difficile, il n'est pas encore gagné, mais le mouvement est lancé.

La sexualité juvénile, scandaleuse ou évidente ?

Dans les années 1970, les enfants eux-mêmes sont élevés dans l'éloge du désir et du droit au plaisir, comme l'illustre Vanessa Springora dans son livre témoignage *Le Consentement*. Dans certaines familles libertaires et communautés new age, l'amour se pratique toutes portes ouvertes devant les marmots.

En 1974, Gabriel Matzneff publie un essai intitulé *Les Moins de seize ans* qui fait scandale mais lance la carrière de l'écrivain de manière sulfureuse et fulgurante. Il y défend la thèse que l'initiation sexuelle des jeunes personnes par un aîné comme dans l'Antiquité est un bienfait, « le gage de la reconnaissance d'une liberté de choix et de désir des adolescents ».

Dans *Le Consentement*, Vanessa Springora se pose la question de savoir pourquoi, à la fin des années 1970, tant d'intellectuels de gauche, des philosophes, des psychanalystes, des écrivains renommés (Roland Barthes, Gilles Deleuze, Simone de Beauvoir, Jean-Paul Sartre, André Glucksmann, Louis Aragon, Marguerite Duras, Michel Foucault, Françoise Dolto, Jacques Derrida, Louis Althusser...), pourquoi tous ont défendu

»

»

La sexualité juvénile, scandaleuse ou évidente ? *(suite)*

des positions et signé des pétitions qui aujourd'hui nous paraissent si choquantes, à savoir l'assouplissement du Code pénal concernant les relations entre mineurs et adultes ainsi que l'abolition de la majorité sexuelle. Et Vanessa Springora y répond : « C'est que dans les années soixante-dix, au nom de la libération des mœurs et de la révolution sexuelle, on se doit de défendre la libre jouissance de tous les corps. Empêcher la sexualité juvénile relève donc de l'oppression sociale et cloisonner la sexualité entre individus de même classe d'âge constituerait une forme de ségrégation. Lutter contre l'emprisonnement des désirs, contre toutes les répressions, tels sont les mots d'ordre de cette période, sans que personne y voie à redire, sinon les culs-bénits, et quelques tribunaux réactionnaires. Une dérive et un aveuglement dont presque tous les signataires de ces pétitions s'excuseront plus tard. »

Effectivement, depuis, il y a eu un grand mouvement de mea culpa suivi par les journaux eux-mêmes qui se sont associés à ces publications ou ces diffusions, comme Le Monde, Libération *et* France Culture.

Et le couple dans tout ça, comment évolue-t-il après 68 ?

Dans les décennies qui vont suivre 68, la société s'érigera moins en censeur, la religion sera disqualifiée, la famille se montrera plus discrète, il ne restera donc plus que l'individu et ses propres choix. Et l'individu se mettra à attendre du couple – comme du sexe – de manière démesurée. Il voudra l'alpha et l'oméga, la passion et la sécurité conjugale, la fidélité et la sensualité du libertinage, des enfants et liberté totale. Le tout, en même temps de préférence. Pari fou, pari impossible.

Résultat, jamais le couple et le sexe n'auront été autant valorisés, jamais ils n'auront été autant menacés aussi. Mais désormais, l'individu ne peut plus accuser le clan, la famille, la religion ou la société de son éventuel échec, le seul coupable, c'est lui, puisqu'il est libre, autonome, engagé, responsable, il a le pouvoir de choisir, mais pas encore la baguette magique pour faire durer l'amour toujours, si l'on s'en tient au nombre des divorces et des séparations.

L'amour, la vie, les femmes, le couple… Ce qui a vraiment changé avec 68

Après 68, l'âge du premier rapport baisse brutalement et passe pour les femmes de 20 ans en 1960 à 18 ans en 1970.

Le concubinage fait un bond spectaculaire. En 1965, 12 % des amoureux vivaient ensemble avant mariage, peu avant l'an 2000 ils avoisinaient les 90 %.

Les femmes n'épousent plus leur premier partenaire comme dans les générations précédentes, elles sont déflorées quasiment au même âge que les hommes (vers 17 ans et demi), elles s'autorisent désormais certaines pratiques (masturbation, fellation, cunnilingus, sodomie…). La sexualité féminine n'est plus systématiquement associée à l'« affectivité » et à la « conjugalité », et celle des hommes à des « besoins plus forts ». Les lignes ont bougé et se sont entrecroisées avec plus ou moins de force.

Aujourd'hui, différents enquêtes et sondages confirment ce qui est vu aussi en consultation, la différence au lit entre les hommes et les femmes s'estompe progressivement, le nombre de partenaires, la sexualité avant le mariage, les pratiques se sont rapprochées.

Avec #MeToo et #BalanceTonPorc, la seconde vague

L'affaire Harvey Weinstein, qui a lancé les mouvements #MeToo aux États-Unis et #BalanceTonPorc en France, est encore dans toutes les têtes, mais ça vaut la peine de se rafraîchir un peu la mémoire. Tout est parti du producteur déchu, reconnu être l'auteur d'agressions sexuelles, de viols, de fellations et masturbations forcées, sur plus de 80 femmes, des inconnues, des assistantes, des mannequins, des actrices au rang desquelles Asia Argento, Gwyneth Paltrow, Léa Seydoux ou bien encore Angelina Jolie…

Dix jours après les articles du *New York Times* et du *New Yorker* qui relataient les faits, le Tweet de la comédienne Alyssa Milano enflamme les réseaux sociaux le 15 octobre 2017. Elle dit simplement à propos du producteur : « Si tout comme moi vous avez été sexuellement harcelée, répondez "moi aussi" [Me too] à ce tweet. » La comédienne relance alors le hashtag créé une dizaine d'années plus tôt par la féministe Tarana Burke.

Attention !

Un an ou presque après #MeToo, un autre hashtag va devenir viral, #Whyididntreport (pourquoi je n'ai pas porté plainte). Venu d'outre-Atlantique pour soutenir Christine Blasey Ford, qui accuse d'agression sexuelle Brett Kavanaugh, le candidat à la Cour suprême du président américain Donald Trump, le hashtag s'est répandu chez nous sur Twitter et Instagram. Parce que oui, aujourd'hui, même si la parole s'est libérée, même si beaucoup de victimes ont parlé à leur famille pour la première fois de ce qu'elles avaient vécu, il reste difficile d'entamer une procédure judiciaire quand on sait que seulement 2 % des plaintes pour viol déboucheront sur une condamnation faute de charges suffisantes. Quand on sait aussi qu'au poste de police il faudra raconter son histoire cinq fois en moyenne, et que l'on devra subir la confrontation avec son agresseur.

Le procès Weinstein en quelques dates

Le 25 mai 2018, inculpation d'Harvey Weinstein.

Le 6 janvier 2020, début de son procès.

Le 24 février 2020, après cinq jours de délibération du jury, deux chefs d'accusation sont retenus par la justice : l'agression sexuelle d'une ancienne assistante de production et le viol d'une actrice. La circonstance aggravante de comportement de « prédateur » sexuel (donc multirécidiviste) n'a pas été reconnue, ce qui aurait valu au coupable la prison à perpétuité.

Le 11 mars 2020, le juge James Burke suit les réquisitions du parquet de New York et prononce une sentence de vingt-trois ans de prison.

À la suite du tsunami hollywoodien, les *majors* de l'industrie du cinéma revoient leur code de conduite et mettent en place des « procédures anti-dérapage », par exemple une hot-line en cas d'agression sexuelle, des avertissements sur les documents de travail, la création d'un nouveau métier de « coordinateur d'intimité », qui veille sur les tournages à ce que la ligne rouge ne soit pas franchie lors des scènes intimes. Depuis aussi, les applications de consentement mutuel sur les téléphones portables se sont multipliées aux États-Unis, notamment sur les campus.

En France, quatre affaires et trois femmes

En France, le mouvement s'articulera autour de quatre affaires et de trois femmes emblématiques, dans trois milieux tout aussi emblématiques, le cinéma, la littérature et le sport. Le tout suscitera une succession de tribunes, manifestes et réactions dans les journaux et sur les réseaux sociaux.

1. L'« affaire Polanski », aux multiples rebondissements, parfois rocambolesques, va être réveillée par #MeToo et secouer le pays lors de la sortie du film *J'accuse*, le 13 novembre 2019. En réalité, le scandale a démarré bien plus tôt, aux États-Unis, en 1977. La jeune Samantha Geimer accuse alors le réalisateur de l'avoir violée à l'âge de 13 ans et lui pardonne ensuite publiquement, après un accord passé entre les deux parties et les excuses de Polanski. Samantha Geimer se montre persuadée que le réalisateur ne lui voulait pas de mal et qu'il fallait remettre les choses dans le contexte de l'époque ; elle le raconte dans son livre *La Fille* (dont le titre original est *The Girl. A Life in the Shadow of Roman Polanski*), publié en 2013 aux éditions Plon.

Avec la sortie en France du film *J'accuse*, Polanski est de nouveau surexposé, provoquant un énième scandale à la 45e cérémonie des césars, où il reçoit le prix de la meilleure réalisation pour son film qui met en scène le procès de l'affaire Dreyfus mais pose au passage l'épineuse question de savoir si l'on peut juger un homme et son œuvre séparément, question philosophique toujours non résolue, y compris pour de nombreuses féministes. Car à cette aune, il faudrait nettoyer tous les arts, toute la littérature, brûler Sade et « La Pléiade », gommer Léonard de Vinci, artiste pédophile, et supprimer ses toiles, ne plus lire Céline, antisémite notoire, ne plus adorer Rimbaud, mercenaire et marchand d'armes autant qu'explorateur et poète, etc.

2. L'affaire Christophe Ruggia. Peu après la sortie du film de Polanski, le 26 novembre 2019, l'actrice Adèle Haenel portera plainte pour attouchements et agression sexuelle à l'encontre du réalisateur Christophe Ruggia alors qu'elle était une jeune adolescente.

3. L'affaire Matzneff. L'éditrice et auteure Vanessa Spingora relatera l'emprise de l'écrivain Gabriel Matzneff sur elle alors qu'elle n'avait que 14 ans, elle publiera un témoignage poignant, *Le Consentement* (éditions Grasset, début janvier 2020).

4. L'affaire des viols dans le patinage. Sarah Abitbol livrera elle aussi son témoignage dans *Un si long silence* (publié chez Plon le 30 janvier 2020). Son acte courageux fera tache d'huile et permettra de mettre en lumière une pléthore d'affaires de viols dans le sport.

Le phénomène #MeToo aura mis en évidence des mécanismes classiques de domination et d'enjeu de pouvoir, faisant feu de tout bois : séduction, « pygmalionisation », chantage, harcèlement, insulte, humiliation ou intimidation.

Et dans la foulée, début 2021, la naissance du hasthag MeTooInceste, suite à l'onde de choc suscitée par la publication du livre de Camille Kouchner *La familia grande* (éditions Seuil). L'auteure y dénonce le viol de son jumeau par son beau-père, le très médiatisé politologue Olivier Duhamel.

La guerre des sexes a bien eu lieu

Alors maintenant, après #MeToo, comment faire pour être constructif et éviter la guerre des sexes ? Car la seule question qui vaille vraiment est là, comment instaurer ensemble une forme d'harmonie et d'égalité ? Ne laissons pas passer la chance de construire quelque chose sur ce monceau de douleurs et de confessions enfin révélées au grand jour. Cette crise est l'occasion unique et inespérée d'avoir enfin, après des siècles de fatalisme de genre, une réflexion commune sur la manière de retrouver l'accord des sexes et des couples. Cette démarche ne peut commencer sans un état des lieux. Les hommes sont tombés des nues – comme les femmes d'ailleurs –, de constater à quel point certaines pratiques pouvaient être communes pour ne pas dire ordinaires, leur femme, leur fille, leur mère, leur sœur, leur amie, toutes ont été harcelées dans la rue, suivies, insultées, toutes ont subi des remarques sexistes au travail.

Bien sûr, il faudrait résister à la tentation de mettre tous les hommes dans le même panier. Pour la plupart d'entre eux, les agressions sexuelles et les crimes sont le fait d'une minorité agissante. Sandra Muller, la journaliste à l'origine du mouvement #BalanceTonPorc, l'assure, 40 % des messages de soutien reçus à l'époque venaient d'hommes fraternels et solidaires.

Après une domination masculine de plusieurs siècles, assortie parfois d'un véritable « droit de cuissage », évitons que s'installe une domination féminine, ou encore un match homme-femme, ou bien un combat « viriliste »/«féministe », ce serait une occasion perdue.

Si nous n'effectuons pas ce travail main dans la main, nous y perdrons tous, les hommes, les femmes, les couples, les histoires d'amour, la légèreté du sexe, la grâce de la séduction, la danse du couple à deux. Il vaut mieux être heureux, ici et maintenant, plutôt que de voir les hommes et les femmes se lancer dans une nouvelle guerre des tranchées.

Quand, à la suite de l'affaire Weinstein, le 10 janvier 2018, l'actrice Catherine Deneuve signait dans *Le Monde* avec 100 femmes la tribune « Des femmes libèrent une autre parole » réclamant « une liberté d'importuner », au fond, elle ne disait pas autre chose que cela. Et nul ne peut accuser l'actrice de ne pas défendre le droit des femmes ; en 1971, elle signait *Le Manifeste des 343 salopes « Je me suis fait avorter »*, paru dans *Le Nouvel Observateur*. Encore une fois, l'idée n'est pas de balayer les hommes pour laisser enfin la place aux femmes mais d'interroger la notion de pouvoir et de domination sur l'autre.

C'est dit, c'est écrit

Extraits de la tribune « Des femmes libèrent une autre parole » : « Le viol est un crime. Mais la drague insistante ou maladroite n'est pas un délit, ni la galanterie une agression machiste, s'insurgent les 100 signataires. À la suite de l'affaire Weinstein a eu lieu une légitime prise de conscience des violences sexuelles exercées sur les femmes, notamment dans le cadre professionnel, où certains hommes abusent de leur pouvoir. Elle était nécessaire. Mais cette libération de la parole se retourne aujourd'hui en son contraire : on nous intime de parler comme il faut, de taire ce qui fâche, et celles qui refusent de se plier à de telles injonctions sont regardées comme des traîtresses, des complices !

« Or c'est là le propre du puritanisme que d'emprunter, au nom d'un prétendu bien général, les arguments de la protection des femmes et de leur émancipation pour mieux les enchaîner à un statut d'éternelles victimes, de pauvres petites choses sous l'emprise de phallocrates démons, comme au bon vieux temps de la sorcellerie.

« De fait, #MeToo a entraîné dans la presse et sur les réseaux sociaux une campagne de délations et de mises en accusation publiques d'individus qui, sans qu'on leur laisse la possibilité ni de répondre ni de se défendre, ont été mis exactement sur le même plan que des agresseurs sexuels.

« [...] Au bord du ridicule, un projet de loi en Suède veut imposer un consentement explicitement notifié à tout candidat à un rapport sexuel ! Encore un effort et deux adultes qui auront envie de coucher ensemble devront au préalable cocher via une "appli" de leur téléphone un document dans lequel les pratiques qu'ils acceptent et celles qu'ils refusent seront dûment listées.

« Nous défendons une liberté d'importuner, indispensable à la liberté sexuelle. Nous sommes aujourd'hui suffisamment averties pour admettre que la pulsion sexuelle est par nature offensive et sauvage, mais nous sommes aussi suffisamment clairvoyantes pour ne pas confondre drague maladroite et agression sexuelle.

« [...] nous sommes conscientes que la personne humaine n'est pas monolithe : une femme peut, dans la même journée, diriger une équipe professionnelle et jouir d'être l'objet sexuel d'un homme, sans être une "salope" ni une vile complice du patriarcat. Elle peut veiller à ce que son salaire soit égal à celui d'un homme, mais ne pas se sentir traumatisée à jamais par un frotteur dans le métro, même si cela est considéré comme un délit. Elle peut même l'envisager comme l'expression d'une grande misère sexuelle, voire comme un non-événement.

« [...] En tant que femmes, nous ne nous reconnaissons pas dans ce féminisme qui, au-delà de la dénonciation des abus de pouvoir, prend le visage d'une haine des hommes et de la sexualité. [...]

« [...] Les accidents qui peuvent toucher le corps d'une femme n'atteignent pas nécessairement sa dignité et ne doivent pas, si durs soient-ils parfois, nécessairement faire d'elle une victime perpétuelle. Car nous ne sommes pas réductibles à notre corps. Notre liberté intérieure est inviolable. Et cette liberté que nous chérissons ne va pas sans risques ni sans responsabilités. »

Ainsi s'achève la tribune.

Polémique

Dans un tout autre registre, sur l'antenne de BFM TV, Brigitte Lahaie, animatrice et ex-actrice de films X, signataire de la tribune sur « La liberté d'importuner », lançait lors d'un débat avec la militante féministe Caroline de Haas, opposée au texte : « *On peut jouir lors d'un viol, je vous signale* ». Propos qui ont indigné les femmes, y compris celles qui ont signé la tribune dans *Le Monde*. Comme l'indique le communiqué de l'essayiste Peggy Sastre sur Facebook : « Les rédactrices et les signataires de la tribune "Des femmes libèrent une autre parole" se désolidarisent totalement des propos tenus par l'une des signataires, Brigitte Lahaie, concernant la "jouissance du viol", qui les a tenus en son nom et en son nom seul. Ces termes n'apparaissent ni dans notre tribune ni dans les interventions médiatiques qui ont suivi la publication de ladite tribune. Nous sommes une très large majorité à considérer que ces propos sont insultants envers les femmes victimes de violences sexuelles et de viols. »

Tout ça pour dire que l'affaire Weinstein a libéré la parole et provoqué en son temps des remous incessants, des clarifications, des oppositions, et révélé au passage toutes les nuances du féminisme, des plus édulcorées au plus radical des féminismes guerriers.

La guerre des sexes a bien eu lieu... mais entre les femmes, qui toutes n'ont pas les mêmes vécus, la même sexualité, ni, bien évidemment, la même définition de ce que devraient être les relations entre les hommes et les femmes.

Les féministes d'hier contre les féministes d'aujourd'hui ?

Dans un manifeste publié le 5 septembre 2020 dans *Le Journal du dimanche* que l'on peut retrouver en ligne dans son intégralité (lejdd.fr) et largement partagé sur les réseaux sociaux, la philosophe féministe Élisabeth Badinter s'insurgeait contre le néoféminisme radical et guerrier. « Voilà trois ans que la déferlante MeToo a ouvert la voie à la parole des femmes, commence-t-elle. Elles ont pu dénoncer publiquement toutes les agressions sexuelles dont elles se disent victimes. Grâce à elles, la honte a changé de camp. Depuis lors, le néoféminisme a durci le ton et les méthodes. On ne se contente pas des agressions, on "balance" les agresseurs présumés. Ce faisant, les plus radicales qui se proclament activistes ont tourné le dos au féminisme d'avant MeToo. Elles ont déclaré la guerre des sexes, et pour gagner, tous les moyens sont bons, jusqu'à la destruction morale de l'adversaire.

« Armées d'une pensée binaire qui ignore le doute, elles se soucient peu de la recherche de la vérité, complexe et souvent difficile à cerner. À leurs yeux, les êtres humains sont tout bons ou tout mauvais. Les nuances n'existent plus. C'est le mythe de la pureté absolue qui domine.

« À ce premier dualisme s'en ajoute un second, tout aussi discutable : les femmes, quoi qu'il arrive, sont d'innocentes victimes – et bien souvent elles le sont, mais pas toujours –, les hommes, des prédateurs et agresseurs potentiels, y compris parfois à l'égard d'autres hommes. Ce qui autorise l'activiste Alice Coffin à déclarer : "Ne pas avoir de mari, ça m'expose plutôt à ne pas être violée, ne pas être tuée, ne pas être tabassée... Ça évite que mes enfants le soient aussi." Et d'inviter les femmes à devenir lesbiennes et à se passer du regard des hommes... [citations extraites d'interviews accordées à RT France en 2018 pour la première, et à *National Geographic* en 2019 pour la seconde]

« En se fondant sur les statistiques des violences conjugales, on essentialise femmes et hommes dans des postures morales opposées : le bien et le mal, la victime et l'agresseur. Les perverses, les menteuses et les vengeresses n'existent pas. Il n'y a plus qu'à conclure au séparatisme, puisque l'homme est la plus dangereuse menace pour la femme.

« [...] Si la violence féminine ne peut être qu'une réaction à la violence masculine et si la parole des femmes est sacrée, à quoi bon le doute et une enquête sérieuse avant de condamner ? On peut passer outre au filtre de la justice. Le lynchage médiatique et la mise au pilori s'appliquent sur-le-champ. Les accusatrices, solidement appuyées sur les réseaux sociaux, jugeant à la vitesse d'un clic, déclenchent un maelström surtout quand une personne publique est visée et que la presse s'en empare.

« Les conséquences sont accablantes pour l'accusé mis sur la sellette. C'est une mise à mort sociale, professionnelle et parfois familiale. [...] En l'espace d'une année au moins, trois hommes en France ont été jetés aux chiens avant que la justice les lave des accusations portées contre eux : un journaliste, un ancien ministre et un trompettiste. Ce dernier a même été d'abord condamné à quatre mois de prison avec sursis, avant d'être blanchi quand on s'aperçut que la plaignante avait menti. [...] Les manifestantes qui réclament la "tolérance zéro" pour ceux accusés d'agression sexuelle n'ont rien à dire de celles qui ont menti, ou affabulé.

« Ces deux poids, deux mesures sont les conséquences d'une logique oppositionnelle et d'une méconnaissance stupéfiante des êtres humains. En soupçonnant les uns de tous les vices et en couvrant les autres du manteau de l'innocence, les activistes néoféministes nous mènent tout droit à un monde totalitaire qui n'admet aucune opposition.

« Quant à la solution proposée de "devenir lesbiennes et de se détourner du regard des hommes", elle ne peut que déclencher un immense éclat de rire. Cela ne vaudrait pas la peine d'être mentionné si ce n'était l'expression abrupte d'une haine des hommes que certaines ne sont pas loin de partager. Ce néoféminisme guerrier risque bien de déshonorer la cause du féminisme, voire de la rendre inaudible pour un bon moment. Tout le monde y aura perdu, et d'abord les femmes. »

Anecdote

Comme l'indique une sociologue féministe de la génération 68 interviewée pour cet ouvrage : « Il semblerait bien que règnent actuellement chez les jeunes féministes une absence de légèreté et une radicalité critique en grande partie absente dans la génération précédente pourtant enthousiaste et engagée. Dans une émission diffusée sur France Culture, les plus jeunes tenaient un discours culpabilisant et réducteur envers les hommes en premier lieu, mais aussi envers les femmes qui refusaient de se vivre comme des victimes par essence. Tout cela s'inscrit dans cette tendance victimaire qui gagne du terrain et qui conduit à une vision manichéenne, fondée sur des affrontements de "communautés" : les femmes contre les hommes, les homos contre les hétéros, les Noirs contre les Blancs, les croyants contre les athées, etc. Et réciproquement ! En sciences sociales, les dernières décennies ont été celles de la déconstruction des discours d'appartenance, des visions réductrices des identités. C'est en tout cas pour moi un apport important de la sociologie que j'ai fréquentée. Or on bascule actuellement dans l'inverse. Je m'y retrouve assez mal. Et je supporte mal de m'entendre dire qu'en tant que femme qui a connu l'expérience du viol je serais traître à la cause (?) si je ne me sens pas marquée au fer rouge par cette expérience et si je refuse les généralisations. »

Et la présomption d'innocence dans tout ça ?

Quelques mois avant Élisabeth Badinter et sa tribune retentissante, une autre tribune était publiée dans le journal *Le Monde*, signée par 114 avocates pénalistes qui réagissaient à la polémique Polanski aux césars. Les signataires se définissaient elles-mêmes comme « féministes » mais ne se reconnaissaient pas dans un féminisme qui érigerait les femmes contre les hommes.

« On se pique d'avoir à le rappeler, mais aucune accusation n'est jamais la preuve de rien : il suffirait sinon d'asséner sa seule vérité pour prouver et condamner. [...] Roman Polanski a fait l'objet de plusieurs accusations publiques, parmi lesquelles une seule plainte, qui n'a donné lieu à aucune poursuite : il n'est donc pas coupable. [...] Il ne s'agit pas tant de croire ou de ne pas croire une plaignante que de s'astreindre à refuser toute force probatoire à la seule accusation : présumer de la bonne foi de toute femme victime de violences sexuelles reviendrait à sacraliser arbitrairement sa parole, en aucun cas à la libérer », affirmaient les sopranos du barreau, comme elles se désignaient elles-mêmes. Ajoutant dans leur plaidoyer ou leur plaidoirie, on ne sait plus : « Nous constatons [...], quelle que soit notre place à l'audience, qu'une inquiétante et redoutable présomption de culpabilité s'invite trop souvent en matière d'infractions sexuelles. Ainsi devient-il de plus en plus difficile de faire respecter le principe, pourtant fondamental, selon lequel le doute doit obstinément profiter à l'accusé. » Elles concluaient ainsi : « Tweets après Tweets, hashtags après hashtags, ce que nous sentons monter a de quoi alarmer tout authentique démocrate, et nous alarme d'autant plus que nous en percevons déjà les méfaits : le triomphe du tribunal de l'opinion publique. »

Autrement dit, la justice expéditive de la rumeur ne doit pas occulter la justice qui doit légitimement être rendue aux femmes victimes de viol.

Après #MeToo, ce qui a aussi changé entre les hommes et les femmes

Ce qui a sans doute évolué depuis la vague # MeToo, c'est la notion de la réciprocité du désir et celle du consentement. Si, les femmes s'interrogent sur leur désir à elles, ce qu'elles veulent, ce qu'elles ne veulent plus, en se libérant de l'impératif du désir ou du regard de l'autre, alors elles ont beaucoup gagné, elles élèveront leur enfant (filles et garçons) autrement, et par « effet papillon » tous les hommes aussi auront gagné ! En 2006 déjà, la romancière Virginie Despentes, faisant pourtant allusion aux soins maternels, n'écrivait pas autre chose dans *King Kong théorie*, publié chez Grasset, incitant à aller vers une véritable révolution des genres, laquelle passe par l'éducation des enfants et la nécessité pour les mères d'abandonner enfin une partie de leur pouvoir aux pères. Car oui, tout est lié, le sexe, le désir, les générations, la manière dont on apprend à nos propres enfants à être, à aimer, à séduire, à reproduire ce qu'ils ont vu en famille...

C'est dit, c'est écrit

Le regard des pères sur leur enfant constitue une révolution en puissance, affirmait Virginie Despentes. « Ils peuvent notamment signifier aux filles qu'elles ont une existence propre, en dehors du marché de la séduction, qu'elles sont capables de la force physique, d'esprit d'entreprise et d'indépendance, et de les valoriser pour cette force, sans crainte d'une punition immanente. Ils peuvent signaler aux fils que la tradition machiste est un piège, une sévère restriction des émotions. »

Quel impact de #MeToo sur les relations hommes-femmes ?

Dans une enquête Ifop pour le magazine *Elle* de novembre 2019, soit deux ans après #MeToo, 37 % des hommes sondés notent une amélioration de ces relations, 39 % penchent pour une dégradation et 17 % se disent « déstabilisés » à la suite de la libération de la parole des femmes ; 69 % estiment qu'ils ne peuvent plus draguer aussi facilement qu'avant.

Et aussi ce chiffre confondant, **22 % des hommes** reconnaissent avoir commis au cours de leur vie au moins une agression sexuelle (embrasser une femme, lui caresser les parties intimes ou avoir une pratique sexuelle alors qu'elle ne le souhaitait pas).

24 % des hommes de 18-24 ans considèrent que « lorsqu'on veut avoir une relation sexuelle avec elles, beaucoup de femmes disent non, mais ça veut dire oui » ! La question du consentement est donc loin d'être résolue (voir aussi la partie des X, p. 383).

Pour Virginie Despentes, dans notre monde, dans notre époque, être un homme, c'est apprendre à taire sa sensibilité et sa délicatesse, c'est subir la brutalité des autres hommes sans se plaindre ou réclamer de l'aide, c'est apprendre à se défendre même si on est doux, c'est montrer sa force et sa valeur (y compris au lit), c'est refuser son homosexualité et ne pas être pénétré. C'est en somme « être coupé de sa féminité, symétriquement aux femmes qui renoncent à leur virilité, non pas en fonction des besoins d'une situation ou d'un caractère, mais en fonction de ce que le corps collectif exige ».

Femme agressée, pourquoi personne ne bouge

Vous êtes-vous déjà demandé ce que vous feriez si vous assistiez à une agression ? Comment réagiriez-vous ? Auriez-vous le courage d'intervenir ?

Rien n'est moins sûr…

Le dimanche 4 avril 2004, la journaliste Aurélia Bloch assiste à un viol, elle pense d'abord que c'est un jeu, que la fille est facile, la fille ne demande pas d'aide, elle doit sûrement être consentante, en tout cas, ça rassure Aurélia Bloch de le penser. La journaliste ne fait rien, juste s'enfoncer dans le siège du train et attendre l'arrivée à destination une demi-heure plus tard. Puis elle oublie tout, jusqu'à ce qu'un fait divers fasse ressurgir du passé la scène inavouable et obscure.

Ce fait divers, vous en avez peut-être entendu parler vous aussi, il a fait l'ouverture des journaux télévisés de 20 heures en avril 2014. Cécile, jeune Lilloise, se faisait agresser et violer dans le métro, tout ça sans que personne lève le petit doigt.

Dix ans après le viol auquel elle a assisté, la journaliste cosigne avec Louis-Matthieu Nivôse un documentaire qui a été diffusé le 8 décembre 2015 sur France 5 : « Non-assistance à personne en danger ». Cette fois, elle essaie de comprendre pourquoi elle n'est pas intervenue, pourquoi le plus souvent les témoins n'interviennent pas, elle essaie aussi de comprendre pourquoi la victime elle-même reste foudroyée sur place sans opposer de résistance farouche.

Convoquant psychiatres, sociologues, spécialistes de l'aide aux victimes et une commissaire de police géniale, la journaliste détricote la trame de ces drames intimes qui se déroulent sous les yeux de témoins souvent passifs. Le phénomène n'a rien d'épisodique, il est massif, 94 % des femmes qui empruntent les transports en commun ont été agressées d'une manière ou d'une autre. Et là, trois phénomènes vont se mettre en place simultanément et inexorablement pour aboutir à l'impensable : la passivité ou l'impuissance de tous.

Phénomène n° 1, la victime d'agression ne hurle pas, souvent, elle reste pétrifiée sur place. Pour la psychiatre Muriel Salmona, ce serait à cause d'une petite structure cérébrale, l'amygdale, qui « disjoncte ». L'agression serait tellement violente, si insupportable, que cette structure d'urgence déconnecterait les circuits neuronaux, ce qui éviterait l'« explosion » du cerveau, qui pourrait mourir de stress. Il s'ensuit la sensation de perte de repères de la victime et son apparente passivité.

»

Femme agressée, pourquoi personne ne bouge *(suite)*

L'effroi et la sidération empêchent toute réponse ou presque, la victime est comme anesthésiée, elle devient automate. Elle culpabilisera souvent de ne pas avoir suffisamment réagi, on le lui reprochera parfois.

Phénomène n° 2, le déni de situation, c'est-à-dire la minimisation de ce qui se passe réellement. Les témoins qui assistent à la scène ne la comprennent pas, ils se disent que ce n'est pas si grave puisque la victime n'appelle pas au secours. Pour eux, la scène n'a pas de sens, et puis l'agresseur a tellement d'aplomb. « Le témoin peut penser que la victime est consentante », conclut la psychiatre.

Phénomène n° 3, l'« effet spectateur ». Comme l'explique Peggy Chekroun, professeure de psychologie sociale, plus le groupe augmente, moins la victime a de chances d'être aidée : 85 % des personnes interviennent lorsqu'elles sont des témoins isolés en situation d'urgence, 31 % seulement lorsque le groupe est composé de plusieurs personnes. L'union ne fait pas la force, c'est le contraire ! Trois ou quatre témoins, c'est une responsabilité diluée trois ou quatre fois. Un seul témoin, c'est la responsabilité sur soi à 100 %.

Pourquoi le groupe réagit-il moins que le témoin isolé ? Selon la sociologue, l'« effet groupe » entraîne la « peur du ridicule » et de réactions inappropriées, alors on préfère ne pas intervenir. Et comme le cerveau minimise la situation (phénomène de déni), le groupe reste immobile, chacun recule sur son siège et regarde son Smartphone plutôt que la victime, c'est incroyablement démontré dans le documentaire.

Les victimes, elles, racontent qu'elles sont détruites deux fois dans l'agression, une première fois par l'agresseur, une seconde fois par l'indifférence des témoins. Certaines proclament même que la seconde fois fait plus mal encore. Le psychotraumatisme est tel qu'il peut durer des années.

Si vous assistez à une agression, les possibilités sont nombreuses en fonction du contexte et de l'évaluation de la dangerosité de la situation (il n'est pas question de vous offrir en pâture devant une bande de voyous déchaînés) : souvent un simple geste suffit, vous pouvez vous asseoir à côté de la victime ou vous approcher d'elle si la situation le permet, vous pouvez essayer de discuter avec les autres témoins et intervenir ensemble. Vous pouvez dire « stop », « vous voyez bien qu'elle n'est pas d'accord, foutez-lui la paix ». L'agresseur isolé devant tout un groupe fait souvent profil bas. En cas d'agresseur dangereux ou d'un groupe d'agresseurs, alertez le chef de station, un policier à proximité, ou appelez le 112, appel d'urgence européen.

La non-assistance à personne en danger est un délit pénal puni jusqu'à cinq ans d'emprisonnement et 75 0000 € d'amende lorsqu'il est avéré que le témoin a bien compris la situation, qu'il ne se met pas en danger en intervenant et qu'intentionnellement il n'a rien fait.

Après #MeToo, la question du dévoilement

Au regard des réactions suscitées en France chaque fois qu'une nouvelle forme de maillot de bain féminin trouve son public (bikini en 1946, monokini en 1964, burkini en 2016...), la question du « (dé)voilement » des corps sur les plages en été a toujours suscité d'intenses polémiques tant celui-ci est symptomatique des évolutions des normes de pudeur imposées aux femmes et notamment de leur capacité à s'affranchir des injonctions vestimentaires de nature morale ou religieuse.

Dans ce contexte, le pôle « Genre, sexualités et santé sexuelle » de l'Ifop a réalisé pour le site d'information et de conseils VieHealthy.com une vaste enquête permettant d'observer l'évolution des pratiques des Européennes en matière de nudité sur les plages en été tout en faisant le point sur le degré d'acceptation sociale du nu et des diverses formes de voilement et dévoilement des corps dans les lieux publics (par exemple : naturisme, monokini, burkini...).

Réalisée auprès de 5 000 Européennes (dont 1 000 Françaises), cette étude confirme la baisse de la pratique des seins nus en France et en Europe. Les jeunes femmes de moins de 25 ans, qui sont aussi celles les plus exposées au harcèlement de rue, expliquant avant tout le couvrement de leur poitrine par la crainte d'attiser le désir des hommes (59 %) et d'être l'objet d'une agression physique ou sexuelle (51 %), signe que la « pression sexuelle » qui s'exerce sur elles toute l'année continue en été... En cela, les jeunes femmes ont clairement intériorisé les risques de « rappel à l'ordre » dans le cas où elles dénuderaient leur poitrine aussi simplement que leurs mères dans les années 1970-1980.

DANS CE CHAPITRE

Le sexe et le genre

•

Masculin, féminin, une frontière floue

•

Qui suis-je exactement ?

•

Le dictionnaire (impossible) des identités

Chapitre 20

Hétéro, homo, bi, trans, asexuel… 50 nuances de sexualité

Alors comme ça, vous vous imaginez que dans l'espèce humaine, il n'y a que deux sexes, les hommes et les femmes ? Que ce soit en Papouasie ou chez les Esquimaux, que ce soit à Rio ou à Venise, nous croisons tous des hommes et des femmes, des jeunes et des vieux, des beaux et des moins beaux, mais tous des mâles et des femelles, toujours ! Évidence simple et rassurante. Le monsieur a un appendice « en plus » qui étoffe son entrejambe – c'est un homme –, la dame possède un « creux » bien caché qui domine le haut des cuisses – c'est une femme. La biologie installe déjà implicitement l'idée d'attributs positifs (le pénis et ses dépendances) et négatifs (l'absence de pénis voire le « trou »), car c'est bien le pénis qui définit le sexe du bébé. Cette bicatégorisation considérée comme naturelle et évidente par la plupart des Occidentaux se fonde pourtant sur un dogme, celui d'une sexualité à finalité hétérosexuelle et reproductive.

Une frontière assez brumeuse entre les sexes

Les choses commencent à se complexifier quand on explore la langue utilisée par les différents peuples et que l'on constate que, partout dans le monde, cette différence entre les hommes et les femmes n'existe pas de façon si nette, de même que cette assignation obligatoire à choisir son camp et à se résumer à cette identité. Les anthropologues et les ethnologues nous apprennent avec surprise que la notion d'« homme » et de « femme » est loin d'être universelle. Que les oppositions sont plus nuancées, plus subtiles, plus contextuelles, comme aux îles Salomon ou à Samoa, où l'on peut être tour à tour enfant masculin ou féminin, mari ou épouse, initié garçon ou fille, jeune garçon ou jeune fille, chef ou demoiselle... Que le sexe biologique ne recouvre pas forcément le genre, c'est-à-dire le sexe social, et qu'on peut changer d'identité sexuelle et assumer des fonctions différentes au cours de l'existence.

Anecdote

Chez les Esquimaux, le sexe genre n'est ni évident, ni unique, ni définitif. Car en tout enfant revivent une ou des personnes dont il reçoit le nom et le statut en termes de parenté. Un enfant peut être habillé et éduqué dans le genre conforme au sexe de l'âme reçue – la fille en garçon si son grand-père renaît en elle par exemple, le garçon en fille si sa grand-mère renaît en lui. Mais à la puberté les enfants inuits reprendront les activités propres à leur genre biologique en vue du mariage et de la procréation, nous apprend l'anthropologue Nicole-Claude Mathieu (*Science et Avenir*, hors-série n° 110, « Le sexe »).

Au nord de l'Inde, aujourd'hui encore, les Hijras constituent un troisième genre, ni homme ni femme, mais des personnes nées garçons qui se considèrent femmes. La plupart prennent aujourd'hui des hormones pour féminiser leur apparence, quelques-uns, comme c'était la coutume autrefois, se font encore émasculer (ablation du pénis et des testicules) au cours d'un rite très secret, la castration étant officiellement interdite en Inde depuis 1880. Au temps de maharajahs, ces eunuques gardaient les harems. À présent, ils seraient plusieurs millions d'individus qui, pour survivre, mendient ou se prostituent le plus souvent. Beaucoup de leurs clients sont homosexuels ; le tabou de l'homosexualité est si pesant en Inde que les hommes gays préfèrent avoir des rapports avec ces Hijras en sari aux allures féminines. Ces dernières vivent en communautés fermées et se revendiquent à la fois comme travesties, trans, ou castrées. Honnies et vénérées (on leur accorde le pouvoir de rendre fertile), elles incarnent le mythe moderne de la sainte et de la putain.

Chez les Indiens d'Amérique du Nord, jusqu'à la fin XIXe siècle, il existait de pareilles différences entre le sexe biologique et le genre social. À la suite de rêves, de visions ou de préférences personnelles dès l'enfance ou l'adolescence, l'enfant pouvait décider d'être élevé dans un autre sexe que celui de la naissance. Non seulement la société l'acceptait, mais elle pouvait l'officialiser par un rite. Ces individus, appelés « berdaches », devenus adultes se mariaient avec des personnes de genre opposé (« hétérosexualité sociale »), mais de même sexe, les ethnologues parlaient ainsi d'« homosexualité institutionnalisée ».

Selon l'activiste Lexie qui milite pour la visibilité et l'égalité des droits de la communauté transgenre, il existerait au moins cent-trente sociétés natives américaines aux États-Unis fondées non pas sur la binarité homme/femme mais sur la multiplicité des genres au nombre de quatre : homme, femme, masculin-féminin et féminin-masculin. « Ces personnes non binaires se nomment elles-mêmes les *two-spirit* (double esprit), écrit-elle dans le numéro du magazine *Un* consacré au genre (numéro 336 du 3 mars 2021) ». Ces personnes occupent des fonctions sociales très spécifiques et très valorisées comme chez les indiens Navajos. « Certaines personnes non binaires n'ont pas de genre, sont d'un genre neutre ; certaines changent de genre selon les moments ou les besoins, ajoute-t-elle ».

Origines : un masculin et un féminin ?

Les mythes fondateurs de l'humanité eux-mêmes ne sont pas universels. Dans la Genèse, qui nourrit l'Occident chrétien, Dieu crée l'homme puis la femme, il y a bien une dichotomie précise et deux sexes bien distincts. Mais comme le raconte l'anthropologue Nicole-Claude Mathieu, chez le peuple dogon du Mali, à l'origine, il y a eu des couples de jumeaux androgynes ; chez les Esquimaux, deux hommes qui eurent un enfant ensemble, et chez les Indiens iroquois, une femme qui donna naissance à une fille sans l'intervention d'un homme (un peu comme dans la Genèse, Ève naît de la côte d'Adam).

Ces mythes, même s'ils sont différents chez les peuples du monde, mettent toujours en scène une certaine complémentarité, plus ou moins asymétrique et égalitaire.

Un détail, tout cela ? Pas si sûr. Pour paraphraser Simone de Beauvoir, on ne naît pas homme ou femme, *on le devient*. On comprend surtout que ces notions de masculin et de féminin sont aussi le fruit d'une histoire et d'une époque et pas seulement de gènes, d'hormones ou de gonades (testicules ou ovaires). On comprend qu'il existe des sexes opposés, des sexes semblables, des sexes neutres ou indifférenciés. Qu'il existe plus exactement un continuum de sexes, comme le reconnaissent désormais un certain nombre de spécialistes en « -logues » (anthropologues, ethnologues, sociologues, endocrinologues, etc.). Comme insiste la biologiste et féministe Hélène Rouch, on rencontre effectivement deux sexes, ou, plutôt, on en rencontre au moins deux, capables d'effectuer la reproduction sexuée. Mais les hommes et les femmes qui portent les insignes de ce sexe ne sont pas réductibles à leurs gènes, ni à leur anatomie, ni à leur taux d'hormones, bref, pas à ce qui les différencie pour la procréation (voir l'encadré « Techniquement, le sexe et le genre », page suivante).

Une frontière tout aussi brumeuse des pratiques sexuelles

Et ce qui est vrai pour les identités sexuelles l'est aussi pour les pratiques sexuelles, hétérosexualité, homosexualité, etc. Selon le psychologue et sexologue John Money, de la prestigieuse université américaine Johns-Hopkins, inventeur en 1955 de la notion de « genre », la sexualité n'est pas une « glace à deux boules », vanille d'un côté et chocolat de l'autre : « Un bon et un mauvais côté, un côté normal et l'autre anormal. Elle est au contraire distribuée sur une série de continuums, comme des rayons formant l'axe d'une roue, allant chacun du récréatif au pathologique, avec de multiples gradations entre les deux. »

À toutes les époques, les hommes ont essayé toutes les options possibles en matière de pratiques sexuelles, y compris l'homosexualité quand celle-ci était lourdement condamnée, et à toutes les époques aussi, les femmes ont pu jouer avec ces mêmes codes, bien que moins réprimées que les hommes dans leurs pratiques. Le marquis de Sade n'était pas une exception perdue dans les couloirs du temps. Mais une chose est sûre, il aura fallu attendre longtemps avant que la répression de l'homosexualité cesse. Le crime de sodomie disparaîtra en France sous la Révolution française, en 1791, auparavant, il pouvait être puni du bûcher. Ce n'est qu'en 1974 que l'homosexualité cessera d'être considérée comme une maladie mentale inscrite dans la bible de la psychiatrie mondiale, le *DSM* (dans sa troisième édition). Et c'est sous la présidence de François Mitterrand, en 1982, que la majorité sexuelle pour les homosexuels passera de 21 ans à 15 ans, comme pour les hétérosexuels, mettant ainsi fin à une discrimination séculaire.

Techniquement, le sexe et le genre

Le bébé est le fruit de la rencontre des cellules sexuelles de l'homme (spermatozoïdes) et de la femme (ovocytes). Chacun apporte son gamète et les deux fusionnés forment un œuf. Rappelez-vous le premier chapitre, UN + UN = UN AUTRE. Chaque parent met dans la balance la moitié de ses chromosomes, porteuse du code génétique de chacun.

L'œuf fécondé héritera ainsi de son plan de fabrication (avec des gènes spécifiques d'origine maternelle et paternelle, c'est-à-dire leur ADN).

La mère possède 23 paires de chromosomes, dont deux chromosomes sexuels identiques, XX ; le père possède 23 paires de chromosomes, dont deux chromosomes sexuels différents, X et Y. Selon que l'ovocyte fécondé recueille le chromosome sexuel X ou Y venant du père, il deviendra fille ou garçon. Enfin, en principe… Car le processus comprend en réalité plusieurs étapes caractérisées par la possibilité à chacune de ces étapes d'évoluer dans un sens ou dans l'autre, sauf au stade ultime. Toutefois, il existe un point de non-retour pour chaque étape.

Au tout premier stade, le spermatozoïde détermine le sexe génétique de l'embryon, mais tout peut changer, l'embryon est encore indifférencié, ses glandes génitales sont bisexuées et c'est d'ailleurs pour cela qu'il faut attendre le troisième mois avant de pouvoir connaître à l'échographie le sexe de l'enfant. Ensuite, la présence d'hormones mâles (testostérone) en plus ou moins grande quantité orientera la différenciation en fille ou garçon, avec le développement d'un pénis ou d'un clitoris. En l'absence de testostérone suffisante, le fœtus se féminisera. Après cette étape, fini l'heure de gloire pour l'hormone mâle, cette dernière persistera en quantité minime dans les deux sexes jusqu'à l'âge de 8 ou 10 ans, au point que filles et garçons en sécréteront tout autant.

En réalité, la différenciation sexuelle biologique connaît plusieurs étapes au cours du développement : le **sexe génétique**, déterminé par la présence ou pas d'un chromosome Y ; le **sexe anatomique**, déterminé par la présence d'un pénis et d'une prostate chez l'homme, d'ovaires et d'utérus chez la femme, ainsi que des caractères sexuels dits « secondaires » (pilosité, voix, seins…) ; le **sexe hormonal**, défini par la présence d'hormones masculines ou d'hormones féminines ; à ce sexe biologique s'ajoute le **sexe comportemental et psychologique aussi appelé « genre » (*gender* en anglais), relevant du social**, dans lequel l'éducation et la culture jouent un rôle essentiel détaché de l'anatomie, c'est le sexe dans lequel l'enfant puis l'adulte qu'il deviendra se sent le plus à sa place et en adéquation avec son environnement.

Le philosophe Jean-François Braunstein résume parfaitement la pensée des théoriciens queer dans son ouvrage *La Philosophie devenue folle* (éditions Grasset, 2018) : « Ce qui compte, ce n'est plus le sexe, c'est le genre, le sentiment que chacun peut avoir d'être masculin ou féminin, ou n'importe quoi d'autre entre les deux ou au-delà des deux. Je peux très bien me considérer comme un homme, puis une femme dans la même journée, suivant l'inspiration du moment. Je peux aussi récuser dans la même journée cette stupide vision binaire et être en même temps l'un et l'autre. Les corps ne comptent plus, seules comptent les consciences, le sentiment d'être ceci ou cela. » En France, les transgenres sont très minoritaires : quelques dizaines de milliers de personnes.

Le sens des mots

Le terme d'**homosexuel** serait assez récent, datant de la fin du XIXe siècle, inventé par un médecin autrichien, dans le but de retirer tout jugement moral et de ne s'appuyer que sur des données scientifiques. Auparavant, on parlait d'« **inverti** » ou d'« **uraniste** » et on s'intéressait à cette population d'individus dans le cadre psychiatrique de l'étude des névroses, notamment de l'hystérie. La police aussi s'intéressait à ces hommes établissant allègrement un parallèle entre la perversion morale et la perversion sociale menant au crime. Mais dans un article des *Archives de neurologie* publié en 1882 et intitulé « Inversion du sens génital et autres perversions sexuelles », le déjà célèbre Charcot et l'un de ses confrères affirment que l'homosexuel n'est pas un criminel mais un malade mental qui ne choisit pas son état, inné par ailleurs. On ne peut donc le condamner. Quelques années plus tard, le Dr Freud, père de la psychanalyse, va mettre son grain de sel là-dedans aussi et rendre l'homosexuel plus responsable et capable d'assumer ses actes. On ne naît pas homosexuel, dira-t-il, on le devient, à la suite d'un « blocage au stade infantile ». C'est Freud aussi qui défendra l'idée d'une bisexualité originelle chez l'individu, chacun réglant ensuite le curseur plus ou moins loin vers la masculinité ou la féminité. Un demi-siècle plus tard, Kinsey, pionnier de la sexologie moderne, et auteur des fameux rapports qui portent son nom, défendra lui aussi l'hypothèse d'une homosexualité ou d'une bisexualité graduée.

Le terme de **gay** vient du vieux français « gai » et désigne tout naturellement ce qui est joyeux, enjoué, insouciant. Il aurait été utilisé dès le XVIIe siècle, faisant référence aux plaisirs immoraux, avant d'être associé, au XIXe siècle, à la prostitution.

Wikipédia cite l'historien George Chauncey, qui suggère que c'est bien cette idée d'ostensibilité et de flamboyance qui conduisit les « tantes » (*fairies* en anglais) à adopter ce terme de *gay* dès les années 1920 aux États-Unis, tout comme ses différents sens en fonction du contexte, qui en permettaient un usage codé, utilisable en présence de personnes « normales » (hétérosexuelles). Dans les sous-cultures urbaines d'hommes efféminés, le mot *gay* était alors employé pour désigner les bars et les rues où les membres de ces communautés se retrouvaient, sans désigner les homosexuels pour autant. Puis le mot va se répandre aux États-Unis et devenir populaire durant la Seconde Guerre mondiale, alors que des GI déguisés en femmes réconfortent les troupes au cours de spectacles.

Quant au terme de **queer**, il signifie « bizarre », « étrange », « louche », « de travers », comme le rappelle le philosophe Jean-François Braunstein dans *La*

Philosophie devenue folle : « Il a d'abord été utilisé comme injure homophobe pour désigner les homosexuels avec à peu près le même sens de "tordu". Ce sont les militants homosexuels, qui, depuis les années 1980, ont repris cette injure pour la retourner et la revendiquer, suivant ici une tradition bien établie de retournement d'un terme péjoratif en terme positif. Ce terme pourrait ainsi désigner à la fois les gays, les lesbiennes, les bisexuels et les transgenres. Ils se distingueraient ainsi des hétérosexuels qui seront qualifiés de *straights*, les "droits" ». Ces derniers s'indentifient pleinement au genre dominant et hétéro normatif.

L'alphabet des identités

LGBT... tout le monde connaît ce sigle, vous aussi bien que nous, il signifie « lesbiennes, gays, bi, transsexuels ». Mais la suite se complique singulièrement, chacun revendiquant maintenant ses spécificités sexuelles. I est venu compléter l'alphabet pour les intersexes, Q pour les queers, qui assument très bien les deux camps, tant au niveau des identités sexuelles que de genre. Les asexuels ont obtenu le A et les « polyamoureux » ou « pansexuels » pourraient avoir le P, ce qui finit par donner une véritable « soupe à l'alphabet », selon l'expression des Américains.

Chiffre !

Selon un sondage Ifop de novembre 2020 et publié dans le UN, la fluidité de genre est revendiquée par 22% des jeunes agés de 18 ans à 30 ans.

On pourrait en sourire, si derrière toutes ces lettres et tous ces étendards ne se cachait finalement un problème affligeant, celui du communautarisme sexuel. Nous reprenons ici à notre compte ce que disait le dessinateur Wolinski à propos de 68 : « Nous avons fait Mai 68 pour ne pas devenir ce que nous sommes devenus. » Alors que notre société refuse toute allusion à l'origine raciale ou religieuse dans les papiers d'identité, ici les gens seraient classés à partir de leur choix ou de leur identité sexuelle revendiquée, de ce qui les caractérise le plus sur le plan intime, dans le secret de leur âme, de leur fantasme et de leur être. Il n'est pas rare désormais à certaines réunions ou débats de voir des personnes se présenter elles-mêmes comme Mme ou M. Durand, queer, pansexuel, ou nous ne savons quoi d'autre, en vertu de cette fameuse inversion des fiertés, comme si la personne était réductible à sa sexualité, comme si elle n'était *que* sa sexualité. Il ne viendrait jamais à l'idée d'un hétéro de se présenter comme tel ou d'afficher ses fantasmes pour que l'on sache bien « d'où il vient et d'où il parle ». Ça n'intéresse personne qu'il préfère les blondes à grosse poitrine ou les bruns imberbes à fossette et c'est très bien comme ça. Ouvrons nos horizons, décloisonnons les esprits et ne nous enfermons pas dans ces lettres réductrices. Restons libres de ce que nous sommes !

Les intersexes, hommes et femmes à la fois

Les cas d'ambiguïtés sexuelles sont exceptionnels, estimés à 1 à 2%, avec des personnes impossibles à définir comme mâles ou femelles (au plan chromosomique, génétique, hormonal ou génital). Leurs caractéristiques peuvent se révéler dès la naissance ou le plus souvent à la puberté.

Parfois, les chromosomes sexuels font de vous un homme (XY), mais une mutation sur le gène SRY porté par le Y (qui orchestre le développement des testicules embryonnaires et la production des hormones mâles) vont vous diriger vers la case femelle, avec une allure féminine.

En réalité, les généticiens signalent que diverses autres mutations peuvent brouiller les pistes. Il se peut que tout soit apparemment normal, les chromosomes, les gènes, les hormones androgènes produites, mais que les récepteurs censés les accueillir n'y répondent pas, conduisant à des aspects féminisés. Sans compter les variations individuelles. Certaines femmes peuvent sécréter naturellement davantage de testostérone que des hommes dont la production est naturellement faible. Il y a de quoi en perdre son latin ! D'où la question que pose le magazine *Un* dans son article « Les mille subtilités du sexe biologique » (signé Héloïse Rambert) : « *Alors sur quels critères scientifiques s'appuyer pour établir une frontière corps mâle et corps femelle ? Aucun* ». Les deux catégories ne sont pas étanches, même si l'immense majorité de la population entre bien sûr dans les cases « hommes » ou « femmes ».

Dans certains pays d'Asie, en Allemagne ou à Malte, ce troisième sexe ou sexe neutre a été officialisé administrativement, l'état civil lui reconnaissant un statut particulier (de même qu'aux transgenres), refusant de reconnaître ce sexe neutre comme homme ou comme femme.

Ne confondez pas les intersexes ou transsexuels dont l'ambiguïté est biologique, inscrite dans les gènes et le corps, **avec les transgenres**, dont l'ambiguïté est cette fois inscrite dans la tête et le comportement !

L'un des premiers à avoir défendu la cause transgenre auprès du grand public est Bruce Jenner, papa de Kim Kardashian, héros d'une émission de téléréalité « L'incroyable famille Kardashian ». En couverture de *Vanity Fair* en 2015, il confessait « Oui, au fond de moi, je suis une femme ». Autre créature iconique de la cause transgenre, le vainqueur du concours de l'Eurovision Conchita Wurtz, barbue comme un homme, mais vêtue comme une femme, proclamant son refus de choisir entre les deux genres, mais prouvant au passage que l'on peut s'affirmer « trans » sans passer par la case hormones ni la table d'opération pour subir une inversion du sexe. Ce qui, en son temps, a été célébré comme « un triomphe de la différence », mais pas par tous !

Les intersexes, homme et femme à la fois *(suite)*

Dans son ouvrage *La Seule Exactitude* (Stock, 2015), le philosophe Alain Finkielkraut voyait plutôt le « glas de la différence » dans cette absence de choix : « Hier matin encore l'homme était en ce sens différent de la femme et la femme de l'homme. Voici venu le temps où chacun est à même de devenir ce qu'il veut ; l'homme une femme ; la femme un homme et pourquoi pas les deux ? Ce n'est pas une victoire de la différence. C'est une victoire sur la différence ».

Le philosophe redoute encore une indistinction dans la réalité, des hybridations, des changements et incessantes métamorphoses. « Si la culture cède la place, ce n'est ni à ceci ni à cela mais à la dissolution de ceci et de cela dans l'océan du grand mélange ».

Que disent les médecins de tout cela ?

Si l'on en croit le DSM 5 (manuel de psychiatrie américaine dans sa cinquième version), 98% des garçons et 88% des filles ayant des troubles de l'identité de genre acceptent leur sexe après la puberté. Donc attention à bien raison garder et à ne pas tomber dans « la mode transgenre » à l'américaine où les parents, abreuvés par les médias et la téléréalité sont dans la confusion la plus totale et font entrer leur enfant dans des parcours précoces de changement de sexe aux conséquences irrémédiables, bloquant la puberté de leur enfant, avec des risques pour leur santé. Message reçu et relayé par de nombreuses associations militantes qui se battent pour les droits du sexe neutre. *Wait and see*, conseillent-elles, il sera toujours temps de choisir sur le tard la meilleure solution sans brûler les étapes !

Hétéro, homo, bi, trans, asexuel, du sexe revendiqué au *calme plat*

La sexualité est multiple, polymorphe, évolutive, on peut être hétérosexuel pour toujours ou par tranches de vie. On peut aussi se découvrir homosexuel sur le tard, avoir été marié, avoir eu des enfants et considérer que finalement on préfère les hommes. Ou qu'on aime les femmes et les hommes. C'est possible aussi. De même que l'on peut avoir eu une période de frénésie sexuelle et choisir pour un temps la vie sans sexe, faute de partenaires, faute de temps, faute d'amour, faute d'envie, ou au contraire avec une envie *autre*, assumée, celle d'être libéré d'une pression sexuelle, d'un envahissement des sens, d'une frénésie obligatoire. Ça, c'est l'abstinence choisie.

C'est dit, c'est écrit

« Mon choix, c'est le célibat et tout son enchantement : celui d'être libre, d'être calme, ne pas être envahie par des émotions qui impliquent une autre personne. Plus jeune, quand je me sentais envahie par des amourachements, j'avais l'impression de me perdre, d'être en dehors de moi, d'être envahie, dominée, j'étais toujours à l'affût du regard de cette autre personne et de sa parole. Je le vivais vraiment comme un emprisonnement, un envahissement, je n'ai jamais été bien dans ça. Je suis heureuse d'avoir pu développer cette méthode de libération » (témoignage de Marie-Paule Ross, religieuse Sœur de l'immaculée conception et sexologue, dans *L'Obs avec Rue89*, publié en novembre 2016).

À côté de l'abstinence choisie, il existe l'asexualité, bien différente, qui toucherait 1 % de la population adulte. Malgré son nom pour le moins froid et technique, ce n'est pas une pathologie et l'asexualité n'est pas inscrite dans les manuels de psychiatrie. Cet état se manifeste par une absence totale d'attirance sexuelle pour l'autre (et souvent pour la masturbation). Le sexe n'est pas une question, voilà tout. Ou pas une question explicitement posée mais qui peut faire beaucoup souffrir au vu de l'incompréhension des autres. Il existe sans doute plusieurs profils d'asexuels, ceux qui sont indifférents au sexe, ceux qui sont excités par des lectures, des films ou des caresses, mais pas par des partenaires, ceux qui sont dégoûtés par le corps et par les fluides corporels intimes. L'asexualité n'empêche pas la tendresse, ni les baisers, ni le romantisme ou les histoires d'amour. Les asexuels n'ont pas envie d'être « réparés » pour quelque chose qui leur manquerait, ni « initiés » au sexe pour enfin comprendre ce à côté de quoi ils passent, ils veulent juste qu'on sache qu'ils existent, ils souhaitent qu'on les respecte comme on respecte les homosexuels, et qu'on les laisse vivre en paix sans formuler de remarques offensantes ou d'insultes, sans que l'on cherche à les convertir ou les soigner au nom du dogme d'une sexualité obligatoire. Au nom de quoi le bonheur et l'équilibre passeraient-ils forcément par le sexe ? C'est là l'essentiel de leur doctrine.

Certains médecins sexologues considèrent qu'on ne choisit pas d'être asexuel, ce serait peut-être le fruit d'influences hormonales, mais nul n'est sûr de rien en ce domaine encore très peu défriché. D'autres n'excluent pas l'éventualité d'un passé douloureux et enfoui, qui a éloigné la personne du sexe, sans qu'elle ait réellement conscience de ce qui est à l'œuvre dans ses mécanismes de défense profonds.

Quoi qu'il en soit, l'asexualité est devenue une identité tout aussi revendiquée que l'identité queer ou LGBT (sigle de « lesbiennes, gays, bisexuels, transgenres »).

Essayez ça !

Vous ne savez vraiment pas où vous en êtes ? Vous ignorez si vous êtes asexuel ou si votre libido est faible, l'important, c'est de ne pas vous forcer à des relations non désirées pour faire comme les autres, le désir ne se commande pas !

En cas de souffrance persistante, de déséquilibre et de mal-être, une consultation chez le sexologue ou bien chez le psychothérapeute vous aidera – non pas à changer si vous ne le souhaitez pas, mais à mieux vous accepter. La difficulté sera d'autant plus importante si vous vivez en couple avec une personne qui, elle, a des désirs sexuels et entend bien les traduire.

C'est dit, c'est écrit

« Quand j'étais "jeune", personne n'en parlait, alors je me suis longtemps crue "malade". Quand j'ai entendu parler de l'asexualité pour la première fois, la description collait certes parfaitement à moi, mais j'ai eu beaucoup de mal à le reconnaître, même vis-à-vis de moi-même. [...] Non, je ne suis pas malade, non je n'ai pas été abusée durant mon enfance ; le sexe est juste quelque chose de pas du tout important pour moi. N'ayons pas honte d'être ce que nous sommes. Ayons le courage d'en parler ; les mentalités moyenâgeuses doivent être changées, car elles génèrent trop de souffrances ! » Témoignage recueilli sur Internet.

Normalité et morale, les deux roues du même attelage

Il est étonnant de constater à quel point depuis des siècles, depuis des générations, depuis notre naissance, nous sommes formatés à penser la normalité en matière de sexe comme étant forcément, nécessairement, impérativement, HÉTÉROSEXUELLE.

Pourquoi cela ? Parce que depuis des siècles, ce qui fait raison, ce qui fait force de loi, c'est la procréation. Or, pas de doute, pour faire un enfant, il faut bien un homme et une femme, ou du moins un spermatozoïde masculin et un ovule féminin, là-dessus nous sommes tous d'accord, la biologie est implacable. Du coup, la procréation a indiqué la norme comme sur une boussole l'aiguille aimantée rouge indique le nord. Une sexualité normale est celle qui permet d'enfanter, toutes les autres seront longtemps considérées comme hors norme en Occident et dans de nombreuses autres cultures du monde. Le malentendu originel est là, car qui dit sexualité ne dit pas *forcément* procréation et biologie, la sexualité, c'est aussi de la culture, du social, du comportemental, et ça change tout, vous n'êtes pas d'accord ?

Les préférences sexuelles

Certains savent depuis toujours qu'ils préfèrent les filles ou les garçons et qu'ils sont hétéros, d'autres ont compris l'inverse depuis toujours aussi. Pas d'équivoque, pas de doute pour eux, c'est bien l'autre qui me ressemble avec lequel j'ai envie d'échanger des baisers et des caresses, c'est bien lui qui m'attire, c'est lui dont je rêve et sur lequel s'exercent tous mes fantasmes.

Pour d'autres hommes ou d'autres femmes au contraire, la frontière se présente moins nettement, de façon beaucoup plus floue et fluctuante, ils rêvent de filles comme de garçons, ou ils ne rêvent de rien justement et ils se pensent anormaux, « malades », « déboussolés ». Ils essaient d'un côté, puis de l'autre, ils hésitent, ils ont parfois des expériences désastreuses qui finissent par les jeter dans la certitude de n'aimer que leur sexe ou de ne pas aimer le sexe du tout.

La vraie difficulté des homosexuels ou des bi ou des trans ou des asexuels, c'est qu'avant 20 ou 25 ans, rien n'est vraiment fixé, on préfère souvent s'entendre dire qu'on est comme tout le monde, à savoir un hétéro qui ne s'est pas encore trouvé. À cette période le regard des autres est essentiel, il est aussi stigmatisant pour ne pas dire paralysant. Il faut alors du temps pour comprendre qui on est et ce (ou ceux) que l'on désire vraiment.

Pour ce qui est de l'homosexualité, quelques rapports occasionnels avec une personne de son sexe ne suffisent pas à affirmer qu'on est d'un camp ou bien de l'autre. Pour cela, il faut une pratique *exclusive et permanente*. Dans le cas de l'homosexualité occasionnelle, la circonstance peut faire le larron, ou bien c'est le contexte qui agit, dans un univers très masculin ou très féminin, faute de partenaire de l'autre sexe, on essaie les jeux de l'amour et du hasard, on aime et on recommence ou alors on est déçu (voire dégoûté) et on abandonne.

Essayez ça !

Une fois que les choses sont plus claires sur votre orientation sexuelle, une façon d'apprendre à vous accepter est de rejoindre une association ou une communauté, cela vous permettra de franchir les étapes plus vite et de manière moins douloureuse, voire franchement décomplexée et heureuse. Peu à peu, vous vous familiariserez avec votre libido et votre différence.

Vous ferez certains deuils aussi. Par exemple, si vous êtes gay ou lesbienne, celui de ne pas avoir d'enfants (ou alors par adoption ou PMA, processus lent et très aléatoire). Vous ferez peut-être aussi le deuil de ne pas être l'enfant rêvé de vos parents.

Plus tard, la recherche de l'âme sœur pourra s'avérer pour vous tout aussi chaotique, mais elle sera facilitée par les nombreuses applis de rencontre communautaires (Bumble, Her, Gayvox, etc.). Une fois toutes ces difficultés franchies, sachez que la sexualité des couples LGBT est à peu de chose près celle des couples hétéros décrits dans ce *Sexe pour les Nuls*, ce qui est dit pour la relation amoureuse ou sexuelle est valable pour tous, que l'on parle d'orgasme ou de jalousie, de routine ou d'amour fou.

À retenir

Quelle que soit votre orientation sexuelle, ce choix vous appartient, ne feignez pas d'être hétéro si vous ne vous reconnaissez pas dans cette option. Feindre toute une vie d'être ce que vous n'êtes pas au fond de vous-même est une souffrance intenable. L'identité sexuelle est quelque chose qui colle à la peau, une manière d'être, pas de faire. Elle s'étend bien au-delà de la simple pulsion.

Si vous souffrez de votre sexualité (ou de votre absence de sexualité), n'hésitez pas à consulter un psychothérapeute pour vous débarrasser de la honte et de la culpabilité, vous avez un travail à accomplir sur vous-même. Ni la société, ni qui que ce soit n'a à vous imposer le mépris voire la détestation de vous-même, vous êtes normal, vous n'êtes pas seul au monde et vous avez droit au respect comme n'importe qui d'autre. Surtout, votre sexualité ne vous résume pas tout entier, vous n'êtes pas réductible à ce qui se passe dans votre lit, vous possédez mille autres facettes. La seule règle qui importe en matière de sexe, mais elle est incontournable, c'est le respect de l'autre et de vous-même !

DANS CE CHAPITRE

Rencontres avec applis

Vous ferez bien l'amour avec un robot sexuel ?

Les *love dolls* au pays du Soleil-Levant

Le porno change-t-il nos comportements ?

Le phénomène *sextape*

Les *dickpics* et autres représentations du pénis

Chapitre 21
Sexe 2.0 et porno, les révolutions secrètes

Sites de rencontre, *sex* et *love*

L'extension du domaine amoureux est passée par le numérique, ce qui a entraîné de véritables changements et de « nouvelles lois de l'amour », selon l'expression de la sociologue Marie Bergström, auteure d'un essai éponyme qui s'intéresse aux couples hétérosexuels et à leur rencontre avec les sites et applis (éditions La Découverte, 2019).

Ce phénomène des sites de rencontre est né aux États-Unis dans les années 1990, puis il a gagné le reste du monde. En France, près de 18 % des personnes âgées de 18 à 65 ans disent s'être déjà inscrites sur un site. La banalisation de ces derniers et de leur fréquentation a favorisé la multiplication des offres de niche (une passion sportive ou culturelle, le libertinage, la religion, le véganisme, le voisinage, l'amour des animaux, le nudisme, etc.).

Les plus jeunes préfèrent les applis de rencontre. Ces dernières permettent de tester leur pouvoir de séduction et d'apprendre le sexe sans trop de pression (on essaie avec l'un(e), puis l'autre, et on n'en fait pas une montagne si ça ne marche pas).

Chez les trentenaires, le sexe 2.0 est récréatif, sans les contraintes du couple, sans obligation (y compris de résultat ou de performance).

Chez les célibataires en rupture de couple, les sites permettent des rencontres et même des unions. Ainsi, selon la grande enquête Épic (Étude des parcours individuels et conjugaux, effectuée par l'Ined et l'Insee), environ un couple sur douze s'est formé *via* les sites de rencontre entre 2005 et 2013, chiffre à revoir à la hausse depuis !

Après 40 ans, les rapprochements numériques sont d'autant plus attractifs qu'en général, autour de soi, tous les couples sont déjà formés ; Internet permet d'élargir son périmètre « de chasse » et de possibilités, en toute liberté.

L'enquête de Marie Bergström démontre que le sexe 2.0 présente de vraies spécificités. Il permet une « privatisation » de la rencontre, tout se déroule dans le huis clos de l'intime, et reste protégé et caché au regard de tous, sans la médiation des cercles habituels (parents, amis, loisirs, travail…). Malgré l'image d'Épinal, il n'en résulte pas un relâchement des mœurs et une sexualité plus débridée, le travail de la sociologue montre au contraire un « contrôle intériorisé plus important », où chacun effectue sa propre régulation.

Autre spécificité, avec les sites ou applis de rencontre, le sexe survient plus rapidement. Sur le lieu de travail, il fallait en moyenne six mois avant de passer au lit, avec les rencontres en ligne, le passage à l'acte survient au bout d'une ou deux semaines et parfois dès le premier soir, sans compter que les relations ne sont pas forcément exclusives. Ce qui change aussi la donne – et c'est une révolution pour la sociologue : les hommes et les femmes sont à égalité pour la recherche du plaisir et l'affirmation de leur sexualité, c'est une démarche partagée, que ce soit pour le « coup d'un soir » ou la quête de l'âme sœur. Sur Internet, les femmes – exactement comme les hommes donc – peuvent gérer en privé leurs désirs et avoir des expériences éphémères ou dont l'avenir paraît plus incertain sans se sentir jugées.

Les vieux stéréotypes demeurent cependant : l'homme qui multiplie les partenaires reste un séducteur invétéré, la femme qui fait de même est une « fille facile », pour ne pas dire une « pute », elle engage sa réputation, d'où l'aubaine pour elle de ces sites plus discrets.

Enfin, la sociologue tord le cou à cette idée reçue qu'avec l'amour 2.0, le brassage social serait plus grand et que tous les milieux pourraient enfin se rejoindre. Dans la réalité, ils continuent de se reconnaître par des codes, l'écriture notamment. Car oui, au temps du numérique, les e-mails, textos, tchats et échanges sur les réseaux sociaux s'échangent à profusion. Ils sont non seulement une manière de communiquer mais de prouver son intérêt ou son amour. Je t'envoie un message, j'épie ma boîte e-mail, mon cœur bat, ta réponse arrive enfin, et c'est le début de l'histoire, et peut-être la fin. Tout un roman d'amour en quelques échanges soutenus par une espérance ardente.

Sites et applis de rencontre, vingt ans après

Deux décennies après le lancement du premier site de rencontre en France, Lacse (comparateur de sites de rencontre) et l'Ifop ont établi un nouvel état des lieux qui réserve quelques surprises. Par exemple, obtenir un rendez-vous n'est pas donné à tout le monde, à peine la moitié des utilisateurs y parvient et les femmes plus que les hommes. Ça n'empêche pas près des deux tiers des sondés à y avoir déjà eu « une aventure sans lendemain » (62 %) et plus de la moitié une expérience sexuelle avec quelqu'un sans chercher ensuite à revoir la personne (55 %). Enfin, on s'en doutait un peu, les applis et sites de rencontre favorisent l'infidélité, notamment pour les hommes, qui s'avèrent particulièrement nombreux à y avoir poursuivi une recherche en étant engagés dans une relation de couple (41 %) ou en entretenant des relations purement sexuelles avec plusieurs personnes en même temps (34 %).

Au final, les applis de rencontre ne facilitent pas seulement des rencontres récréatives et sans contrainte (c'est le but !), elles créent aussi l'émergence de Casanova invétérés qui multiplient les partenaires sexuel(le)s. C'est un peu le « syndrome de la boîte de chocolats », on les essaie tous, pour trouver le meilleur. Comme le porno, ces applis peuvent donc rendre addict (un utilisateur sur six se dit concerné, surtout les hommes trentenaires).

Les applis tendance : Tinder, Meetic, Badoo, AdopteUnMec, Happn, Elite Rencontre, Fruitz, Icebreaker, Once, Clover, Louise, Playme, Crushavenue, Happy Couple…

Essayez ça !

Trois conseils. Le savez-vous ? L'humour est l'une des premières qualités attendues sur les profils consultés en ligne. Dans un bulletin de Meetic, on n'hésite pas à recommander la plaisanterie pour mieux attirer le chaland, il faut éviter les annonces plates, trop sérieuses et interpeller. Exemple : au lieu de polémiquer sur votre amour du chocolat (tout le monde s'en moque), précisez qu'il vous faudrait un homme qui aime les formes (parce que vous aimez le chocolat)…

Et puis, essayez de soigner votre orthographe, soyez assuré(e) que si vous écrivez à une femme ou à un homme « vous me plaiser beaucoup », il y a de grandes chances que l'autre ne donne pas suite.

Soyez sincère et authentique, inutile d'enjoliver la réalité, de vous inventer des passions que vous n'avez pas ou un standing qui n'est pas le vôtre, un jour, la confrontation aura lieu. Internet est justement un support qui permet d'être vrai sans prendre trop de risque de manière frontale. Si la personne vous accepte tel(le) que vous vous montrez et êtes vraiment, alors, le jour J de la rencontre vous augmentez vos chances d'aller plus loin. Si vous mentez trop, certes, vous augmentez vos chances de rencontre, mais pas celles d'obtenir un second rendez-vous.

Bienvenue dans le monde des robots sexuels

La *sextech*, vous allez en entendre parler ! C'est l'intelligence artificielle et la réalité virtuelle au service des robots sexuels. Ces objets ou figures high-tech ravalent le petit canard ou le *rabbit* au rang de sextoys préhistoriques.

Un vieux mythe se réalise en tout cas. Souvenez-vous d'Ovide (pas d'Ovidie, l'ex-actrice du porno passée depuis derrière la caméra !). Nous vous parlons bien du philosophe latin qui assista à la naissance de l'Empire romain quelques décennies avant Jésus-Christ. Il abordait déjà dans ses *Métamorphoses* le mythe du sculpteur Pygmalion qui tombait amoureux de sa créature, Galathée. Proportions miraculeuses et peau de marbre, elle se transformait en véritable femme grâce aux bons soins de la déesse Aphrodite, déesse de l'Amour et de la Beauté, chez les Grecs. Avec les nouveaux robots sexuels, le mythe est revisité, la peau de ces créatures ayant – aux dires de leurs fabricants – un toucher sensuel, avec en prime de la conversation et même plusieurs programmes à actionner selon ses goûts. La poupée américaine Roxxxy, par exemple, qui en est à sa 16e version, se décline en différentes options : Wild Wendy (aventureuse), Frigid Farrah (timide), Young Yoko (elle veut apprendre les secrets du plaisir, malgré son jeune âge), Mature Martha (beaucoup plus expérimentée), et SM Susan (pour hommes dominateurs). Possibilités aussi de choisir la « robote » en fonction de ses préférences esthétiques (couleur de cheveux, couleur de peau, coupe de cheveux). Tout ça pour une bonne poignée d'euros (environ 10 000 pour Roxxxy et 13 000 pour Harmony, d'une firme concurrente).

Certains redoutent déjà que l'irruption des robots dans la sphère sexuelle renforce davantage encore les vieux stéréotypes de la femme-objet (même si des homologues masculins existent aussi mais nettement moins nombreux parce que moins recherchés). L'anthropologue Kathleen Richardson met en avant le risque d'une nouvelle « objectivation » des femmes définitivement ravalées au rang de femmes-objets et d'une déshumanisation des rapports. Certains redoutent même une confusion des sentiments, on pourrait se mettre à aimer les machines, concept génialement mis en scène dans le film d'anticipation *Her*, de Spike Jonze. Le héros, interprété par Joachim Phoenix, devient fou d'amour d'une voix, celle de Scarlett Johansson, on ne la verra jamais à l'écran.

Selon le docteur en psychologie Serge Tisseron, auteur de l'ouvrage *Le jour où mon robot m'aimera* (éditions Albin Michel, 2015), nous aurions beau savoir que ces créatures sont des machines, nous ne pourrions pas nous empêcher d'établir avec elles les mêmes relations qu'avec des humains, et nous imaginer qu'elles ont des émotions.

La chroniqueuse et auteure Maïa Mazaurette s'est prêtée au jeu de la projection futuriste et imagine dans une dystopie (publiée dans le magazine *Usbek & Rica*, en janvier 2019) un monde avec les robots sexuels. Nous sommes en 2039. Scénario de cauchemar où l'homme devient frustré, incapable de supporter des refus de relations intimes dans la vraie vie ou une sexualité moins efficace, car oui, une robote vous obéit au doigt et à l'œil et se soumet à tous vos caprices. Voilà le contexte planté et voici ce qu'écrit Maïa : « Au-delà du pur sexuel, la situation devient dure à gérer. Les familles explosent. Les institutions tremblent. Les rapports de pouvoir sont perturbés, notamment par des jeunes ayant fait leur éducation sexuelle et émotionnelle dans un monde où ils pouvaient tout avoir, tout de suite, sans permission ni gratitude. [...] 2039 marque le début de l'ère érotocratique : l'humanité, anxieuse depuis l'Antiquité de devenir esclave de ses pulsions, voit la prophétie se réaliser. Les robots règnent sur un harem de huit milliards d'âmes. »

Si ce monde existait réellement – ce que prophétisent déjà certains, nous le répétons –, ce serait effectivement un cauchemar. Mais nous, les auteurs de ce *Sexe pour les Nuls*, nous sommes d'incorrigibles romantiques, nous n'y croyons pas, nous émettons même de sérieux doutes. Ce type de scénario catastrophe, c'est un peu comme de jouer à se faire peur dans le noir. Les sextoys existent depuis la nuit des temps et ils n'ont en rien détérioré la relation homme-femme (voir le chapitre 7, « Masturbation et sextoys », p. 121). Que le jouet soit un peu plus grand et un peu plus abouti change-t-il quelque chose à l'affaire ? Avec l'amour à distance *via* la webcam, les *sextos*, les jeux en ligne comme *Second life*, un pas a déjà été franchi. Sur la plateforme de *Second life*, il est possible de vivre tous ses fantasmes sexuels avec un avatar en 3D. L'amour avec des *cyberlovers* existe déjà, et la virtualité procure des orgasmes bien réels, mais, comment dire ?... nous pensons qu'un joueur de la 3D ne confond pas son partenaire avec une manette ou un hologramme, même s'il éjacule au bout du compte. De même qu'un enfant ne confond pas un vrai chien avec un Tamagotchi, animal de compagnie virtuel, auquel il prodigue des soins virtuels aussi. Par ailleurs, la sexualité en 3D et les robots sexuels ne font que pousser un peu plus loin l'autoérotisme et la masturbation. Avec les mêmes risques, c'est vrai : quand la masturbation devient trop exclusive ou trop systématique, elle empêche le rapprochement de l'autre et favorise le recentrage égocentrique sur soi. Cela existe déjà depuis le début de l'humanité, seuls quelques individus à la sexualité un peu fruste se contentent de cette masturbation à outrance, les autres préfèrent l'altérité et la rencontre avec de vrais partenaires ou de vrais complices.

Les sextoys connectés

Les sextoys contrôlables à distance, comme il en existe de plus en plus, sont des jouets qui peuvent être très utiles pour les couples éloignés ou obligés de vivre à distance (travail dans une autre ville, confinement, vacances, etc.). Il suffit d'avoir le wifi, la 4G et la bonne appli mobile.

Pour des amants qui se sont déjà aimés dans la « vraie vie », qui ont senti l'odeur de l'autre, qui connaissent son grain de peau, la chaleur de son haleine, l'effet peut être stimulant et convaincant. Pour les autres, ceux qui se sont rencontrés à distance sur Internet et n'ont jamais connu autre chose que la relation virtuelle, l'excitation sera peut-être intense au début mais plus éphémère et la frustration plus grande, faute de pouvoir puiser dans sa mémoire et le réservoir de ses sensations et de ses émotions. Qu'on le veuille ou non, celles-ci alimentent la libido (voir aussi le chapitre 7, « Masturbation et sextoys », p. 121).

Poussons le bouchon un peu plus loin, si l'on considère la bouteille à moitié pleine plutôt que celle à moitié vide, on peut rêver d'un monde plus beau, où ces poupées d'amour et leurs clones limiteraient au contraire le recours à la prostitution, permettraient aux handicapés d'avoir une sexualité plus facile, où la propagation des infections sexuellement transmissibles diminuerait, où les gentils robots prendraient en charge avec les mots qu'il faut les troubles sexuels (« mais non mon chéri, tu vas y arriver » ; « ce n'est pas grave, c'est parti tout seul, champagne ! Ce sera au point la prochaine fois »...), plus d'angoisse de performance non plus, meilleurs réflexes conditionnés, réapprentissage de la confiance en soi et de ses possibilités sexuelles avant le grand lâcher dans la nature, etc. Un rapport de la Fondation pour une robotique responsable considère que ces poupées robots pourraient même limiter le nombre de crimes sexuels. Ces objets ont donc une place – la leur – à la marge, pour une minorité de personnes, éventuellement pour chacun, mais dans un temps limité ou à certaines périodes de fragilité particulière. Car il y a une chose que ces robots sexuels n'apporteront jamais, c'est une interaction sexuelle authentique et une complicité charnelle véritable. Qu'est-ce qui fait plaisir à chacun dans le sexe ? Le plaisir qu'il reçoit d'accord, mais, au moins autant, celui qu'il procure à l'autre ! (Ce n'est pas forcément de l'altruisme, c'est de l'égoïsme partagé : vous vous sentez doué, compétent, et cela renforce votre propre plaisir de voir votre partenaire heureux grâce à vous). Quel amant béat (et un peu benêt) pourrait se vanter d'avoir fait jouir un robot ?

Dans son livre *Love and Sex With Robots* (éditions Harper Collins, 2007), David Levy, chercheur britannique en intelligence artificielle, écrivait déjà de manière prémonitoire : « L'amour et le sexe entre humains et robots sont inévitables. La question n'est pas de savoir si cela arrivera, mais quand cela arrivera... » L'homme avait raison bien avant tout le monde, nous y sommes ! Un hebdomadaire qui a enquêté sur la question pose l'hypothèse que d'ici 2045 un adulte sur dix pourrait coucher avec un robot. Quand bien même ce serait effectivement le cas, le phénomène resterait bien à la marge. Nous avons tous grandi avec des doudous, des peluches, des objets transitionnels permettant de supporter l'absence des êtres aimés. Et si, finalement, les robots sexuels n'étaient que cela, des substituts en attendant l'amour, le vrai ?

Les *love dolls* au pays du Soleil-Levant

Au cours de l'exposition « De l'amour », au palais de la Découverte (8 octobre 2019-30 août 2020), l'anthropologue Agnès Giard, spécialiste du Japon, décryptait l'usage exceptionnel que font les Japonais des poupées gonflables et autres objets d'amour. Son but n'est pas de nous émouvoir avec l'utilisation malsaine de ces avatars sexuels, au contraire, l'anthropologue s'amuse à battre en brèche certaines idées reçues. Non, les Japonais ne sont pas des obsédés du latex, ce sont des insoumis ! « Le Japon est un des pays pionniers dans le développement des poupées d'amour et d'objets sexuels, explique-t-elle. Ces objets particuliers sont utilisés par une frange très minoritaire de la population des célibataires adultes. Ils achètent ces *love dolls* non pour remplacer une femme de chair et d'os comme on pourrait le croire, mais pour signifier leur désaccord à un système social qui les contraint à rester seuls. Il faut savoir qu'au Japon le système matrimonial est complètement périmé et inadéquat par rapport à la situation économique. Les emplois sont devenus instables, les salaires ont baissé, or, quand on est un homme, il faut toujours, pour fonder un foyer, gagner quatre millions de yens par an, c'est-à-dire 31 000 €. Seules 15 % des personnes entre 20 et 29 ans gagnent cette somme. Une partie croissante de la population masculine est de fait exclue du marché matrimonial.

»

»

Les *love dolls* au pays du Soleil-Levant *(suite)*

« Quant aux femmes, c'est pareil, elles ne veulent pas se marier, car elles ne veulent pas renoncer à leur travail. Or, le système matrimonial japonais impose aux femmes d'arrêter de travailler avec leur premier enfant. Un certain nombre de femmes refusent de perdre leur indépendance.

« Pour toutes ces raisons, de plus en plus de Japonais sont célibataires. Et quand on est célibataire, on reste seul. Au Japon, les couples hors mariage sont très mal vus et constituent une infime partie de la population. Ces personnes condamnées à la solitude manifestent leur sentiment d'inadéquation en se procurant des marchandises émotionnelles, des *love dolls*, des épouses holographiques, des avatars sexuels, des partenaires sentimentaux en réalité augmentée, des créatures amoureuses en réalité virtuelle. »

Que change le porno ?

Tout comme les sextoys au début ou les poupées d'amour, la pornographie a toujours connu des détracteurs. Il y a un ou deux siècles, les ligues de vertu dénonçaient déjà les écrits obscènes qui se répandaient à la vitesse de l'éclair avec le chemin de fer. Le premier congrès antipornographique international se tenait à Paris en 1908, réunissant tous ceux qui « haïssent le mal », au total 46 associations venues de toute l'Europe alors que les théories sexuelles de Freud se diffusaient et que l'invention de la photographie permettait la multiplication des photos les plus affriolantes.

Les deux mouvements ont toujours coexisté, le « vice » d'un côté, la « vertu » de l'autre.

Des vertus chez les consommateurs occasionnels

Honneur à Virginie Despentes et à son essai *King Kong théorie*, paru chez Grasset en 2006. L'écrivaine et réalisatrice trouve de véritables vertus au porno ; pour elle, il rassure, sécurise, apaise et c'est un véritable anxiolytique. Manière de voir évidemment contre-intuitive, pour la plupart des gens, le porno excite, aiguillonne, encourage, incite, et il existe même pour ça ! Elle s'explique :

C'est dit, c'est écrit

« Dans le film porno, on sait que les gens vont "le" faire, on n'est pas inquiet quant à cette issue, alors qu'on l'est dans la vraie vie. Baiser avec un(e) inconnu(e) fait toujours un peu peur, à moins d'être violemment bourré. C'est même ce qui fait beaucoup l'intérêt de la chose. Dans le porno, on sait que les hommes bandent, que les femmes jouissent. On ne peut pas vivre dans une société spectaculaire envahie par les représentations de la séduction, du flirt, du sexe et ne pas saisir que le porno est un lieu de sécurité. On n'est pas dans l'action, on peut regarder les autres le faire, savoir le faire en toute tranquillité. Ici les femmes sont contentes du service rendu, les hommes bandent dur et éjaculent, tout le monde parle le même langage, pour une fois tout se passe bien[10]. »

Virginie Despentes pointe une autre réelle utilité du porno, il nous aide à mieux nous connaître, à savoir ce qui nous « déclenche », ce qui provoque précisément notre excitation, que ça nous plaise ou non de l'admettre. Et l'industrie du porno l'a bien compris, multipliant les propositions et les niches, les situations qui varient et les époques qui changent, avec du porno chic, du *gang bang*, du SM, de l'urophilie, des femmes mûres, des jeunes filles en fleur, des talons aiguilles, des infirmières, des hétéros, des homos, des bi, des trans, des costumes, du latex, des joujoux.

La question qui fâche demeure…

Le fait de voir seul ou en couple des images de femmes (le plus souvent) soumises, dominées, pénétrées par tous les orifices possibles, les gifles, les bifles (gifles avec le pénis), tout cela finit-il par modifier les comportements sexuels des individus les plus « normaux » (un peu comme on a accusé les jeux vidéo de rendre les jeunes plus agressifs) ? Le porno entraîne-t-il plus de viols, de délinquance sexuelle, de harcèlement, d'exhibitionnisme, de pédophilie, de déviances, comme le soutiennent les ligues de vertu et associations conservatrices ?

Depuis les années 1970, les chercheurs ont beaucoup réfléchi à la question et n'ont pas réussi à trancher ce débat, les résultats demeurent contradictoires. Pour les uns, c'est oui, la pornographie est potentiellement dangereuse, les statistiques le prouvent ; pour les autres, c'est non, d'autres statistiques et d'autres études prouvent le contraire, ou alors seulement chez les individus déjà prédisposés à la violence qui perdent toute inhibition avec ces images. En revanche, tous ces chercheurs sont d'accord sur l'effet pernicieux du porno chez les plus jeunes, confrontés à des images qui les obsèdent, qu'ils ne comprennent pas, et qu'ils tentent parfois de reproduire de manière brutale. Elles sont nocives chez des adolescents qui n'ont pas reçu une éducation sexuelle et qui n'ont pas forcément intégré certaines valeurs à la maison sur les relations hommes-femmes.

10. Virginie Despentes, *King Kong théorie*, Livre de poche, 2007, p. 102.

Un plaisir parfois addictif

Autre souci avec le porno : l'addiction qui s'installe et des processus masturbatoires à la limite du pathologique. Il y aurait 7 % de consommateurs quotidiens de porno. Et comme généralement, on ne regarde pas un porno pour s'instruire mais pour faire monter l'excitation, la masturbation n'est jamais très loin et devient plus facile que l'exigence de trouver un(e) partenaire chaque fois.

Que l'on regarde un contenu X ou qu'on consomme de la drogue, les mêmes zones du cerveau sont activées, le circuit de la récompense se met en branle. Et comme pour toute addiction, le processus se met en place progressivement mais monte inexorablement en puissance. On s'habitue à son petit porno du soir pour s'endormir. Puis on en reprend au réveil à cause de l'érection matinale. Au fil des mois ou des années, l'accoutumance vient sans que l'on s'en rende compte. Des masturbations plusieurs fois par jour, des heures devant son écran, et avec l'addiction installée, des masturbations mécaniques sans envie, des jouissances sans réel plaisir, s'accompagnant d'un bref apaisement (dû aux endorphines) et d'un sentiment de solitude, de honte et de culpabilité, le tout vécu en « mode zombie ». Pour s'extraire de tout ça, il ne faut pas remplacer le « trop » par le « rien », c'est-à-dire l'abstinence, mais au contraire par la relation avec les autres, le lien social, la culture, le sport, le chant, le bénévolat, bref, tout ce qui permet de sortir de son ennui et de sa routine.

Essayez ça !

Florent Badou, un ancien addict, a mis au point une méthode pour en sortir (« Avant j'étais accro au porno. La méthode pour arrêter la pornographie »). Il prévient, la sortie de la dépendance est un processus lent qui peut prendre des mois voire des années, mais vous y arriverez à condition de bien identifier les facteurs qui vous conduisent à la rechute et de les éviter, c'est pareil que pour sortir de l'addiction au tabac. Rappelez-vous Pinocchio sur l'île des plaisirs : c'est lorsqu'il prend conscience de la nature de cette île et de ce qu'il est en train de devenir qu'il parvient finalement à s'en échapper.

Le traitement classique de l'addiction – sexuelle ou pas – passe par une psychothérapie ou bien un groupe de parole comme les Dépendants affectifs et sexuels anonymes (Dasa), qui fonctionne sur le modèle des Alcooliques anonymes.

Les contrôles externes librement consentis sont nécessaires, ce sont toutes ces aides qui peuvent vous éviter de céder à vos pulsions. En clair, des programmes de contrôle parental sur l'ordinateur (comme le logiciel K9 Web Protection) qui vous empêchent d'accéder aux vidéos porno, un peu comme un joueur se ferait interdire de casino.

Vous pouvez aussi changer de téléphone et choisir un appareil classique qui ne peut se connecter sur Internet. Si vous ne pouvez vous séparer de votre Smartphone, il existe des solutions pour vous empêcher d'accéder à certaines applications pendant les heures de bureau (UBhind). Il existe même des applications qui envoient votre historique de navigation à quelqu'un que vous aurez choisi, une personne de confiance et qui vous accompagne dans ce défi (X3watch, par exemple). Cela aide, ce n'est jamais infaillible. Ce qui est important pour vous, c'est votre volonté de persévérer dans une démarche d'amélioration continue.

Les dessous de Jacquie et Michel

Vous avez aimé « Le loft », « Confession intime » et « Secret story »… Vous ne dédaignez pas un petit film porno pour vous mettre en appétit, alors vous aimerez les vidéos postées sur le site de Jacquie et Michel. Du sexe franchouillard, sans fioriture ni chichis… du sexe très efficace. La preuve, le site Jacquie et Michel est devenu nº 1 dans la catégorie des pornos amateurs. L'image est loin d'être aussi impeccable que dans des films pros, les situations sont banales. Pas de filles canon, pas de Rocco Siffredi. C'est justement ce qui est excitant, le fantasme est là, à portée de main. Quand la fille vous dit « je », elle est bien réelle, c'est la fille que vous allez croiser à la boulangerie, vous pourriez la brancher. Alors que quand vous regardez un Marc Dorcel, vous avez affaire à des actrices professionnelles inaccessibles. Ça ne fait pas le même effet, selon les aficionados !

Mais regardons un peu les coulisses. Qu'est-ce qui pousse une femme banale à se faire filmer en pleins ébats et parfois même à tenter une « double vaginale » ? Certaines l'avouent sans détour, elles aiment le sexe et elles aiment passer à la télé ! Deux bonnes raisons. Des émissions comme « Confession intime » avaient déjà déshabillé l'âme des invités, le reste n'était plus qu'affaire de vêtements. Le pas a donc été franchi, les esprits étaient préparés.

Mais peut-on naïvement croire que ces filles et ces garçons sont de vrais amateurs qui envoient leur candidature spontanée pour une partie de jambes en l'air ? La réponse est clairement non ! Selon une enquête de *L'Obs* (« Qui se cache derrière Jacquie et Michel ? »), tout n'est pas si rose dans l'univers du porno. « C'est un vrai business, avec ses tarifs et ses règles, et qui nécessite beaucoup d'énergie, souligne Thierry Kémaco, fondateur du site porno MMM100.com et qui officie pour JetM depuis quinze ans. Trouver de nouvelles recrues prêtes à forniquer face caméra est un vrai travail. »

Sans être de vraies pros, les filles sont payées et, dans le meilleur des cas, elles espèrent que cela servira de tremplin à une carrière dans le X (ce sera effectivement le cas pour le tiers d'entre elles) ; sinon, elles deviennent des travailleuses éphémères du sexe pour remplir leur frigo, 300 € vite fait bien fait… mais leur réputation est brûlée. Les hommes, eux, sont le plus souvent de vrais professionnels, il faut être capable d'avoir une érection sur commande, de tenir longtemps, de viser juste, de travailler ses positions pour une bonne visibilité, des qualités que n'ont pas les acteurs novices, qui perdent tous leurs moyens devant la caméra.

Génération *sextape*

« Un homme, une femme, une caméra : c'est le nouveau plan à trois ! » titrait le magazine *Elle*, indiquant que de plus en plus de jeunes couples transforment leur chambre en plateau de tournage de films X. Selon une étude réalisée par l'université Drexel à Philadelphie, 10 % des personnes échangeraient des images, photos ou vidéos à caractère sexuel et près de huit Américains sur dix ont partagé des SMS ou vidéos du même genre.

En France, presque un Français sur trois se dit prêt à filmer ses ébats ou l'a déjà fait. Le phénomène est donc loin d'être marginal. Les nouvelles technologies y sont évidemment pour quelque chose, il est désormais facile de filmer son intimité, n'importe quel Smartphone ou webcam fait l'affaire.

Faut-il voir dans cette nouvelle manie une forme supplémentaire de narcissisme ? la recherche d'un stimulant aphrodisiaque ? une déviance ? ou seulement une attitude branchée ?

Ceux qui écoutent de la musique dans le bus ou en pleine forêt avec des écouteurs branchés sur leur portable le savent, ce simple artifice permet d'être projeté dans un univers différent, avec l'illusion d'être le héros du film. C'est exactement pareil avec la caméra, elle transfigure le quotidien et le sublime, mieux que les miroirs d'autrefois qui permettaient de s'exciter ! Certains couples le font aussi pour stimuler leur libido – la transgression est un extraordinaire piment du sexe –, d'autres agissent par curiosité et pour se découvrir. Se voir sous toutes les coutures peut réserver de bonnes surprises ou indiquer comment s'y prendre mieux la prochaine fois.

Anecdote

« Je l'ai fait pour lui faire plaisir au début, confesse Amélie, 32 ans. Ensuite, cela m'a fait un effet incroyable de savoir que je pouvais être un sex-symbol pour lui et qu'il pouvait prendre plaisir à me regarder, même quand je n'étais pas là. »

« C'est vraiment aphrodisiaque, reconnaît Julien, 41 ans. Peut-être plus qu'un film porno ! On sait qu'on repousse les limites sans pour autant se mettre en danger en allant voir ailleurs ou en testant l'échangisme. »

Ces pratiques sont-elles dangereuses ?

Aucun expert ne se permettra de tirer des conclusions sur ces nouvelles pratiques, au vu du manque de recul. La réalisation de ce fantasme exhibitionniste ou voyeuriste ne devrait toutefois pas avoir de conséquences sur la sexualité du couple établi, à condition de respecter certaines règles.

Attention !

N'envisagez même pas de prendre la moindre photo ou vidéo pendant le sommeil de votre compagne (compagnon) ou pendant vos ébats sans son consentement, c'est la base de toute relation de confiance. Si vous cédez à la tentation de la photographier ou de la filmer pendant qu'elle dort, avouez-lui au réveil et demandez-lui son autorisation explicite pour conserver le cliché, dans le but d'un usage strictement privé. Si votre partenaire refuse, poubelle, sans regret !

De même, si un ami souhaite vous montrer une photo manifestement volée et très privée, refusez de regarder, ne soyez pas complice de ce forfait, et, si vous le pouvez, attirez son attention sur le caractère très intrusif pour ne pas dire indélicat de ce comportement. Apprécierait-il, lui, qu'on le montre nu à des étrangers ou dans des poses aussi intimes ?

Par ailleurs, si vous n'évoluez pas dans le cadre d'une relation durable où la complicité et la confiance sont installées et solides, mieux vaut vous abstenir de filmer vos ébats ! Le *revenge porn* touche tout le monde, le cas le plus notoire est sans doute celui d'un candidat LREM à la mairie de Paris, ex-secrétaire d'État auprès du Premier ministre et porte-parole du gouvernement. Plusieurs vidéos intimes envoyées à une amie éphémère et diffusées par la suite sur les réseaux sociaux ont mis fin à sa carrière politique au printemps 2020. En leur temps, Paris Hilton ou Pamela Anderson aussi ont fait les frais d'un « ex » déçu ou en colère. Le phénomène se banalise et tout le monde peut devenir victime d'un règlement de comptes pas très glamour. On filme ses rapports pendant la lune de miel, et une fois l'idylle terminée la *sextape* se retrouve sur les réseaux sociaux ou carrément sur un site porno amateur. Sans parler des hackers qui peuvent s'emparer des images compromettantes en pénétrant dans l'ordinateur et rançonner la personne sous peine de les mettre en ligne. Des milliers d'images ont ainsi été volées sur Snapchat. Beaucoup d'entre elles étaient très personnelles. Ce qui n'a pas empêché les hackers de les publier avec le pseudo Snapchat de l'utilisateur !

Sans aller à de telles extrémités, l'amoureux ou l'amoureuse indélicat(e) peut juste exhiber la *sextape* pour frimer et dévoiler son nouveau trophée. Chez les jeunes notamment, les images font office de label de vérité, ils ne peuvent plus se contenter de dire qu'ils sont sortis avec une fille s'ils ne le prouvent pas, arguments béton à l'appui. La vérité sort des images !

Combien ça coûte de mettre en ligne une *sextape* ?

Ce petit jeu peut coûter très cher, la victime (souvent une femme) peut s'isoler par honte, traverser une véritable période de dépression voire se trouver acculée au suicide. En cas de plainte, le « bourreau » risque deux ans de prison et 60 000 € d'amende, sans parler de la sale réputation qui lui sera faite à lui aussi, on ne badine pas avec l'amour (voir aussi le chapitre 24, dans la partie des X, consacré au droit du sexe, p. 415).

Le phénomène *dickpic*

Les *dickpics*, comme disent les Anglo-Saxons, sont des photos de son propre pénis envoyées à une personne qui, le plus souvent, ne s'y attend pas.

Un peu d'histoire

L'art phallique amateur n'a rien de nouveau, les moyens ont seulement changé. On retrouve déjà des pénis gravés dans la pierre plusieurs siècles avant Jésus-Christ. À la Renaissance, des hommes politiques ou de pouvoir se faisaient peindre nus sur les murs, en Neptune ou autres personnages mythologiques.

Autres temps, mêmes mœurs ! Aujourd'hui, ce sont surtout les toilettes publiques que l'on retrouve graffitées de sexes mâles érigés ou de mots salaces. « Ici elle m'a sucé » ; « Je vous aime les filles » ; « Je lèche le cul des catcheurs très poilus », « Bouffe mon poireau »… pour ne citer que quelques graffs bien réels qui ne manquent pas d'une certaine imagination. Les toilettes publiques sont ainsi devenues un espace de liberté et de défoulement, un exutoire et un confessionnal, où, à l'insu de tous, nu et dans le plus pur anonymat, chacun peut exister s'il le souhaite. Mais ici, à l'inverse de la *dickpic*, le message n'est pas adressé personnellement à celui qui tombe dessus et donc il agresse moins, toute la différence est là. Vous n'êtes pas la cible, pas la victime, vous êtes juste la spectatrice ou le spectateur amusé(e) ou indifférent(e) de ces tags sexuels.

Les chiffres d'un sondage américain (2017) montrent qu'environ les deux tiers des femmes de 35 ans à 54 ans ont déjà reçu des photos de sexe d'homme sans l'avoir demandé. Mettez-vous à la place de la destinataire qui se retrouve avec une photo de verge non désirée sous les yeux, au mieux ça l'amuse (et elle a vraiment beaucoup d'humour), au pire ça la traumatise, entre les deux, ça la dégoûte, et c'est ni plus ni moins que la version numérique du « vilain monsieur à l'imperméable ».

Attention !

La fanfaronnade peut coûter cher à l'expéditeur : un an d'emprisonnement et 15 000 € d'amende en cas de plainte. Voilà pourquoi les amateurs prudents préfèrent les plans serrés sur leur trésor, sans tête pas d'identification formelle possible, il est plus difficile que la plainte aboutisse.

Pourquoi se photographier le pénis et l'envoyer à une fille avec laquelle on a parfois juste échangé deux ou trois mots sur une application de rencontre ? Les sexologues et psychologues invoquent l'influence du porno et la banalisation de ces images. Ils estiment encore que le sexe de l'homme étant symboliquement associé à sa virilité (voire à son pouvoir), le révéler reviendrait donc à exhiber ce pouvoir. Une étude américaine publiée en 2019 dans *The Journal of Sex Research* a posé la question aux intéressés eux-mêmes. Le gros du bataillon des adeptes de la photo intime est persuadé (sincèrement) que cela excite les femmes malgré elles. Les hommes étant visuels, ils transposent leur propre excitation et la projettent sur les partenaires potentielles, qui, elles, ne le sont pas, visuelles, ou beaucoup moins. D'autres postent une image de leur pénis pour vérifier qu'on l'apprécie, ils cherchent une réassurance en somme.

Inversement, les plus sûrs d'entre eux le postent tout simplement parce qu'ils en sont très fiers et pensent ainsi arriver plus vite à leurs fins, susciter le désir, donc le sexe. Ils espèrent naturellement recevoir en retour le même genre d'images, ce qui arrive fort peu souvent.

Anecdote

Dans l'« affaire Benjamin Griveaux », homme politique qui s'était présenté aux élections municipales de Paris et dont des vidéos très intimes avec des scènes de masturbation ont été révélées au grand public par Piotr Pavlenski (un dissident russe qui se dit artiste), on retrouve sans doute quelque chose de cet ordre. Michael Stora, psychologue et psychanalyste, auteur, avec Anne Ulpat, d'*Hyperconnexion*, confiait à ce propos au magazine *Elle* en mars 2020 : « Même avant #MeToo, les hommes étaient déjà, avec les *sextos* et les *dickpics*, dans une sorte de revendication phallique un peu désespérée, qui montre de leur part une certaine fragilité. Il y a un côté naïf et régressif chez eux. Freud a parlé de la fierté des mères d'avoir un garçon, les hommes qui montrent leur organe en érection pensent que les femmes sont, comme leurs mères, d'éternelles admiratives de leur virilité. »

L'une des autres raisons invoquées par les hommes dans l'étude américaine apparaît beaucoup plus inattendue : 5 % d'entre eux le font pour punir les femmes qu'ils jugent trop émancipées.

Anecdote

La réponse de Miss France 2015 sur Twitter à un *dickpic* d'admirateur : « Avis à tous les hommes légèrement dérangés qui pensent que m'envoyer une photo de leur sexe pourrait avoir un effet positif sur ma personne. »

Partie 7
La partie des X

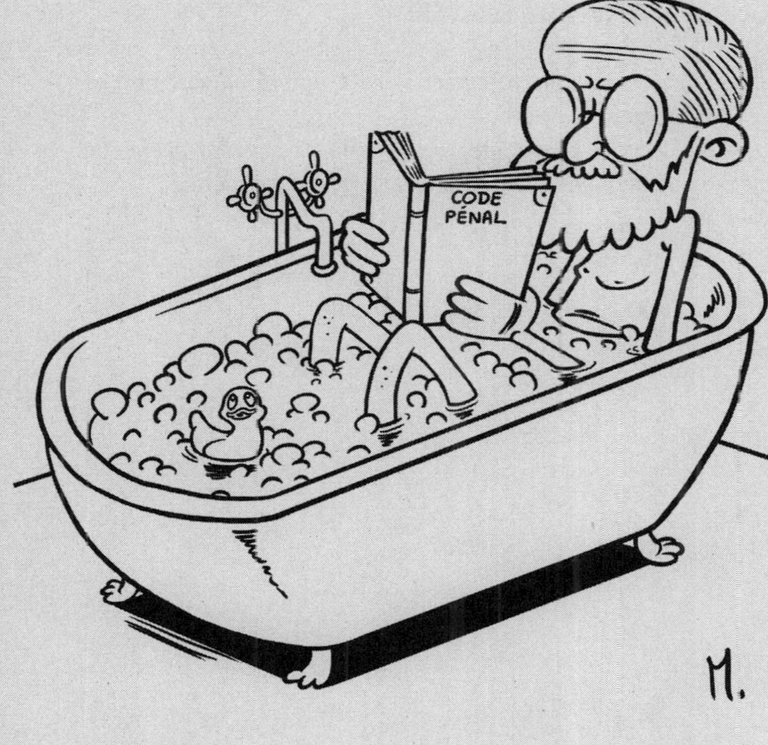

Dans cette partie...

- Dix idées à oublier sur le sexe
- Freud en dix concepts
- Le droit du sexe en dix questions

Voilà le programme de cette partie des X, emblématique de la collection pour les Nuls.
Nous espérons qu'à ce stade, vous en saurez plus sur la question du sexe que bien des plus fanfarons et peut-être même... des plus érudits.

Chapitre 22

Dix idées à oublier sur le sexe

Le sexe, ça se situe avant tout sous la ceinture

Non, non et non, le premier organe sexuel est *avant tout* le cerveau ! Vous voulez encore des preuves ? D'accord ! Prenons le tout début du sexe, la montée du désir et le passage à l'acte qui font que nous allons céder à la tentation ou pas. Nous disons « nous », mais cela peut être « vous », naturellement.

L'érection chez l'homme ou la lubrification chez la femme ne sont pas systématiques, vous l'avez remarqué, quand bien même vous auriez sous les yeux une splendide créature. Chaque fois, un nombre incalculable de microévénements biologiques et physiologiques se mettent en branle, tous orchestrés par le cerveau, et tout se passe comme si au lieu de réagir spontanément et automatiquement il existait un grand nombre de garde-fous physiologiques mis en place au cours de l'Évolution pour préserver l'espèce. Là, vous trouvez peut-être cette notion contre-intuitive. L'Évolution, *a priori*, elle ne « souhaite » qu'une chose, qu'on se reproduise, non ? Eh bien non ! Comme nous vous l'expliquions dans la première partie de ce *Sexe pour les Nuls*, si les individus passaient leur temps à se conter fleurette, si tous les couples préhistoriques avaient forniqué au coin du feu sur des peaux de bêtes, ils ne se seraient plus occupés de leur approvisionnement en nourriture, du soin à apporter à leur progéniture, ils auraient été moins vigilants face aux prédateurs et aux menaces environnantes. Du coup, ils auraient disparu ! D'où les garde-fous indispensables.

Alors, ce cerveau, comment s'y prend-il pour censurer notre envie d'être des bêtes de sexe du soir au matin ? Les travaux du Pr Serge Stoléru, fondés sur les techniques d'imagerie cérébrale, font référence dans ce domaine. Que nous apprennent-ils ? Que le cerveau passe son temps à évaluer le « pour » et le « contre » du passage à l'acte quand il reçoit des stimuli sexuels.

Comment le cerveau permet le passage à l'acte

Les plus curieux qui s'intéressent à la biologie peuvent se plonger dans les méandres cérébraux et suivre le chemin qui permet de passer du désir à l'action.

Honneur à Serge Stoléru, disparu en janvier 2020, le spécialiste s'expliquait dans le magazine *L'Express*[1] : « Quatre composantes entrent en jeu, en interaction les unes avec les autres. D'abord, la composante cognitive : elle détermine le jugement physique de la personne que l'on voit. Schématiquement, l'information visuelle arrive dans les lobes occipitaux, elle est transmise au gyrus fusiforme qui l'envoie au cortex orbitofrontal, lequel émet un "jugement" positif ou négatif. Si l'information est : "Cette personne m'attire sexuellement", la composante cognitive transmet cette appréciation aux trois autres composantes – motivationnelle, émotionnelle et corporelle. La motivation pousse l'individu à agir pour réaliser l'acte. »

Après de nombreux zigzags entre des stations cérébrales phares, l'hypophyse, le gyrus fusiforme, le cortex frontal, l'information est bloquée ou bien elle continue vers d'autres zones stratégiques. Si le cerveau dit « oui » (c'est le bon moment, c'est la bonne ou le bon partenaire), alors les messagers chimiques sont sécrétés, par exemple la dopamine, qui renforce le plaisir. Les lobes temporaux entrent dans la danse et décident à leur tour si les conditions sont favorables. Des expériences ont révélé que les singes privés de cette zone passaient leur temps à copuler avec des objets ou des bébés singes. Chez l'humain, c'est vrai aussi, on a vu que des épilepsies démarrant dans cette zone ou des tumeurs du lobe temporal se traduisaient chez les patients par une sexualité frénétique ou des orgasmes à répétition. Mais quand la nature est bien faite, et en l'absence de pathologie, le verrou fonctionne et l'homme ne copule pas à tout va.

L'ultime verrou cérébral, c'est celui du noyau caudé, c'est lui le grand castrateur, celui qui bloque toute pulsion. « L'excitation sexuelle est présente mais la personne ne passe pas à l'acte car certaines parties de son striatum dorsal se mettent en

1. Lexpress.fr, interview « Le sexe se lit dans le cerveau », septembre 2016.

»

marche, notamment le noyau caudé, précise encore le chercheur Serge Stoléru. On ignore dans quelles circonstances et pour quelles raisons ce verrou s'active ou pas. Ça tourne constamment et l'arbitrage final, selon certains auteurs, se fait dans le noyau caudé. » Toute cette cascade d'événements se produit dans le cerveau en quelques millifractions de secondes qui passent totalement inaperçues. C'est ensuite que sous la ceinture, au niveau des glandes génitales, ça réagit ou pas !

Les hommes ont plus de « besoins » sexuels que les femmes

Là, on aborde une question quasi philosophique, question différente de celle de savoir si les hommes sont toujours prêts à faire l'amour, abordée dans la deuxième partie de cet ouvrage (voir p. 45)... Ce qui est sûr en tout cas, c'est que les hommes ne sont pas soumis à des cycles hormonaux, leur taux de testostérone, l'hormone du désir, est relativement stable malgré des fluctuations dans la journée, donc leur désir demeure potentiellement stable aussi, sauf à partir de la cinquantaine, ou bien dans certaines circonstances où les hormones mâles peuvent chuter. Voilà qui pourrait expliquer que les hommes demeurent relativement constants et demandeurs dans leurs besoins sexuels. Par ailleurs, il n'a échappé à personne que ces besoins ont davantage de visibilité puisqu'ils se traduisent par une érection, alors que ceux des femmes vont se nicher au creux de leur ventre sans sauter au regard de prime abord.

Enfin, certains hommes – pas tous – expriment leur envie d'un rapport sexuel quand ils ressentent le besoin d'une détente et d'une éjaculation, pour se sentir relaxés et détendus. L'envie de se vider les bourses est revendiquée par ces hommes comme étant physiologique et ne pas le faire provoque chez eux un inconfort, voire une douleur.

Pourtant, psychologues et sexologues mettent en avant une explication bien plus importante des besoins des hommes qui passerait devant la biologie ou la physiologie ! Ils auraient *besoin* de faire l'amour pour prouver leurs sentiments, les actes étant plus faciles à mettre en œuvre pour eux que les mots. L'acte sexuel serait alors une expérience émotionnelle très intense, voire plus intense que chez la femme. Ce qui expliquerait au passage que la carence en sexe équivaudrait pour eux à une carence affective. Voilà pourquoi les hommes pourraient se sentir à ce point remis en question en cas de refus de faire l'amour de leur partenaire, ils ne le comprennent pas comme un refus de sexe mais un refus de leur personne tout entière, et, plus exactement, un refus de leur amour ou de leurs sentiments.

Quelle que soit la raison, psychologique, physiologique ou bien hormonale, la culture ajoute une couche supplémentaire au « mille-feuille ». Les hommes ont toujours été valorisés dans leur sexualité (plus ils expriment leur désir, plus ils sont considérés comme virils) alors que les femmes ont longtemps été stigmatisées lorsqu'elles exprimaient ce même désir, et elles le sont encore aujourd'hui, traitées de tous les noms y compris de nymphomanes ou de salopes si elles revendiquent une sexualité active et assumée. Pourquoi cette différence criante ? Simple machisme ?

Non, d'abord et avant tout une explication... économique ! Le désir féminin a toujours été suspect, car il porte en lui la menace d'infidélité, donc d'incertitude sur l'enfant à naître, sur la transmission du patrimoine à un bâtard, incertitude menaçante pour la société tout entière. Les femmes n'ont donc pas eu d'autre option au cours des siècles que d'être des mamans ou des madones (consacrées tout entières à la religion en ce cas), et si elles n'endossaient pas ce rôle, elles étaient des putains voire des sorcières. Du coup, elles ont pris l'habitude de mettre un voile pudique sur leur désir et leurs besoins sexuels (remarquez au passage que cette expression n'est jamais employée pour elles !).

Quoi qu'il en soit, les sexologues ont coutume d'affirmer que pour faire l'amour les femmes ont besoin de sentiments (ou du moins d'affectivité et d'échanges) ; les hommes ont besoin de faire l'amour pour parvenir aux sentiments, et, quand ils sont amoureux, pour les exprimer encore. En vérité, êtes-vous toujours d'accord avec cela ?

Aux origines du mot « salope » et autres joyeusetés

Imagineriez-vous une exposition tout entière consacrée aux insultes envers les femmes ? Cette exposition a existé : « Salope ! et autres noms d'oiselles » (2017, Paris). Pour la professeure de linguistique à l'université libre de Bruxelles Laurence Rosier, qui a orchestré ce travail, le voyage autour du mot « salope » n'était pas seulement dans l'air du temps à cause des lois sur le harcèlement de rue (« salope » étant l'un des mots les plus employés dans l'espace public avec « fils de pute » ou « enculé »), mais l'expression « salope » a des caractéristiques bien précises se rattachant à la sphère sexuelle : « Elle se prononce bien et porte un imaginaire fécond. Elle existe autant dans la rue que dans la littérature ou le cinéma. Elle stigmatise à merveille notre rapport à la sexualité dans une société qui peine encore à assimiler la vague de libération sexuelle du milieu des années 1960. »

»

L'origine du mot lui-même viendrait du mot « sale » et du mot « hoppe ». « Hoppe serait une variante dialectale de "huppe", qui est un petit oiseau assez sale. Une salope est donc deux fois sale », assure la linguiste.

La « marche des salopes » ou *slut walk* (en anglais) est apparue au Canada en 2011. Le mouvement protestait contre le viol, les violences sexuelles, la culture du viol et la stigmatisation des victimes (appelée aussi *slut shaming*). Comme le met en avant Laurence Rosier, on arrive là à une incroyable inversion des culpabilités avec des expressions comme « elle s'est fait violer », alors qu'on devrait dire « elle a été violée ». Comme si dans le premier cas, la violence était désirée, alors que dans le second elle est manifestement imposée ! À la violence physique s'ajoute la violence verbale vécue par les victimes de viol. Car oui, les mots ont un sens !

L'exposition permettait aussi de remarquer l'absence d'équivalent masculin au mot « putain ». Et si d'aventure, vous traitiez le type qui passe de « fils de pute », vous vous retrouveriez à insulter sa mère !

En revanche, que de comparaisons fréquentes entre les femmes et les femelles animales ! Elles sont tout à la fois traitées de thons, de morues, de dindes, de chiennes, de truies, de cochonnes, quand ce n'est pas de guenons ou de vaches. L'auteur lui-même de *Madame Bovary*, Gustave Flaubert, traitait la romancière George Sand de « grosse vache pleine d'encre ». Et comme on le sait, George Sand était le pseudonyme d'Amantine Aurore Lucile Dupin, une femme donc !

La taille, ça fait toute la différence

Alors nous le redisons ici, encore une fois, non la taille du sexe n'est pas si essentielle que cela à la qualité du rapport sexuel, ni pour les hommes ni pour les femmes. De 18 à 20 centimètres en érection... ? C'est une prouesse inutile ! La plupart des femmes jouissent grâce à leur clitoris (et leur point G est situé à quelques tout petits centimètres de l'entrée du vagin) ; par ailleurs, la plupart des terminaisons nerveuses, à l'origine des sensations voluptueuses, se trouvent dans le premier tiers du vagin.

Attention !

La chirurgie d'allongement du pénis vous tente quand même ? Un médecin sérieux, urologue ou andrologue, refusera de vous opérer à moins que vous ayez un micropénis (moins de 7 centimètres en érection). Certains chirurgiens esthétiques seront peut-être un peu moins regardants. La chirurgie d'allongement de la verge s'est ainsi nettement accrue ces dernières années. Cinq cents pénoplasties ont été pratiquées en France en 2016, la plupart chez des hommes ayant un sexe de taille moyenne (13,12 centimètres en érection, en France selon une étude). L'allongement consiste à libérer les ligaments suspenseurs de la verge pour gagner 2, 3 ou 4 centimètres au maximum, ce qui signifie concrètement couper les ligaments pour les désinsérer. Mais comme prévient l'andrologue et chirurgien Marc Galiano dans son livre *Mon sexe & moi* (éditions Marabout, 2020), ces ligaments suspenseurs ont deux fonctions : permettre d'avoir des érections (parfois tout contre le ventre) ; participer au blocage du retour veineux en tirant la verge vers le pubis pour une meilleure rigidité pendant l'acte sexuel. « Voilà pourquoi, estime le chirurgien, les candidats au bistouri devraient bien peser le pour et le contre, ils peuvent gagner quelques modestes centimètres– avec une verge qui ballotera à tout vent au demeurant puisque non arrimée au pubis –, mais en plus ils auront une érection nettement moins ferme. En plus, l'allongement sera uniquement esthétique et visuel, en aucun cas fonctionnel. Pour le dire autrement, il ne permettra pas d'aller plus loin, plus fort et plus profond à l'intérieur de sa (son) partenaire. Tout ça moyennant quand même plusieurs milliers d'euros. Le jeu en vaut-il vraiment la chandelle ? »

Quant aux femmes, le fait que leur vagin soit tonique et resserré pour des sensations plus voluptueuses chez leur partenaire se produit naturellement en principe et spontanément, car le vagin est plissé à l'intérieur, il se déplie et épouse la taille du sexe lors de la pénétration. Cependant, après un accouchement (ou à la ménopause), les lieux du vagabondage amoureux peuvent être plus ou moins distendus, c'est vrai. En ce cas, quelques simples séances de musculation du périnée aideront à retrouver un vagin plus « ajusté », ce sera mieux que de céder à la mode américaine de *rejuvenation* du vagin (ce qui veut dire « rajeunissement » du vagin), qui cherche à rendre le fourreau plus étroit. Cette opération reste lourde et nous manquons encore de recul, mais nous en savons suffisamment pour savoir qu'elle peut laisser des séquelles douloureuses. N'allez pas croire que le phénomène soit si anodin. Selon la Société internationale de chirurgie esthétique (Isaps), on recensait en 2015 de par le monde pas loin de 100 000 réductions des grandes lèvres (labioplasties) et la moitié de resserrements ou élargissements du vagin (vaginoplasties).

C'est dit, c'est écrit

Notre obsession des chiffres nous joue décidément des mauvais tours ! Il faut relire *Le Petit Prince*. « Les grandes personnes aiment les chiffres. Quand vous leur parlez d'un nouvel ami, elles ne vous questionnent jamais sur l'essentiel. Elles ne vous disent jamais : "Quel est le son de sa voix ? Quels sont les jeux qu'il préfère ? Est-ce qu'il collectionne les papillons ?" Elles vous demandent : "Quel âge a-t-il ? Combien a-t-il de frères ? Combien pèse-t-il ? Combien gagne son père ?" Alors seulement elles croient le connaître. Si vous dites aux grandes personnes : "J'ai vu une belle maison en briques roses, avec des géraniums aux fenêtres et des colombes sur le toit..." elles ne parviennent pas à s'imaginer cette maison. Il faut leur dire : "J'ai vu une maison de cent mille francs." Alors elles s'écrient : "Comme c'est joli !" »

C’est normal de vouloir être dans la norme

Pour avoir une libido épanouie, il faut du rêve, or la norme, c’est l’inverse du rêve. Elle tue le désir à petit feu, car elle est obsédante et obligatoire. Si vous êtes obsédé par la norme (laquelle ?), vous serez obsédé par la vérification que vous êtes bien dans la norme, et non plus concentré sur votre ressenti et vos émotions, ou les émotions de votre partenaire.

La norme provoque fatalement une angoisse de performance. L’homme pourra se dire avant le rapport sexuel lui-même : je dois être capable de la faire jouir, de rester suffisamment longtemps en elle, de la faire hurler de plaisir, d’avoir des mouvements très rapides, d’exhiber un gros sexe, d’éjaculer très fort et beaucoup… le tout largement influencé par les films porno (ou les fanfaronnades des copains).

La femme se demandera si elle doit accepter l’éjaculation faciale, avaler le sperme, accepter la sodomie ou le cunnilingus, faire l’amour à plusieurs ou dans des lieux insolites pas forcément rassurants pour elle, sans parler des fessées, des gifles et des bifles (gifles avec le pénis, on n’arrête pas le progrès !)…

Avoir toutes ces idées parasites peut bloquer l’érection chez l’homme ou entraîner une absence de lubrification chez la femme (signe visible d’un manque d’excitation).

C’est dit, c’est écrit

« Ne pas jouir, ne pas bien jouir, ne pas jouir assez, ne pas avoir le désir de jouir (pendant un temps ou tout le temps) donnent le sentiment, chez les hétérosexuels au moins, d’être en faute. Ce n’est pas très cool. Ne pas baiser (parce qu’on est asexuel, par exemple, ou parce qu’on n’a pas des besoins importants, pour mille raisons en fait) est honteux. Autant dire que “mal baiser” (c’est-à-dire différemment) ou baiser en ayant mal, ou en souffrant d’un handicap n’est pas audible non plus » (Martin Page, *Au-delà de la pénétration*, éditions Le Nouvel Attila, 2020).

Essayez ça !

Admettez que vous ne serez jamais « parfait(e) » dans un rapport. Le lâcher-prise et la sincérité envers vous-même sont nécessaires, oubliez la performance. Et vous serez d’autant plus à l’aise que votre partenaire le sera aussi, donc elle-même ou lui-même libéré(e) des normes. Sans objectif implicite, vous vous laisserez guider par votre ressenti et surprendre par la nouveauté.

Pour éliminer les parasitages extérieurs, essayez de reconnaître les ingrédients de votre plaisir à vous, ceux qui augmentent votre excitation, conseillez votre partenaire en la (le) guidant sur la carte du Tendre. Vous n'avez pas forcément les mêmes sources d'excitation (ou besoins) qu'un acteur ou une actrice de porno. Vous n'êtes pas seul(e) dans le rapport sexuel, vous avez un(e) partenaire, amenez-la (le) discrètement sur son propre terrain, celui qui augmentera sa libido à elle (lui), et entretiendra son désir. Prononcez certains fantasmes plutôt que de les agir, formulez des mots « gâchettes » (susceptibles d'exciter votre partenaire), les gestes ou caresses excitantes feront le reste.

Et admettez que certaines fois, il est normal de rater son coup ! Même un champion enregistre des contre-performances.

La pénétration, c'est le minimum syndical

La pénétration systématique n'est pas nécessairement le Saint-Graal. Une femme peut jouir avec des effleurements, des tapotements ou des caresses, avec les doigts ou avec la langue, avec des objets, avec ou sans partenaire... La pénétration apparaît donc comme une option parmi d'autres, elle n'a rien d'obligatoire. Et comme le dit une influenceuse sur Instagram, « la pénétration, c'est combler le vide ». Mais le vide de quoi ? De tout le reste !

(Soit dit entre parenthèses, dans un couple homo, c'est pareil, certains hommes sont très pénétratifs – qu'il s'agisse du pénétrant ou de son alter ego le pénétré –, mais d'autres ne s'y retrouvent pas et préfèrent les caresses ou la fellation.) Encore faut-il oser sortir de la norme héritée de siècles de pratiques ancrées sur la pénétration masculine (pour ne pas dire la domination masculine), et exprimer ses besoins ou tout simplement avoir la curiosité d'essayer autre chose, une autre manière d'aimer.

Dans *Au-delà de la pénétration*, Martin Page, qui apprécie pourtant cette pratique, la questionne aussi. Ce sont les mots (et les maux) des femmes qui lui ont fait prendre conscience qu'il y avait bien là matière à critique. À les entendre, certaines se passeraient bien d'être pénétrées, de quoi laisser les hommes estomaqués ! En cause, des gênes, des brûlures, une lubrification insuffisante, la fatigue, le stress, des petites pathologies gynécologiques, une pénétration trop précoce, tout ça rend le moment moins exaltant pour ces femmes que pour leur partenaire. Et comme souvent elles n'en disent rien par honte ou pour éviter de paraître minables, le partenaire n'en sait rien et monte tout seul au septième ciel, avec parfois une femme qui simule, pour qu'en plus il soit dans la complétude du bonheur parfait, parce qu'il a joui et qu'il a fait jouir !

Il arrive aussi que des femmes n'éprouvent pas spécialement de gêne physique, elles se portent bien, elles sont heureuses, mais n'osent pas avouer que décidément, non, la pénétration ne les fait pas particulièrement vibrer. Difficile à entendre pour un homme équipé de tous les attributs nécessaires et opérationnels, et pourtant ! Nous ne disons pas que la pénétration est réprouvée par la majorité des femmes, nous disons juste que des femmes ne l'apprécient pas, ni plus ni moins. Ou que certaines femmes peuvent l'apprécier beaucoup à certains moments et beaucoup moins à d'autres, sans que cela remette en question les qualités de leur partenaire. Il n'a pas à en ressentir de la honte, cette affaire se passe entre elles et elles.

C'est dit, c'est écrit

Martin Page explique l'engrenage culturel dans lequel sont tombés les hommes (et les femmes) : « Ainsi la pénétration règne en maître. Elle passe pour naturelle. Personne ne la voit comme socialement construite. Après tout, les animaux se pénètrent, les mâles pénètrent les femelles, les mâles pénètrent les mâles. C'est la marche du monde. Plaisir et reproduction nous y incitent, la nature et la culture nous y invitent. [...] Il y a une verge, il y a un vagin, l'être humain est logique, il décide de les emboîter. Il voit un clou : il tape dessus avec un marteau. Si les humains ont découvert que, malgré leurs jambes, ils peuvent s'asseoir et méditer, qu'ils ont donc la capacité de ne pas marcher, ils ont en revanche du mal à voir qu'en dépit de tout l'attirail disponible pour la pénétration, ils peuvent ne pas pénétrer, et même en retirer du plaisir et de la pensée. »

Anecdote

« La pénétration, c'est incroyable, estime Violette, 36 ans. Quand j'ai essayé pour la première fois d'enfiler une ceinture gode [on appelle ça le *pegging* ou « chevillage »] et de pénétrer mon partenaire, j'ai été bouleversée, littéralement liquéfiée, je ruisselais de plaisir. Ça change tout, vous êtes sur l'homme, vous le dominez, vous le pénétrez, vous vous sentez toute-puissante, c'est vous qui avez le pouvoir, vous décidez du rythme et de la cadence, vous dosez l'intensité... J'étais excitée comme jamais la première fois, avec un sentiment mêlé, la peur au ventre de ne pas arriver à faire jouir mon copain. Puis j'ai pris de l'assurance, le problème, c'est que les hommes à qui je propose la pénétration me prennent pour une perverse ou une dominatrice. Quand on est hétérosexuelle, on a du mal à trouver des partenaires qui acceptent de partager cette expérience. »

Testez vos idées reçues en matière de sexe

Le Pr Pedro Nobre et ses collègues, des psychologues comportementalistes portugais et brésiliens, ont recensé 221 croyances sexuelles fausses ou irréalistes. Au fil des tests et des validations effectués, ils n'en ont conservé qu'une quinzaine.

Il en ressort ce test, qui remet parfaitement les idées en place. Voulez-vous tenter l'expérience ?

Plus vous serez d'accord avec ces 15 affirmations (sur une échelle de 1 à 5 dans le test original), plus vous risquez d'être en difficulté avec votre partenaire. Les auteurs précisent qu'un écart important des croyances entre deux partenaires peut aussi être source de difficultés.

1. Seuls les gays prennent du plaisir avec des stimulations anales.

2. Seuls les gays sont excités par des stimulations anales.

3. Les femmes ne prennent pas de plaisir par le sexe anal.

4. Les hommes doivent conserver une érection aussi longtemps que nécessaire pour qu'une femme ait plusieurs orgasmes.

5. Les femmes sont plus satisfaites si elles ont plusieurs orgasmes lors d'un rapport sexuel.

6. Un homme sexuellement compétent peut faire avoir des orgasmes à sa partenaire par la pénétration vaginale.

7. Le plaisir sexuel diminue avec l'âge.

8. Quand les femmes vieillissent, leur désir sexuel diminue.

9. Le sexe est plus satisfaisant pour les jeunes que pour les seniors.

10. La douleur pendant l'acte sexuel indique un manque de désir.

11. La douleur pendant la pénétration vaginale indique un manque d'excitation.

12. Ressentir de la douleur au début de la pénétration indique que cela va mal se passer.

13. Ceux qui se masturbent le font parce qu'ils ne sont pas satisfaits sexuellement avec leurs partenaires.

14. Si quelqu'un utilise des sextoys, c'est parce qu'il (ou elle) est insatisfait avec son partenaire.

15. Si quelqu'un ressent du désir sexuel pour d'autres personnes, c'est parce qu'il (ou elle) est insatisfait avec son partenaire.

(Source : lefigaro.fr, rubrique « Santé », 11 juin 2018.)

Les femmes qui disent « non » rêvent secrètement de dire « oui »

Ah bon, vous en êtes vraiment certain ? Sans même parler de morale et de droit, pour que la relation soit satisfaisante et complète, il faut déjà le consentement des deux partenaires, un **vrai consentement**, pas un « oui » imaginaire en se disant que l'autre dit « non » mais qu'en réalité elle veut dire « oui ». Le consentement, ça se repère et ça se demande : « je peux ? », « ça va ? », « c'est bon ? », « j'y vais ? », des petits gestes, des mots, et elle qui acquiesce, qui se rapproche, qui encourage, voire qui participe activement avec enthousiasme, là le doute n'est plus possible. Il existe cependant des zones grises du consentement, des « oui » qui veulent dire « non », soutirés à force d'insistance, des « non » transformés en « oui » pour dormir enfin ou rassurer son partenaire, qui sans cela pourrait se sentir rejeté. La question du consentement n'est pas facultative, elle est au cœur de la confiance et du lâcher-prise (voir aussi la question du consentement sur le plan juridique dans la partie des X, chapitre 24, « Le droit du sexe en dix questions », p. 415 ; ou dans le chapitre 18, le consentement expliqué avec une tasse de thé, p. 322).

C'est dit, c'est écrit

La chroniqueuse Giulia Foïs parle du consentement dans son émission « Pas son genre », sur France Inter. Et comme toujours, avec talent, elle appuie là où ça fait mal, trouve les mots qui disent les maux et font réfléchir. « La championne olympique Sarah Abitbol, l'actrice Adèle Haenel, les 80 femmes qui accusent Harvey Weinstein de viol ou d'agression sexuelle disent toutes la même chose : non, elles n'avaient pas forcément de couteau sous la gorge, oui, elles sont allées dans la gueule du loup sans que, en apparence, rien les y force. Et pourtant oui, c'est un viol, oui, c'est une agression sexuelle. Et les 12 nominations aux césars de Roman Polanski n'y changeront rien : au moment des faits, ces femmes ne pouvaient pas dire "non". Parce que oui, ils intimidaient, peut-être même qu'ils menaçaient, en tout cas, ils étaient plus forts, bien trop forts… pour que l'échange en soit un vrai. Elles ne jouaient pas à armes égales, elles le savaient. Alors elles ont eu peur, alors elles ont eu honte, alors elles ont dit "oui"… Parce qu'elles ne pouvaient pas dire "non". Vous voyez ce que je veux dire, non ? Si, parce que vous tous, vous êtes retrouvés, un jour, dans une situation où vous n'avez pas pu dire "non" à un patron. À un père. À un médecin… Il avait le pouvoir, il avait le savoir, il avait l'autorité, alors vous aussi, vous avez cédé. Mais céder, ça n'est pas consentir. Laisser faire, ça ne veut pas dire vouloir. Oui. Votre gorge n'a pas prononcé ce mot-là, aucun son, d'ailleurs, n'en est sans doute sorti. Mais qui ne dit mot, non, ne consent pas… Je sais, c'est fou. Je sais, c'est flou, parfois… »

Simuler, c'est tromper

Simuler peut répondre à plusieurs impératifs dont certains rejoignent la question du consentement. On fait semblant de trouver ça bon et de jouir pour expédier plus vite l'affaire. Non pas que le partenaire (homme ou femme) soit maladroit ou indélicat, c'est juste qu'on est terriblement fatigué ou stressé, on feint plutôt que de refuser et blesser l'autre, mais on veut gagner du temps ! Chez les couples plus âgés, la sécheresse vaginale d'un côté et la machinerie plus lente chez l'homme entraînent des échauffements répétitifs désagréables voire douloureux lors de la pénétration. La feinte agit alors à deux niveaux, soit en écourtant le temps de l'irritation (moins ça dure, mieux c'est), soit en devenant une stimulation, en simulant on fait monter artificiellement la température et on dope l'énergie ! Avouons-le aussi, certaines comédies sont là pour éviter l'ennui. À force de cris et de chuchotements, la relation devient plus érotique et plus légère, on finit par se prendre au jeu.

La motivation est souvent altruiste, on simule le grand bonheur pour faire plaisir à son partenaire, le gratifier et lui montrer qu'il est un bon amant, c'est un plus pour son narcissisme. Vrai aussi quand l'homme simule et veut montrer à la femme qu'elle est une bonne amante.

Les simulateurs espèrent restaurer un peu de leur virilité ou de leur féminité, car marquer son plaisir de manière appuyée est une forme de performance.

Voilà pour les raisons, mais simuler, est-ce une si bonne idée que cela ?

Une fois de temps en temps n'est pas un problème en soi. Par contre, si cela devient un mode relationnel, cela peut le devenir. La personne dupée qui découvre la comédie peut en être durablement blessée. Par ailleurs, enfoncer son partenaire dans l'ignorance l'empêche de devenir un bon amant ou une partenaire plus experte. Il vaudrait mieux indiquer à l'autre le mode d'emploi pour jouir, ou alors reporter les ébats à un moment plus propice, en osant évoquer sa fatigue ou ses soucis.

La routine, c'est l'ennemi n° 1 du sexe

La routine, c'est un peu comme manger des tomates tous les jours : l'habitude émousse l'envie et, faute de désir, on espace les occasions de se resservir. Pourtant, la routine présente des avantages certains. On avance sur son territoire d'acquis et de connaissances, on n'est pas terrassé par l'angoisse de performance, on sait ce qui nous fait plaisir et fait plaisir à notre partenaire, on est dans notre zone de confort intime, on chausse ses petits chaussons amoureux. Il n'y a donc pas de mauvaise routine dans l'absolu, il y a juste un mauvais usage de la routine, ou plus exactement un usage excessif de celle-ci.

Un couple qui se connaît bien peut profiter des avantages de la routine et de la nouveauté en même temps, il lui suffit de pimenter ses pratiques pour relever le plat devenu plus fade. Pas besoin d'aller à Venise ou dans un club échangiste pour ça, certains mots ou fantasmes distillés au creux de l'oreille, une lingerie sexy, un film stimulant, un lieu insolite, un SMS envoyé avant le sexe, un bandeau sur les yeux, un vêtement de latex, un déguisement, un massage, un anneau vibrant, un sextoy, tout cela peut aider à renouveler les scénarios sexuels trop bien rodés.

Quand c'est foutu, c'est foutu !

Non, la plus grande partie des troubles sexuels masculins ou féminins est réversible. C'est si vrai que la terminologie même des pathologies s'est modifiée ces dernières années. On ne parle plus d'« impuissance » pour les hommes ou de « frigidité » pour la femme, mais de « troubles de l'érection » (ou de « dysfonction érectile ») et de « troubles du désir » chez la femme. Il ne s'agit pas que d'une petite manie langagière destinée à ne plus stigmatiser la personne souffrante (comme on dirait d'un aveugle qu'il est non-voyant ou d'une caissière qu'elle est « hôtesse de caisse »), mais bien d'une réalité médicale. La plupart des problèmes sexuels se traitent désormais ou peuvent être améliorés de manière satisfaisante pour le couple (voir la troisième partie, « Tribulations et petites défaites du sexe », entièrement consacrée à cet aspect). Quand une meilleure hygiène de vie demeure insuffisante, quand les traitements médicaux ne marchent pas, quand la thérapie sexologique n'avance pas, il reste encore la chirurgie. Et parfois, rien de tout cela n'est nécessaire, c'est le triomphe de la psychologie ! Ce qui résistait dans un couple donné finit par s'améliorer dans le couple d'après.

« Le sexe, plus on en parle, moins on le fait »

Encore une de ces phrases à l'emporte-pièce qui voudrait rendre le monde plus simple, avec seulement deux options possibles, le faire ou ne pas le faire, le dire ou ne pas le dire, le ressentir ou ne pas le ressentir. Eh bien, il existe des nuances à tout cela. Certains, c'est vrai, parleront beaucoup plus de sexe parce qu'à défaut de les occuper, il les préoccupe ; mais d'autres parleront de sexe parce que c'est un sujet majeur dans leur existence, un sujet aussi digne d'intérêt que l'amour, la vie, la nourriture, l'air que l'on respire, le plaisir ou la musique, ce sujet, ils l'estiment important et il colore tout leur quotidien, donc leur conversation.

Faudrait-il ne parler que de sujets « présentables », de la vie des abeilles, des circuits courts, ou du temps qu'il fait ? Si l'on devisait du sexe comme du reste, *vraiment* du sexe, sans tabous, sans peur des mots, sans litote, sans métaphore, sans sous-entendus ni ironie plus ou moins moralisatrice, on oserait peut-être enfin s'intéresser au vagin, au pénis, à ce qu'ils sont, à ce qu'ils font, à ce qu'ils disent ou ne disent pas d'eux-mêmes, à ce qu'ils cachent parce qu'ils souffrent mais expriment quand même à maux cachés ; ou à ce qu'ils dévoilent parce qu'ils veulent éveiller l'intérêt voire l'émerveillement.

Parler ou ne pas parler de sexe, c'est chacun qui voit, mais sachez qu'en couple la parole est thérapeutique, plus on exprime ses besoins, mieux on est entendu, plus on est épanoui sexuellement ; en thérapie de couple aussi, parler du sexe (celui qui fait mal) fait du bien.

C'est dit, c'est écrit

Parlant du vagin, voici ce que dit la féministe américaine Eve Ensler, l'auteure des *Monologues du vagin* : « C'est un mot absolument ridicule, fondamentalement antisexuel. Essayez de le dire pendant que vous faites l'amour – "Chéri, caresse-moi le vagin !" –, vous foutez tout par terre, tout de suite. » On pourrait dire pareil de « verge » d'ailleurs, rien que le mot peut faire un peu peur à une jeune effarouchée qui imagine déjà la baguette de la vieille Mme Mac'Miche s'abattre sur elle comme dans *Un bon petit diable*. Alors on préfère jouer avec ces mots, on les enrobe de papier de soie, on affuble les organes intimes de petits noms ou de diminutifs plus ou moins affectueux, « chatte », « pioupiou », « zézette », « troumignon », « popaul », « braquemard », « Grosse Bertha », « bistouquette », « bite ». Tout cela est parfois prétentieux, parfois guerrier, parfois vulgaire, parfois tendre et mignon… Chaque famille a ses codes, ses mots pour prononcer ce qu'il vaut mieux garder à distance. Des siècles d'éducation religieuse et de tabous culturels ont laissé des traces.

Aujourd'hui, malgré les trois grandes révolutions du sexe (68, #MeToo et Internet), il reste encore malaisé d'aborder frontalement la question et de nommer ses organes génitaux y compris en consultation chez le médecin. De fait, il est souvent plus facile d'agir le sexe que d'en parler, c'est étrange, non ?

« Les nuits d'une demoiselle », interprétée par Colette Renard

Chanson en neuf couplets. Les paroles de Guy Breton, datant des années 1960, sont osées, lisez plutôt ce petit bijou de la chanson française. Ici quelques extraits.

« Que c'est bon d'être demoiselle

Car le soir dans mon petit lit

Quand l'étoile Vénus étincelle

Quand doucement tombe la nuit

Je me fais sucer la friandise

Je me fais caresser le gardon

Je me fais empeser la chemise

Je me fais picorer le bonbon [...]

Je me fais frotter la péninsule

Je me fais béliner le joyau

Je me fais remplir le vestibule

Je me fais ramoner l'abricot [...]

Je me fais briquer le casse-noisettes

Je me fais mamourer le bibelot

Je me fais sabrer la sucette

Je me fais reluire le berlingot

Je me fais gauler la mignardise

Je me fais rafraîchir le tison

Je me fais grossir la cerise

Je me fais nourrir le hérisson

Je me fais chevaucher la chosette

Je me fais chatouiller le bijou

Je me fais bricoler la cliquette

Je me fais gâter le matou [...] »

Chapitre 23
Freud en dix concepts

Sigmund Freud (1856-1939) a vécu une période de totale remise en question de l'autorité traditionnelle, les empires s'effondraient, le monde s'industrialisait, la lutte des classes s'organisait. Marx, son contemporain, bouleversait l'ordre économique et social, Nietzsche contestait l'ordre moral chrétien, Freud allait quant à lui révolutionner la compréhension de la psyché humaine en s'appuyant sur la pensée cachée, réservoir des pulsions et des névroses.

Toutefois, l'idée de l'inconscient n'a pas attendu Freud, comme l'explique Christian Godin dans sa fabuleuse *Philosophie pour les Nuls* (First éditions, 2007) : « Depuis longtemps, l'homme se doutait qu'il y avait en lui des mécanismes et des phénomènes qui échappent à son contrôle. Sans parler des processus physiques qui concernent exclusivement le corps comme les réflexes ni même des songes qu'on rapportait à une source extérieure (les dieux, les esprits), mentionnons seulement la banale et étrange mémoire qui se souvient de tout en paraissant ne pas se souvenir : il y a dans la théorie platonicienne de la réminiscence l'idée qu'on en sait toujours plus qu'on ne pense. [...] Freud n'a donc pas découvert l'existence des phénomènes inconscients mais il lui appartient d'avoir mis au jour l'existence de l'inconscient comme structure constitutive et primordiale du psychisme humain. »

Les concepts de Freud ont imprégné jusqu'à notre langage quotidien. Qui n'a jamais étayé sa conversation de termes comme « lapsus », « actes manqués »,

« hystérie », qui n'a pas déjà parlé de « frustration » ou même de « castration » ? Qui ne connaît pas le « principe de plaisir » ou le « complexe d'Œdipe », si crucial dans sa théorie ?

Polémique

Pour certains, le neurologue viennois, « père de la psychanalyse », restera pour toujours l'un des plus grands génies de tous les temps, pour d'autres un charlatan, simplement obsédé par le sexe, un homme aux théories malsaines voire périlleuses et impossibles à prouver.

Freud disait lui-même de son travail « la résistance a été forte et perpétuelle ». Il considérait que la psychanalyse était la troisième blessure narcissique infligée à l'homme. La première étant, avec Copernic, la découverte que la Terre n'était pas le centre du monde ; la deuxième, avec Darwin, que l'homme n'était pas le roi de la Création et « descendait » du singe ; la troisième avec la psychanalyse, qui révélait des forces occultes en l'homme, parfois plus fortes que la raison et que la conscience, qui, paradoxalement, faisaient de l'enfance la période la plus cruciale de l'existence humaine ! Une période qui n'appartiendrait jamais à un passé révolu et oublié, mais qui serait une dimension essentielle du moi actuel de tout individu.

Un peu d'histoire

Tandis que Charcot soignait à Paris les hystériques par l'hypnose, Freud, qui assistait à ses conférences publiques, allait être, avec son ami médecin Breuer, le premier à penser que les symptômes physiques n'avaient pas toujours de cause organique. Pourquoi une femme était-elle paralysée, et ce, de manière totalement aléatoire, alors que tous les examens possibles effectués sur elle ne révélaient aucune lésion nerveuse ? Était-elle folle ? simulatrice ? En étudiant ces femmes hystériques, Freud allait comprendre qu'une partie de l'individu lui est cachée et vit indépendamment de lui ; cette partie, c'est l'inconscient et, dans l'inconscient, la cause principale du problème est le sexe.

La première grande découverte du médecin viennois est que la sexualité est l'alpha et l'oméga de tous les conflits de la vie psychique. Il montrera que cette sexualité est loin d'aller de soi.

Voici dix concepts ou termes essentiels qui éclairent la théorie freudienne.

La psychanalyse

La technique qui permet d'accéder à l'inconscient est la psychanalyse, cure par la parole qui procède par association libre d'idées et de pensées, dérivée de la méthode cathartique (remémoration sous hypnose des traumatismes).

Jean Cournut, président de la Société psychanalytique de Paris (SPP) de 1998 à 2002, disait de cette discipline : « La psychanalyse voit du sexe partout ; mais si elle le voit, c'est en fait parce qu'il y est ! La question est de savoir pourquoi, en général, on n'a pas envie de l'admettre. »

Pour les psychanalystes, l'affaire est entendue, la réponse participerait à la fois d'un refoulement collectif et personnel. Le postulat freudien veut que les blessures de l'enfance – dont les traumas – exercent parfois chez l'individu une pression trop forte qui menace tout à la fois sa liberté de penser, d'aimer et d'agir. La thérapie psychanalytique consiste justement à réactiver ces bombes à retardement que sont les traumas issus de l'enfance pour les traiter et les neutraliser. Car pour Freud, la sexualité est à la base des relations humaines, bien que restant le plus souvent du domaine de l'inconscient.

Dès la naissance, la sexualité jouerait un rôle dans le développement de l'enfant et évoluerait en même temps que lui. Le médecin affirme que les névroses, produit du refoulement, s'accompagnent systématiquement de troubles de la sexualité, qui à leur tour sont à l'origine d'angoisses et de difficultés psychiques ou somatiques chez les patients. Pour être plus précis, chaque fois que l'on parle de sexualité chez l'enfant, il conviendrait de la distinguer de la sexualité (génitale) des adultes. On aurait dû utiliser deux terminologies différentes pour désigner la sexualité adulte et celle de l'enfant. Cette dernière est diffuse, bien moins génitale, bien que soumise aux pulsions.

À partir de l'exploration de l'inconscient, la psychanalyse cherche à mettre au jour la culpabilité et les conflits nés dans le plus jeune âge (dont beaucoup sont directement issus du complexe d'Œdipe), tout comme ceux engendrés par les interdits sociaux qui conduisent au refoulement et à la névrose.

Jouissance et peur de la castration

Dans la théorie freudienne, la jouissance – qui n'est pas d'ordre sexuel comme dans le langage courant – est liée à la castration. Un individu bien « castré » a compris que l'objet de désir a été perdu très jeune et pour toujours, et c'est précisément cette perte qui est revécue dans l'analyse. Grâce à la thérapie par la parole, on comprend que la jouissance ne sera jamais parfaite et qu'on peut malgré tout être heureux. C'est l'un des buts essentiels d'une analyse réussie, parvenir à vivre cette perte douloureuse. Cela permet de commencer à prendre l'existence pour ce qu'elle est vraiment.

L'inconscient et le conscient

Il y a un étranger en nous qui nous mène, c'est la grande découverte de Freud, on n'est pas entièrement maître dans sa propre maison ! En analyse, c'est peut-être la chose la plus difficile à admettre. À partir de cette théorie, Freud a construit une « géographie du psychisme » (appelée aussi « topique ») : le **ça**, le **moi** et le **surmoi** sont ainsi les trois blocs de l'architecture freudienne.

Le **ça** est la zone la plus archaïque de l'inconscient. C'est la plus fondatrice et la plus essentielle aussi. Elle abrite les pulsions, les désirs inavoués et refoulés, l'énergie libidinale ou sexuelle (on ne parle pas ici seulement de sexe, mais de libido au sens plus large). Le ça n'est contenu par aucune règle, ni de temps, ni d'espace, ni d'interdit ; seule la libido est à l'œuvre, une sorte d'énergie psychique qui a souvent à voir avec la sexualité ou l'agressivité, l'objectif étant d'atteindre le plaisir immédiat. Le ça, écrira Freud, « c'est la partie la plus obscure, la plus impénétrable de notre personnalité. [Lieu de] Chaos, marmite pleine d'émotions bouillonnantes. Il s'emplit d'énergie, à partir des pulsions, mais sans témoigner d'aucune organisation, d'aucune volonté générale ; il tend seulement à satisfaire les besoins pulsionnels, en se conformant au principe de plaisir. Le ça ne connaît et ne supporte pas la contradiction. On y trouve aucun signe d'écoulement du temps ».

Pour la psychanalyste Sophie Cadalen, le ça, « c'est le non de l'enfant, c'est le sale gosse en nous qui peut être rebelle, indiscipliné, impatient, mais aussi créatif. Le ça est fondateur de notre énergie de vie ».

L'un des moyens de canaliser nos pulsions et pensées les plus obscures est la sublimation. L'art en est un moyen, mais aussi la science, la politique, le sport ou le bénévolat.

Le **surmoi** est une autre zone du psychisme qui vient se construire au fil du temps, pendant l'enfance et l'adolescence, il est en grande partie inconscient. Il intègre les interdits des parents, les normes sociales, la morale, la civilisation, les tabous (« tu ne dois pas... » ; « il ne faut pas »). Le surmoi est une autorité supérieure qui dicte une conduite parfaite et parfois menace (Dieu et la religion en sont la représentation la plus écrasante). Pour la majorité des individus, ce surmoi va devenir un peu trop puissant et contenir sinon écraser cette énergie du ça, cette liberté et cette créativité. Chez certains sujets, le surmoi peut devenir tyrannique.

Enfin dans le psychisme, il y a le **moi**, qui, lui, appartient à la sphère du conscient. Le moi serait ainsi la résultante des deux forces que constituent le ça et le surmoi.

Il n'a rien de définitif, il évolue en permanence, se réajuste entre ces deux commandements ou instances du ça et du surmoi, entre l'envie qui vise la jouissance et puis l'ordre, l'interdit et les limites. Le moi, c'est le principe de réalité et de survie. Quand il va bien, quand il est souple, il écoute les injonctions du surmoi, qui incite à être parfait, à se conduire mieux, à être meilleur que le voisin, et les élans du ça, qui suit le principe de plaisir et incite à des expériences moins parfaites. C'est typiquement le ça qui vous donne envie de faire l'amour avec votre patron, ou envie d'aimer une personne non désirable (pour des raisons de culture, de religion, de morale…). Le moi oscille comme un balancier entre le principe de sécurité et l'envie de liberté et de créativité, le moi est une instance difficile à cerner. Comme le définit Freud lui-même, il est une « pauvre créature, devant servir trois maîtres », la menace venue du monde extérieur, le ça et le surmoi.

À retenir

Freud n'a pas seulement mis en place une géographie du psychisme, il a aussi imaginé une dynamique du psychisme. L'inconscient, ça bouge, ça pousse et ça entraîne à répéter les mêmes pulsions. Le ça veut se manifester, le surmoi bloque, le moi s'ajuste. Il permet de conduire plus ou moins son désir.

Les trois stades (oral, anal, phallique)

Pour le père de la psychanalyse, l'enfant est un pervers polymorphe. Sa sexualité va traverser plusieurs stades qui persisteront à l'âge adulte avec plus ou moins d'intensité et vers lesquels il retournera en phase de régression, parce qu'il s'y est senti plus fort ou plus en sécurité. Ces stades se succèdent classiquement mais peuvent aussi se chevaucher, un peu comme la construction d'une maison, étage après étage.

Au **stade oral**, le bébé découvre le plaisir par la bouche. Celle-ci lui permet non seulement de téter, mais aussi de goûter, de sourire et de s'exprimer. Son état de bonheur est intense et provoque un apaisement. La bouche est sa première zone érogène.

Certains psys n'hésitent pas à affirmer que le fait de fumer à l'âge adulte prend ses racines dans ce plaisir oral infantile, qu'il serait en somme une survivance de ce stade, téter pour le plaisir et se rassurer encore ! La boulimie ou l'alcoolisme seraient aussi des résurgences de ce stade infantile, auquel l'adulte serait resté fixé.

Au **stade anal**, classiquement entre 18 mois et 4 ans, l'enfant apprend avec bonheur à maîtriser ses sphincters, nouvelle zone érogène qui lui permet d'exprimer son énergie sexuelle ; il donne pour faire plaisir à ses parents, il retient et en éprouve une certaine jubilation aussi ; il découvre ainsi le pouvoir de s'opposer et de dire « non », celui d'exercer sa propre volonté, avec un sentiment de toute-puissance, voilà pourquoi on parle aussi de stade « sadique anal » ; en donnant ou en retenant ses selles, l'enfant devient autonome corporellement et suscite une réaction ambivalente chez les adultes qui prennent soin de lui (l'approbation mais aussi le dégoût). Il découvre ainsi les notions de propreté et de saleté et, symboliquement, celles de bien et de mal qui l'accompagnent, d'obéissance et de refus. Le fait d'aller sur le pot devient une monnaie d'échange et de transaction pour satisfaire son parent ou s'y opposer.

À l'âge adulte, ces notions de donner et de retenir se retrouvent symboliquement dans la générosité voire la prodigalité, la passion des jeux d'argent ; la passion pour les collections ; l'avarice et la mesquinerie ; l'obsession maniaque de la propreté, la saleté habituelle (l'usage coutumier de mots grossiers et sales en est aussi une illustration) ; la vérification obsédante du détail, des horaires et des conventions ; la préciosité du langage ; la possessivité et la jalousie chez celui qui continue de retenir l'autre pour soi ; le besoin de contrôler les autres pour ne pas être soi-même manipulé ; on les retrouve aussi dans certaines réactions psychosomatiques face au stress ou au doute, avec des diarrhées ou des constipations récurrentes.

Au **stade phallique** (appelé aussi « œdipien »), qui se déroule classiquement de 4 à 6 ans, le plaisir est, cette fois-ci, procuré par les organes génitaux et ce qui en est dit. À cet âge, l'enfant prend pleinement conscience de son sexe et de ses différences avec les autres. Il se montre curieux, explorateur, exhibitionniste, voyeur, entreprenant toutes sortes de jeux sexuels. Les garçons sont fiers de posséder un pénis, qui, selon Freud, serait pour eux un signe de puissance, tandis que les filles sont déçues de ne pas en posséder (position réfutée ensuite par des nombreux psychanalystes, mais il faut se remettre dans le contexte de l'époque, où la domination masculine était la règle).

Cet éveil à la sexualité s'opère parallèlement à la séduction du parent de sexe opposé (voir plus haut « Complexe d'Œdipe », p. 296), et s'accompagne dans le même temps de la peur de la castration.

La castration

Selon la théorie freudienne, la fillette s'aperçoit très tôt qu'elle n'a pas de pénis comme les garçons, ce qui crée chez elle l'impression d'avoir hérité d'un organe « châtré » ou qu'on lui a coupé le « zizi ». Parlant de la petite fille, Freud écrira dans *Quelques conséquences psychiques de la différence anatomique entre les sexes* (1925) : « Elle renonce au désir du pénis pour le remplacer par le désir d'un enfant, et dans ce dessein, elle prend le père comme objet d'amour. La mère devient objet de sa jalousie ; la petite fille tourne en femme. »

Quant au petit garçon, il se tournera vers sa mère, mais redoutera d'être puni dans son corps par le père castrateur. Il aura littéralement peur qu'on lui coupe le pénis, et qu'on l'aime moins. Castration qui, dans un second temps, finira par lui apporter amour et estime. Les rituels sociaux comme la circoncision, les tatouages, les cicatrices à valeur symbolique, gravitent autour du sexe et de cette idée-là.

La castration œdipienne

La castration œdipienne n'est qu'une petite partie du concept de castration plus général, c'est le début de l'apprentissage de l'abandon du sentiment de « toute-puissance » de l'enfant. Quand le père pose l'interdit de l'inceste (on n'épouse pas sa maman ou son papa), l'enfant comprend qu'il ne peut tout obtenir et n'est donc pas tout-puissant. Cette perte s'avère pourtant un mouvement très positif dans le développement de l'enfant. Grâce à cette prise de conscience, il se détache de l'objet maternel ou paternel, et c'est parce qu'il en est libéré qu'il peut alors se tourner vers de futurs objets d'amour.

Le choix ultérieur de l'être aimé puisera quelques marques dans ce premier amour interdit. L'objet de désir ne sera pas la copie littérale du père ou de la mère mais se construira autour de détails symboliques nichés dans l'inconscient de l'enfant devenu adulte. Il sera attiré chez la personne par la veine du cou qui palpite et qui lui rappelle sa mère ou son père, le dessin de l'arc des sourcils, la vibration de sa voix, sa manière de toucher, son léger strabisme, ou des façons de se comporter. Ce qui conduit vers cette femme ou cet homme dont on tombe amoureux ne serait donc pas le hasard total, mais tous ces détails remontés de l'enfance, en filigranes invisibles, et qui, pourtant, agissent en soi.

Selon Freud, à l'âge adulte, on ne tombe pas amoureux pour la première fois, mais on retrouve le premier objet d'amour. Des années plus tard, on vibre encore aux traces du passé qu'il a laissées en nous.

Quand le complexe d'Œdipe n'a pas été suffisamment liquidé, des traces à l'âge adulte se retrouvent aussi dans certains comportements (immaturité affective, jalousie, possessivité, besoin perpétuel de séduire, etc.).

À noter que, pour Freud, l'homosexualité trouve ses racines inconscientes dans cet amour intense et ce complexe d'Œdipe, toujours actif à divers degrés. Le petit garçon aime si fort sa mère que plus jamais il ne pourra aimer une autre femme qu'elle, il se tournera donc par la suite vers les hommes, évitant ainsi un « conflit de loyauté » ; la petite fille aime si fort son père qu'elle se tournera vers les femmes, c'est-à-dire vers l'objet d'amour du père.

Cherchez le prince charmant (ou la femme idéale), vous trouverez l'inconscient

Pour le psychanalyste freudien Harry Ifergan, la rencontre et l'attachement avec l'obscur objet du désir ont plus à voir avec l'inconscient qu'avec le hasard. « On pourrait croire que la formation d'un couple résulte d'une douce alchimie faite d'attraction physique, sentimentale et intellectuelle. On nommerait cela l'Amour. Une autre dimension, inconsciente, celle-là, oriente insidieusement les deux partenaires à former un couple. Il s'agit du désir irrépressible de tout un chacun à résoudre sa propre névrose infantile auprès du conjoint que l'on a choisi. »

De quelle névrose parle le psychanalyste ? Il se réfère à tout événement douloureux amenant l'enfant à souffrir d'une incompréhension majeure, d'une humiliation marquante, d'une destitution de rang dans la fratrie (jalousie pathologique), d'un deuil, d'une séparation parentale pénible, d'un choc (réel ou fantasmé), d'attouchements sexuels, de mauvais traitements, etc. Mais ce traumatisme pourrait aussi avoir été fantasmé par l'enfant, sans cause réelle.

Ainsi, le jeune enfant arrivé à l'âge adulte choisirait, à son insu, un conjoint dont certaines caractéristiques latentes s'accorderont, plus tard, avec la nature de sa névrose infantile (vécue ou fantasmée). Il serait assujetti à la répétition de ce schéma.

Les deux partenaires qui se sont trouvés auraient un intérêt majeur à se mettre en couple. Celui de la résolution de leurs conflits psychiques qui passeraient bien avant des intérêts qu'ils imaginent plus présents et plus manifestes comme la beauté, la sensibilité, le charme, la sensualité, l'intelligence, la richesse émotionnelle ou financière. Les deux partenaires d'un couple en formation se choisiraient, aussi et surtout, parce qu'ils pensent pouvoir se soigner l'un avec l'autre, de leur névrose infantile respective.

Les pulsions (désir, libido, énergie sexuelle)

Dans le langage de tous les jours, la pulsion sexuelle, c'est le désir impérieux de faire l'amour qui s'accompagne d'un état de tension sexuelle. Mais dans l'imagerie freudienne, il ne s'agit pas du tout de cela. Tout ce qui est inscrit en nous, dans nos strates accumulées, est chargé d'énergie sexuelle, qui cherche un plaisir, une jouissance, une satisfaction des désirs immédiats. C'est « sexuel » en ce sens-là, et seulement celui-là. Une autre personne peut bien sûr devenir source d'excitation, c'est-à-dire de libido ou de pulsion sexuelle (ces deux mots sont synonymes). Mais Freud ne parle toujours pas de sexualité au sens habituel du terme, et encore moins de génitalité (avoir des rapports sexuels), il parle juste d'« excitation ». D'ailleurs, pour lui, la pulsion sexuelle peut être aussi une pulsion d'agressivité ou une pulsion d'angoisse que l'individu peut dépasser par exemple en les canalisant dans le sport (c'est plus souvent le cas de pulsions agressives) ou l'art (pulsion d'angoisse). Dans ce cas, la pulsion canalisée et transformée est mieux acceptée par le surmoi. La libido ainsi évacuée, l'individu se culpabilise moins.

Pour Freud, la pulsion a forcément une *origine* quelque part dans le corps ; une *poussée* qui permettra la satisfaction de la pulsion ; un *objet*, la personne ou la partie du corps qui lui permettra d'être satisfait, enfin, *un but*, à savoir la satisfaction de l'état de tension.

Chez l'homme, les pulsions sont différentes des instincts, c'est-à-dire tous ces programmes de comportements, inscrits dans les gènes, destinés à assurer la survie de l'individu et de l'espèce.

C'est dit, c'est écrit

« L'instinct sexuel de l'animal n'est satisfait que par le coït, écrit le philosophe Christian Godin dans sa *Philosophie pour les Nuls*, tandis que la pulsion sexuelle chez l'être humain peut se satisfaire d'une infinité de manières, depuis la relation sexuelle jusqu'au rêve en passant par la rêverie, la lecture des livres ou des films pornographiques. »

Le refoulement

L'inconscient est constitué de strates constitutives de l'histoire de l'individu. À chaque époque de l'existence, il ferme la porte de ce qui s'est passé avant et il refoule ses désirs au fur et à mesure, mais ces derniers ne sont pas détruits comme par enchantement. Ils sont comme « gelés » ou « figés », c'est-à-dire inactifs, mais prêts à resservir, si besoin, le jour venu.

Dans le langage commun, on attribue au refoulement une valeur négative. Dans la théorie freudienne, c'est au contraire un processus nécessaire et salvateur qui permet de retenir les pulsions agressives et sexuelles et qui constitue un trésor inestimable lorsque les événements traumatiques (traumas) cherchent à revenir pour être éclaircis.

À retenir

Le refoulement est un mécanisme vital, on refoule des milliers de pensées et de pulsions tous les jours. Ça nous protège, y compris de la déception de ne pas être exaucé. Tout se passe comme si ça n'existait pas. Le problème toutefois, c'est que le refoulé continue à vivre et à pulser en nous. Dès que le moi ou le surmoi baissent la garde, l'inconscient et le refoulé en profitent pour rejaillir. Le plus bel exemple en est le lapsus ou l'acte manqué. Dans ce sens on peut presque dire qu'un acte manqué est, en fait, un acte réussi, dans la mesure où l'inconscient a su libérer une pensée tapie dans l'ombre et qui était trop contenue.

Les rêves, lapsus et actes manqués

Les rêves, les fantasmes, les lapsus et actes manqués, tous gardent la mémoire des désirs réprimés. Ils permettent d'accéder à ces zones de la psyché qui survivent dans l'ombre et ne demandent qu'à être écoutées pour être enfin traitées et raconter ce qu'elles ont à nous dire. L'inconscient profite de la moindre chance ou baisse de vigilance qui lui est offerte. Je suis dans la rue, je rencontre un inconnu qui me met mal à l'aise ou que je déteste immédiatement sans savoir pourquoi, il vient de réveiller un souvenir du passé que je ne soupçonnais pas. Inversement, je croise une personne qui me fait un effet extraordinaire et pas à mon voisin, pourtant, nous avons vu la même personne... On ne va pas à l'inconscient et au refoulé, c'est lui qui vient à nous.

En politique, le refoulé sexuel revient au galop

Dans le monde politique, le surmoi est à l'œuvre en permanence, on doit se policer, présenter les choses de manière acceptable, retenir certaines informations, en privilégier d'autres. Mais le jaillissement est là, sous forme de lapsus voire d'actes manqués. Voici quelques exemples fameux.

« Monsieur le ministre, durcissez votre *sexe* ! Euh, pardon ! Durcissez votre texte... » : lapsus de Robert-André Vivien, député UDR du Val-de-Marne, lors d'un débat à l'Assemblée nationale en septembre 1975, s'adressant à Jean-Pierre Fourcade, ministre de l'Économie.

« Le fichier des empreintes *génitales* et des empreintes génétiques... » : lapsus du ministre de l'Intérieur Brice Hortefeux en octobre 2010 au micro de RTL. Au lieu du terme « digitales », « génitales » lui échappe.

« Quand je vois certains qui demandent une rentabilité à 20-25 % avec une *fellation* quasi nulle... » : Rachida Dati, l'ancienne garde des Sceaux, confond cette fois « inflation » et « fellation », en septembre 2010 sur Europe 1.

« Le *gode* électoral le dit clairement... » : le ministre de l'Intérieur Claude Guéant se serait sans doute passé de trébucher sur le Code électoral, en pleine séance de questions au gouvernement à l'Assemblée nationale, en juin 2011.

« [Il s'agit de] remettre le *mari* sur de bons rails » : cette fois, c'est une chroniqueuse politique sur France Inter, durant le 18-20, qui transforme joyeusement le « Mali » en « mari », en septembre 2020.

Au rang des actes manqués cette fois, on peut se demander jusqu'à quel point des hommes comme Dominique Strauss-Khan ou Benjamin Griveaux (ancien collaborateur de DSK), promis aux plus hautes destinées politiques, n'ont pas *eux-mêmes* mis un coup d'arrêt à leur ascension politique par leur conduite sexuelle, et tout ça pour des raisons inconscientes, qu'eux seuls pourraient décrypter en analyse ; certains parlent même d'« autosabordage ».

Le phénomène a été particulièrement étudié chez les champions sportifs et les éternels seconds. Toute leur volonté consciente est tendue vers la victoire, mais dans leur boîte noire végète le désir inconscient de perdre pour d'obscurs motifs (sentiment d'infériorité, admiration de l'adversaire, idée chevillée au corps que vaincre c'est écraser l'autre ou le tuer…).

Ça laisse perplexe, n'est-ce pas ?

La frustration

La frustration de la satisfaction sexuelle est le concept même qui définit la névrose chez Freud, la *Versagung*. La frustration advient quand un désir demeure longtemps insatisfait. Celui-ci peut alors être refoulé ou sublimé.

Refoulé, le désir peut rester là où il est (cette femme ou cet homme ne veut pas de moi, je passe à autre chose), ou bien il peut ressurgir sous forme de symptômes. Prenons un homme à qui les femmes ou sa femme se refuseraient systématiquement, il peut devenir impuissant, éjaculateur précoce ou réagir « épidermiquement », par exemple en développant de l'eczéma ou des allergies, sur le corps ou de manière bien localisée sur les zones génitales. Pareil pour la femme, si par exemple, en devenant mère, elle ne laisse plus de place au désir (elle se sent mère et en oublie qu'elle est femme aussi), les rapports sexuels diminuent ou disparaissent parce que ce n'est pas moral, ou bien si elle estime qu'à la ménopause on ne doit plus faire l'amour, le temps des cerises est passé, alors cette femme peut souffrir de vaginisme et se refermer littéralement, ou bien présenter une sécheresse vaginale ou bien des douleurs pendant l'amour (dyspareunies).

Freud cite pour la première fois le terme de « frustration » en 1908 dans un texte intitulé « La morale sexuelle "culturelle" et la nervosité » : « Pour la majorité des organismes, un certain degré de satisfaction sexuelle directe paraît indispensable et la frustration de ce degré qui varie selon les individus a pour conséquence des phénomènes que nous devons mettre au compte de la maladie étant donné leur nocivité pour les fonctions et leur caractère de déplaisir subjectif. » Freud explique dans ce texte que de la frustration naît la névrose, et non du trauma. Pour lui, ce sont les névrosés qui ne supportent pas les frustrations sexuelles !

Sublimé, le désir va trouver sa satisfaction dans le travail, l'art, le sport ou toute activité valorisante telle la spiritualité. C'est une sortie de l'impasse par le haut, par l'idéal.

La culpabilité

La culpabilité est le type même du conflit entre le moi et le surmoi. Elle opère en permanence dans la sexualité parce que le sexe est souvent considéré comme « sale », « mal », « interdit » ou « tabou ». L'individu a le sentiment d'agir mal en se masturbant, en ayant des fantasmes, des désirs, des rêves érotiques, il a intégré ce que l'on transmet aux hommes et aux femmes depuis la nuit des temps, l'idée que le sexe doit servir à la procréation. Mais l'esprit se libère moins vite que la libération sexuelle ou la prise d'indépendance à l'égard de sa famille. Une personne aura beau se répéter qu'elle peut désormais jouir sans entraves, ou bien qu'à son âge les interdits familiaux n'ont plus lieu d'agir, elle continuera d'avoir un inconscient archaïque qui opère en elle, plus ou moins bien sûr, selon l'éducation reçue, la transmission des valeurs religieuses ou culturelles. Même se croyant libéré, on peut développer des maladies psychosomatiques (dont l'origine est en lien avec la psyché). Ces maladies sont, en surface, l'expression des conflits intérieurs (la culpabilité notamment). Sur le plan génital, ces pathologies sont des cystites à répétition, des mycoses chroniques, une éjaculation prématurée, des troubles de l'érection et bien sûr des troubles du désir.

Anecdote

Prenons un exemple précis, vu en consultation, celui d'une femme maghrébine mariée à un non-musulman non circoncis. Malgré son amour pour cet homme, cette femme n'a jamais pu jouir avec lui et elle a développé des cystites systématiques ou presque après les rapports sexuels, alors qu'avec un circoncis elle n'avait jamais ce type de problème auparavant. Cette femme a intégré l'interdit de la famille et du clan élargi, on n'épouse pas un non-circoncis, c'est péché, c'est honteux. La transgression entraîne une culpabilité payée par le corps au prix fort.

À retenir

La culpabilité n'a pas que des côtés obscurs, elle a aussi des aspects positifs, elle aide les humains à ne pas transgresser certains tabous (inceste, etc.) et à rester civilisés.

La transgression (et les interdits)

Interdits et transgression traversent les concepts essentiels de la psychanalyse : l'inconscient, le ça, le moi, le surmoi, le désir, les pulsions, les fantasmes, la jouissance, la culpabilité, les symptômes…

Quand le désir ne peut pas être réprimé ou ne le peut plus, survient alors la transgression jouissive de passer outre à l'interdit. La transgression peut avoir des effets libérateurs (on se libère d'interdits parentaux ou religieux et on se sent enfin libre de ses choix sexuels ou amoureux) ; elle peut aussi avoir des effets pervers, et s'exprimer par des comportements immoraux ou illicites (pourquoi me refuser ce plaisir, j'en ai tellement envie ?). Oui mais l'autre, en a-t-il envie aussi ? Transgresser traduit alors une incapacité à gérer sa frustration, le refus de l'autre et de lui porter l'attention qu'il mérite.

En matière de sexualité, les transgressions les plus fréquentes sont le tabou de l'inceste, le viol, l'union et le sexe dans une autre religion que la sienne, l'homosexualité quand elle est réprouvée par sa famille ou son milieu. On peut aussi considérer que la plupart des paraphilies (déviations sexuelles) sont des transgressions…

Chapitre 24
Le droit du sexe en dix questions

Pour répondre à ces dix questions précises, nous nous sommes naturellement tournés vers un spécialiste du droit sexuel, Pierre Filliard, vice-procureur du tribunal judiciaire d'Annecy. Longtemps procureur des mineurs, ce magistrat s'est intéressé aux problématiques de l'agression sexuelle tant du côté des victimes que des accusés. Il a rejoint le groupe québécois à l'origine du Cifas, Congrès international francophone sur l'agression sexuelle, organisé par le Regroupement des intervenants en matière d'agression sexuelle (Rimas).

Pour le côté historique, nous nous sommes appuyés sur le *Droit du sexe* (éditions LGDJ, 2010), de Francis Caballero, Master of laws de l'université Harvard et avocat à la cour de Paris.

Quelle différence entre un délit et un crime sexuel ?

La différence entre un délit et un crime sexuel est exactement la même que pour un délit et un crime ordinaire. Le délit sexuel est tout ce qui est puni d'une peine n'excédant pas dix ans d'emprisonnement et qui est jugé par un tribunal correctionnel (par exemple, une condamnation pour exhibitionnisme, harcèlement sexuel, atteinte sexuelle, etc.). Le crime, lui, est puni de plus de dix ans de prison et il est jugé par une cour d'assises. Le seul crime sexuel reconnu par la loi est donc le viol, avec toutes les circonstances aggravantes attachées. Parmi celles-ci : le jeune âge de la victime pour les agressions à caractère pédophile, le fait d'utiliser une arme, ou bien celle d'être à plusieurs.

Quelle distinction entre une atteinte sexuelle et une agression sexuelle ?

Il existe tout un vocabulaire juridique des crimes et délits sexuels avec des caractéristiques bien précises, desquelles va découler la peine infligée par le tribunal à l'agresseur : les atteintes et agressions sexuelles sont distinctes comme nous allons le voir, de même qu'elles sont différentes du harcèlement sexuel, du chantage sexuel et du viol.

L'**atteinte sexuelle** consiste en des attouchements, caresses ou baisers sans violence, contrainte, menace ni surprise, ce qui de fait correspond à des actes en apparence « consentis » sur des victimes *de moins de 15 ans*, donc mineures. Dans tous les cas, ces actes ne sont punis par la loi que si leur auteur est majeur. Dans la nouvelle loi prévue par le gouvernement, l'atteinte sexuelle sera plus durement punie (voir l'encadré page suivante).

Attention !

Les jeux de « touche-pipi » entre enfants ne sont donc pas réprimés et, de notre point de vue, c'est une décision sage de la justice. Combien de générations d'enfants ont ainsi répondu à la curiosité première et naturelle de savoir ce que sont une fille et un garçon.

En revanche, si la victime mineure est âgée d'*au moins 15 ans*, les attouchements sur elle ne sont punis que si l'auteur est en position de force par rapport à sa victime : un ascendant, ou une personne en situation d'autorité sur le mineur.

Les Français qui commettent ce type d'infraction à l'étranger peuvent également être punis par la justice française, cela afin de garantir la répression sur notre sol du « tourisme sexuel ».

Les sanctions pour une atteinte sexuelle

Tout acte sexuel commis par un adulte sur un mineur de moins de 15 ans, qui n'estpas une pénétration ou un acte bucco-génital, sera considéré comme une atteinte sexuelle punie de 10 ans de prison et de 150 000 € d'amande. Si l'atteinte est infligée à une personne de 15 ans ou plus, les peines sont de trois ans et 45 000 € d'amende (exemple typique du professeur ou du moniteur de colonie qui a des relations sexuelles avec une jeune ado de 15 à 17 ans) ; avec un garçon de son âge, l'ado peut faire ce qu'elle (il) veut, mais pas avec un adulte qui a autorité sur elle (lui), car on estime que son consentement n'est pas forcément totalement libre.

L'**agression sexuelle** sur une victime majeure est commise *sans le consentement clair et explicite* de la victime ; elle suppose que l'auteur ait usé de « violence, contrainte, menace ou surprise ». Par exemple, des attouchements, des caresses ou des baisers, forcés ou surpris. Une agression sexuelle peut être de nature physique ou psychologique.

Selon le Code pénal, une agression sexuelle (délit) se distingue du viol (infraction criminelle), car il n'y a pas eu de pénétration. Même commises à l'étranger, ces infractions tombent sous le coup de la loi française.

Les sanctions pour une agression sexuelle

L'agression sexuelle est punie jusqu'à cinq ans d'emprisonnement et 75 000 € d'amende, voire davantage en cas de circonstances aggravantes, la peine pouvant alors passer à sept ans et 100 000 €.

Le **viol** est défini par l'article 222-23 du Code pénal de la façon suivante : « Tout acte de **pénétration** sexuelle, de quelque nature qu'il soit, **commis sur la personne d'autrui ou sur la personne de l'auteur**, par **violence, contrainte, menace ou surprise** est un viol. »

Cette définition a été rectifiée par la loi du 3 août 2018, et elle inclut désormais la notion que le violeur puisse également imposer à sa victime de pratiquer sur lui-même (le violeur) un acte de pénétration sexuelle. Exemple typique : celui de fellations réciproques entre hommes, l'agresseur qui impose à sa victime de pratiquer sur lui une fellation commet un viol ; depuis la loi de 2018, quand l'agresseur pratique de force une fellation sur sa victime, c'est également un viol. Avant la loi de 2018, c'était une agression sexuelle moins sévèrement réprimée.

La sanction pour un viol

Elle va de vingt ans de réclusion criminelle à la perpétuité, selon les circonstances qui l'accompagnent.

Un peu d'histoire

Sous l'Ancien Régime, le viol était encore puni de peine de mort, mais la sentence dépendait de… tout. Francis Caballero le rappelle dans son ouvrage : « Ainsi, les viols commis par les soldats en temps de guerre, ceux du seigneur, en vertu du "droit de cuissage", les rapts de séduction ou "viols héroïques" de la jeune fille que l'on veut épouser bénéficient d'une véritable tolérance institutionnelle. De façon plus générale, la répression varie en fonction de la condition sociale du violeur. Laxiste, voire inexistante lorsque celui-ci est un noble ou un bourgeois ; impitoyable ou arbitraire lorsque celui-ci est un serf ou un domestique. »

Du coup, les femmes victimes de viol ne portaient quasiment jamais plainte, la plupart des affaires traitées par la justice concernaient des viols sur enfants. Ce renoncement à porter plainte venait aussi de la définition du viol de l'époque, la victime devait prouver non seulement que son violeur l'avait agressée, mais, en plus, qu'elle s'était défendue de manière acharnée. Lisez plutôt, le violeur est celui « qui use de force ou de violence sur la personne d'une fille, femme ou veuve, pour la connaître charnellement, malgré la résistance forte et persévérante que celle-ci fait pour se défendre ».

À l'époque, les hommes considéraient qu'il était impossible de pénétrer une femme qui ne le voulait pas. Il n'est que de lire ce qu'ont écrit sur le sujet les philosophes des Lumières. Voltaire, homme pourtant féru de justice et de morale s'il en est, estimait que « l'épée ne peut entrer dans un fourreau qui remue », comparaison restée fameuse. Dans son *Émile*, Rousseau écrivait quant à lui « que les refus de simagrée et d'agacerie sont communs à presque toutes les femelles, même parmi les animaux, et même quand elles sont le plus disposées à se rendre ».

Sous la Révolution française, la peine pour viol sera adoucie (six années de fer) et de nouveau durcie sous Napoléon, dans le Code pénal de 1810, avec une condamnation aux travaux forcés. (C'est à cette même période que le harcèlement sexuel devient lui aussi répréhensible, dans le chapitre « Attentat aux mœurs ».)

Ce n'est qu'en 1978 que le combat féministe fera émerger l'idée d'une sexualité réciproque fondée sur le consentement. « Subir n'est pas consentir », proclamera l'avocate et militante Gisèle Halimi au procès d'Aix en 1978. Après ce procès historique commence véritablement la répression moderne du viol. Il ne sera plus qualifié de « délit mineur » (attentat à la pudeur, violence légère, outrage public à la pudeur...), mais de crime. Il faudra attendre encore une quinzaine d'années pour qu'émerge dans le droit français la reconnaissance du « viol conjugal ». Le Code pénal actuel l'énonce explicitement (art. 222-22), qui dit que les infractions sexuelles de toute nature « sont constituées... quelles que soient les relations existant entre l'auteur et la victime, y compris s'ils sont unis par les liens du mariage ».

Dans *King Kong théorie*, la romancière Virginie Despentes, elle-même victime de viol, constate que ce crime sexuel a toujours existé, qu'il est commun à toutes les classes sociales, tous les âges, toutes les époques. Les femmes en parlent depuis toujours à leur manière, mais les hommes, la partie adverse, pourquoi ne les entend-on presque jamais s'exprimer sur le sujet ? s'interroge-t-elle, tout en apportant son explication : « Parce que les hommes continuent de faire ce que les femmes ont appris à faire pendant des siècles : appeler ça autrement, broder, s'arranger, pour ne surtout pas utiliser le mot pour décrire ce qu'ils ont fait. Ils ont "un peu forcé" une fille, ils ont "un peu déconné", elle était "trop bourrée" ou bien c'était une nymphomane qui faisait semblant de ne pas vouloir : mais si ça a pu se faire, c'est qu'au fond la fille était consentante. [...] Dans la plupart des cas, le violeur s'arrange avec sa conscience, il n'y a pas eu de viol, juste une salope qui ne s'assume pas et qu'il a suffi de savoir convaincre. »

Le **harcèlement sexuel** strict est le fait de tenir envers la victime, et ce, *de manière répétée*, des propos à connotation sexuelle ou d'avoir des comportements qui sont de nature à l'impressionner, à porter atteinte à sa dignité en raison de leur caractère dégradant ou humiliant et qui « créent une situation intimidante, hostile, ou offensante », selon les termes mêmes du Code pénal (art. 222-33).

La sanction pour harcèlement sexuel

La peine encourue pour harcèlement sexuel est de deux ans d'emprisonnement et 30 000 € d'amende.

Le même article définit le **chantage sexuel**. C'est la pression exercée sur une personne dans le but d'obtenir un acte sexuel pour soi-même ou pour un tiers. Le chantage sexuel n'implique pas de notion de répétitivité, *une seule fois suffit*, vous avez exercé une fois des menaces pour obtenir des faveurs sexuelles, vous êtes susceptible d'être condamné ! Toute la difficulté reste alors de le prouver. Le fait de produire la preuve des propos ou des comportements tenus avec son téléphone portable ou la webcam de son ordinateur est recevable devant les tribunaux, c'est de fait la seule manière de prouver le délit !

Anecdote

Une équipe française (réunissant des informaticiens et des spécialistes des violences conjugales) travaille actuellement sur une application téléphonique qui permettrait d'obtenir des enregistrements très rapides qui seraient envoyés directement dans un *cloud*, de manière que la « preuve » soit protégée, même si l'agresseur s'en aperçoit et efface l'enregistrement. Cette application pourrait être utile aussi dans les cas de harcèlement ou de chantage sexuel.

Que faire en cas d'agression ?

Si votre situation nécessite une intervention urgente, alertez la police ou la gendarmerie. Par téléphone, composez le **17**. Vous pouvez aussi envoyer gratuitement un SMS au **114**. Si vous ne pouvez pas parler (danger, handicap), vous communiquerez alors par écrit avec votre correspondant.

Un service récemment mis en ligne (**https://www.service-public.fr/cmi**) vous permet de dialoguer en direct sept jours sur sept et vingt-quatre heures sur vingt-quatre avec un policier ou un gendarme spécialement formé, et d'instaurer un échange personnalisé avec lui afin de signaler des faits de violences sexuelles et/ou sexistes dont vous êtes victime et pour lesquels vous êtes en recherche d'informations, de conseils ou d'assistance.

Où vous informer ? **Violences Femmes Info** est joignable par téléphone au **3919**. Ce service écoute, informe et oriente les femmes victimes de violences, ainsi que les témoins de violences faites à des femmes.

Il traite les violences physiques, verbales ou psychologiques, à la maison ou au travail, et de toute nature (dont les harcèlements sexuels, les coups et blessures et les viols).

Il ne traite pas les situations d'urgence (ce n'est pas un service de police ou de gendarmerie). Le 3919 est **gratuit** à partir d'un téléphone fixe ou mobile. Ouvert du **lundi au samedi de 9 heures à 19 heures.** L'appel, anonyme, ne figure pas sur les factures de téléphone.

Peut-on mettre en ligne ses *sextapes* si on est majeur et consentant ?

Oui en théorie, pas de problème à se filmer et à diffuser sa *sextape* dans un cercle privé du moment que le ou les adultes en cause sont tous consentants pour tourner ces images *et aussi pour les diffuser.* (Auparavant, la loi réprimait le fait de filmer les actes sexuels *sans consentement*, mais pas de les diffuser.)

Les sanctions

La mise en ligne d'une *sextape* sans le consentement des protagonistes est passible d'un an d'emprisonnement et 45 000 € d'amende depuis 2016 (art. 226-1 du Code pénal).

Si la *sextape* est diffusée plus largement sur la Toile et devient accessible à des mineurs, elle est alors considérée comme un contenu pornographique et tombe donc sous le coup de la loi. Cela devient un délit spécifique réprimé aussi ! Trois ans de prison et 75 000 € (art. 227-24 du Code pénal).

Peut-on légalement condamner des pratiques masochistes ?

Depuis 2013, le BDSM (« bondage et discipline, domination et soumission, sadisme et masochisme ») a disparu du *DSM* en tant que tel. Le *DSM* est le manuel de psychiatrie américain de référence. Ce qui signifie qu'on ne juge plus de l'amoralité d'une conduite ou de sa perversion, cependant, le BDSM reste considéré comme un trouble quand il entraîne chez son auteur une détresse personnelle.

Ces pratiques sont considérées à présent comme des « intérêts sexuels inhabituels ». Toutefois, en cas d'« expériences » qui tourneraient mal (blessures voire décès), l'infraction peut être punie par la loi sous la qualification de « blessures ou homicide involontaire par imprudence ». En vertu du principe que ce n'est pas parce que les participants ont consenti à certains agissements pouvant les faire souffrir pour leur plaisir (donc le but recherché) qu'ils acceptent pour autant d'aller au-delà de ce à quoi ils ont consenti. En ce cas, la loi qui s'applique est la même que pour certains sports violents comme la boxe, on monte sur le ring pour donner des coups et en recevoir, pas pour en ressortir les pieds devant ou dans des conditions interdites par le règlement. On peut donc être libertin et masochiste et porter plainte pour coups et blessures.

Quelles sont les déviations sexuelles (paraphilies) licites ou illicites ?

Les déviations sexuelles comme le travestissement, le fétichisme ou le sadomasochisme ne sont pas répréhensibles *a priori* et font partie de la liberté sexuelle de chacun, relevant de la « vie privée ». Par contre, d'autres manies sont plus ou moins durement réprimées par la loi.

L'**exhibitionnisme**, par exemple, est interdit, qu'il s'agisse de faire l'amour dans un parc ou de dévoiler ses organes sexuels à la sortie d'une école (le « monsieur à l'imperméable » n'est pas une légende !), les deux portent atteinte à l'ordre public !

Le **voyeurisme** est devenu un délit depuis la loi du 3 août 2018 (décrit par l'article. 226-3-1 du Code pénal). Le législateur considère qu'observer à leur insu des couples faisant l'amour (ou des individus se déshabillant dans des cabines d'essayage), voire de les filmer et de les photographier avec son portable ou à l'aide d'un miroir, est répréhensible.

Les sanctions

Le voyeurisme est en théorie puni d'un an de prison et 15 000 € d'amende, doublée si la victime est un(e) mineur (e), une personne vulnérable, ou si l'infraction est commise dans les transports en commun. C'est une atteinte à la vie privée.

Le **frotteurisme** est condamnable lui aussi, c'est une « agression sexuelle sans circonstances aggravantes ».

Les sanctions

Le frotteurisme est théoriquement passible de cinq ans de prison et 75 000 € d'amende, avec le plus souvent des peines de substitution, sursis probatoire avec soins, etc.

La **zoophilie** (acte sexuel avec un animal) n'est pas punie en tant que telle (comme infraction sexuelle donc). Toutefois, depuis la loi du 9 mars 2004, elle est susceptible de l'être pour maltraitance, sous la qualification de « sévices sexuels sur animaux ».

Les sanctions

Les peines pour sévices sur les animaux sont de deux ans emprisonnement et 30 000 € d'amende.

Le **sadisme** n'est pas une notion juridique, en revanche, les actes sexuels accomplis avec « torture et barbarie », circonstances aggravantes extrêmes, sont des crimes pénalement répréhensibles.

Que dit la loi de la pédophilie et comment punit-elle la pédopornographie ?

La pédophilie est une paraphilie particulière. Dans la loi, elle se caractérise par un acte sexuel exercé sur un mineur de moins de 15 ans (circonstance aggravante). Cela peut être une atteinte sexuelle, une agression sexuelle ou un viol puni par des peines graduées (voir p. 416).

Attention !

La pédophilie n'est pas définie juridiquement comme une catégorie d'infraction (comme c'est le cas pour le viol), mais comme une maladie psychiatrique. Les vrais pédophiles sont punis non pas en tant que tels, mais suivant ce qu'ils ont commis, à savoir des viols ou des agressions sexuelles sur mineurs de moins de 15 ans, en réalité des enfants impubères (cela va des bébés jusqu'à 10-12 voire 13 ans au maximum) ; les autres, ceux qui aiment les jeunes adolescent(e)s, sont appelés des « éphèbophiles ». Les pédérastes sont des hommes qui n'aiment que les jeunes garçons, à distinguer de « pédé » (terme familier et stigmatisant qui désigne un homosexuel, homme qui aime les hommes, ce qui n'est pas répréhensible !).

La pédopornographie est condamnée comme infraction sexuelle de plusieurs manières. La consultation habituelle de sites mettant en scène des mineurs *de moins de 15 ans* – souvent des enfants de moins de 12 ans – est punie par la loi de deux ans d'emprisonnement et 30 000 € d'amende. Le téléchargement des images et vidéos sur le *Darkweb* et sur les réseaux de tchat est également illicite et puni par la loi de cinq ans d'emprisonnement et 75 000 € d'amende quel que soit l'usage que l'auteur fait de ces images, même s'il les conserve pour sa seule « consommation personnelle », dès lors que les images représentent des mineurs de moins de 15 ans (le plus souvent le doute n'est pas permis...).

S'il s'agit d'images de mineurs de 15 à 18 ans, leur téléchargement ne relève des mêmes peines que s'il sert à alimenter des « échanges » entre « collectionneurs » (*peer to peer*).

S'agissant de ces mineurs, il est toutefois permis de douter de l'âge réel des « modèles », tant une jeune fille de 16 ans peut souvent sembler majeure ; la loi parle alors de personne « présentant l'aspect physique d'un mineur », le mis en cause pouvant toujours prouver qu'il n'en est rien... par exemple si c'est lui qui a fait les photos et qu'il connaît son modèle !

Dans ces réseaux, qui existent au vu et au su de tous, il est possible de se faire inviter dans des « salons privés » avec un code. Les utilisateurs peuvent alors s'échanger les fichiers interdits. Les plateformes russes sont nombreuses à proposer ce genre de dispositifs, sur lesquels les individus tchattent avec des personnes du monde entier.

Attention !

La pédopornographie n'est pas un phénomène récent, surgi avec Internet. Auparavant, les images circulaient déjà sous le manteau, puis cela a été les cassettes. Avec Internet, le phénomène a explosé et les échanges ont eu lieu à travers la planète entière. Il reste difficile d'affirmer pour autant que ces pratiques sont plus nombreuses aujourd'hui qu'autrefois.

Comment la loi définit-elle la notion de consentement ?

La loi définit le consentement « en creux ». Elle indique qu'il y a délit ou crime en cas « de surprise, de menace ou de contrainte ». Le consentement en tant que tel n'est pas défini. Comme l'expliquait une avocate avec beaucoup de finesse au cours d'une plaidoirie, *ne confondons pas désir et consentement.* Ce n'est pas parce qu'une femme a consenti pendant des années à des rapports sexuels dont elle n'avait pas vraiment envie que cela fait de son mari un violeur. Le distinguo est absolument nécessaire, sinon, à banaliser l'absence de consentement, nous allons finir par effacer la différence entre un vrai viol et une absence de désir ; à cette aune, beaucoup de maris seraient des violeurs, et il serait pour le moins immoral de les amalgamer avec les vrais criminels, qui, eux, agissent le plus souvent en utilisant menace et contrainte.

Pour les adolescents, la notion de consentement pose véritablement problème (voir aussi p. 322). Beaucoup s'imaginent qu'une femme veut faire l'amour même quand elle se refuse, et qu'elle a besoin d'être forcée pour accepter la relation, sous-entendu ces préliminaires un peu spéciaux font partie de l'excitation et du jeu sexuel. Ces jeunes transposent souvent un mode de pensée qu'ils adoptent pour eux-mêmes et qui colore tout leur rapport au monde : la violence partout dans l'existence, y compris dans le sexe.

Par ailleurs, au cours de procès, on rencontre régulièrement des cas où l'agresseur n'a absolument pas conscience que sa victime n'était pas consentante. Il a bu, il s'est drogué, le voilà donc inapte à comprendre la situation qui se jouait et incapable de reconnaître qu'il imposait à sa victime un acte refusé et réprouvé. De ce fait, sur le plan légal, l'infraction, avec l'élément moral qui l'accompagne, peut disparaître. C'est un peu comme un acte criminel qui serait commis sous le coup de la folie, l'auteur serait conduit en hôpital psychiatrique avec obligation de soins, et non pas en prison. Bien sûr, tous ces éléments de la conscience réelle ou pas du mis en cause seront débattus au cours de l'enquête, voire au tribunal.

La même problématique se retrouve également du côté de la victime ; si elle se trouve dans le même état que son agresseur, ce qui arrive fréquemment dans des soirées d'adolescents ou d'étudiants, elle aura bien du mal à émettre un quelconque consentement éclairé, mais aussi à éviter un comportement désinhibé fortement incitateur, et encore plus à dire « non » au moment fatidique... Dès lors la question posée est la même : comment celui qui est accusé pouvait-il avoir conscience du non-consentement de l'autre ?

Cette question revient souvent dans les affaires de ce type, et il appartient aux magistrats de la trancher, par exemple en prenant en compte l'état physique réel de la victime : si cette dernière était ivre morte ou sous substances illicites et que tout le monde l'avait remarqué, l'auteur du viol aura cette fois bien du mal à faire croire à une erreur de compréhension de la situation de sa part.

La loi du 3 août 2018 : plus sévère pour les crimes sexuels, plus douce pour les victimes

Appelée aussi **loi Schiappa, elle renforce la lutte contre les violences sexuelles et sexistes** et a modifié quantité de choses en matière de droits sur les questions sexuelles.

Elle a permis l'**augmentation du délai de prescription** pour les agressions sexuelles sur les mineur(e)s, passé de vingt à trente ans. Elle a **ajouté de nouvelles circonstances aggravantes du viol** (auparavant l'âge de moins de 15 ans de la victime, l'ascendance de l'auteur, l'autorité de l'auteur, la vulnérabilité de la victime, l'usage d'une arme) : la vulnérabilité résultant de la précarité sociale ou économique de la victime, la présence d'un mineur témoin des faits ou l'administration à la victime d'une substance altérant son discernement.

Cette loi a aussi **aggravé les peines en cas d'atteinte sexuelle** sur les moins de 15 ans. La peine encourue était de cinq ans de prison et de 75 000 € d'amende, elle est passée à sept ans de prison et 100 000 € d'amende. En 2021, avec la nouvelle loi en débat au Parlement au moment où nous imprimons, elle devrait passer à 10 ans de prison et 150 000 € d'amende.

La loi du 3 août 2018 est venue combler un vide juridique après un procès retentissant qui a fait la une des journaux en 2017. La cour d'assises de Seine-et-Marne acquittait alors un homme qui avait eu des rapports sexuels avec une mineure de 11 ans, la cour ayant estimé que les éléments constitutifs du viol (contrainte, menace, violence et surprise) n'étaient pas établis. Un débat national s'était ensuivi sur l'âge minimal du consentement. L'homme, qui avait 22 ans à l'époque des faits, a par la suite été condamné en appel à sept ans de prison par la cour d'assises de Paris pour le crime de viol, assorti d'une inscription au fichier des délinquants sexuels.

La notion d'inceste est enfin entrée dans le Code pénal pour les majeurs.

L'inceste entre adultes tombe-t-il sous le coup de la loi ?

Les relations sexuelles entre adultes **consentants** de la même famille ne sont pas des infractions légales *en théorie.* La question se posera cependant de savoir jusqu'à quel point une relation peut être consentie dans ce contexte, et, surtout, depuis quand elle a commencé, l'inceste ayant pu être initié dans l'enfance.

En l'absence de consentement, avant la loi du 5 août 2008, les relations sexuelles de toute nature (agression sexuelle ou viol) imposées dans le cadre familial ne relevaient de la qualification d'« inceste » que si la victime était mineure. Devant les protestations des professionnels, du droit mais aussi de l'enfance ou des spécialistes de la prise en charge de ces victimes, cette distinction malvenue a été supprimée en 2018. Il était en effet absurde de considérer que le père qui violait sa fille depuis qu'elle avait 12 ans ne commettait plus un inceste s'il continuait après sa majorité.

Par ailleurs, la circonstance d'**inceste** est applicable à toutes les infractions sexuelles commises par un membre de la famille élargie, pas seulement le père ou la mère, mais aussi un frère ou une sœur, un oncle ou une tante, le beau-père ou la belle-mère, voire un concubin ou une concubine s'il (elle) exerce une forme quelconque d'autorité sur la victime.

Anecdote

Prenons le cas de Woody Allen, qui a épousé Soon-Yi, la fille adoptée à l'âge de 6 ans par sa femme Mia Farrow et son mari à l'époque, le chef d'orchestre André Previn.

À 21 ans, Soon-Yi va entamer des relations sexuelles avec son beau-père, Woody Allen, ce qui provoquera le divorce du réalisateur et de Mia Farrow, en 1992. À l'époque, et selon le droit américain, cet « inceste social » n'était pas répréhensible puisqu'il avait lieu entre adultes consentants. Soon-Yi était majeure au moment des faits et son beau-père n'avait pas eu de relations sexuelles avec elle auparavant. Reste que Woody Allen est rattrapé par l'actualité. Dylan Farrow, fille adoptive du couple, accuse depuis des années le réalisateur de l'avoir agressée sexuellement en 1992 alors qu'elle avait 7 ans. Il aurait pratiqué sur elle des attouchements (sans pénétration), ce que Woody Allen a toujours nié.

Quand la victime d'inceste, quel que soit son âge, n'est pas consentante, il s'applique l'infraction de viol « par ascendant ». Ce crime se paie de la peine maximale, avec en plus, le cas échéant, un retrait de l'autorité parentale quand le viol concerne un mineur.

Dans quels cas l'adultère est-il encadré par la loi ?

La dépénalisation de l'adultère en France date de juillet 1975. Soit dit entre parenthèses, à l'époque, la tromperie de la femme était punie plus sévèrement que celle du mari, cherchez l'erreur ! Aujourd'hui, il est possible d'avoir des relations sexuelles hors mariage sans tomber sous le coup de la loi. Toutefois, le Code *civil* – pas le Code *pénal* – impose toujours le « devoir de fidélité entre les époux », ce qui fait que l'adultère peut être une cause de divorce aux torts du conjoint infidèle.

Que risque le client d'une prostituée ?

D'après la loi, les prostituées peuvent exercer de manière licite leur profession sans être inquiétées. D'ailleurs, elles déclarent leurs revenus, ont droit à la Sécurité sociale et paient des impôts. Par contre, les proxénètes risquent la prison et les clients une contravention de cinquième classe, à savoir 1 500 € d'amende.

En pratique policière, dès que la prostitution devient trop visible sur une zone géographique donnée, les contrôles sont multipliés, et les prostituées disparaissent ailleurs pour exercer leur art. Elles reviennent le plus souvent quand la situation s'est calmée.

Polémique

Nombre de magistrats, à qui l'absurdité de la situation n'a pas échappé, s'étonnent tout de même d'avoir à punir un client qui achète un produit dont la vente est autorisée. C'est à peine une boutade, c'est comme si vous disiez à un commerçant « vous avez parfaitement le droit de vendre ce que vous savez, mais personne n'a le droit de l'acheter ». N'est-ce pas là la définition exacte de l'atteinte à la liberté du commerce ?

Le sexe n'est ni public ni privé : il est intime !

Comme l'indique le psychiatre et anthropologue Philippe Brenot dans son blog *Liberté, égalité, sexualité* (*Le Monde*, 20 février 2020), le public, le privé et l'intime définissent de manière remarquablement opérante les limites légales de l'exercice de la sexualité. « Point d'exhibition sexuelle dans l'**espace public**, "on ne fait pas l'amour en public", c'est un délit, le sexe des humains se fait en *a parte* ; dans la **sphère privée** (parents, amis) on n'agit pas la sexualité, elle est incestuelle ou incestueuse ; seul l'**espace intime** est le lieu du sexe adulte entre sujets consentants. Se surajoute enfin l'**intime de l'intime** que chacun ne partage qu'avec soi, dans le soin corporel, l'autoérotisme et, par exemple, la masturbation.

« La transgression de ces règles est aujourd'hui fréquente, l'inceste n'est malheureusement pas rare et le viol de l'intimité trop facilité par la possible diffusion publique d'images volées. Une solution, à la fois technique et politique, est urgente et nécessaire pour préserver l'une des grandes spécificités des humains : l'**espace intime**. »

Conclusion

Au bout de ces quelque 430 pages, une seule certitude pour nous, les femmes continueront d'aimer les hommes et les hommes d'aimer les femmes. Ces deux complices se connaissent depuis la nuit des temps, ils s'observent, se jaugent, se séduisent, s'aiment, se quittent, se retrouvent, et croient toujours aux histoires d'amour malgré les – ou grâce aux – différentes révolutions sexuelles. Nous sommes intimement persuadés de cela.

Il a bien été question dans ce *Sexe pour les Nuls* de ce qui nous « attache » les uns aux autres – voyez comme le mot lui-même est ambivalent, il contient l'attachement et les chaînes qui entravent, il parle de l'amour ou du sexe qui peut priver de liberté, mais aussi de ce qui réunit les uns et les autres, ce qui enchante, les sentiments, la légèreté, la danse du couple et la fête des corps.

Paradoxalement, malgré la liberté gagnée ces dernières décennies et la chute de certains interdits, après les différentes révolutions sexuelles, il nous semble plus ardu d'aimer aujourd'hui qu'hier. Lorsque nous écrivions la trilogie *Sexe et sentiments*, il y a une dizaine d'années, les réseaux sociaux n'avaient pas une telle importance, le porno exerçait nettement moins son influence, la notion de performance ne culminait pas à de tels sommets, et grâce au féminisme, le machisme commençait à battre de l'aile…

En écrivant ce *Sexe pour les Nuls* en 2020, alors que nous pensions être « spécialistes » de la chose, nous avons eu le sentiment de découvrir une sexualité totalement revisitée et repensée par l'époque, théoriquement pour le bonheur de tous, en réalité au détriment de certains.

La répartition des rôles n'est plus si évidente, les limites des femmes ont été repoussées, l'éventail des désirs revendiqués ou assumés a ouvert un nouveau champ des possibles ; la conjonction de ces trois phénomènes a créé des doutes, des peurs et des fantasmes, qu'il s'agisse d'une relation homo, bi ou hétérosexuelle.

Qui suis-je ? De quoi ai-je vraiment envie dans cette relation ? Est-ce que je désire cet homme ou cette femme ? Est-ce que j'aime ce qu'il (elle) me fait ?

Les « corsets » de la société, de la religion ou de la famille ont pour l'essentiel disparu, de nouveaux corsets ont émergé : ceux que l'on s'impose à soi-même, sans doute aussi difficiles à surmonter. La société a banni le collectif et s'est recentrée sur l'individu, plus exigeant envers lui-même. Au total, il a récolté une sexualité « à fleur de peau », il faut être dans la norme (laquelle ?) et comme les autres (pourquoi ?).

Cher lecteur, après avoir lu ce livre, vous avez bien compris qu'en matière de sexe et de sentiments, il n'y avait pas de norme, même s'il reste des tabous et des lois, heureusement nécessaires pour protéger l'individu et éviter la sauvagerie.

À vous de réinventer l'amour et le sexe, dans le respect de vous-même et de l'autre, avec, peut-être, le désir fou de la légèreté, de la générosité et de l'émerveillement.

Osez la différence, tout en étant fidèle à vous-même (et à l'autre si tel a été votre contrat implicite de couple).

Osez la sexualité ou la frugalité. Qui a dit que le sexe était obligatoire ?

Osez la bestialité et la tendresse.

Osez la nuit et le jour.

Osez l'égoïsme partagé mais pas le partage égoïste.

Annexes

Sources et références

Podcasts

- « Pas son genre », de Giulia Foïs sur France Inter. Un podcast qui interroge le genre et les conditionnements masculins ou féminins sur un ton virevoltant avec une grande intelligence.
- « Les couilles sur la table », avec Victoire, podcast résolument féministe, vivant et documenté.
- « Du vent dans les synapses », France Inter : émission « L'amour entre chimie et alchimie », du 2 novembre 2019. Avec Marcel Hibert, pharmacologue et chimiste à l'université de Strasbourg dans le laboratoire d'innovations thérapeutiques, conseiller scientifique de l'expo « De l'amour ».

Blog et chroniques

L'excellent blog *Liberté, égalité, sexualité*, à lire sur Lemonde.fr, du Dr Philippe Brenot, psychiatre, anthropologue et thérapeute de couple. Il préside l'Observatoire international du couple (www.couple.asso.fr).

Les chroniques de Maïa Mazaurette dans le journal *Le Monde*, à la télévision sur MyTF1 ou à la radio sur France-Inter.

Cycle de conférences filmées du palais de la Découverte

En interrogeant l'histoire des corps, le féminisme, les pratiques et les codes sexuels des jeunes sur Internet ou la définition même du sentiment amoureux, historiens, sociologues et philosophes tentent d'éclairer le concept même de l'amour.

En lien avec l'exposition « De l'amour » qui a eu lieu du 8 octobre 2019 au 31 août 2020 au palais de la Découverte.

Documentaire

Le documentaire d'Arte ***Testostérone, une hormone pas si « mâle »*** (VOD), 2018. S'il existe chez certaines espèces animales un lien entre agressivité et testostérone, cette observation n'est pas généralisée. Bon nombre de découvertes actuelles tordent le cou aux clichés selon lesquels la testostérone ne serait associée qu'à des enjeux telles la réussite ou la compétitivité.

Série

Sex Education, série britannique diffusée sur Netflix depuis 2019, abordant avec humour et finesse les sujets les plus sensibles, et qui vient contrebalancer les informations trouvées par les ados sur les sites pornographiques.

Les livres inspirants

Menno Schilthuizen, *Comme les bêtes*, Flammarion, 2016.

Pascal Picq et Philippe Brenot, *Le Sexe, l'Homme et l'Évolution*, Odile Jacob, 2009.

Dr Jean-Marc Bohbot et Rica Étienne, *Prenez soin de votre microbiote vaginal*, Poche Marabout, 2019.

Drs Marc Bonnard et Michel Schouman, *Histoires du pénis*, Éditions du Rocher, 2000.

Dr Marc Galiano et Rica Étienne, *Mon sexe & moi. Manuel pour comprendre et réparer son pénis*, Marabout, 2020.

Dr Gérard Leleu, *Il n'y a pas d'âge pour s'aimer*, Flammarion, 2015.

Francis Caballero, *Droit du sexe*, LGDJ, 2010.

Vanessa Springora, *Le Consentement*, Grasset, 2020.

Virginie Despentes, *King Kong théorie*, Grasset, 2006.

Dominique Simonnet (dir.), *La Plus Belle Histoire de l'amour*, Seuil, 2003.

Jean-François Braunstein, *La Philosophie devenue folle*, Grasset, 2018.

Jean-Claude Kaufmann, *Pas envie ce soir*, Les Liens qui libèrent, 2020.

Sylvain Mimoun et Rica Étienne, *Sexe et sentiments* (*version homme*, 2009 ; *version femme*, 2009 ; *après 40 ans*, 2011), Albin Michel.

Sylvain Mimoun et Rica Étienne, *Ados, amour et sexualité*, Albin Michel, 2012.

Martin Page, *Au delà de la pénétration*, Le Nouvel Attila, 2021.

Laffitte, Strag, Duphot, *Le Manifeste des 343. L'histoire d'un combat*, Marabulles, 2020.

Revues

Les Collections de L'Histoire, « L'amour et la sexualité », hors-série nº 5, juin 1999.

Sciences et Avenir, « Le sexe », hors-série nº 110, avril-mai 1997.

Quelques sites utiles

Pour des **questions de sexologie**, le site du Syndicat national des médecins sexologues, http://www.snms.org, ou celui de la Société française de sexologie clinique, http://www.sfsc.fr

Pour des **questions d'urologie**, sachez que l'Association française d'urologie propose un site aux patients : www.urofrance.org, avec notamment un annuaire des professionnels.

En cas de **crainte de contamination** par le VIH ou toute autre infection sexuellement transmissible, vous obtiendrez l'adresse du centre de dépistage le plus proche de chez vous sur www.sida-info-service.org. Vous pouvez également appeler le 0 800 840 800, ou encore vous connecter à Sida Info Service *via* un *live tchat* à partir de leur site internet. Sur www.info-ist.fr vous pourrez évaluer votre risque et réaliser un test en quelques minutes.

Pour acheter discrètement et sans danger vos **médicaments en ligne** (sécheresse vaginale, confort intime, médicaments de l'érection, etc.), voyez l'annuaire de l'ordre des pharmaciens : http://www.ordre.pharmacien.fr/Les-patients/Vente-de-medicaments-sur-Internet-en-France

Index

D

E

F

R

S